당뇨로부터의 자유

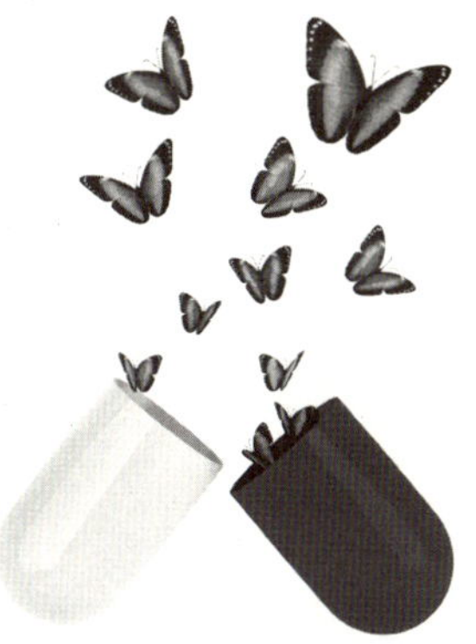

완벽한 혈당 관리를 넘어

당뇨로부터의 자유

진철 지음 | 천희두 · 황형한 감수

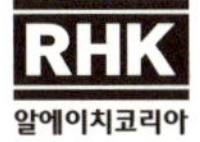

알에이치코리아

병만 쫓다가 정작 사람은 놓치기 쉬운
의사들의 필독서

천희두(대한의사협회 고문)

현대 의학은 세부 질병까지도 전문화되는 등 나날이 눈부신 발전을 거듭해오고 있다. 그런데 이 책을 보면서 정작 그 수혜 대상인 환자들은 병원에서 치료를 받으며 행복했을까, 하는 생각이 든다. 각종 데이터나 질병 그 자체에 얽매이다 보면, 환자가 겪게 되는 '인간'으로서의 고뇌, 치료 과정에서의 시달림, 사회적·경제적인 문제 등에 대해서는 무관심해지기 쉬운 게 의사가 처한 현실이기 때문이다. 실제로 많은 의사들이 질병만을 쫓다가 정작 '사람'을 놓치고 있다. 이것이 오늘날 의료계가 안고 있는 가장 큰 문제다.

이 책에 담긴 방대한 내용을 보며 원로 의사로서 부끄러움을 느낌과 동시에 저자의 피나는 노력과 해박한 의학적 견해에 새삼 놀라움을 금할 수 없다. 1981년부터 수십 년간 1형당뇨 환자로서 살아온 저자가 의료계를 향해서 권고하고 질책하고 절규하는 소리가 나의 가슴을 울리고도 남는다.

　전문가들인 의사가 운영해야 할 카페를 저자가 운영하고 있다는 점에서, 그리고 많은 환자들에게 따뜻한 도움을 주고 있다는 점에서 무척 감동스럽다.

　대부분 환자들은 갑작스레 찾아온 질병에 대해 혐오감을 감추지 못한 채 자신의 지난 시간을 후회하고 원망하려는 경향이 있다. 그러나 질병을 잘 다스리고 어르면서 희망과 보람의 삶을 찾아간다는 것은 얼마나 중요한 일인가. '모든 역경과 고난, 슬픔은 남은 조각들의 희망, 즐거움 등과 연합하여 하나의 선을 이룬다'라는 말이야말로 이 책의 기저를 이루는 핵심이라 할 수 있다.

　의료계 후학들과 기성 의사들에게 이 책을 반드시 읽을 것을 권한다. 그리고 수많은 당뇨 환자들의 고뇌를 헤아려주길 바란다. 다만 부탁드리는 바는 전문적 지식과 치료 방법을 맹인이 코끼리 만지듯 일방적으로 단정해서는 안 된다는 사실이다. 질병에 대해 전문가인 의사와 허심탄회한 대화를 나누며 치료에 임한다면 더욱 효과적인 결과를 얻게 되리라 본다.

　다시 한 번 저자 진철의 노고에 감사하며 그의 온 가정에 행운이 깃들기를 빈다.

진철

·

건강 칼럼니스트. 1형당뇨에 대한 정보가 미미하던 시절,
네이버에 '작은손의 1형당뇨 카페'를 개설하여 방대한 의학
지식과 실질적인 관리 정보를 공유함으로써 혈당 관리로
힘들어하던 수많은 사람들에게 도움의 손길이 되고 있다.
실제로 전라북도 지역 1형당뇨 첫 번째 케이스로 1981년
발병 이후 수십 년간 성공적인 혈당 관리를 이어온 그는 걸
어 다니는 1형당뇨 백과사전이라 해도 과언이 아니다. 1형
당뇨인과 그 가족은 물론 당뇨 관련 의사들 사이에서도 최
고 전문가로 인정받는 그는, 오랜 경험을 바탕으로 어디에
서도 들을 수 없었던 이상 혈당의 구체적인 원인과 지속적
으로 적용 가능한 혈당 관리법을 제시하고 있다.
또한 당뇨라는 병을 지닌 '사람'은 없고, 혈당 수치라는 '숫
자'만 있는 국내 현실을 안타까워하며 자기관리 프로그램
으로 진행되는 청소년 캠프와 가족의 소중함을 일깨우는
가족 캠프, 주제별 세미나 등 오프라인 모임을 인도하고
있다. 기존 당뇨 교육에서 볼 수 없었던 다양한 활동을 통
해 병의 치료와 관리를 넘어 삶의 진정한 행복과 자유로
안내한다.
저서로는 《춤추는 혈당을 잡아라》《당뇨로부터의 자유》
《혈당 관리 1개월 프로젝트》《인슐린 건강학》이 있다.

작은손의 1형당뇨 카페 http://cafe.naver.com/dmtype1.cafe

실전보다
더 중요한 것은 없다

황평한(전북대학교 의과대학 소아청소년과 교수)

원고가 든 소포를 받으니 거기에 적힌 반가운 이름이 눈에 들어왔다. 진철. 평생 잊지 못할 환자 이름이다.

저자와의 인연은 의대를 졸업하고 교수님이나 선배들의 격려조차도 무언의 압박으로 다가와 정신을 차리기 힘들었던 소아과 레지던트 시기인 1982년 초로 거슬러 올라간다. 급한 연락을 받고 달려간 응급실에 조그마한 미소년이 혼수 상태로 와 있었다. 환아의 병명은 당뇨병성 케톤산증이었다. 탈수와 전해질 교정, 인슐린 주사로 고혈당을 내리는 치료가 필요하다고 책으로는 배웠지만, 초임 의사로서는 혼수 상태의 환아가 두려울 수밖에 없었다.

혼수 상태가 3일 동안이나 지속되었지만, 환아와 그 가족에게 가슴 아픈 결과를 초래하지 않겠다는 일념으로 여러 책을 뒤져가며 치료하였고, 경험이 많은 스승님의 도움으로 환아는 하루가 다르게 생기를 찾아갔다.

앞으로 미술을 전공하겠다는 환아는 의사나 간호사의 얼굴을 놀라울 정도로 잘 그렸고, 그 아래에 자신이 만든 별명을 써서 선물하곤 했다. 이러한 환아의 행동 하나하나가 모든 의사와 간호사들의 귀여움을 독차지하기에 충분했고, 아이는 병원의 마스코트가 되었다.

그 귀염둥이 소년이 벌써 어엿한 성인이 되었다니 감회가 새롭다. 더욱이 철저한 자기 관리로 대부분 당뇨 환자들이 겪는 합병증도 없이 예쁜 아이의 아빠로, 사랑스런 아내의 남편으로, 사업가로 성장하였다는 것이 무척이나 대견스럽다.

우리의 생활환경은 지난 30년 동안 대단히 변해 왔다. 사람들의 경제적 수준이 높아지고, 생활양식이 서구화되면서 질병 양상도 달라져 만성 질환인 문화병이 늘었다. 최근 당뇨와 비만이 증가하면서 여러 매체와 인터넷을 통해 관련 지식을 습득한 사람들이 많아졌지만, 정확하게 이해한 사람들은 너무나도 적다. 부정확하거나 잘못된 지식을 통해 치료와 관리를 함으로써 치료 시기를 놓치는 안타까운 일이 빈번히 발생하고 있다.

특히나 1형당뇨는 대부분의 당뇨 환자들이 겪는 2형당뇨와 다르게 어린 나이부터 발병되므로 의사와 부모의 많은 관심과 정확한 진단을 바탕으로 한 효과적인 치료와 관리를 요한다. 환자 본인은 물론, 부모, 담임선생님과 보건선생님, 그리고 주위에서 환자를 돌보는 모든 사람들이 1형당뇨에 대해 정확하게 알아야 하고 환자의 상태를 이해하려고 노력해야 한다.

이러한 목적으로 실제 1형당뇨를 겪어온 저자가 그간의 어려웠던 점을 나누고, 실질적인 치료법을 의사가 아닌 환자의 입장에서 알기 쉽게 집필하였다. 저자의 입장이 의사들의 입장과는 조금 차이가 있을지라

도, 실전보다 더 중요한 연습이 없다고 하듯이 이 책은 고통받고 있는
1형당뇨 환자들에게 '나도 할 수 있다'라는 자신감을 심어줄 뿐만 아니
라 환자와 보호자들에게 진료와 관리를 위한 유익한 길잡이가 되리라
믿어 의심치 않는다.

혈당 관리
최고 전문가의 권유

서민(단국대학교 의과대학 기생충학과 교수)

당뇨, 그중에서도 1형당뇨는 혈당을 낮추는 호르몬인 인슐린이 분비
되지 않는 병이다. 포도당이 세포 내로 들어가지 못한 채 혈관 속에 있
으면서 우리 몸 여러 곳에서 합병증을 일으키는데, 신장에 병변을 일으
키는 게 특히 치명적이다. 때문에 사람들은 당뇨병에 대해 지나친 공포
심을 갖고 있지만, 잘만 관리한다면 얼마든지 정상적인 생활을 할 수가
있는 게 바로 당뇨병이다. 눈이 나쁜 사람이 안경을 쓰는 것과 당뇨병
에 걸린 사람이 정해진 시간에 인슐린을 맞는 게 무슨 차이가 있을까?

문제는 혈당을 '잘' 관리해야 한다는 거다. 당뇨를 앓는 이가 주위에
있었다면 혈당을 잘 관리하는 게 얼마나 어려운지 아실 거다. 오랫동안
당뇨로 고생하신 아버지의 혈당은 그야말로 춤을 췄다. 한번은 하이(혈
당이 너무 높아서 혈당계의 측정범위를 넘어선 수치)가 나오고, 그 다음번에
는 50mg/dl 이하의 저혈당이 나오기 일쑤였다. 지나친 저혈당으로 의

식이 없어져 119를 부른 적도 있었으니, 혈당 관리에 대해서 내가 좀 비관적인 것도 이해될 수 있으리라. 결국 아버지는 망막, 신경병증, 신부전 등 내분비학 책에 나오는 합병증을 다 앓으시다 6년 전 돌아가셨다.

하지만 진철의 책 《당뇨로부터의 자유》는 혈당 관리가 어려운 게 의사들의 잘못된 처방 탓일 수 있음을 깨닫게 해준다. 의사들은 당뇨 환자에게 효과가 빨리 나는 속효성 인슐린과 조금 느리게 작용하는 중간형 인슐린을 혼합해서 혈당 조절을 시킨다. 아버지 역시 그렇게 하셨다. 하지만 저자는 다른 주장을 한다.

"중간형 인슐린을 취침 전에 투여하는 것은 … 저혈당 위험에 노출되기 쉽다는 문제를 안고 있다 … 실제로는 새벽 저혈당을 겪게 되고, 인슐린 용량에 따라 아침 저혈당 또는 고혈당을 겪게 되며, 점심 전에 저혈당을 겪고 점심 후에는 고혈당, 저혈당, 고혈당, 저혈당을 반복하게 된다."

저자의 또 다른 주장이다.

"다른 종류의 인슐린을 여러 번 사용하면 인슐린 작용 패턴이 복잡해져 혈당이 심하게 불규칙해진다."

그러니 아버지의 혈당이 그렇게 오락가락했던 것은 주치의의 말처럼 아버지가 '당뇨 중에서 까다로운 당뇨에 걸려서'가 아니었던 거다. 간혹 아버지의 혈당이 정상치로 나왔을 때면 혈당 측정을 해주던 어머니가 환하게 웃으시곤 했지만, 저자는 그게 다가 아니란다.

"하루 네 번의 혈당 측정은 보통 식전, 또는 식후에 하게 되는데, 이 시간대의 혈당이 잘 나왔다고 해도 다른 시간대의 혈당까지 좋은 것은 아니다."

그래도 의사들이 더 잘 알지, 라고 할 분이 계실지 모른다. 당뇨병의 기전과 증상, 그 합병증에 대해서는 물론 의사들이 훨씬 더 잘 알 것이다. 하지만 남자들이 출산의 고통을 제대로 알지 못하듯 당뇨를 직접

겨지 못한 의사들이 혈당 조절에 대해 환자들보다 더 잘 아는 것은 아니다. 내 의대 동창들 중 건선이라는 피부병에 대해 가장 많이 아는 친구는 직접 그 병에 걸렸던 정형외과 의사다. 교과서는 물론이고 건선에 대한 논문까지 다 찾아 읽고, 거기 나온 각종 치료법을 테스트해본 그 친구는 우리가 학생 때, 그리고 전공의 때 배웠던 것들이 얼마나 작은 부분에 불과한지를 깨달았다고 한다. 마찬가지로 책을 통해서 당뇨를 공부한 의사들보다 수십 년 이상을 혈당 조절에 매달린 저자가 혈당 조절에 대해서만큼은 최고의 전문가인 건 당연한 일이다. 그가 하는 이 말을 의사들은 경청할 필요가 있다.

"의대에서 배운 인슐린 요법에는 분명히 한계가 있으므로 실제 현상들에 귀 기울여 환자가 괴로움을 겪지 않을 수 있게 가장 나은 선택을 해주었으면 한다."

하나마나한 소리지만 이 책이 조금만 더 일찍 나왔다면 아버지가 그렇게까지 고생하지 않으셨을지 모른다. 그런 면에서 본다면《당뇨로부터의 자유》를 읽으시는 분들은 내 아버지와 다른 길을 걸을 가능성이 높다고 할 수 있겠다. 제대로 된 혈당 관리와 더불어 올바른 식이요법과 지속적인 운동을 병행하라는 저자의 권유를 따른다면 당뇨병은 더 이상 무시무시한 질병이 아니지 않을까?

전인적 진료의
길잡이가 되어주다

김재현(삼성서울병원 내분비대사내과 교수)

《춤추는 혈당을 잡아라》가 전문가가 되기 위한 입문서라면《당뇨로부터의 자유》는 1형당뇨인 본인, 부모님, 가족들이 행복해지기 위해서는 꼭 읽어야 할 필독서이다. 과거에 비해 새로운 개정 증보판에서는 특히 심리학을 전공한 저자의 경험과 오랜 1형당뇨 커뮤니티와 캠프 운영의 관록으로부터 얻은 마음의 성찰이 느껴졌다. 이 책이 당뇨인과 가족뿐만 아니라 당뇨인과 만나는 의사들에게도 단순히 혈당만 보는 것이 아니라 전인적인 진료를 할 수 있도록 돕는 소중한 길잡이가 되리라 믿어 의심치 않는다.

올림픽에서 10개의 메달을 딴 수영선수를 비롯하여 1형당뇨가 있더라도 오랫동안 건강하게 지내고 본인의 꿈을 이루어 사회에 기여하고 있는 사람들이 많다. 나는 매번 진료실에서도 같은 맥락의 이야기를 한다. 1형당뇨는 생활 습관이 나빠서 생긴 것이 아니므로 인슐린에 맞추어

본인의 생활 습관을 바꾸는 것이 아니라, 본인이 원하는 삶에 인슐린을 맞추는 것이고, 1형당뇨가 있다고 해서 꿈을 포기할 필요가 없다고.

저자가 운영하는 1형당뇨 커뮤니티인 '작은손의 1형당뇨 카페'에서 뉴욕에 사는 한국인 어머니가 1형당뇨 아이를 학교에 보내면서 법에 의해 배려받는 구체적인 사례를 올려준 적이 있다. 예를 들면, 수업 중에도 화장실에 갈 수 있고, 물과 간식을 필요할 때마다 먹을 수 있고, 시험을 볼 때 혈당이 80~250 사이가 아니면 다음에 따로 볼 수 있고, 혈당 검사는 언제 어디서든 할 수 있다. 또한 현장 학습을 갈 때는 최소한 2주 전에 부모에게 미리 고지해야 하고, 현장 학습에는 언제든 부모나 간호사가 따라갈 수 있으며, 저혈당이 의심될 때는 반드시 어른이 간호사실까지 데리고 가야 하고 (혼자 가거나 다른 학생과 가는 것이 아니라), 교복 셔츠를 바깥으로 내어 입을 수 있다(인슐린 펌프를 사용하는 경우가 많으므로) 등의 내용이었다. 대학 입학 시험인 SAT나 ACT, 대학원 입학 자격시험인 GRE도 미리 서류를 제출하면 혈당검사를 하거나 화장실을 가고, 물을 마시고, 간식을 먹고 하는 시간을 추가로 준다고 한다.

또한 북유럽에 사는 분은 아이가 1형당뇨가 발생했을 때 병원에서 아이의 학급에 찾아와서 담임선생님을 포함하여 급우 전체를 대상으로 1형당뇨가 어떤 병인지 구체적인 교육을 해주었다고 한다. 한 아이가 1형당뇨에 걸리면 그 아이의 교육만 하는 것이 아니라 학급 전체 아이들에게도 1형당뇨에 대해서 교육하도록 국가 보험 시스템을 만들었다는 것이 놀라웠다.

아직까지 우리에게는 부러운 현실이지만 작은손 카페에 나누어지는 이야기들이 전해지다 보면 국내 현실도 개선되리라 믿는다.

특히나 당뇨 관련 자료들은 대부분 영어로 되어 있어 의료 전문가가 아니면 접근하기 어려운데, 이러한 환경에서 스스로 자생하는 인터넷 커뮤니티에서 서로 정보를 주고받는 것에 감사하다. 아직 어려운 의료 환경으로 환자들에게 충분한 시간을 드리지 못하는 안타까운 현실 가운데 자신 있게 추천할 수 있는 책을 집필해주신 저자에게 감사드린다.

이 책을 읽는 분들은 적어도 당뇨로부터의 자유를 추구하는 분들이라 생각한다. 가까운 장래에 이 책의 독자들과 함께 당뇨로부터의 자유를 실현할 수 있도록 선진국에 뒤쳐지지 않는 시스템을 함께 만들기를 희망해 본다.

차례 ....

감수의 글 1 병만 쫓다가 정작 사람은 놓치기 쉬운 의사들의 필독서 5
감수의 글 2 실전보다 더 중요한 것은 없다 7
추천사 1 혈당 관리 최고 전문가의 권유 10
추천사 2 전인적 진료의 길잡이가 되어주다 13
개정판 서문 삶의 자유, 당뇨로부터의 자유 20
초판 서문 혈당에 얽매이지 말라 33

1장_
**1형당뇨인으로
산다는 것**

어디까지 일상생활이 가능한가? 52
1형당뇨인들이 겪는 난관들 58
사회적인 편견과 자신의 편견 62
알릴 것인가 말 것인가 77

2장_
**성공적인
당뇨 관리를 위해
돌아볼 것들**

1형당뇨 자녀를 둔 부모의 역할 88
사람마다 차이가 나서 혈당도 다른가? 122
췌장만의 문제가 아니다 128
편리가 사람을 망가뜨린다 141
돈은 적게 들일수록 혈당 관리에 좋다 143
1형당뇨 관리의 우선 순위 146
다른 차원의 당뇨 관리 157
감각을 키워라 165
생활을 단순하게! 176

3장_
혈당 조절을
어렵게 하는
인슐린 처방들

1형당뇨의 혈당, 대충 잡을 수 없다　180

혼합형 인슐린으로는 혈당의 안정을 기대할 수 없다　183

밤에는 중간형 인슐린이 필요 없다　194

기저 인슐린을 밤에 맞으면 안 되는 이유　204

중간형 인슐린에 속효성 인슐린을 하루 세 번?　217

인슐린 펌프에 속효성 인슐린 사용은 부적절하다　220

그밖의 황당한 인슐린 처방들　222

인슐린 요법을 바꾸고 나서　230

의사들에게 바람　242

4장_
인슐린
주사 요법
갈아타기

더한 불행, 덜한 불행　252

인슐린 요법 변화에 대한 기대　259

인슐린 요법을 바꾸는 방법　263

혼합형 인슐린에서 중간형 인슐린으로　265

혼합형 인슐린에서 란투스로　268

중간형 인슐린 하루 2회 투여에서 아침 1회 투여로　272

속효성 인슐린에서 초속효성 인슐린으로　277

중간형 인슐린에서 란투스로　280

인슐린 펌프에서 란투스로　284

저녁에 맞던 란투스를 아침으로　287

다른 기저 인슐린에서 장기 지속형 인슐린으로　291

인슐린은 그것을 쓰는 '사람'에게 달려 있다　294

5장_
인슐린의
오용과 남용

무지가 초래하는 위험한 시도 300

엉뚱한 인슐린을 쓰는 경우 302

인슐린 과다 사용의 위험 304

1형당뇨인의 인슐린 저항성 316

비만과 다이어트 322

6장_
유아, 어린이와
1형당뇨

유아, 어린이의 성장과 혈당 관리 334

아이들에게는 역할 모델이 필요하다 347

부모가 힘들어할수록 아이들 혈당이 나빠진다 355

아이들은 부모 약점을 잡는 데 천재다 357

엄마의 사랑이 아이에게 구속이 될 때 361

오늘, 아이의 생각을 들어보았나요? 364

아이와 짐을 나누어 지라 378

아이 먹는 것 때문에 고민이세요? 382

아이들이 직접 만든 음식으로 혈당 관리하기 394

새로운 환경에 적응하기 397

7장_
십 대들의
1형당뇨 관리

우리는 누구나 통과의례를 거친다 404

너무 큰 대가 411

흡연과 혈당 415

부모가 나서야 할 때, 물러서야 할 때 421

십 대의 성장과 혈당 관리 430

자는 동안 무슨 일이 일어나길래 440

수험생의 혈당 관리 450

8장_
1형당뇨인의
사회 생활

직장에 1형당뇨임을 알려야 할까?　456
직장에서의 혈당 관리　460
직장 내 스트레스 관리　464
점심 때 무얼 먹으러 가지?　469
오늘 저녁 회식이야!　471

9장_
연애, 성, 결혼,
임신과 출산

이성 만나기를 두려워하는 사람들　482
행복한 결혼 생활의 조건　485
비아그라가 필요하세요?　488
안심할 수 있는 임신, 안심할 수 없는 임신　496
1형당뇨 임산부의 혈당 관리　500

10장_
당뇨 합병증과
혈당 이상으로
인한 증상들

합병증은 온몸에 다 올 수 있다　510
혈관 합병증과의 전쟁　519
미세단백뇨, 신장 합병증의 시작　533
당뇨망막증의 진행을 막으려면　538
고통스럽거나 기능이 멈추거나　549
당뇨와 관련된 여러 증상들　553

마치며 세상과의 조화　562
작은손의 당뇨 관리 프로젝트가 가져온 놀라운 변화들　574

삶의 자유, 당뇨로부터의 자유

자유롭기,
또는 주인 되기

나 자신으로 살기

힘이 커지면 커질수록 자유롭다고 느끼는 듯하다. 돈이 많을수록, 지위가 높을수록, 지식이 많을수록 말이다. 말단 직원이 하는 말과 대표가 하는 말의 힘이 다른 세상이다. 대표는 자유롭고 편안하게 맘껏 얘기하는 반면, 말단 직원은 그럴 수 없다. 그래야 하는지와는 별개로 말이다. 알게 모르게 평등한 인간관계에서조차 지식이 많은 사람과 지식이 없는 사람의 목소리에는 힘이 실리는 정도가 확연히 다르게 나타난다.

그러나 거기까지다. 돈이 많든, 지위가 높든, 지식이 많든, 거기에는 책임이 따른다. 겉으로는 큰소리치는 것 같고 자유로워 보이지만, 심리적인 면에서는 전적으로 자유로운 게 아니다. 힘과 자유는 어느 정도까지는 비례한다. 하지만 힘과 권력을 지키려고 하면 할수록 자유롭지 못하게 된다. 삶에서 지켜야 할 것이 많고 클수록 자유와는 거리가 멀어지는 것이다.

힘의 의미가 돈, 지위, 지식 등의 권력이 아닌 다른 의미를 지닐 때 진정 자유로울 수 있다. 자유로울 수 있는 힘이란, 자기 삶의 주인이 되는 것과 관련 있다. 자기 삶의 주인이 아니고서는 자유로울 수 없다. 내 경험을 토대로 자기 삶의 주인이 되는 길은 다음 세 가지에 달려 있다. 나 자신으로 사는가, 자기 자신을 온전히 수용하는가, 선택에 대한 책임을 기꺼이 지는가의 여부다. 이 세 가지를 온전히 이루기 위해서는 매순간 알아차림이 필요하다. 깨어 있으려는 노력이 필요하다. 다른 사람이 말하는 가치와 기준이 아닌 알아차림은 자신의 기준이 무엇인지 선명하게 해준다.

나 자신으로 살고, 자신을 수용하고, 자기 선택에 대한 책임을 질 수 있다면 자신이 어느 자리, 어느 위치, 어느 지위에 있든, 자신이 주는 사람이든 받는 사람이든, 자신이 월급쟁이든 대기업 회장이든, 고용인이든 피고용인이든, 학생이든 교사든, 환자든 의사든 상관없이 자기 삶의 주인이 되고, 자기 삶의 주인으로서 자유로울 수 있다. 이 세 가지는 삶을 자유롭게 하면서도 동시에 당뇨로부터도 자유롭게 해준다. 당뇨는 삶의 극히 일부분에 지나지 않으며 삶의 축소판이기도 해서 삶의 원리가 그대로 적용되기 때문이다. 삶이 자유로우면 당뇨로부터 자유로울 수 있다.

인간은 태어나면서부터 자신의 삶을 살기보다 남의 삶을 대신 산다. 살기 위해, 사랑받기 위해, 인정받기 위해 부모가 원하는 대로 부모의 삶을 대신 살고, 학교에 가서는 선생님의 삶을 대신 살며, 직장에서는 고용주의 삶을 대신 살고, 결혼해서는 배우자의 삶을 대신 살며, 자식을 낳고서는 자식의 삶을 대신 산다. 남의 삶을 대신 살지 않을 수는 없다. 그러나 단 한순간이라도 자신의 삶을 살 수 있다면! 자신으로 살아보면 비로소 알 수 있다. 한번 자신의 삶을 살아볼 가치가 있다는 것을.

나 자신의 삶을 산다는 것은 자신이 느끼는 감정과 내면에서 일어나는 욕구를 알아차리고, 이를 적절하게 표현하며 실현하는 것이다. 자기 자신으로 산다는 것이 거창한 게 아니다. 그러나 쉬운 일 또한 아니다.

1형당뇨인이 자기 자신으로 살기 위해서는 자신이 경험하고 있는 정서와 욕구를 적절하게 표현하고 실현해야 한다. 그러기 위해서는 환경적인 지지도 필요하다. 특히 어린 1형당뇨 아이들에게는 그들이 표현하는 정서와 욕구가 충분히 받아들여지는 환경이 절실히 필요하다. 기본적이며 일반적으로 권장되는 욕구인 식욕부터 인정되어야 한다. 그것을 식탐이라고 비난할 것이 아니라 표현되고 수용되어야 한다. 부모의 불안에 의해서 아이의 욕구가 좌절되고 정서가 받아들여지지 않을 때, 아이는 자신의 삶을 사는 것이 아니라 부모의 뜻에 따라 부모의 삶을 대신 살게 된다.

나 자신을 온전히 받아들일 때

우리는 집안, 학교, 사회에서 편향된 가치를 배워왔다. 교육과 제도, 도덕은 머리와 이성의 세계를 위해 존재해왔으며, 이는 사회를 발전시키고 질서를 유지하기에 최소한으로 필요한 것들이다. 그러나 머리와 이성의 세계에서는 세상을 둘로 나눈다. 그저 존재하거나 존재하지 않을 뿐인 마음조차도 둘로 나눈다. 좋은 감정과 나쁜 감정, 긍정적인 감정과 부정적인 감정, 옳은 감정과 그른 감정으로 나눈다. 좋은 욕구와 나쁜 욕구, 긍정적인 욕구와 부정적인 욕구, 옳은 욕구와 그른 욕구로 나눈다. 그런 게 어디 있는가. 감정은 있거나 없거나 이다. 긍정적이거나 부정적인 게 없다. 욕구는 있거나 없거나 이다. 옳고 그른 게 없다.

그런데 실제로 많은 사람들이 감정은 긍정적인 것과 부정적인 것이 있고, 욕구 또한 좋은 욕구와 나쁜 욕구가 있다고 안다. 그렇게 배워왔기에 좋은 감정과 나쁜 감정, 좋은 욕구와 나쁜 욕구로 자신의 존재 일부를 나누고, 한쪽만을 지향하도록 훈련되었다. 어느 한쪽만을 추구하는 편향된 선택은 경쟁 사회에서 이루어지는 것들이다. 속도, 완벽, 최고, 우등만이 가치가 되면서 여유, 부족함, 보통, 열등 등은 철저하게 외면된다. 다양함과 다름의 가치는 묻히는 것이다. 그러나 이들은 또 다른 가치를 지니며, 특히 객관이 아닌 주관의 세계, 집단이 아닌 개별의 세계, 행위doing가 아닌 존재being의 세계에서 절대적으로 필요한 것들이다.

편향된 가치를 따라 경직되게 살면 대개 마음의 고통을 겪게 된다. 우등만을 추구하는 사람에게 열등이 단지 우등의 반대편에 있는 감추고 싶은 내용일 때, 열등은 그 고유의 의미와 가치를 잃어버린다. 열등을 자신의 한 모습으로 받아들일 수 있을 때 편안하고 자유로울 수 있다. 완벽함만을 추구하는 사람에게 부족함은 참기 힘든 수치일 뿐이다. 그들은 부족함이 넉넉함이라는 사실을 알 기회가 없다. 부족해볼 수 있을 때 자유로울 수 있다.

편향된 가치만을 추구하는 사람들에게는 밝고 행복하고 건강한 것들만 존재해야지 어둡고 불행하고 아픈 것들은 있어서는 안 된다. 물론 밝고 행복하고 건강한 것이 좋다. 그것이 본래적인 것이기 때문이다. 그러나 삶에는 어둠과 불행과 질병이 함께 존재한다. 문제는 부정할 수 없는 것을 부정하고 '반드시 어떠해야만 한다'라고 생각하는 비현실성과 경직성에 있다. 비현실 속에 살며 경직된 사람일수록 현실과 맞닥뜨리거나 자신의 기준에서 벗어나는 순간, 불행을 경험한다.

1형당뇨인으로서 거치는 숙명의 하나는 1형당뇨병과 1형당뇨병이 있다는 사실과 1형당뇨병을 가진 자신을 받아들일 수 있는가 하는 것이다. 그것은 본질적으로 다른 사람이 당뇨병에 대해서 어떻다고 말해서가 아니라 자신이 어떻게 인식하는가의 문제다. 1형당뇨병이 수치스럽고 열등한 것일 때 그것은 받아들이기 힘든 사실이 된다. 그런 병을 가진 자신 또한 받아들이기 어렵다. 그렇기 때문에 누군가 '너 당뇨병이야?' 하는 말 한마디에 그토록 상처를 입는 것이다.

나는 환자다

자세히 본 사람이라면 내가 책이나 커뮤니티 내에서 '당뇨병 환자'라
는 표현 대신에 '당뇨인'이라고 표현하는 것을 알아차렸을 것이다. 이따
금 의료인과 구별되는 상황에서만 환자라고 표현하는 것을 제외하고
말이다. 환자라는 표현을 굳이 피한 데에는 나름대로 이유가 있다.

나는 어려서부터 내가 다른 사람들에게 환자 취급받는 것을 매우 싫
어했다. 그러는 순간부터 남과 다른 사람, 일반인이나 또래와 같지 않은
존재, 특별 대접을 받는 사람, 정상이 아닌 사람 등으로 취급받는 듯한
느낌이 든다.

그것은 집 밖에서든 집 안에서든 마찬가지다. 밖에서는 "너 이거 먹
어도 되냐?"부터 시작해서 "어린 것이 웬 당뇨냐?", "당뇨에는 뭐가 좋다
더라", "그거 먹어라, 먹지 마라" 등 말하자면 한도 끝도 없다. 많은 1형
당뇨 가족들을 접하다 보면, 집 안에서는 밖에서 못지않은 일들이 벌어
지는 것을 보게 된다. 어떤 특정 음식을 두고 1형당뇨 당사자에게는 먹
지 못하게 하거나 다른 식구들끼리 몰래 먹는 일도 생겨난다. 이렇게
가족이 자신을 특별 취급하면, 남도 아닌 가족마저 자신을 따돌리는 듯
한 생각에 소외감과 절망감에 사로잡히기 쉽다.

사람은 자신이 속한 사회, 공동체, 또래집단 등에서 같은 문화를 향유
하고 비슷한 행동을 하고 동등한 대우를 받고자 하는 욕구가 있다. 그
러니 환자라는 말에 '정상인과 구별되는 사람'이라는 뜻이 담기거나 그
렇게 받아들여질 때 그것을 거부하고 싶어지는 것이다. 능력이 부족한
것도 아니고 여러 모로 보나 다를 바가 없는데 별개의 사람으로 취급되
고 싶겠는가.

그런데 모두가 나와 같은 생각을 하는 것은 아니었다. 1형당뇨인 자신이나 가족이 스스로 환자라는 생각하는 것과 동시에 환자기 때문에 이것도 못 하고 저것도 못 한다고 여기며, 자신감 없는 삶을 살아가는 경우를 많이 보았다. 환자는 사람 아닌가? 사람이 자기 삶의 주체가 될 때 행복하고 자유롭지 않겠는가? 그런데 환자기 때문에 적절한 방법을 두고도 의사가 시키는 대로 해서 고생하는 경우는 다반사였고, 환자기 때문에 멋지게 살 수 있는 인생을 포기하는 경우가 많았다.

(1형당뇨) 환자기 때문에 친구도 사귈 수 없고, (1형당뇨) 환자기 때문에 공부도 잘할 수 없고, (1형당뇨) 환자기 때문에 연애도 할 수 없고, (1형당뇨) 환자기 때문에 결혼도 할 수 없고, (1형당뇨) 환자기 때문에 취직도 할 수 없고, (1형당뇨) 환자기 때문에 여행도 할 수 없다고 생각하는 것이다. 환자기 때문에, 환자기 때문에, 환자기 때문에…….

그런데 어쩌면 (1형당뇨) 환자기 때문에 못 하는 게 아니라, 하기 싫은 이유를 잘 찾은 것인지도 모른다. 패배감과 열등감에 빠져 있거나, 신기할 정도로 부정적인 것에만 집착하여 자신감을 잃은 사람들을 보면서, 나는 더욱더 환자라는 말을 의식적으로 사용하지 않게 됐다.

그러나 무작정 자신이 1형당뇨인이라는 사실을 부정할 수는 없다. 많은 1형당뇨인들이 한편으로는 다른 사람과 다르지 않다는 생각을 하면서 한편으로는 병력이 늘어날수록 안일해지는 경향이 있다. 웬만한 고혈당이 당장 위급 상황을 불러오지 않고, 당장 눈에 띄는 합병증이 발견되지 않으면 시간이 지나면서 안일해지기 쉽다. 이런 상태에서 1형당뇨인 자신이 다른 사람과 똑같다고만 생각하고 다르지 않다고만 여긴다면 십중팔구는 건강 관리에 소홀해지고 심신이 무너질 수도 있다.

당뇨가 없는 사람과 당뇨가 있는 사람이 어떻게 같을 수 있겠는가. 특히 1형당뇨인은 췌장의 기능을 상실한 상태다. 아무리 인슐린을 투여하여 혈당을 조절한다고 해도, 원래 당뇨가 없을 때 건강한 췌장의 기능을 따라갈 수는 없다. 다른 것은 다른 것! 만약 이것을 부정하고 똑같이 생각해서 똑같이 먹고 똑같이 행동하며 주의하지 않는다면 그나마 인슐린 주사의 도움을 빌어 건강을 관리할 수 있던 길에서 멀어질 수밖에 없다.

처음의 부정은 자신이 1형당뇨인이라는 사실이 노출되는 것이 꺼려져서, 특별한 사람으로 취급받는 게 싫어서 부정하게 된다. 그러나 당뇨인이라는 사실을 감춘 채 친구들과 어울려 지내다보면 같은 행동을 해야 하고 같이 음식을 먹어야 하므로 건강에 해가 되는 상황을 피하기 어렵다.

이것은 "나는 1형당뇨인이야"라고 말하느냐 하지 않느냐의 문제만이 아니다. "나는 1형당뇨인이야"라고 말해야 한다는 뜻은 더욱더 아니다. 말하고 싶지 않은 사람의 마음에 대해서는 그것을 인정하고 이해해야 한다. 그리고 얼마든지 말하지 않을 권리가 있다. 말할 수 있는 사람은 그대로 좋다. 이 문제는 표현 여부를 떠나, 말하지 않더라도 나 자신이 1형당뇨인이라는 사실을 받아들일 수 있느냐 아니냐의 문제다.

1형당뇨인에게 '나 자신이 1형당뇨인'이라는 사실을 받아들인다는 것은, 현재의 나 자신을 받아들이는 것이다. 반대로, 나 자신이 1형당뇨인임을 부정하는 것은 현재의 나 자신을 받아들이지 못하는 것이며 자신을 부정하는 것이다. 자신을 부정하는데 무슨 좋은 결과가 있겠는가. 겸손하지 못한 사람만이 끝까지 부정한다. 현재의 나를 부정하고서는 건강하고 건설적인 방향을 향해서 한 발짝도 나아갈 수 없다.

내비게이션을 관찰해보았다면 알겠지만, 자동차든 배든 어떤 목적지에 도착하려면 현재의 위치가 중요하다. 망망대해를 항해하는 배가 항구가 있는 목적지에 도착하려면 목적지 말고도 지금 현재의 위치를 좌표에 표시할 수 있어야 비로소 목적지로 갈 수 있다. 바로 그 현재의 위치가 우리 1형당뇨인에게는, 자신이 지금 1형당뇨인이라는 것이고, 그 사실을 받아들일 때 비로소 자신이 무엇을 해야 할지를 알게 된다.

발병 초기 아무것도 모를 때, 곧 의사의 지시가 전부일 때 사람들은 생활을 인슐린에 맞추었다. 아직 자기 삶의 주인이 아닐 때 1형당뇨인과 가족의 모습이다. 그러다가 내 책과 작은손의 1형당뇨 카페(이하 작은손 카페), 세미나와 작은손 캠프를 통해서 사람들은 배우기 시작했다. 사람을, 생활을 인슐린에 맞추는 게 아니라 인슐린을 사람에게, 생활에 맞추어야 한다는 것을. 이것은 1형당뇨인이 비로소 자기 삶의 주인으로 살기 시작하는 모습이다. 그런데 자기 삶과 생활만 너무 강조한 나머지 간혹 몸이 혹사할 만큼 지나치게 사는 경향이 있다. 마치 자신은 1형당뇨인이 아닌 듯한 모습으로 말이다. 똑같이 존귀한 사람, 다른 사람과 다를 바 없는 사람이지만 1형당뇨인은 1형당뇨인이라는 것을 깨닫게 되면 그 다음 단계로 나아갈 수 있다. 사람과 생활을 인슐린에 맞추는 게 아니라 인슐린을 사람, 생활에 맞췄듯이, 각자의 신체와 건강 조건에, 1형당뇨인의 조건에 생활을 맞출 필요가 있는 것이다.

아기는 순수하게 태어나지만 그 순수는 순진에 가깝다. 아직 세상을 모르는 것이다. 그러다가 세상에 나가 세상을 알게 된다. 거기서 그치는 사람도 있지만, 세상을 다 돌고 다시 아기 상태처럼 돌아올 수 있다면 그것이 삶의 완성이다. 세상을 알고도 순수한 것, 세상에 섞이면서도 순수한 것, 그것이 진짜 순수다. 선(禪)에는 십우도(十牛圖)가 있다. 십우도는 동자가 진리 또는 깨달음을 상징하는 동물인 소를 찾아 떠나서 다시 돌아오기까지의 과정을 그린 열 개의 그림이다. 그런데 십우도는 원래 소를 찾는 데서 끝이 나는 여덟 개의 그림으로, 팔우도(八牛圖)였다고 한다. 그러나 소를 찾는 것이 다가 아니었다. 깨닫고 끝이 나는 것이 삶의 완성이 아니다. 대중 속으로 돌아올 때 완성되는 것이다. 그래서 동자는 다시 시장으로 소를 끌고 돌아옴으로써 선의 십우도가 만들어졌다.

1형당뇨인으로서 성장은 이와 같은 모습이다. 처음에는 아무것도 모르는 1형당뇨인이지만, 중간에는 1형당뇨인임을 부정하고, 그 다음에는 다시 1형당뇨인임을 긍정하는 것이다. 이때에는 처음 상태와는 질적으로 다른 삶의 모습이다. 소를 찾아 떠나고 마는 게 아니라 다시 시장으로 돌아오는 삶의 모습이다. 처음에 떠났던 그 자리로 돌아왔지만, 더 이상 같은 자리가 아닌 것이다.

환자임을 부정하고 싶을 때가 있다. 또 환자임을 부정해야 할 필요가 있을 때가 있다. 그리고 환자임을 받아들여야 할 때도 있다. 그때는 삶이 무르익어 겸손해질 때 자발적으로 올 수도 있고 눈에 띄게 몸이 망가져 어쩔 수 없이 받아들이는 현실로 올 수도 있다. 자기 길이 명확해지고 자신감을 얻고 여유가 생기고 나면 환자는 환자지, 하고 말하는 때도 온다. 수용이 이루어져서 "나는 환자다" 하고 말하는 것은, 어떤 혜택을 받기 위해서 "나는 환자다" 하고 말하는 것과 질적으로 다르며, 열등감과 무력감에 사로잡혀서 "나는 환자다"라고 말하는 것과 완전히 다른 차원의 얘기다.

선택한 것의 결과에 기꺼이 감수하기

나 자신으로 사는 것과, 나 자신을 수용하는 것, 그리고 자신이 선택한 것의 결과에 대해 기꺼이 감수하는 것. 이 세 가지는 하나의 태도에 대해 각기 다른 시각으로 붙인 이름이다. 자기 자신을 받아들이지 않고서는 나 자신으로 사는 것이 불가능하다. 또한 자신이 선택한 결과에 대해 책임을 지는 것은 수용, 곧 받아들이는 것의 다른 표현이기도 하다.

삶의 거의 모든 것이 자신의 선택이며 삶의 매순간이 선택의 연속이다. 심지어 남의 말을 따르는 것 또한 따르기로 한 자신의 선택이다. 자신의 선택임을 모르면 자신의 책임도 뒤따를 수 없다. 이것을 모르면 자기 스스로의 선택에 대해 책임지지 않으려 하고, 자신이 피해자인 것으로 생각하며, 상대방을 원망하고 비난하며 상대방에게 책임을 지라고 주장하게 된다. 남 탓만 하는 사람은 고통을 스스로 짊어지게 될 뿐만 아니라 상대방에게 깊은 상처를 줌으로써 관계를 파괴한다.

자신이 선택한 것의 결과에 대해서 감수하지 않고 달아나려고 하면 할수록 스스로 굴레에 갇히게 된다. 도망자는 어느 순간에든 피하려고 한다. 잡히지 않게, 들키지 않게, 만나지 않게 피하는 마음 자체는 이미 전전긍긍하며 불편한 마음이다. 결국에는 마음 자체에 붙들려 불편한 마음으로부터 도망치려 한다는 것을, 그리고 마음으로부터 도망칠 수 없다는 것을, 결코 자유롭지 않다는 것을 발견하게 될 것이다.

자신이 선택한 것의 결과에 대해서 기꺼이 받아들이겠다고 마음먹으면 상황은 완전히 달라진다. 더 이상 달아나지 않아도 되고, 더 이상 두려워하지 않아도 되고, 더 이상 전전긍긍할 필요가 없어진다. 자유란 더 이상 두려울 게 없는 상태다. 결과를 감수하겠다고 마음먹으면 선택 또한 자유로워진다. 어떤 선택이든 자신 있게 할 수 있다.

1형당뇨인의 선택도 예외는 아니다. 1형당뇨인은 건강을 선택할 수도 있고 합병증을 선택할 수도 있다. 물론 모든 합병증이 혈당에서 비롯되거나 당뇨 때문인 것은 아니다. 합병증은 우리가 아는 이유보다 모르는 이유로 더 많이 생길 수 있다. 다만, 우리는 우리가 알고 있고 할 수 있는 선에서 최선을 다할 수 있다. 담배를 피운다면, 나름대로 피우는 이유가 있겠지만, 담배가 해로운 줄 알면서도 피운다면 그 결과에 대해서도 스스로 감수하면 된다. 술을 마신다면, 나름대로 마시는 이유가 있겠지만, 술을 많이 마시는 게 해로운 줄 알면서도 마신다면 그 결과에 대해서도 스스로 감수하면 된다. 과식과 폭식을 하는 데는 나름의 이유가 있겠지만, 그것이 해로운 줄 알면서도 과식을 계속한다면 축적되는 결과에 대해서도 스스로 감수하면 된다. 눈앞의 혜택을 받기 위해 편견을 강화하는 데 일조하기로 선택했다면 1형당뇨인의 미래가 암담해진다 해도, 그것에 대해 스스로 감수하면 된다. 겉으로 보이는 것만 보고 보이지 않는 진실을 외면하기로 선택했다면, 그 결과에 대해 스스로 감수하면 된다. 굳이 남 탓할 필요 없다.

버릴 수 없다면 함께!

발병 당시, '중학교 때까지, 오래 살면 고등학교 때까지'라는 의사의 얘기와 달리 나는 오랜 세월 1형당뇨와 함께 희노애락하며 살아왔다. 살아오면서 1형당뇨가 문제가 되거나 걸림돌인 적은 없었다. 병은 단지 나의 일부였을 뿐, 삶은 흥미진진하거나 지루하고, 즐겁거나 슬프고, 기쁘거나 고통스럽고, 평온하거나 폭풍이 몰아쳤으며, 만만하거나 두려운 것들로 가득했다.

1형당뇨가 발병한 초기에는 많은 사람들이 완치의 길을 찾아 헤맨다. 나 역시도 처음에는 완치에 관심이 있었다. 더구나 당시에는 1형당뇨에 관한 정보가 거의 없던 터라 1형당뇨에 관한 것이라면 무엇이든 찾았다. 각종 뉴스에 귀 기울이고, 이식을 하면 완치되지 않을까 기대도 했다. 그러나 곧 그것이 부질없는 짓임을 알고 현실에 눈을 돌렸다. 중학교 1학년 때부터 내가 맞는 인슐린 주사의 약효가 어떻게 나타나는지 그래프를 그렸고, 혈당 측정기가 없던 당시 소변으로 검사한 요당 결과를 가지고 내 혈당 그래프를 예상하는 즐거운 놀이를 시작했다.

그로부터 시간이 한참 지난 오늘날도 현대의학은 아직 1형당뇨 완치에 대해서 말할 수 있는 단계가 아니다. 완치라는 아직 오지 않은 불확실한 미래를 하염없이 기다리는 것은 마치 고도Godot를 기다리는 것과 같다. 그것은 희망이라기보다 허무한 기다림이다. 미래를 살면서 현재를 놓치는 것이다.

1형당뇨의 완치가 자유는 아니다. 가진 것이 없어도 자유로울 수 있고, 모든 것을 가져도 구속의 삶을 살듯이, 병이 완치된다면 더 없이 좋고 편한 것도 많지만, 병이 완치된다고 해서 자유로운 것은 아니다. 눈과 귀를 막고서, 자유롭지 않아도 좋으니 완치만 되면 좋겠다고 말하는 사람이 있을지도 모르겠다. 그러나 병이 괴로운 것은 자유롭지 못하기 때문이다. 그것이 구속으로 받아들여지기 때문이다. 자유롭지 못하면 완치되어도 그만한 병에 해당하는 다른 구속이 나타날 것이다.

이렇게 말하면 마음이 왜곡된 사람은 내게 완치를 반대하는 것이냐고 할지도 모르겠다. 완치를 반대하는 게 아니라, 병이 있어도 얼마든지 잘 살 수 있다는 것을 말하는 것이다. 무병이면 좋겠지만, 병이 오지 말란 법이 없다. 병이 없으면 좋지만, 병이 있다고 해서 세상이 무너지거나 불행한 삶을 살아야 하는 것은 아니다.

행복한 사람도 슬플 때가 있고, 슬픈 사람도 행복한 순간이 있다. 부자도 불행한 순간이 있고, 가난한 사람도 행복한 순간이 있다. 아픈 사람이 건강해지기도 하고, 건강한 사람이 아플 때도 있다. 병이 없어도 구속받고, 병이 있어도 자유로울 수 있다. 성자도 때로는 화를 내고, 불평불만만 하던 사람이 너그러울 때도 있다. 즐겁게 사는 사람이 울기도 하고, 우울한 사람도 웃는다. 대립되는 것처럼 보이는 이것들은 늘 함께 존재한다. 긍정과 부정의 이분법으로 부정을 부정한다고 해서 부정이 사라지지 않는다. 부정을 부정하고 긍정적이 되라고 목 놓아 주장한다고 해서 그것이 결국 긍정이 되지는 못한다. 긍정을 긍정으로 보고 부정을 부정으로 보는 것이 진짜 긍정이다.

걱정, 불안, 분노, 슬픔 등에 부정적인 감정이라고 이름 붙여버리면 누구도 그 정서를 적절하게 표현하기 어렵다. 그것은 즐거움, 기쁨과 같은 또 다른 감정의 이름일 뿐이다. 그 감정을 부정한다고 해서 사라지는 게 아니라 오히려 알아달라고 더 감정이 커지다가 억압이 계속되면 왜곡된다. 정서는 결코 없앨 수 있는 게 아니다. 불안, 슬픔, 화 같은 것들을 없애버릴 수 없다면 함께 하는 삶을 추구하는 것이 더욱 현명하다. 그것들은 본래 순기능을 갖고 있던 것들이다. 지나칠 때 문제가 될 뿐 순기능을 하는 당연한 정서와 함께하면서 감정에 매몰되지 않고 적절하게 표현하는 것. 이것이 가장 건강한 방식의 삶이다.

건강과 질병도 마찬가지다. 건강하기만 하면 얼마나 좋을까. 병이 없으면 좋겠지만, 병이 있어도 병과 함께 얼마든지 잘 살 수 있다. 병은 아니지만, 팔다리가 없는 신체적인 장애를 가진 닉 부이치치를 보라. 팔다리가 없어도 충분히 잘 살 수 있다는 것을 온몸으로, 삶으로 증명하고 있지 않은가. 그에게 팔다리가 없는 것은 더 이상 장애가 아니다. 닉 부이치치는 자신에게 없는 팔다리가 생기기를 기다리지 않는다. 자신의 조건에서 최선을 다해 현재의 삶을 누릴 뿐이다. 그것이 그가 빛나는 이유다.

수많은 병들 가운데 1형당뇨를 가진 우리는 어떠한가. 우리는 잘 살고 있는가. 1형당뇨가 삶에서 어떤 의미인가. 1형당뇨가 완치되는 병이 아니라 관리되는 병이라면 조심스레 잘 관리하면서 충분히 삶을 누릴 수 있다. 합병증은 어떠한가. 합병증이 오지 않으면 좋겠지만, 합병증이 올 수도 있다. 당뇨와 연관시켜 말할 때에야 합병증이지 당뇨병이 없는 사람도 이러한 병에 수없이 걸린다. 물론 합병증이 없으면 좋겠지만, 1형당뇨와도 함께 잘 살 수 있듯이 어떤 병이 찾아온다 해도, 그것이 부정한다고 해결되는 존재가 아니라면, 싸우며 에너지를 소진하기보다 함께 사는 법을 익히는 것이 행복하게 잘 사는 길이다.

진 철

혈당에 얽매이지 말라

당뇨가 우리에게
보내는 메시지

당뇨 관리는 더욱 건강해지기 위해 필요하다

음식을 먹으면 혈당이 올라간다. 그럼 우리 몸에서는 혈당을 내리려고 인슐린이라는 호르몬이 분비된다. 1형당뇨인은 이 인슐린이라는 호르몬이 몸에서 전혀 분비되지 않아서 인슐린 주사를 맞는 사람들이다. 이것만 빼면 보통 사람들과 다른 게 하나도 없다.

우리가 음식을 먹거나 운동을 하거나 기분 상태가 달라지면 호르몬 분비량도 달라진다. 몸에서 상황에 따라 알맞게 나와야 할 호르몬 대신에 일정량을 주사로 맞으니 혈당 조절이 얼마나 힘들겠는가. 거기다 사람마다 생활하는 것도 다르고, 같은 사람이라도 매일 똑같은 생활을 하는 것도 아닌데, 의사들은 생체 리듬과 상관없이 인슐린을 처방한다. 사람이 나무토막이 아닌 이상, 매일 먹는 게 다르고 감정이 다르다면 인슐린 양도 거기에 따라서 달라져야 한다. 그런데 의사 처방대로만 주사를 맞으면 호르몬이 몸의 조건하고 맞지 않아서 심한 저혈당이나 고혈당을 겪을 수밖에 없다. 저혈당이나 고혈당이 심할 경우에는 죽을 수도 있다.

사람을 인슐린이라는 호르몬에 맞추려고 하면 당연히 혈당 조절이 어렵기 때문에 사람의 생체 리듬에 맞춰서 인슐린을 사용해야 한다. 그러려면 환자 스스로가 인슐린과 몸의 상관관계를 알아야 한다. 더구나 인슐린은 극약이기도 하므로 매일 사용하는 환자가 제일 잘 알아야 하는 것은 당연하다.

1형당뇨 관리는 외줄타기와 같다. 잠깐만 방심하면 정상 혈당에서 빗나가버린다. 이 외줄타기를 10년 동안 지켜본 사람보다는 1년을 타더라도 직접 타본 사람만이 더 잘 탈 수 있는 것과 마찬가지로 1형당뇨에 대해서는 의사보다 1형당뇨인이 더 잘 알 수밖에 없다. 1형당뇨는 건강이 더 악화되어 치료해야 하는 병이 아니다. 더욱 건강하기 위해 관리 방법을 제대로 배워서 환자 스스로 관리해가야 하는 병이다. 그래서 의사들의 코치도 필요하지만 1형당뇨인 스스로 몸의 감각을 익히는 것이 훨씬 더 중요하다.

의사들이 실제로 하는 처방과 병원에서 하는 당뇨 교육은 1형당뇨인의 실제 생활과 많이 동떨어져 있다. 환자가 일상생활에서 어려움을 겪을 때 도움이 되지 않는다. 그래서 카페를 운영하고 책을 쓰게 된 것이다. 카페에서는 회원들이 매일같이 실제로 겪는, 살아있는 경험을 나누고 있다. 1형당뇨인들이 혈당 조절을 아주 어렵게 생각하는데, 카페에서 공부하면 아주 쉬워진다.

거의 대부분의 의사들이 1형당뇨인들에게 합병증이 오는 게 당연하다고 말한다. 1형당뇨인의 혈당이 불규칙한 것도 당연하다고 말한다. 인슐린을 제대로 사용하지 못하고 혈당 관리를 안 하면 당연할 수도 있다. 그러나 인슐린에 대해서 공부하고 제대로 사용하고 혈당을 관리하면 30mg/dl부터 500mg/dl까지 오르내리는 혈당이 당연한 게 아니다. 그리고 합병증이 나타나는 것도 당연한 게 아니다.

혈당 조절이 쉽지는 않지만, 인슐린에 대해서 제대로 알고 나면 얼마든지 정상 범위에 가깝게 혈당을 고르게 조절할 수 있다.

새로운 삶의 선택

변비에 걸렸다는 것은, 물을 많이 마시고, 평소 나물이나 채소 등의 식이섬유를 많이 섭취하고, 규칙적으로 생활하라는 몸의 요구다. 이것을 무시하고 약으로 변비를 해결하려고 한다면, 약을 먹을 때뿐 증상은 되풀이되고, 되풀이되는 시간이 길수록 더 큰 병으로 발전할 가능성은 그만큼 커진다.

모든 병, 또는 증상에는 해결의 실마리가 되는 메시지가 함께 담겨 있다. 당뇨에 걸렸다는 것은 바로 움직이고 절제하라는 몸의 신호이고, 마음을 가라앉히라고 마음이 보내는 메시지다.

1형당뇨인이 자기 몸으로부터 이런 메시지를 즉각적으로 받을 수 있다는 것은 어찌 보면 행운이다. 2형당뇨의 경우를 생각해보자. 1형당뇨에 비해 2형당뇨는 갑작스러운 저혈당이나 고혈당이 덜 나타난다. 2형당뇨는 아무리 유전적인 요인이 있다고 하더라도 무절제한 음식 섭취, 비만, 스트레스 등 원인은 다양하지만, 대부분 건강에 이롭지 않은 생활 습관에서 시작된다.

생활 습관이라는 것은 하루아침에 일어나는 사건이 아니다. 한 사람이 몇 년, 혹은 몇 십 년 동안 살아온 방식이다. 이러한 습관은 하루아침에 당뇨만을 불러오는 것이 아니다. 2형당뇨의 경우에 심근경색, 고혈압, 뇌졸중 등의 각종 질환을 동반하고 나타나거나 나타날 위험에 노출되어 있다. 이것은 2형당뇨만의 문제가 아니다. 2형당뇨가 아니어도 생활 습관이 바람직하지 않다면 각종 질병은 예고되어 있는 것이나 마찬가지다.

2형당뇨에서 1형당뇨로 바뀌는 경우도 있고, 생활 습관이 나쁜 1형당뇨인도 있지만, 많은 경우 생활 습관이 아주 좋았다 하더라도 1형당뇨 발병에는 감기와 같은 바이러스 감염이나 심한 스트레스, 홍역, 볼거리 등 생활 습관과는 다른 갑작스러운 이유들이 있다. 많은 어린아이들이 미처 나쁜 버릇도 들기 전에 1형당뇨에 걸리기도 한다.

나쁜 버릇이 아닌 다른 이유 때문에 1형당뇨가 시작되었다면, 그리고 올바른 당뇨 관리를 한다면 합병증의 가능성은 그만큼 낮아진다. 물론 1형당뇨라고 해도 나쁜 버릇을 들이는 순간 합병증의 발병 가능성도 커진다. 그러니 몸을 관리하겠다고 마음먹고 실천한다면 나쁜 버릇이 들 새가 어디 있겠는가. 또 합병증이 접근할 여지가 어디 있겠는가.

합병증의 발병 위험이 적거나 없는 상태에서 당뇨가 우리에게 바르게 살라고 끊임없이 요구하고, 우리가 그 요구를 매일 매순간 들을 수 있다는 것은 크나큰 행운이 아닐 수 없다. 만약, 우리가 아무런 병 없이 건강했다면, 자칫 건강을 과신해서 막 살기 쉽다. 건강하고도 조심스럽게 살 수만 있다면 그보다 더 좋은 것은 없지만, 생로병사는 모든 생물의 자연 현상이다. '몸에 병 없기를 바라지 말라'고 한 옛 성현들이 남긴 경구는 새겨들을 만하다. 1형당뇨, 결코 우리를 불행하게 하거나 불편하게 하는 것만은 아니다. 1형당뇨는 우리가 받아들이기에 따라서 불행이 될 수도 있고, 새로운 삶을 열어줄 수도 있다. 중요한 것은 우리가 어느 쪽이든 선택할 수 있다는 것이다.

당뇨는 때로 불편하지만, 우리가 귀 기울인다면 당뇨는 삶의 비밀을 풀 수 있는 힌트를 줄 것이다.

밤잠 안 자고 혈당 측정하는 엄마

나는 카페를 통해서 1형당뇨인의 혈당 측정 요령과 함께 그 중요성을 강조하고 있다. 의사가 권하는 하루 4회의 혈당 측정으로는 1형당뇨인의 안정된 혈당을 보장할 수 없기 때문에 하루 7회 이상 10회 내외 정도로 할 수 있다면 급격하게 찾아오는 저혈당에 미리 대처할 수 있고, 고혈당에도 대처할 수 있다. 혈당 측정을 자주 하다 보면, 실제로 하루에 이루어지는 혈당의 변화를 관찰하고, 이런 방법이 혈당 관리에 가장 유리하기 때문에 하루 7~10회의 혈당 측정을 하는 것이 자연스러워진다.

그런데 종종 혈당 측정을 지나치게 많이 하는 사람들이 있다. 심지어 잠도 제대로 못 자면서까지 자는 아이의 혈당을 시간별로 체크하는 부모도 있다. 혈당이 매우 불안정할 때는 수시로 측정할 필요가 있지만, 늘 이렇게 할 필요는 없다. 혈당이 일정한 패턴을 찾은 뒤에는 잠을 안 자면서까지 체크할 필요가 없다. 지나친 혈당 측정은 아이에게나 부모에게 심리적으로 큰 부담을 준다.

이렇게 지나칠 정도로 혈당을 체크하는 경우는 대개 정상 혈당이라고 일컬어지는 70~120mg/dl 내외의 혈당에 과도하게 집착하기 때문이다. 계속 강조하지만, 1형당뇨인의 혈당은 언제 어떻게 변할지 예측하기가 어렵다. 이런 점 때문에 혈당 측정을 자주 하는 것이지만, 정상 혈당이라고 알려진 혈당에 집착하고 거기에 맞추려다 보면 100이라는 숫자를 보는 것은 잠깐일 뿐, 곧 저혈당이 되거나 혈당이 올라가게 되는데, 이런 사람의 조급한 심리로는 100이라는 숫자를 다시 보기 위해 혈당 측정을 또 하게 되는 것이다.

더구나 어린 1형당뇨 아이의 혈당은 성인의 혈당보다 더 불안정한 경향이 있어 저혈당에 빠지는 빈도가 더 높다. 어린 1형당뇨 아이의 혈당을 70, 80~100, 120mg/dl에 맞추려고 집착하면, 때로 불필요할 정도로 과도하게 인슐린을 사용하거나 음식을 심하게 제한하는 일까지 생긴다.

그러나 성장이 필요한 어린아이에게 정상 혈당을 강요하면 과도한 인슐린 사용으로 비만하게 되거나 성장에 지장을 초래할 수 있다. 그러므로 어린아이의 혈당을 조절하는 데는 일반적으로 알려진 정상 혈당보다는 허용 범위를 넓게 잡을 필요가 있다.

지나친 정상 혈당에 대해 집착하는 일부 엄마들은 2형당뇨인에게서 들은, 일반인과 2형당뇨에 해당하는 기준을 아이에게도 그대로 적용하려고 하지만, 1형당뇨인의 혈당은 거의 그 기준에 맞춰지지 않기 때문에 매일이 힘든 날이고 기대를 배반하는 좌절의 날이 되기도 한다.

정상 혈당에 집착하는 부모들의 심경에는 여러 가지 복잡한 심리가 있다. 어린아이에게 1형당뇨가 생긴 것은, 아이가 무절제하게 생활해서 온 것이 아니다. 바이러스라든가 그밖의 다양한 원인이 있다. 그럼에도 불구하고 부모 입장에서는 무의식적으로라도 유전자 문제처럼 부모 때문에 아이에게 힘든 병이 온 것이 아닐까 하는 죄책감을 갖기도 한다. 특히 열 달 동안 배 속에 아이를 키웠던 엄마 입장에서는 더욱 죄책감을 갖기가 쉽다. 그러나 유전적인 소인이 있다는 것이 부모로부터 병의 원인을 물려받았다는 뜻이 아니다. 이런 죄책감을 갖고 있거나 죄책감이 무의식에라도 남아 있다면 엄마는 아이의 혈당이 마치 자신의 탓인양 아이의 혈당을 정상 범위로 맞추려고 더더욱 애를 쓰게 된다.

때로는 인슐린 펌프를 착용한 아이의 부모들에게서도 정상 혈당에 집착하는 경향이 나타나기도 한다. 값비싼 인슐린 펌프를 쓰면 그 값을 치른 만큼의 효과에 대한 기대도 크다. 그러나 모든 일이 기대대로 되는 것은 아니다. 그리고 비싼 만큼 보상 심리도 작용하여 더욱 정상 혈당에 집착하는 측면도 있다.

"나는 몇 년 동안 아이 혈당을 지키느라 밤에 잠을 자본 날이 하루도 없다"고 말하는 부모가 있다. 처음에 일시적으로 혈당을 조절하기 위해서도 아니고, 저혈당에 대처하기 위해서도 아니고, 오직 정상 혈당이라고 생각하는 숫자에 아이 혈당을 맞추기 위해서였다면 그동안 서로에게 얼마나 힘들었을까 싶다. 엄마가 밤잠을 안 자고 피나는 노력을 기울여도 정상 범위에서 움직이지 않는 혈당을 보는 데는 한계가 있다. 정상 혈당에 집착해서 엄마가 자신의 희생을 계속해서 표현하는 것이 엄마 자신의 만족을 위해서인지 아이의 건강을 위해서인지 돌아볼 필요가 있다. 엄마 스스로를 힘들게 하면 결국 나중에는 아이를 원망할 날이 올 것이고, 아이도 죄책감을 느끼거나 큰 부담을 갖게 되어 결국에는 반항으로 표출된다.

부모의 희생에는 부모의 기대가 담겨 있다. 부모의 희생은 아이의 성격과 인성을 해쳐 당장의 혈당 관리를 어렵게 할 뿐 아니라 언젠가 문제가 생겨도 단단히 생긴다. 부모의 기대가 담긴 희생에는 무언의 강요가 들어 있기 때문이다.

아이를 위한다고 희생하려는 부모가 있는가 하면, 1형당뇨 관리에 익숙해지거나 아이가 십 대가 되면 알아서 잘할 거라고 생각하고 당뇨 관리를 아이에게만 맡겨버리는 부모가 있다. 처음 발병 때 한동안 고생했던 것에 대한 보상 심리로 이제는 좀 편해져야겠다는 생각에서 아이에게만 당뇨 관리를 맡겨버리면 부모는 편한 대신 아이의 관리 상태는 나빠진다.

이와 같은 이유로 나는 이 책이 다루어지지 않기를 바란다. 자녀가 책을 충분히 읽을 수 있는 나이라고 해서 부모는 읽지 않고 아이에게 책을 주며 읽어보라는 것은 부모의 역할을 책에 떠넘기는 일이다. 함께 읽고 1형당뇨에 대해 좀 더 알면 가장 좋고, 부모가 책을 읽는 것이 그 다음으로 좋다. 자녀만 책을 읽는 것은 그 다음이다.

혈당에 얽매이면 혈당을 잡을 수 없다

아이뿐만 아니라 성인도 마찬가지로 혈당에 얽매이면 혈당을 잡을 수 없다. 혈당에 잡힌 사람이 어떻게 혈당을 잡을 수 있겠는가. 이것은 단지 말장난이 아니다. 어딘가에 얽매여 있는 것 자체가 문제 해결의 가능성을 닫아버린 것이나 다름없다. 혈당을 잡는 것은 인슐린만으로 해결할 수도 없지만, 음식과 운동을 병행한다 해도 1형당뇨인의 혈당을 잡기란 쉬운 일이 아니다. 혈당을 잡는다는 것은 그리 단순하지 않다.

우리는 혼자서만 사는 것이 아니다. 다른 사람들과 관계를 맺지 않으면 살 수 없다. 나 홀로 도를 닦는다고 해도 그 과정에 번민이 없으랴. 하물며 평생 많은 사람들을 만나면서 그들과 늘 좋으란 법이 없다. 그리고 삶이 항상 내 의지대로 된다면 좋으련만 내 의지와 상관없이 흘러가기도 한다. 이러한 상황을 겪으면서 돌부처처럼 있을 수 있는 사람이 또 얼마나 되랴. 희로애락의 파도 속에서 혈당을 안정되게 잡을 수 있는 사람은 찾아보기 힘들다.

그런데 혈당에 얽매여서 혈당을 잡겠다고 하면서, 헤아릴 수 없는 온갖 상황들로부터 영향을 받지 않을 수 있을까? 혈당에 얽매여 있으면, 복잡한 세상일은 어떻게 풀어갈 것인가? 복잡한 세상일을 풀지 못하고 시달리고 있으면 혈당은 또 어떻게 잡을 것인가?

나 자신의 혈당과 세상살이 사이의 화해와 공존은 그래서 필요하다. 화해와 공존에 필요한 것은 서로에 대한 이해와 양보다.

혈당의 세계와 1형당뇨에 대해서도 잘 알아야 하지만, 세상에 대해서도 공부해야 한다. 우리는 나이가 들면서 세상을 많이 알아가는 것처럼 느껴도, 우리가 아는 것은 고작 거대한 세상의 미미한 조각에 불과하다. 우리가 세상을 다 알 수는 없어도 살아가는 기본은 우리 아이들에게 알려주고 보여줘야 한다. 서로에 대한 양보가 당뇨 관리를 소홀히 해도 된다는 것을 의미하지는 않는다. 때로는 우리가 처한 조건인 당뇨를 지닌 우리 몸에게 세상일을 양보도 해야 한다. 세상일보다 나 자신의 건강이 우선일 때가 많지 않은가. 인생에 당뇨는 단지 우리가 처한 조건에 불과하고, 우리가 향해 가야 할 곳은 세상 속에 있다. 그래서 때로는 몸이 고달파도 세상일에 종사해야 하고, 세상의 조건에 우리 여건을 맞춰야 할 때도 있는 것이다.

자기 몸에 귀 기울이고 세상을 이해하는 과정에 참여하면 혈당에 얽매이지 않고도, 자연스럽게 혈당도 잡고 만족할 만한 삶도 누릴 수 있을 것이다.

1형당뇨인들에게 필요한 것

당뇨 관리의 목표를 어디에 둘 것인가?

당뇨 관리의 목표를 어디에 두느냐에 따라서 1형당뇨가 있는 사람과 그 가족의 삶의 질과 양상은 크게 달라진다.

당뇨 관리의 목표를 정상 혈당 유지에 두는 것을 당연하게 받아들이는 사람들은 그것이 할 수 있는 최대치다. 반면에 당뇨 관리의 목표를, 당뇨의 범위를 벗어나 구체적인 삶의 목표, 비전, 미래에 둔 사람들은 당뇨 관리를 단지 자기 삶의 목표를 이루기 위한 기본적인 수단으로 인식한다. 눈앞의 목표가 전부인 것과 미래의 최종 목표를 새겨두고 분명한 목적지를 향해 가는 것, 이 차이에서 한 사람의 인생이 갈린다. 앞서 혈당에 얽매이지 말라고 얘기한 것도, 인생에 더 큰 목표를 두고 삶을 놓치지 말라는 뜻에서 한 얘기다.

이미 많은 가능성이 잠재되어 있고 이른 시기에 중요한 것들이 결정되는 어린이들에게는 이 목표가 매우 중요하다. 아이가 구체적으로 이 목표를 모른다고 하더라도 부모가 이 목표에 대해 어떻게 인식하고 아이를 대하느냐에 따라 아이 인생도 결정될 수 있다.

세상에 대한 호기심으로 가득할 나이에 당뇨와 힘겨운 싸움을 해야 한다는 사실에 대한 좌절과, 당뇨를 가졌다는 것에 대한 증오와, 아무것도 할 수 없다는 절망과, 부모에 대한 원망으로 가득한 광경들을 목격하는 것은 가슴 아픈 일이다. 아이들에게 필요한 것은 건강과 삶에 아무런 도움도 되지 못하는 그런 것들이 아니라, 친구들과 어울릴 수 있는 사회성과 원하는 목표를 이룰 수 있다는 자신감과 자기가 꿈꾸고 그것이 실현될 세상에 대한 희망이다. 이 점에 있어서는 성인도 예외는 아니다. 왕성하게 사회 활동을 해야 할 시기에 찾아온 당뇨 때문에 절망하는 것은 삶의 소모 그 이상 아무것도 아니다. 처음의 충격은 이해할 수 있으나 자기 삶을 책임질 나이에 이 기회를 살릴 수 없다면 이보다 더한 혹독한 현실 앞에서는 어떻게 헤쳐나갈 것인가.

"신데렐라는 멋진 왕자님과 결혼했습니다." 그 다음에는? 눈앞에 놓인 혈당, 잡을 수 있다. 그 다음에는? 건강? 건강할 수 있다. 그 다음에는? 우리에게는 미래를 열어갈 비전이 필요하다.

이 책이
나오기까지

원고를 미리 본 의사들의 반응과 내가 겪은 어려움들

원고를 마치고 무슨 미련이 남았을까. 그러나 못 다한 얘기가 있어 이 글을 추가한다.

긴 시간, 각 권 원고지 2천 매가 넘는 원고를 쓰는 것이 고통이라면 고통이었겠지만, 그보다 더 힘들었던 것이 있다. 원고를 쓰고 출간을 준비하면서 여러 의사들의 감수와 추천사를 받기 위해 접촉하는 과정에서 한편으로는 자신감을 얻기도 했고, 한편으로는 의사와 환자 사이에 놓인 높은 담의 실체를 보기도 했다.

원고를 본 거의 모든 의사들이 이구동성으로 이렇게 말했다.

"정말 대단하다", "장하다, 큰일 해냈다", "누구도 이렇게 쓰지는 못할 것이다", "환자들에게 정말 큰 도움이 될 것이다", "작은손의 1형당뇨 카페를 아직까지 모르는 환자들이 많다는 것은 불행한 일이다" 등.

시간이 없어서 원고를 못 본다고 회피한 의사 한 명, 묵묵부답으로 거절한 의사 한 명이 있었지만, 나머지 의사들은 원고를 보고 감탄사를 연발했다. 이 의사들 가운데는 우리 카페에서 활동하고 있는 의사도 있고, 국내 당뇨병 최고의 권위자로 알려진 의사도 있다.

그러나 모두가 감수를 봐주거나 추천사를 써준 것은 아니었다. 감수나 추천사를 부탁하면서 원고에 틀린 것이 있으면 지적해달라는 부탁도 잊지 않았다. 그러나 거절하면서 틀린 점을 지적한 의사는 한 사람도 없었다. 어떤 의사는 기존의 인슐린 치료 원칙에 대해 얘기했으나, 그것은 나 자신의 경험과 카페 회원들의 경험으로 이미 더 좋은 방법이 있음이 확인된 바이니 선택은 직접 인슐린을 사용하는 환자들의 몫이다. 추천사를 써주지 못한 의사들이 직접 밝힌 이유들은 이렇다.

"개인적으로는 충분히 공감하고 치료법에 대해서 인정하지만 자칫하면 의사들이 욕을 먹을 수 있으므로 쓰기 곤란하다", "선배 의사들이 있는데 후배 의사로서 쓰기 어렵다", "식사요법, 심리 문제, 운동관리에 대한 원고 내용은 너무너무 훌륭하다. 정말 중요한 내용이다. 그러나 인슐린 요법이 너무 자세하다. 인슐린 사용법은 의료인들의 영역이다. 나는 이해하지만 환자가 의료인의 영역에 관여하는 것을 대부분의 의사들은 좋아하지 않는다. 그래서 추천사를 써줄 수 없다", "환자들은 의사들이 다 잘 알고 잘하는 줄로 알고 있는데, 이런 내용이 밝혀지면 환자들이 의사를 불신할 수도 있다", "이렇게 얘기로는 인정할 수 있어도 활자화되는 것은 곤란하다" 등.

의사 사회에서 안전하게 살아가기 위한 그들의 입장도 이해할 수 있다. 2형당뇨인을 주로 보는 의사까지도 이해할 수 있다. 그러나 1형당뇨 아이들을 많이 보는 어떤 의사는 정말 그렇게 하면 안 되는 일이었다. 1형당뇨인들이 겪고 있는 절박한 현실을 외면해서는 안 되는 일이었다. 이 의사들이 굳이 내 책에 추천사를 써야 할 의무는 없지만, 고통 속에 있는 1형당뇨인들을 외면하지 않고 썼더라면 환자에 대한 의무도 일부 이행하는 셈이 됐을 것이다. 환자에 대한 의사의 의무, 이것 없이 면허증만 가지고 있다면 많은 환자들이 불행할 것이다. 면허증은 처방전만을 발행하기 위해 존재하는 것은 아닐 것이다.

몇몇 의사는 내 원고를 보고 내 개인적인 경험으로만 치부해버리거나, 보편타당한 법칙이어야지 한두 사례를 일반화하는 것은 위험하다고 말했다. 그러나 의사들이 공부하고 참고하고 있는 인슐린 치료 원칙에 국내 환자를 대상으로 나타나는 현상을 반영한 것은 없다. 국내 1형당뇨에 대해서는 연구가 미비한 것이다. 연구 결과가 있다면 내놓아보라.

그렇다면 의사들이 교과서로 알고 있는 그것은? 한정된 인원으로 실험한 외국 사례에서 나온 통계치다. 한국에서 한국 사람이 한식을 먹고 인슐린을 사용하면서 나타나는 현상들을 반영해 치료하고 있는 의사가 누가 있는가. 그동안 교과서에 나온 이론대로만 처방해오지 않았는가. 그러나 교과서대로라면 환자는 일상생활을 포기하고 인슐린의 약효에 맞춰 살아야만 한다. 과연 사람이 인슐린의 약효에 맞춰 살아야 할까, 인슐린을 사람의 생활에 맞춰야 할까. 일부 외국 사례로 인슐린 치료 방법을 정하는 것이 현실적이고 보편타당한 것일까, 수천 명의 한국 사람이 한국 환경에서 겪고 치료하고 있는 인슐린 치료 방법을 택하는 것이 현실적이고 보편타당한 것일까. 환자의 모든 상태를 24시간 관찰하고 돌볼 수 있는 의사가 아니라면 함부로 말할 일이 아니다. 환자에게는 건강과 목숨이 달려 있는 문제다.

이 책에 실린 모든 내용은 내 개인적인 경험뿐만 아니라 카페에 참여하고 있는 수천 명의 사례로 이미 증명된 것들이다. 그래서 이 책에 나오는 데이터가 대한민국 1형당뇨인의 실제 데이터라고 자신있게 말할 수 있다. 이런 데이터를 외면하는 것은 의사로서 직무 유기라고 생각한다. 위험한 것은 내가 책에서 주장하는 내용이 아니라, 인슐린을 의사의 영역이라고 말하는 그들의 근거 없는 권위 의식일 것이다. 만약 원고 내용에 이의가 있는 의사가 있다면 공개 석상에서 토론할 것을 제안한다.

불안정한 혈당 상태로 목숨만 부지하는 것이 환자에게 어떤 의미가 있을까. 환자들도 행복하고 인간답게 살 권리가 있는 것이다. 환자가 자신의 상태에 대해 얘기를 하면 그것을 들어주고 거기에 맞게 조치해줄 수 있는 의사를 만날 수 있는 날이 오기를 바란다.

이번 기회에 나는 일부 의사가 아니라 대부분의 의사들이 "당뇨병은 환자 자신이 가장 잘 알아야 하고, 스스로 의사가 되어 스스로 관리해야 한다"고 말하는 것이 단지 언론용 멘트임을 확인했다. 국내 당뇨병의 최고 권위자라고 알려진 의사가 들려준, '인슐린 사용에 관한 것은 의료인의 영역'이라는 말은 충격적이었다. 인슐린은 의사에게는 환자에게 처방하는 단순한 약에 불과하지만, 환자 입장에서 인슐린은 생명줄이다. 이 생명줄로 순간순간 변하는 혈당에 대처하며 하루하루 연명하는 환자가 인슐린에 대해 공부하고 가장 잘 알지 않으면 1형당뇨 관리는 성공할 수 없다. 그런데 인슐린 사용법이 의료인의 영역이라니! 한편으로 이해된다. 인슐린 사용법이 의료인의 영역이었다. 수입이 보장되는 것이므로.

만약 인슐린 사용법에 관한 것이 의료인의 영역이라면 왜 도대체 그 많은 1형당뇨인이 혈당 조절에 어려움을 겪는 것일까. 영역을 주장하는 데는 그만한 자격이 필요하고 권리와 함께 책임도 필요할 것이다. 환자가 고통 속에 있는데, 고통은 외면한 채 자신들의 영역만을 주장한다는 것은 이치에 맞지 않아 보인다. 영역 때문에 환자가 고통받는 일이 언제쯤이면 사라질까. 현실을 감안하면, 나 자신이 밥그릇을 가지고 있지 않고 영역도 필요 없는 환자 개인이기에 이 책을 쓸 수 있었다고 생각한다. 의사라면 쓰고 싶어도, 쓸 수 있어도 이런 책을 쓸 수 없을 것이다. 용기가 없다면 말이다.

의료계의 이런 현실에도 불구하고, 감수를 봐주시고 추천사를 써주신 의사 선생님들의 용기가 얼마나 대단하고, 이분들이 써주신 한 줄의 글이 얼마나 가치 있는지를 이번 일을 겪고 더욱 절실하게 깨달았다.

의사들이 병만 보고 환자를 못 보는 현실을 거침없이 지적해주신 천희두 원장님, 이론 이상의 실제 치료 효과가 중요하다고 짚어주신 황평한 교수님, 의료계 현실을 정직하게 말할 수 있는 용기를 지녔고, 아버님을 당뇨로 잃은 경험으로 환자 가족의 입장에서 당뇨 문제를 깊이 있게 바라보고 추천사를 써주신 서민 교수님께 마음속 깊이 감사드린다.

함께 가는 사람의 심정으로

당뇨 관리 차원에서 힘들어하는 사람들을 위해 내 경험을 나누려고 카페를 만들긴 했지만, 카페를 만들고서 고통받는 1형당뇨인과 그 가족이 생각보다 많다는 것을 알았다. 아마 카페를 만들기 전처럼, 나 혼자서 당뇨 관리를 해왔다면 1형당뇨인이 놓인 현실에 대해 잘 몰랐을 것이다. 나는 그동안 전혀 장애 없이, 아무런 문제없이 잘 살아왔기 때문에 카페에서 다양한 목소리를 듣지 못했다면 이런 현실을 알기는 힘들었을 것이다.

1형당뇨인과 그 가족이 겪는 고통이 의료 문제이건, 사회 문제이건 카페에서 식구들과 함께 하다 보니 어느새 그것은 나의 문제가 되었다. 카페에 식구들은 늘어가고 카페에 들어와서 그전보다 건강해지는 모습들을 보면서 보람도 느끼지만, 한편으로는 책임감도 느낀다. 지금까지는 카페에서 유병 기간이 가장 긴 내가 카페 식구들의 미래가 될 수 있기 때문이다. 내가 건강하게 잘 산다면 카페 식구들에게 희망이 될 수 있겠지만, 내가 건강을 잃는다면 그것은 곧 카페 식구들에게 절망일 수도 있기 때문이다. 카페 식구들 덕분에 이런 면에서 나는 더욱 각오를 다지게 된다.

카페를 통해서 많은 사례들을 보아왔다. 의사는 분명 신뢰해야 할 존재지만, 때로 의사에 대한 맹신 때문에 몸 상태를 망치는 경우도 있었고, 잘못된 정보를 오랜 기간 자기 몸에 적용해서 심신이 지칠 대로 지친 경우도 있었다. 특히 병력이 10년이 넘었으면서 여태 해오던 대로 안일하게 살아가거나, 처음 겪어서 너무 당황하거나, 1형당뇨인 아이가 너무 어려 부모의 심정이 무너지거나 하는 것들을 보면서 책을 준비하게 되었다.

나는 이 책을 1형당뇨인을 위해 썼지만, 다른 병으로 고통받는 이들의 건강과 활기찬 삶을 위해서도 도움이 될 것이라고 믿는다. 병의 종류만 다를 뿐, 우리가 처한 여건과 느끼는 심정은 같을 것이기 때문이다.

이 책은 1형당뇨인뿐만 아니라 2형당뇨인과 건강에 관심이 많은 이들이 보아도 도움이 될 것이다. 1형당뇨에 대해서 알면 2형당뇨를 관리하는 것은 매우 쉬워진다. 1형당뇨에 대한 이해와 관리 방법은 거의 모든 질환 관리와 맞닿아 있으므로, 건강을 위한 기본 지식으로 알아도 좋을 것이다. 이 책이 여러분의 혈당과 삶 모두에 만족할 수 있는 기회가 되기를 바란다.

감사의 글

1형당뇨에 대해 잘 알고 있는 의료인이 드문 현실에서, 해박한 지식과 인간과 삶에 대한 무한한 애정을 지니고 환자를 돌보시는 전주병원의 천희두 선생님께서 뜻깊은 감수의 글을 써주신 데 대해 깊이 감사 드린다. 첫 번째 1형당뇨 환자와의 질긴 인연으로 애정 어린 격려를 아끼지 않고 해주신 황평한 교수님께 깊이 감사 드린다. 의학을 전공하고 임상의를 선택하는 대신, 의료계와 환자의 입장을 모두 고려한 정직하고도 객관적인 눈으로 후학들을 길러내는 일에 열정을 쏟고 계신 서민 교수님께서 마음을 담은 추천사를 써주신 데 대해 깊은 감사를 드린다. 이밖에도 어린 1형당뇨인들을 마음으로 돌보는 모든 의료진에게도 1형당뇨인의 한 사람으로서 감사를 표한다.

이 책은 나 혼자만의 힘으로 낼 수 없었다. 이 책의 출간을 위해 많은 분들이 도와주었다. 여태까지 내가 하는 일에 물심양면으로 힘을 실어준 이룸프레스의 김경식 사장님이 아니었으면 이 책이 나오기 힘들었을 것이다. 불어 번역하시는 이원희 선생님과 아산문화사의 이준석 사장님과 강출판사의 정홍수 사장님이 유토피아 출판사에서 출간된《국어 실력이 밥 먹여준다》에 투자했던 투자금을 환급받아 이 책에 재투자해주었다. 유토피아 출판사의 김철호 사장님은 이 세 분께 투자받을 수 있는 길을 열어주었고, 용기를 주었다. 고등학교 때 순수한 마음으로 뭉쳤던 바람꽃 친구와 후배들인 경희대학교 박종갑 교수와 토로의 전형주 사장, 박현미, 이은하, 김지연, 그리고 전 직장 동료이자 친구인 김일희가 이 책에 투자했다.

이 책에 투자한 이들은 모두 1형당뇨와 전혀 상관없는 사람들이다. 게다가 모두 형편이 넉넉해서 투자한 것도 아니다. 나에 대한 믿음과 1형당뇨의 현실을 알고 난 후 의미 있는 일에 동참한다는 뜻에서 십시일반 모아주었다. 마음 넉넉한 이들의 은혜를 나는 잊지 못할 것이다.

일과 집필에 온 시간을 써온 동안 마음 고생을 많이 했을 텐데도 나를 걱정하고 응원해준 나의 가족 모두에게 깊은 감사를 드린다. 부모 이상으로 다른 가족들과 나를 길러주신 큰누나와 둘째 누나에게도 머리 숙여 감사 드린다. 이 두 누나가 아니었으면 지금의 나도 있을 수 없었다. 이 책을 모든 1형당뇨인들과 더 이상 고통 없는 세상으로 가신 어머니 영전에 바친다.

진 철

1형당뇨인으로 산다는 것

1

어디까지
일상생활이 가능한가?

어처구니없지만, 그럴 수도 있는 이야기

"1형당뇨에 걸린 사람도 군대에 갈 수 있나요?", "결혼할 수 있나요?", "아이는 낳을 수 있나요?"

1형당뇨를 어느 정도 경험했다면 어처구니없는 질문일 수도 있는 이런 질문들은 1형당뇨를 처음 진단받은 사람들, 또는 보호자들에게는 매우 심각한 문제다.

실제로 1형당뇨인 가운데 여행은 고사하고 바깥출입도 못하고, 사람도 제대로 못 만나고, 사회 생활에서도 지장을 겪는 사람들이 있다. 이런 사람들은 대개 1형당뇨에 대해 잘 알지 못하고, 바람직한 방법으로 당뇨 관리를 하지 못해 혈당을 조절하지 못하는 사람들이다. 모르고, 못해서 심리적으로 위축되어 이런 결과가 더 많이 나타난다.

1형당뇨에 대해 모르고 있으면 어떤 일을 할 수 없을 거라는 편견에 지배되기 쉽다. 혈당 조절을 못 해 겪는 심각한 저혈당이나 고혈당 때문이거나 합병증 때문에 실제로 일상생활에 많은 제약이 생기기도 한다. 사소하게는 먹는 음식에서부터, 일, 결혼에 이르기까지 모든 것에 제약이 따를 수 있다.

그러나 이런 제약은 균형 잡힌 자연식과 규칙적인 운동과 마음의 안정, 적절한 인슐린 치료를 함으로써 벗어날 수 있다. 그리고 그보다 앞서 할 수 있다는 마음가짐이면 어떤 것이라도 극복 가능하다.

혈당 조절을 잘하고 있는 1형당뇨인들을 보면, 겉모습만 봐서는 병이 있는지 없는지 알 수 없다. 사지 멀쩡한 사람이 아프다고 하면 사람들은 믿지 못한다. 1형당뇨인은 경우에 따라 심각한 병을 앓는 사람일 수도 있지만, 진짜 아픈 사람 축에도 못 낄 수 있다.

존 포퍼는 미국의 뛰어난 동기부여 강사다. 사람들은 그의 강연을 듣고 깊은 감명을 받는데, 이는 그가 책에서 얻은 지식을 전달하는 게 아니라 깊은 고통을 극복하면서 얻어낸 지혜를 전달하기 때문이다. 그는 두 팔이 모두 없다. 팔을 가진 사람에게 적합하게 만들어진 세상을 두 다리로만 살아오면서 그는 죽을 것 같은 괴로움을 느꼈는데, 어느 순간 그 고통의 실체가 두 팔이 없기 때문이 아니라 '두 팔이 없어서 아무것도 할 수 없다'는 생각이었음을 깨달았다. 그는 두 발로 숟가락을 사용하고 물을 따라 마시며 그림을 그리고 키보드를 두드린다. 두 발로 운전을 하고 강연을 다닌다. 그가 전하는 메시지는 '외면적인 장애가 내면을 불구로 만들지 않게 해야 한다'는 것이다.

무엇이라도 할 수 있다

나는 어릴 적 1형당뇨가 발병한 이래 수십 년이 지났지만, 여태까지 1형당뇨 때문에 생활에 지장을 받은 적은 한 번도 없었다. 운동이라면 걷기에서부터 암벽등반에 이르기까지 하고 싶은 운동을 다 해봤고, 군대는 내 의지와 상관없이 제2국민역으로 실제적으로 면제가 되었지만, 일이라면 내가 하고 싶은 일을 내가 원하는 직장에서 남 못지 않은 성과를 내면서 했으며, 결혼도 하고 건강한 아이도 낳았다. 부모 형제들은 막내인 내가 지병까지 있으면서 어떻게 살아갈까를 항상 걱정했지만 아직까지 큰 탈 없이 살아가고 있다.

지금도 1형당뇨에 대한 치료 환경이 썩 훌륭한 것은 아니지만, 내가 겪어왔던 시절에 비하면 1형당뇨를 경험한 의사도 늘어나고 있고 치료도 비교적 잘 이루어지고 있다. 척박한 현실에서 우매한 사람이 혼자서 이 길을 헤쳐왔다면, 지금처럼 좋은 환경에서는 더 쉽게 당뇨를 관리할 수 있고, 더 멋진 일들을 꿈꾸며 이루어갈 수 있다. 그 가능성을 실현하는 것은 본인의 노력에 달린 문제일 뿐이다.

1형당뇨인에게 가능한 일상생활에 '어디까지'라는 한계는 없다. 어쩌면 1형당뇨인 스스로 굴레에 갇혀 있는지도 모른다. 안 될 거라는, 하지 못할 거라는 마음의 벽이 가장 큰 적이다.

1형당뇨인들이 겪는 난관들

취업의 벽에 가로막히다

우리 카페에는 능력 있고 건실한 사람들이 많이 모여 있다. 그 가운데 이공계 박사 출신으로 능력을 인정받아 대기업에 입사를 앞둔 한 사람이 있었다. 2006년 9월, 삼성전자에 서류를 제출하고 10월에 면접을 보고 통과되어 곧 입사를 앞두고 있었다.

그런데 10월 말 1차 신체검사에서 혈당에 이상이 나타나자 11월 말

2차 신체검사, 해를 넘겨 2007년 3월 3차 신체검사를 하고 결국 취업이 되지 않았다. 신체검사만 6개월이 걸렸고, 3차 신체검사 때는 혈당까지 조절하여 검사 수치에도 아무 이상이 없었다. 처음 신체검사 때 불가 판정을 내렸던 꽉 막힌 의사도 3차 신체검사에서 혈당이 정상으로 나오자 충격업무만 아니라면 근무 가능하다는 판정을 내렸다.

신체검사 후 삼성전자 측에서 이런 메일을 보냈다.

1, 2, 3차 신체검사 결과와 의사의 소견, 그리고 내부적인 논의를 거친 결과, 박사님께서 회사에서 업무를 하시기에는 어려움이 있다고 판단을 하게 되었습니다.

최종 3차 검진에서는 충격업무를 피할 경우, 근무는 가능하다고 언급이 되었으나, 회사의 업무는 학위 과정의 연구보다 정신과 육체 양쪽 측면에서 강도가 높고 어려움이 많다고 생각됩니다.

무엇보다 입사 후 과도한 업무로 인하여 박사님의 건강에 해가 있지 않을까 걱정이 됩니다. 따라서 박사님께서 지속적으로 약을 복용하시면서 근무를 하시기에는 어려움이 있다고 판단됩니다.

이 일이 있은 후 당사자는 인권위원회에 진정서를 보냈으나 몇 년간 결론이 나지 않다가 입사 대신 합의로 마무리되었다.

삼성전자에서 사람을 얼마나 심하게 부리는지 몰라도, 혹독한 육체노동도 아니고, 더구나 당사자는 체력이 매우 뛰어난 사람이었다. 1형당뇨인이 혈당을 조절하기 힘든 것은 사실이지만 다른 건강 상태는 일반인보다 훨씬 좋을 수 있다. 1형당뇨인 가운데는 혈당을 관리하고 좋은 음식을 먹으면서 운동까지 꾸준히 해서 체력이 남다른 사람들도 많다.

이 일을 겪은 당사자도 집에서 학교까지 매일 자전거로 출퇴근하는데, 어림잡아 편도로 20킬로미터가 넘는 거리다. 이는 당뇨 아닌 사람들에게도 힘든 거리다. 그것을 아무렇지 않게 매일 하고 있는 정도의 체력이라면 못해낼 것이 없다. 앞뒤 정황으로 봐도 서류, 면접 다 통과되었다면 실력은 인정받은 셈이다. 면접까지 통과되지 못했다면 신체검사를 받을 일은 없다.

건강이 우려되어 취업을 거절한다는 것은 1형당뇨에 대한 사람들의 무지와 편견이 어느 정도인지를 적나라하게 보여주는 단면이라 할 수 있다. 게다가 의사조차도 '지속적으로 약을 복용하면서'라고 말할 정도로 1형당뇨에 대해 무지했다.

이 문제는 그들의 무지와 편견에서 그칠 수 있는 얘기가 아니라 1형당뇨인이라면 누구나 겪을 수 있는 일이다. 단지 1형당뇨가 있다는 이유만으로 건강한 신체를 가진 능력 있는 사람의 취업을 가로막은 것은 명백한 차별이다. 부당한 차별은 인권을 짓밟는 행위다.

어린이집에서 쫓겨나다

어린 1형당뇨 아이들이 어른 못지 않게 꿋꿋하게 당뇨 관리를 하는 모습을 보면 얼마나 대견한지 모른다. 많은 또래 아이들이 먹는 과자와 사탕, 아이스크림 같은 불량식품의 유혹도 참아낼 줄 아는 아이들도 있다. 그러다 종종 더 이상 참기 힘들어 불량식품을 먹고 마는 일도 벌어지지만, 이미 과자의 맛을 알고 있는 아이들에게 충분히 있을 수 있는 일이다.

집이라는 제한된 환경에서 불량식품으로부터 아이들을 지키는 일은 크게 어렵지 않지만, 어린이집이나 유치원에 다니게 되면 사정이 달라진다. 부모의 시야에서 벗어나 있고, 유치원 교사가 1형당뇨에 대해 잘 모르고 있거나 이상 혈당에 대한 대처를 할 수 없다면 유치원에서 주는 간식이나 생일 파티가 있는 날 어김없이 등장하는 케이크 등 많은 것들이 아이의 혈당을 위협하는 요소가 된다. 그럼에도 불구하고, 또래 아이들과의 어울림은 꼭 필요하기 때문에 유치원에 등록해 친구들과 사귀고 기본 교육을 받는 것이 좋다. 이상 혈당에 대한 적절한 대처를 할 줄 알면, 아이가 1형당뇨라고 해도 별 문제 없이 유치원에 다닐 수 있고, 실제로 잘 적응하고 있다.

우리 아이가 이번에 다시 유치원에 다니게 되었답니다. 아이를 유치원에 보내기 전에 유치원에 가서 선생님께 혈당 측정하는 법과 휴말로그 주사법, 글루카곤 사용법, 저혈당 대처법 등을 미리 가르쳐드렸어요.

그리고 글루카곤은 유치원에 따로 하나 비치해 두고 나머지는 아이 가방에 파일을 따로 하나 만들어서 주사법, 글루카곤 사용법, 혈당 측정 방법, 저혈당 대처법 등을 프린트해서 넣어두었어요.

덧붙여서 대략적인 혈당 패턴 등도 메모했어요. 예를 들어, 몇 시부터 몇 시까지는 혈당이 얼마에서 얼마까지 나오니깐 어떻게 대처해주셨으면 좋겠다고요. 그리고 유치원 음식으로는 혈당 조절이 잘 안 되더라고요. 그래서 요즘엔 식단을 미리 보고 불량 음식이 나오는 날은 도시락을 싸서 유치원에 보낸답니다.

유치원에서 중간에 고혈당이 나오면 선생님이 주사를 해주시고요. 한 달에 한 번 생일파티를 하면, 처음엔 무조건 안 먹였는데 어느 날부터 선생님이 이제는 감이 온다고 하시더니 알아서 혈당 재고, 주사 추가하고, 친구들과 같이 먹고 와요.

— 작은손 카페 중에서

그러나 몇몇 카페 식구들의 사례는 1형당뇨 아이들이 어린이집이나 유치원에 다니는 것이 힘들 수도 있다는 것을 보여준다. 아이가 음식 섭취에 주의가 필요하고, 간혹 혈당이 높을 때는 인슐린 주사도 맞아야 한다는 사실을 유치원 측에 알려주면, 아예 받아들이지 않는 경우도 있다.

이런 경우도 있었다. 1형당뇨를 가진 아이가 다른 아이와 다툼이 있었는데, 다툼이 있은 후 주사 맞을 시간이 되어 어린이집 원장이 방으로 데려가 주사를 놓아주었다. 그러자 그 광경을 본 함께 다툰 아이가 집에 가서, "어린이집에서는 말 안 들으면 주사 맞아요" 하고 얘기한 것이다. 얘기를 들은 학부모가 유치원에 찾아와 '자기 아이를 그런 아이와 함께 있게 할 수 없다, 특수교육이 필요한 아이가 왜 이 어린이집에 다니느냐'고 항의했고, 거기에 굴복한 원장이 1형당뇨 아이의 부모에게 더 이상 어린이집에 다닐 수 없음을 통보했다. 이것은 많지 않은 일부 사례이긴 하지만, 다른 사람들의 무지와 편견이 만들어낸 비극이다.

교사의 역할은 무엇일까

1형당뇨 아이를 둔 카페 회원 가운데 캐나다에 가서 잘 적응하고 있는 사례가 있다. 캐나다에 가서 아이가 처음 학교에 등교하던 날의 이야기를 카페 식구들에게 들려줬는데, 너무 멋진 환경이었다.

오늘 드디어 캐나다에서 첫 등교를 하였습니다. 아이보다 오히려 제가 더 걱정이 되어서 담임선생님께 드리는 편지와 함께 아침 일찍 가서 선생님을 뵈었는데 커다란 체격에 수수한 차림으로 교실에서 사과를 드시고 계시더군요.

아이를 인사시키고 나서 사실 1형당뇨가 있다고 말씀을 드렸더니 본인 남편이 13살부터 소아 1형당뇨라고 하시더라고요. 그 말을 듣는 순간, 유학을 준비하며 마음 고생했던 1년의 세월이 녹아 내렸습니다. 방과후에 다시 뵙기로 하고 ESL 선생님을 뵙고 말씀을 드리자 메디컬 룸으로 안내하시더니 당뇨에 관한 해박한 상식으로 아이가 사용할 냉장고와 언제든지 사용할 수 있는 개인화장실까지 보여주시면서 저혈당을 대비해서 주스와 초콜릿 등을 미리 준비할 것이며 혹시라도 잊었을 경우 선생님들의 냉장고도 사용할 수 있다며 일일이 하나하나 설명해주셨습니다. 마침 교장선생님께서 지나가셔서 ESL 선생님께서 아이에 관해 말씀드리고 주사 방법이나 스스로의 처방에 관한 능력이 탁월하다고 얘기하자 "Oh. Congratulations on your special!!"이라며 더욱더 오버액션을 해주셨습니다.

방과후 담임선생님과 교감선생님 사이에서 진지한 대화를 하였는데 하루에 혈당 측정은 몇 번을 할 것이며, 학교에서도 필요할 경우 저혈당 대비를 해줄 것이고, 필요한 경우 수업시간 중이더라도 언제든지 자리를 떠도 되며 그런 것이 결코 무례한 행동이 아니라고 말씀해주셨습니다. 그리고 아이가 같은 반 아이들에게 본인의 상황을 얘기하지 않는 것을 원한 만큼 아이의 의견을 수렴할 것이며, 여기 선생님들에게도 엄마이자 아빠의 역할이 있음을 기억해달라고 하셨습니다. 그 말에 저는 결국 눈물을 보이고 말았습니다. 메디컬 룸에는 병을 갖고 있는 학생들의 개인 프로필과 사진들이 노출되어 있었는데 10명 정도였어요. 오히려 그 부분에 의아해하는 제 자신이 부끄러웠습니다.

며칠 혹은 몇 달이 지나면 제 아이도 한국에서 그랬던 것처럼 교실에서 혈당 측정도 하고 주사도 맞는 날이 올 거라고 얘기하고 학교를 나왔습니다. 나오기 전 ESL 선생님께서는 패밀리 닥터 두 분의 연락처를 따로 적어주셨습니다.

제발 앞뒤가 다르지 않은 나라이기를 바라며, 한 개인의 병력을 적극적으로 수용하는 학교 분위기에 오늘 조금이나마 고무되었습니다.

— 작은손 카페 중에서

완벽하지 않은가? 이 소식을 전해듣고 그곳 교사들의 배려에 진한 감동을 느꼈다. 1형당뇨 인구가 많아 1형당뇨에 대한 인식이 잘되어 있는 까닭도 있겠지만, 1형당뇨에 대해 아무리 잘 알고 있어도 상대방을 배려하는 마음과 교사로서의 사명감이 없다면 불가능한 일이다.

이 얘기를 듣기 전에 이미 국내 학교에서 1형당뇨인이 겪었던 몇몇 상황들이 있었기에 캐나다에서 전해온 소식은 더욱 감동적이었고, 이와 대비되어 국내 학교에서 아픔을 겪었던 아이들과 학부모의 상황이 더욱 안타까웠다.

어떤 학교에서는 학부모가 찾아가 보건교사에게 글루카곤 주사를 전해주며 아이가 1형당뇨이고 저혈당으로 의식을 잃어서 아무것도 먹지 못할 때는 글루카곤 주사를 놓아달라고 부탁했더니, 자신은 의료인이 아니기 때문에 의료 행위는 할 수 없다고 거절했단다. 의식을 잃은 채로 방치하면 숨질 수 있는데, 이때 누가 아이를 돌볼 수 있다는 말인가. 자신의 안전이, 밥그릇이, 자리 보전이 한 생명보다 더 중요하다는 말인가.

또 어떤 학교에서는 아이가 교사에게 1형당뇨임을 알렸는데, 1형당뇨가 무엇인지도 모르는 교사가 다른 아이들 앞에서, '얼마나 게으르면 당뇨에 걸리느냐'고 모욕을 줬단다. 당사자의 상처는 얼마나 컸을까. 그 사람, 왜 교사가 되어 아이의 인생에 좌절을 안겨줄까. 이런 사람이 불과 몇 되지는 않겠지만 결국 이런 사람들이 다른 교사들도 욕 먹이는 것이다.

어른들만의 문제는 아니다. 아이가 친구들에게 자기에게 병이 있다는 사실을 말했다가 친구들로부터 따돌림을 받은 경우도 많다. 남의 약점을 잡아 괴롭히는 아이들을 보면 가정교육에 문제가 많다. 이런 아이들의 무지와 잔혹함은 사실 부모에게 보고 배웠거나 아이들을 방치한 부모 탓이다.

당뇨병 환자는 보험에 들 수 없나?

몇 년 전 친구 하나가 좋은 사람 소개해준다고 여러 번 권해서 마지못해 그 친구가 소개해준 사람을 만났다. 말쑥한 양복 차림에 매너 좋은 보험회사 직원이었다. 들라고 할 때는 온갖 문제가 다 해결될 것처럼 말하다가 보험금 지급을 해야 할 상황에서 최대한 주지 않으려는 우리나라 보험사의 실체를 본 적도 있고, 구구절절 1형당뇨가 있는 내 사정을 말하기도 그렇고, 보험 들 만한 처지도 아니고 해서 그럴 의사가 없다고 말해주었다.

그러자 그 보험사 직원은 자기네 보험은 외국계 회사이고 보험금 지급 문제만큼은 한국 보험회사와는 비교할 수 없을 정도로 깔끔하다고 말했다. 게다가 그 사람이 다니는 보험사의 이념 또한 멋져 보였다. 친구의 소개이기도 했고, 보험사 직원의 열의 있는 자세와 매너를 보고 설마 하는 마음으로 보험을 드는 쪽으로 마음이 기울었다. 그런데 내가 수십 년 동안 달고 살아온 1형당뇨가 마음에 걸리지 뭔가. 아마 보험 들기 힘들겠지만, 이렇게 훌륭한 회사에 이렇게 성실한 직원이라면 들어줄 수 있을 거야, 하고 생각하고 내 병력에 대해 들려주었다. 그 친구, 무척 난감해했다. 그날 이후론 연락 전혀 없다. 이밖에 다른 보험사 직원들도 만나보았는데 결과는 마찬가지였다.

당뇨가 있다면 보험에 들 수 없다. 정확히 말하면, 사고가 나거나 다치거나 했을 때 들 수 있는 상해 보장은 제한적으로 들 수 있어도, 질병에 관한 한 보험을 들 수 없다. 그러니 보험에 대한 기대는 일찌감치 접으리. 모든 기업의 제1목표가 이윤을 남기는 것이듯 보험회사는 돈을 벌어들이기 위해 존재하는 곳이지 자선업체가 아니다.

차라리 자기 실력을 키우고 열심히 일해서 저축하는 편이 정신 건강 차원에서나 미래를 위해서 실제적으로 도움이 되는 현명한 방법이다.

그러나 막대한 이익을 거둬들이는 보험회사에서는 기업의 이득만 취하려 하지 말고, 보험설계사들이 일반인들에게 보험 가입을 권할 때 얘기하듯이 보험 본연의 취지를 살려야 한다. 보험 가입자에게도 이롭고, 보험회사에도 이로울 수 있는 상생의 길을 택해야지, 그 길을 버린다면 보험회사도 곧 버림받을 것이다. 자선 사업을 하라는 뜻이 아니다. 나라고 해도 자기 관리를 못해서 망가지는 사람에게 돈 퍼줄 일은 없을 것 같다. 당뇨와 고혈압이 있는 사람들은 받을 수 없다고 매정하게 못 박는 대신, 유병 기간과 그에 따른 관리 상태, 합병증 정도 등을 감안하여 기준을 설정하고 보험료를 차등 적용하여 보험에 가입할 수 있게 하면, 당뇨인들도 여유를 가지고 건강을 관리할 수 있고 보험회사에서도 손해만 보는 것은 아닐 것이다.

사회적인 편견과 자신의 편견

"이거 먹어도 되니?"

"이거 먹어도 돼?", "먹어도 괜찮아?" 1형당뇨인의 가족이나 1형당뇨라는 얘기를 들은 사람들이 흔히 하는 질문이다. 이렇게 묻는 사람은 상대방을 생각해서 하는 질문일 것이다. 당뇨 아닌 사람들에게는 아무것도 아닌 질문 같지만, 1형당뇨인들이 이런 질문을 받고 나면 심경이 조금 복잡해진다. 문장 형식으로는 질문의 형식을 갖췄지만, '먹지 마'의 뜻이 담겨 있을 때가 더 많다.

간단하게 "응, 괜찮아" 하고 대답하고 만다고 해도, 질문 받는 순간 머릿속에 많은 생각들이 스친다. 음식에 관해서 설명하기에는 너무나 길거나 복잡하다. 이 한 가지를 제대로 설명하기 위해서는 1형당뇨에 대해 모르는 사람에게 1형당뇨에 대해 많은 것을 얘기해야 하기 때문이다. 일단은 금지된 항목을 만들어놓은 오래된 고정관념과 편견을 깨는 것부터 쉽지 않다. 설명을 안 하거나 충분히 못 하면 금지 항목을 들이대는 사람과 함께 행동하는 것부터 마음이 편치 않다.

차라리 1형당뇨에 대해 완전히 모르거나 완벽하게 잘 알고 있다면 편할 것을, 대부분 1형당뇨는 몰라도 일반 당뇨에 대해 어느 정도 알고 있다고 판단하고, 자신이 알고 있는 것을 기준으로 생각하고 얘기하기 마련이다.

상대방이 아예 모르면 먹는 것은 자신이 알아서 할 일이고, 상대방이 아주 잘 알면 설명이 필요 없지만, 상대방이 어설피 알고 있으면 1형당뇨인의 행동 하나하나가 상대방에게, '쟤, 제대로 관리 안 하고 있네' 하는 생각이 들게 할 수도 있다. 상대방이 그렇게 말하거나 행동하지 않아도 그 한마디로 1형당뇨인은 아무 문제가 없는데도 상대방에게 오해를 받을 것 같은 심정적인 불편함을 겪는다.

음식은 자신이 충분히 알아서 먹을 수 있다. 1형당뇨인에게 금지된 음식은 없다. 그리고 불량식품이 1형당뇨인에게 해로운 것과 똑같이 당뇨 아닌 사람에게도 해롭다. 만약 해로운 음식이 나온 자리에서 이런 질문을 받았다면, 이렇게 대답하는 건 어떨까. "너는 이것 먹어도 되니?" 하고 말이다. 대개는 "나는 당뇨가 아니니까 괜찮아" 하는 대답이 돌아올 것이다. 그럼 혈당과 상관없이 불량식품이 우리 몸에 어떤 해를 끼치는지 공부한 대로 가르쳐주는 것도 상대방을 위하는 길이다. '인슐린이 그대 혈관에 떠다니는 콜레스테롤까지 없애주지는 않는다'고 말해주어도 좋다.

1형당뇨는 장애인가?

현재까지 장애 등급 판정 기준에 당뇨병에 대한 것은 없다. 현행 기준으로는, 당뇨 합병증으로 인해 시력을 잃거나 신장 투석을 하거나 다리를 절단하게 되면 장애인으로 등록된다. 적어도 눈에 띄는 문제가 있어야 장애인 혜택을 받을 수 있다.

그러나 장애인복지법에 따르면 '장기간 치료를 요하는' 암, 중풍, 만성신부전증, 백혈병, 고엽제 후유증 등의 '중병' 환자는 장애인으로 간주된다. 의료비가 무제한으로 공제되는 혜택도 있다.

당뇨, 그중에서도 관리가 어려운 1형당뇨는 현재까지의 의학으로는 완치되는 병이 아니고 평생 관리해야 하는 난치병이다. 장애인복지법에서 명기하는 대로라면 1형당뇨는 장기간 치료를 요하는 병이다. 중병인지 아닌지에 대한 의견은 다를 수 있지만, 2형당뇨에 비하면 상대적으로 중병이다. 2형당뇨에 비해 혈당 기복이 상대적으로 매우 심하고, 2형당뇨인 가운데 심각하게 혈당 조절이 안 되는 중병인 경우에도 1형당뇨인이 매일 사용하는 인슐린 주사 치료를 하니 말이다. 1형당뇨인은 심하게 변하는 혈당 때문에 순간순간 위험을 겪기도 한다. 국내 1형당뇨 인구가 적어서 주목받지 못하고 있는데다가 환자와 보호자를 제외하고 아무도 1형당뇨의 심각성을 모른다.

암과 비교를 하자면, 병에 대한 관리에 드는 노력과 비용은 1형당뇨의 경우 암 못지 않다. 사망률 면에서 암보다 1형당뇨와 2형당뇨를 통틀어 당뇨로 인한 합병증으로 사망하는 인구가 훨씬 많다. 1형당뇨로 치자면, 환자가 관리하기에 달린 문제지만, 적어도 의학적으로 합병증 발병 확률은 매우 높다.

1형당뇨가 장애인지 아닌지, 중병인지 아닌지는 보는 사람의 시각에 따라 완전히 다른 해석이 나올 수 있다. 그러나 난치병이라는 점에서 장기간 치료를 요한다는 조건에 맞고, 매일 심각한 사태를 겪을 수 있고, 때로는 목숨이 오가는 상황에 처할 수 있다는 점에서, 그리고 혈당 관리가 잘 못 되었을 때 일상생활에 지장을 받을 수 있다는 점에서 중병이기도 하다.

1형당뇨인의 혈당 관리가 잘 되지 않는 경우, 저혈당과 고혈당의 정도가 상상을 초월한다. 저혈당일 때는 내려가고 있는 혈당 70mg/dl 정도면 보통 사람이 하루 종일 굶고 7~8시간 산행을 하고 난 후의 상태라고 생각하면 된다. 혈당이 50mg/dl 이하로 내려가 20mg/dl 근처에 이르면 간질 같은 발작을 하거나 의식을 잃게 된다. 그대로 두면 사망할 수 있다. 고혈당이 되어 혈당 측정기에 수치가 표시되지 않을 정도가 되면 피와 소변이 끈적끈적해지는데 소변을 발로 밟으면 너무 끈적해서 신발이 달라붙을 정도다. 이 경우에도 방치하면 당뇨병성 케톤산혈증에 걸려 사망한다. 그런데 이런 상황들이 특수한 상황이 아니라 1형당뇨인들에게는 매우 쉽게 나타날 수 있다는 것이 문제다.

사람마다 혈당 조절의 차이는 매우 커서 이런 증상들을 거의 겪지 않고 다른 사람과 전혀 구별되지 않게 사는 사람도 있다. 물론 이때도 인슐린 주사는 반드시 필요하다. 인슐린 없이는 살아있을 수 없다.

1형당뇨의 심각성에 초점을 맞추면 매우 중한 질병처럼 보이고, 심지어 장애처럼 보일 수도 있다. 1형당뇨에 대해서 모르는 경우에는 인슐린 주사를 맞는 것만으로도 심각한 병이거나 인슐린 주사를 마약 같은 것으로 여기는 편견을 갖기도 한다. 더구나 2형당뇨 가운데는 조절이 안 되어 인슐린 주사를 맞는 경우도 있는데, 이것을 심각하게 받아들여 마치 치료의 마지막 단계인 양 보는 견해도 있다. 요즘에는 치료 초기부터 인슐린을 적극적으로 사용하는데, 일반인들이 알 리는 없다. 어쨌든 일반적으로 많은 사람들이 1형당뇨인이 주사를 맞는 그 자체만으로도 심각한 병으로 여기는 경우가 많으니, 심각한 병이라고 말하면 사람들이 그대로 믿기 좋다. 그러나 일반적으로 1형당뇨인의 실제 삶이 언제나 위험 속에 놓여 있는 것은 아니다. 아니, 오히려 위험 속에 놓여 있기보다 1형당뇨가 아닌 다른 사람들과 다를 바가 없다. 오직 1형당뇨의 심각성에만 초점을 맞출 때 중병이 되고 만다. 어떤 시각, 어떤 범위냐에 따라서 1형당뇨가 장애나 중병일 수도 있고 전혀 그렇지 않을 수도 있다. 1형당뇨는 관리하지 않을 때만 심각할 수 있다. 그러나 1형당뇨인의 삶 전체를 놓고 보면, 1형당뇨는 장애도 아닐 뿐더러 심각한 병이 아니다. 1형당뇨인은 충분히 건강하게 지내고 있고, 충분히 능력을 발휘하며 사회에서 각자의 역할을 충실히 수행하고 있고, 맘껏 꿈을 펼칠 수 있는 사람들이다.

1형당뇨가 어떤 성격의 병인가에 대해 어떤 시각과 논의보다 중요한 것은 1형당뇨 당사자 다수의 입장이다. 사회적 편견이 존재하는 가운데에 놓여 있는 1형당뇨 당사자 다수의 입장이 가장 먼저 고려되지 않는다면, 1형당뇨와 관련한 일들이 도대체 누구를 위한 일이란 말인가. 여기에는 1형당뇨 당사자의 입장과는 상관없는 또 다른 이해가 얽혀 있다.

정말 심각한 문제는, 1형당뇨 당사자들의 입장은 전혀 고려하지 않은 채, 자신의 이익이나 편협한 시각으로 1형당뇨의 심각성만을 강조하며 1형당뇨를 심각한 병으로 만들려는 사람들도 있다는 점이다. 마치 1형당뇨인들을 대변하는 듯한 이름을 달아놓은, 소위 공식 단체라는 곳에서 저지르는 행위는 1형당뇨인에 대한 사회적 편견을 더욱 강화시키는 짓이다. 1형당뇨의 심각성만을 강조해서 중병처럼 보이게 하고, 관심이 필요한 희귀난치성질환이나 장애인으로 만들려 한다. 물론 '1형당뇨'라는 단어나 '희귀난치성질환'이라는 단어 자체에 편견이 담겨 있지는 않다. 진짜 문제는 1형당뇨를 매우 심각한 질병으로 인식시키고, 1형당뇨인을 사회 활동이 어려운 무능력하고 불쌍한 사람으로 묘사하는 데에 있다.

관심과 이목을 끌어야 1형당뇨인을 불쌍하게 보는 사람들의 동정심을 유발할 수 있고 이를 이용해 돈을 모으고, 업적을 만들 수 있기 때문일까. 실제로 1형당뇨 아이들을 앞세운 행사를 사진으로 찍어서 대대적으로 공개하는 것을 보면, 1형당뇨 아이들 당사자의 입장은 고려되지 않는 것 같다. 더구나 좋은 일한다면서 대대적으로 광고하는 사람이 어디 있을까 싶은데, 있는 것을 보면 저건 무엇인가 싶다. 이런 단체의 행위에 호응하여 눈앞의 혜택을 받겠다고 1형당뇨인에 대한 편견을 강화하는 데에 일조하는 사람들도 있다. 이러한 것들은 1형당뇨인들 대부분이 바라는 바가 아니다. 1형당뇨인이 동정의 대상인가? 1형당뇨인 당사자 중에 동정심을 받고 싶은 사람 있으면 나와 보라.

어떤 사람은 건강상의 이유나 경제적인 문제로 장애인 혜택을 필요로 하지만 대부분의 1형당뇨인들은 장애인임을 원치 않는다. 자신이 장애인이라는 것을 받아들일 수도 없고, 장애인이 되는 순간 혜택과 함께 장애인에 대한 주위의 따가운 시선과 취업의 어려움 등 사회적인 차별을 받기 때문이다.

스스로 장애인이기를 바라는 사람은 없을 것이다. 자기 힘으로 살아갈 수 있으면 가장 좋다. 그러나 세상에는 자기 힘으로 살아가기에 버거운 사람들도 있다. 환자의 의사에 따라서 자기 힘으로 당당하게 살아가거나 경제적으로 어려울 경우 질병이 아닌 경제적 차원에서 지원이 이루어지는 날이 오기를 기다린다.

경제적 지원 얘기가 나왔으니 덧붙이자면, 1형당뇨가 장애로 분류되어 있지는 않지만, 1형당뇨를 가진 아이들의 경우 특수교육비 지원을 받을 수 있다.

카페 식구들이 주고받는 정보들 가운데 건강에 장애가 있는 아이들에게도 특수교육비가 지원된다는 소식이 있은 후로, 필요한 사람들은 특수교육비 지원 신청을 하고 혜택을 받고 있다. 유치원부터 고등학교까지 다양한 형태로 소득과 관계없이 교육비가 지원된다. 카페 정보를 토대로 정리해본다.

특수교육비를 지원받으려면, 아이가 다니는 유치원이나 학교에 특수교육비 지원금 요청 사항을 알리면 된다. 유치원이나 학교에서 교육청에 신청서를 접수해준다. 개인적으로 교육청에 직접 할 수도 있다. 필요한 서류는 고혈당이나 저혈당으로 언제든지 응급 상황이 나타날 수 있으며, 어떤 인슐린을 사용하고 있는지, 주사를 하루 몇 번 맞는지, 혈당 측정을 하루에 몇 번 하는지, 응급 상황시에 어떻게 대처해야 하는지 등의 내용과 지속적인 교육이 필요하다는 것, 반드시 인슐린 주사를 매일 맞아야 하고, 수시로 혈당 측정을 하면서 평생 관리해야 한다는 등의 자세한 내용이 기록된 의사 소견서, 보호자 도장, 지원금 대상 아이의 사진 1장, 주민등록등본 등이다.

서류가 접수되면 대개 한 달 안에 건강 장애아로 판정이 되고 교육비 지원과 혜택을 받을 수 있다. 학교에 다니는 아이들은 식비는 물론 육성회비, 수학여행 경비 같은 학교에서 일어나는 모든 활동비가 무료다. 초등학교부터 고등학교까지 선배정이 가능하다.

교육청 예산 신청은 3월까지지만, 일단 선정이 되면 학교 자체 예산으로 해주게 되어 있다고 한다. 신청이 늦더라도 1년에 180일 이상 지원받는 대상을 기준으로 하므로 6월 이전에 신청하면 지원 가능하다는 얘기다. 특수교육 지원금 제도를 모르고 미리 돈을 낸 경우라도, 특수교육 지원금을 신청하면 환급받을 수 있다.

현재 지방자치단체에 따라서 이 제도는 적용 범위, 시행 정도가 각기 다르다. 자신이 거주하는 지방자치단체에 확인할 필요가 있다. 아직 이 제도가 많이 활용되고 있지 않아 해당 공무원들도 잘 모르는 경우가 많다. 각 교육청 장학사와 얘기하는 것이 빠르다고 한다.

빠듯한 살림이라면 이런 제도가 가계에 도움이 될 것이다. 한편으로 드는 생각은, 1형당뇨 아이를 둔 부모들이 이런 제도를 활용하기에 앞서 아이들 입장에서 생각해보는 등 미리 활용 여부를 따져봤으면 하는 점이다.

1형당뇨인은 사회의 편견과도 싸워야 한다

혈당과 씨름하는 것도 쉬운 일이 아니고, 자신을 극복하는 것도 쉬운 일이 아닌데, 1형당뇨인은 사회의 편견과도 싸워 이겨내야 한다. 사회라고 하면 그 주체가 모호해지지만, 누구라도 다 주체가 될 수 있다. 유치원에서부터 학교, 직장생활에 이르기까지, 심지어 가족조차도 이해하지 못하는 상황까지 '1형당뇨인들이 겪는 난관들'은 사회적인 편견이 만들어낸 결과다.

그렇다면 사회적 편견이란 무엇일까. 다음 질문들을 천천히 읽으며 질문 하나하나에 진지하게 진심으로 답해보길 바란다. 차별받기를 원하는가? 차별받기를 원치 않는가? 그것이 진심인가? 차별은 어디에서 오는가? 바로 편견에서 온다. 그렇다면 사회적 편견을 없애야 한다고 생각하는가? 1형당뇨인에 대한 사회적 편견이 있다고 생각하는가? 있다면 그 사회적 편견이란 무엇이라고 생각하는가? 막연하고 모호하게 편견이라고 말하는 대신 구체적으로 무엇을 두고 편견이라고 하는지 살펴보면 편견에 대해서 더 잘 알 수 있다.

그동안 온라인이나 오프라인에서 흔히 얘기가 나왔던 편견들을 한번 보자. '병이 옮으니 옆에 있으면 안 돼', '병이 있으니까 친하게 지내면 안 돼, 왕따야', '고통받는 불쌍한 사람이다', '병약해서 일을 할 수 없을 것이다', '능력이 안 되니 도움 없이는 살 수 없다', '병자이고 약자이니 도움이 필요한 사람들이다' 등.

바로 이런 것들이 편견이다. 이 편견들의 내용은 뭔가 정상적이 아니어서 피해야 하거나, 멀리 하거나, 고통 속에서 비참하게 지내거나, 스스로의 능력이 없어서 정상 활동을 하며 살 수 없다는 의미를 담고 있다.

그렇다면 사회적 편견이라고 할 때 이런 편견을 만들어내는 주체, 그 사람은 누구인가? 막연하고 모호하게 사회라고 말하지 말라. 사회는 개개인이 모여 이루어진 것이다. 편견을 만들어내고 강화시키는 것은 사회가 아니다. 그러므로 사회라고 할 때 그것이 누구를 지칭하는지 똑바로 알 필요가 있다. 1형당뇨인을 더없이 불쌍하고 엄청난 고통 속에 사는 사람들, 도움의 손길이 필요한 사람들이라고 묘사하고 강조하며 부각시키고 광고하는 사람 아닌가? 이런 행위는 어떤 행위인가? 1형당뇨인의 부정적 측면만을 더욱 심각하게 부각시킴으로써 사회적 편견을 더욱 강화시키는 행위 아닌가? 이런 편견이 강화되고 반복적으로 알려질수록 1형당뇨인에 대한 사회적 편견은 굳어진다. 아닌가? 이런 짓은 1형당뇨인의 인권에 대한 침해다. 다시 답해보라. 편견이란 무엇인가? 무엇을 두고 편견이라고 하는가?

이것은 1형당뇨 아이들만의 문제가 아니다. 성인이 되어 당장 취업하려고 해도, 능력이 있음에도 불구하고 더없이 불쌍하고 엄청난 고통 속에 사는 도움이 필요한 1형당뇨인이 어떻게 취업을 할 수 있겠는가?

더없이 불쌍하고 엄청난 고통 속에 있는 사람이 있다면 그는 아마도 도움이 필요한 사람일 것이다. 그러나 1형당뇨인이 그 사람은 아니다. 물론 1형당뇨인 중에는 더없이 불쌍하고 엄청난 고통 속에 있는 사람도 있을 것이다. 그러나 다수의 1형당뇨인이 더없이 불쌍하고 엄청난 고통 속에 있는 것은 아니다. 대부분의 1형당뇨인들은 무척 건강하고 일상에서 자기 일 잘하며 살고 있다.

더없이 불쌍하고 엄청난 고통 속에 있어서 도움이 필요한 사람일지라도 그 사람을 돕기 위해서는 도움을 받는 사람의 입장이 충분히 고려되어야 한다. 도움을 받는 사람의 입장이 고려되지 않는 도움은 선행이 아니라 폭력이다. 그것은 인권에 대한 침해다. 실제 예를 하나 들어보면, 이런 것이다. 경제적으로 어려움을 겪고 있는 1형당뇨 어린아이에게 도움을 준다면서 방송에서 일하는 사람들을 불러다 놓고 아이에게 줄 수 없는 것까지 주는 것처럼 장면을 연출해서 찍고, 이를 광고하는 행위가 있었다. 이것이 무엇을 말하는 것 같은가. 그때 방송국 사람들은 이 광경을 목격하고 내게 찾아와 아이가 불쌍하다며 울다 갔다.

또 도움을 요청하지도 않았는데, 지나치게 나서서 도움을 주려는 행위는 자연스럽지 않다. 도움을 주는 것과 받는 것, 이것은 양자 간의 합의로 이루어져야 한다. 도움을 받는 사람의 동의도 구하지 않고, 도움 받는 사람의 입장이 고려되지 않은 채, 일부러 가서 도움을 주려는 행위는 도움의 행위라기보다 그 사람의 인정 욕구와 관련 있다고 볼 수 있다. 일방적인 것은 결코 아름답지 않다.

그러므로 겉으로 드러난 것만으로 판단하지 말라. 겉으로 드러나는 것만으로 판단하면 중요한 것을 놓칠 수 있을 뿐만 아니라, 1형당뇨인에 대한 편견을 가중시킬 수도 있다.

가끔 1형당뇨인들에 대해 소개되는 프로그램을 보면 고통과 눈물과 한숨뿐이다. 이것 역시 시청률이 우선 순위에 놓여 있는 방송과 1형당뇨에 대해 잘 모르는 언론이 만들어내는 편견이다. 이런 편견 때문에 종종 방송국으로부터 취재 섭외가 들어와도 한 번 더 생각하고 거절하고 마는 것이다. 힘든 병이기는 하지만, 관리를 잘하면 얼마든지 건강하고 행복하게 살 수 있는지를 우리 카페의 많은 식구들이 보여주고 있다.

무지로부터 편견이 나온다. 편견으로부터 차별이 나온다. 1형당뇨인들이 차별받지 않고 살아가기 위해서는 굳이 1형당뇨임을 말하지 않는 것도 한 방법이다. 그보다 먼저 자기 실력을 키운다면 병과는 아무런 상관없이 당당하게 살아갈 수 있다. 해당 사회에서 실력을 인정받고 난 뒤라면 당뇨라는 사실이 알려져도 큰 지장이 없다. 그러나 아무리 실력이 뛰어니도 처음부터 알리는 것은 현명하지 못하다. 사람에 대해 제대로 알기 전에 선입견을 갖게 될 테니 말이다. 있는 그대로가 가장 좋으나 다른 사람들이 언제나 내 마음 같지는 않다.

병에 대한 관리는 힘들더라도 생활의 기본이 되어야 한다. 우리 카페에 건실한 청년 하나가 있다. 이 친구, 마음먹고 혈당 관리를 석 달 하더니 정말 멋진 결과를 내놓았다. 모두가 박수를 보내는 가운데, 스스로도 자신감을 얻은 그는 이후 다른 일에도 적극적이 되었다. 혈당 관리가 단순히 인슐린만으로 되지 않는다는 것을 알았고, 꾸준히 운동하게 되었으며, 착한 음식들을 챙겨 먹기 시작했고, 마음의 평화가 얼마나 중요한지 알았으며, 규칙적이고도 성실한 생활 습관을 가지게 되었다. 더 좋은 것은 단지 자신의 건강을 위해 혈당 관리를 했을 뿐인데, 혈당 관리에 성공하고 건강 상태가 매우 좋아지면서 자신감도 얻었고, 사회 생활도 아주 잘하게 되었다는 점이다.

예로부터 수신제가에 관한 교훈이 있었다. '몸' 하나 '온전하게' 돌봄으로써 많은 것을 얻을 수 있다는 것을 우리는 몸으로 알고 체험으로 알 수 있다. 우리의 몸은 눈에 보이는 물질 이상으로, 그것을 온전하게 돌보기 위해서는 모든 요소가 유기적으로 조화되지 않는다면 불가능한 일이다.

사회의 편견과 싸워 이겨내는 힘은 자신 안에 이미 내재되어 있고, 그것을 발휘하는 사람은 자신을 사랑하고 온전하게 돌볼 줄 아는 사람이다.

개인의 편견은 책임 회피로 흐른다

사회의 편견이 무지에서 나온 것과 마찬가지로 스스로 갖는 편견 또한 무지에서 나온다. 1형당뇨를 앓고 있는 당사자라고 해서 1형당뇨에 대해서 다 잘 아는 것은 아니다. 자신이 1형당뇨에 대해 잘 알지 못하면 확신할 수 없고, 확신할 수 없으면 소신도 가질 수 없어서 사회의 편견과 잘못된 정보에도 쉽게 휩쓸려 더 많은 무리들이 얘기하는 편견에 휩쓸리기 쉽다. 알지 못해 확신을 못 하는 사람들은 어떤 약이 당뇨에 좋다고 하면 그리로 휩쓸려가서 사게 되고, 어떤 식품이 좋다고 하면 또 사게 된다.

많은 의사들이 아무렇지도 않게 반복적으로 내뱉는 말이 있다. "당뇨가 있으면 5년, 10년, 20년 안에 반드시 합병증이 온다"는 말이다. 의사들 입장에서는 그러니 관리를 잘하라는 뜻이겠지만, 의료 지식이 별로 없는 환자들은 이 말을 듣고 쉽게 절망에 빠지기도 한다. 어떤 1형당뇨인은, 어차피 건강하게 살기 힘든 것 아니냐며 체념하기도 하고, 아기를 낳을 수는 있는 걸까 걱정하고, 결혼은 꿈도 못 꾸고, 사람도 제대로 사귀어보지도 못하고, 자신이 할 수 있는 일도 쉽게 포기하고 돌아서고 만다.

다른 사람 말의 영향을 받았다고 해도, 이 또한 자신이 갖게 된 편견이다. 왜 할 수 없다고 생각하는가. 1형당뇨인 가운데 실제로 많은 이들이 하고 싶은 일을 하고 가정을 이루고 아기도 낳고 건강하게 잘 살고 있다. 그렇게 많은 증명들이 있는데, 진실을 보지 않고 '안 된다'는 남의 말만 듣는 것은 병을 핑계로 자기 몸에 대해 스스로 책임지고 싶지 않거나 게으르게 살고 싶다는 욕구의 표현에 지나지 않는다.

일부 의사들이 혈당 조절이 힘든 인슐린을 처방해놓고도, 환자가 저혈당과 고혈당이 반복되는 상황을 얘기하며 고통을 호소할 때 "1형당뇨는 원래 그래!" 하고 말해버리면, 환자는 정말 그런 줄로만 알고 고통 속에서 지내게 된다.

의사가 환자의 상태에 귀만 기울여줘도 이런 일들은 줄어들 수 있을 텐데, 외과도 아닌 내과나 소아청소년과에서 환자의 상태에 귀를 기울이지 않는 것은 이해하기가 힘들다. 수없이 혈당의 변화를 겪는 1형당뇨인들이 언제나 같은 상태에 있는 것이 아니다. 1형당뇨인들이 주로 가는 내과나 소아청소년과에서는 의사가 당연하게 환자의 상태를 물어보는 문진의 과정이 필요하다. 많은 경우 이것이 생략되는 것도 상식을 벗어나는 일이고, 문진이 이루어진다고 해도, 어떤 경우에는 살아 있는 환자의 상태와는 별개로 죽어 있는 교과서에만 입각한 인슐린 처방이 이루어지는 것도 이상한 일이다.

정말 일부라고만 얘기할 수 없다는 것이 매우 유감스럽지만, 이것이 1형당뇨인들이 겪고 있는 보편적인 의료 현실이다. 그러므로 1형당뇨인들은 의사들 말처럼 '스스로 자신의 병에 대해서만큼은 주치의가 되어서 스스로 관리'해야 하는 것이 바람직하다. 자신의 병에 대해 주치의가 되려면 공부를 해서 병에 대해 철저하게 이해해야만 한다. 그렇지 못하면 누구 말대로, 어차피 곧 합병증이 올 텐데, 1형당뇨는 원래 혈당이 이렇다는데, 하고 스스로 자기 삶을 자포자기하고 말 것이다. 이런 사람들일수록 완치에 대한 바람은 더욱 크다. 스스로 자신을 지켜갈 수 있는 사람은 굳이 완치가 아니어도 어떻게 하는 것이 건강하게 사는 길인지 잘 안다.

우리는 그동안 카페에서나 카페 밖에서, 자신이 스스로 알려고 노력하기보다 다른 사람의 말만 믿고 더 나은 삶을 포기하고 살아온 많은 경우들을 보았고, 마치 삶을 포기한 듯 살아가는 사람들의 모습도 보았다. 또한 그렇게 살아오다가 열심히, 온전하게 사는 같은 병을 가진 사람들의 조언을 통해 새로운 삶을 살게 된 모습들도 보았다.

다른 사람의 편견이 자신에게 물들지 않도록 병에 대한 지식과 생명에 대한 온정으로 스스로를 가다듬어야 한다. 자신의 몸은 다른 사람이 대신 지켜주지 못함을 반드시 기억하고, 자신의 몸에 맞는 적절한 치료 방법을 스스로 선택해야만 한다. 얼마든지 스스로 관리할 수 있는데도 남에게 의지하거나 남에게 책임을 돌리는 것은 자신의 몸에 대한 무책임한 태도이고, 자신에 대한 예의를 저버린 것이며, 자신의 능력에 대한 모욕이 될 수도 있다.

거짓말을 반복하면 진실이 된다. 이것은 끊임없이 반복하여 소비자를 설득하는 광고의 법칙이기도 하다. '할 수 없다'를 반복하며 스스로 한계를 짓는 순간, 그 틀 속에서 여생을 마치게 될지도 모른다. 비참하지 않은가. 사회적인 차별 이전에 자신의 편견이 있다. 그리고 결국 편견이 차별을 만들어낸다.

언제까지 환자로만 남아 있을 것인가

카페에서나 책에서 나는 환자라는 말을 의도적으로 잘 쓰지 않는다. 필요한 경우에 의사와 대비된 개념으로 사용하지만, 그런 경우가 아니라면 1형당뇨인이라고만 말한다. 환자이기를 받아들이지 않아서가 아니다. 물론 나는 1형당뇨 환자다. 그러나 누구나 그렇듯이, 우리에게는 어느 한 가지 이름만 있는 것은 아니다. 친구에게는 이름이 불려지고, 직장에서는 직책이 불려지며, 부모가 되어서는 엄마, 아빠라는 이름도 갖게 된다. 마찬가지로 1형당뇨인은 환자로서 1형당뇨 증세가 있을 뿐이지, 엄마나 아빠의 입장이거나, 어느 집 아들딸이거나, 직장 대리이거나, 선생님이거나 친구의 친구일 때까지 환자라는 이름이 필요하지는 않다.

의사에게는 환자겠지만, 사람을 온통 환자라고만 보기 시작하면 환자가 인간임을 잊을 수도 있다. 그래서 종종 환자가 인간 취급을 못 받는 일도 생기는 것이다. 중요한 것은 1형당뇨인 스스로 자신이 환자라고 생각하는 대신 세상의 조화에 기여하는 인간 존재로 먼저 생각해야 한다는 것이다. 자신의 처지는 남이 미치는 영향도 있지만, 절대적으로는 자신이 만든다.

한 가난한 가족이 잘사는 나라로 이민을 가기 위해 겨우 뱃삯만 마련하여 배를 탔다. 물론 돈이 없으니 3등선이다. 배를 타고 갈 동안 먹을 빵도 겨우 구했다. 갑판 위에 있는 식당에서 음식을 먹는다는 것은 생각조차 할 수 없었다. 몇날 며칠 배를 타고 가다 보니 빵이 바닥이 났다. 이 가족은 그래도 조금만 가면 새로운 땅에서 먹을 것을 구할 수 있을 거라는 희망에 배고픔을 견디고 견뎠다. 새로운 땅에 도착할 무렵 아이들은 굶주림에 지쳐 쓰러졌다. 아버지는 체면이고 뭐고, 아이들을 살리기 위해 승무원에게 가서 아이들이 죽게 생겼으니 남은 음식이라도 달라고 부탁했다. 승무원은 의아해하며 물었다. "왜 갑판 위에 있는 식당에서 식사하지 않는 거죠?" 그러자 아버지가 말했다. "저희에게는 가진 돈이 하나도 없거든요." 그러자 승무원이 이렇게 말했다. "식당은 무료입니다."

환자가 병원에 돈을 지불했으면 의사 앞에 가서 적어도 돈을 지불한만큼 의료 서비스를 받을 권리가 있다. 가난하여 병원조차 가지 못하는 사람들을 생각해보면, 병원에 다닌다는 것은 3등선도 아니고 특등실 표를 산 것이나 다름없다. 특등실 표를 샀으면 거기에 맞는 대우를 받아야 하는 것은 당연하다. 그런데도 정말 많은 사람들이 병원에 다녀와서 의사 앞에서 말 한마디 못 하고, 궁금한 것에 대한 답변도 제대로 듣지 못하고 온다는 것은 매우 놀라운 일이다. 더 놀라운 것은 이러한 일들이 얼마나 만성이 되었으면, 기분은 좀 상하지만 그것을 아무렇지도 않게 그러려니 하고 받아들인다는 사실이다. 뱃삯을 지불하고도 밥을 먹지 못한 사람들과 무엇이 다를까.

뱃삯을 지불하고도 밥을 먹지 못한 사람은 스스로 자신의 가치를 낮춘 사람이다. 지위가 낮거나 가난하거나 환자거나 약자라고 해서 자신의 권리를 포기하는 것은 자신의 처지를 한정하는 꼴밖에 되지 않는다.

우리 사회에서 환자는 종종 약자로 인식되지만, 진실로 환자가 곧 약자는 아니다. 환자 이전에 고귀한 인간임을 언제나 잊지 말자. 자신이 환자라고 생각하는 순간부터 환자라는 이름에 어울릴 만큼의 제약이 따른다. 그러나 환자 이전에 인간이라는 사실을 똑똑하게 자각하고 있다면 자신의 권리를 찾을 수 있다. 인간으로서 세상에서 가치 있는 일들을 할 수 있는 가능성도 커진다. 다행인 것은 자신의 처지를 자신이 선택할 수 있다는 것이다.

알릴 것인가
말 것인가

누군가를 도울 수 있는, 어른들의 어른

작은손 캠프는 언제나 특별하다. 작은손 캠프에서 우리 친구들은 마음을 열어 보이고, 다른 이들을 돕고, 진지하게 삶을 돌아보는 시간에 참여하고, 원 없이 놀며 충만한 시간을 보낸다. 외부에서 돕기 위해 참가한 도우미들과 프로그램 관계자들마다 우리 친구들을 보고 하나같이 감탄하고 감동하는 것을 보면, 우리 친구들이 얼마나 대견하고 멋진 친구들인지 확인한다.

어리다고 못미덥거나 불안해하거나 걱정했던 부모들도 있을지 모르지만, 생물학적인 나이일 뿐, 나는 캠프 때마다 우리 친구들을 보면 어른보다 더 어른스럽고, 어른보다 더 마음이 너그럽고, 어른보다 더 똑똑하고, 어른보다 더 큰 가능성이 있음을 본다. 더불어 우리 친구들의 무한한 가능성이 현실이 되는 데에 혹시라도 방해되는 것이 있지나 않을까 조심스러운 마음도 든다.

작은손 캠프는 매번 새로운 프로그램을 제공한다. 그동안 진행했던 프로그램 중에는 누군가를 직접 돕는 경험을 하는 프로그램도 있었다. 제주도로 캠프를 갔을 때다. 여건상 돌봄을 주로 받는 친구들이 선흘리 할머니 댁을 방문해서 그 집을 고치고 가꾸는 시간을 가졌는데, 나는 우리 친구들이 그 과정을 통해서, 평소 '병'이라는 이유 때문에 주어졌을지 모를 제약, 즉, '세상에 나가서 병 때문에 이건 못해, 못할 것이다'라는 암묵적인 제약에서 벗어나 병과 상관없이 자신도 이 세상에 나와 도움만 받는 게 아니라 누군가를 도울 수 있고, 충분히 가치 있는 삶을 살 수 있다는 것을 경험하게 해주고 싶었다. 이미 그렇게 살고 있는 부모와 아이들도 있었지만, 여전히 병의 굴레에 갇혀 지내던 이들도 있었으니까.

그러나 내 바람 이상으로 우리 친구들은 아무런 선입견과 편견 없이 너무나도 훌륭하게 '현재'에 참여했다. 이것은 부모님들의 걱정과는 전혀 다른 모습이었기에 그 모습에 기쁘기 그지없었다. 마치 아이들이 어른들의 어른 같았다.

얼마든지 할 수 있어요

많은 사람들이 혜택에 집중하는 것을 보면, 한국 사회의 단면을 보는 것 같다. 돈, 경제 문제 쪽으로 지나치게 가치가 획일화되어 있는 것이다. 나는 청년 실업자, 장기 미취업자, 취준생을 위한 집단상담을 무료로 진행하고 있다. 직장을 구하는 수많은 젊은이들이 한결같이 대기업 사원, 공무원이 되겠다고 한다. 괜찮은 보수와 안정적인 직장을 원하는 것이다. 간혹 개인의 길을 찾아 가는 소수의 사람들이 있지만, 대개 개인만의 독특한 개성, 개인이 가질 수 있는 꿈, 하고 싶은 일, 개인이 추구하는 가치를 찾아보기 힘들어 무척 안타깝다. 겉으로는 다양성을 추구한다지만, 가치가 획일화되어 있는 사회를 건강하다고 말할 수 없다.

어떤 사람들은 단지 '혜택'을 받겠다고 1형당뇨 자녀를 장애인으로 등록하려고 하거나 장애인으로 등록하려는 움직임에 동참하려고 한다. 그러나 자녀의 마음과 미래를 생각해보았는가? 1형당뇨에 대한 사회의 편견에 대해서는 생각해보았는가? 습관적으로 '사회'라고 말하지 말라. 사회라고 말할 때 구체적으로 그 사회가 무엇인지, 누구를 가리키는지, 편견을 말하는 게 누구인지를 보라. 습관적으로 '편견'이라고 말하지 말라. 편견이라고 말하는 대신에 그 편견이라는 것이 구체적으로 무엇인지를 보라. 이 편견 때문에 어린아이들과 청소년들과 성인들이 사회의 일원으로 존재하기에 어려움을 겪고 있는 현실을 직시하라. 당신의 자녀를 '장애인'으로 만드는 것은, 아이 마음에 커다란 상처를 남길 뿐만 아니라 사회적 편견을 더욱 강화시키는 일이다. 1형당뇨 아이들이 세상에 나가 꿈을 펼치는 것을 가로막는 반인륜적인 행위다. 아이들 핑계를 대지 말고, 멀쩡한 아이들을 장애인으로 만들지 말고, 경제적인 어려움 때문이라면 그렇다고 말하라. 그래야 답이 나온다.

'1형당뇨인은 장애인'인가? 아니다. 여기서 말하는 장애인은 현격하게 생활하는 데에 장애를 겪고 있는 법적으로 규정된 장애인을 말한다. 심지어 장애의 개념을 넓게 잡아서 장애라고 볼 수 있다고 해도, 1형당뇨 당사자가 그것을 원하는지 아닌지를 생각하라.

1형당뇨가 있다고 해서 건강하지 않은 것이 아니며 장애는 더더욱 아니다. 어떤 과민하거나 색안경을 낀 사람은 내가 '1형당뇨인은 장애인이 아니다' 하고 말하면 나에게 장애인에 대한 편견이 있는 것이냐고 말하는 경우도 있는데, 1형당뇨인이 장애인이 아니라는 것과 장애인에 대한 시각은 아무런 상관이 없다. 1형당뇨인이 장애인이 아니라는 것은 하나의 사실이며, 내가 장애인에 대한 시각에 대해서 말한 것은 아니다.

나는 신체적인 장애가 있는 사람이라도 얼마든지 극복하고 살 수 있다고 믿고, 또 철저하게 당연히 그렇게 생각한다. 세상에서 장애를 딛고 자기 삶을 충실히 잘 살아가는 사람들을 우리는 얼마든지 볼 수 있다. 신체적인 장애가 있다고 해서 '나는 장애인이니까 아무것도 못해'라고 생각하기나 다른 사람의 장애를 보고 멸시하거나 공정하게 대우하지 않는 경우가 바로 장애, 또는 장애인에 대해 편견을 갖는 경우다. 진정한 장애는 신체적인 장애 유무를 떠나서 마음의 심각한 병으로 세상과 자신을 왜곡해서 보고 세상에 적응하지 못하는 것을 말한다.

합병증이 발병하고 그것이 심각해져 생활하는 데에 지장이 있다면 장애는 그때 얘기해도 늦지 않다. 장애가 생기면 그것은 장애인 것이다. 그것은 그저 단순한 사실이다. 우리 친구들에게 무한한 가능성이 열려 있고 얼마든지 꿈꾸고 그 꿈을 펼칠 수 있는데도 미리부터 두려워 장애라는 말로 우리 친구들의 가능성과 꿈을 접게 하는 것, 그것은 우리 친구들의 비상할 수 있는 날개를 미리 꺾는 일이다.

매번 캠프를 개최하면서 우리 친구들과 함께 하며 느끼고 알게 된 것은, 우리 친구들은 얼마든지 자기 꿈을 꾸고 그 꿈을 실현시킬 가능성이 충분하고도 충분하다는 점이었다.

내가 책과 카페, 세미나를 통해서 기회가 될 때마다 말하듯이, 혈당에 얽매이지 말고 우리 친구들이 어떤 꿈을 가지고 어떤 삶을 살지에 초점을 맞추는 것이 순서다. 혈당만 생각하면 혈당은 어떻게든 잡을 수 있지만, 그 이상은 생각하기 힘들다. 그러나 삶을 먼저 생각하면 그 삶을 이루기 위한 혈당 관리는 자연스럽게 그림자처럼 따른다.

아이들의 허기를 채울 수 있는 것

캠프에서는 여러 프로그램이 진행되는데, 그중 고정적으로 진행하는 것이 바로 '게슈탈트 체험집단'이다. 관계성 향상에 초점이 맞춰진 프로그램이다.

매번 캠프 때마다 밤늦도록 나눈 얘기들의 공통점은 크게 두 가지이다. 하나는 집 밖에서 벌어지는 일로, 타인의 1형당뇨에 대한 몰이해에서 비롯된 인간 관계이다. 심하게는 1형당뇨로 인한 왕따 현상을 들 수 있다. 또 하나는 가족 내에서 1형당뇨 당사자인 우리 친구들과 가족, 특히 부모와의 관계에 대한 것이 주를 이룬다.

반복되는 문제인데, 두 번째로 언급한 사항부터 살펴보면, 부모와 자녀의 관계는 굳이 1형당뇨가 아니어도 이 시기 즈음에 누구나 겪는 문제다. 그러나 1형당뇨이기 때문에 건강과 관련해서 더욱 심각한 문제를 낳을 수 있고, 대인관계에도 영향이 크기 때문에 평소 우리의 지속적인 노력이 필요한 부분이다.

먹는 것에 대한 심각한 제약, 또는 제약을 심하게 하지 않거나, 제약을 안 하더라도 자녀의 마음을 알아주지 않을 때 음식에 대한 문제는 커질 수 있다.《춤추는 혈당을 잡아라》나 세미나에서 먹을 것에 대한 제약 때문에 죽음에까지 이르게 된 사례까지 언급했다. 그만큼 중요한 문제이기 때문이다. 그런데 1년 동안 또는 반 년 동안 집에서 이 문제에 대한 노력이 이어지지 않으면, 3박 4일 잠깐의 노력으로 우리 친구들의 허기는 채워지지 않을 것이다.

먹는 것에 대해서 어디까지 허용해야 할지 어려울 것이다. '먹을 수 있을 때는' 전적으로 허용하되 그 허용이 방치가 아니려면 먹고 싶은 마음에 대해 알아주는 것이 필요하다. 때로는 먹어서는 안 되는 상황도 있다. 안 될 상황에서는 분명하게 안 된다고 해야 할 때도 있다. 단, 그 전에 사랑으로, 그 마음을 알아줌으로써, 그것이 충분할 때만이 그 허기를 채울 수 있다.

알고 보면 이것은 '먹을 것'에 대한 얘기가 아니라 1형당뇨를 가진 자녀, 또는 당사자의 '마음'에 대한 것이다. 먹을 것조차 스스로 마음대로 할 수 없는 박탈감과 무력감을 생활 속에서 너무 자주 겪다보면 성격 형성에 어려움을 겪을 수 있다. 소재만 먹을 것이지, 깊이 들여다보면 먹는 것보다는 부모가 내 마음을 헤아려주는가, 이해받고 존중받는 느낌이 드는가, 존재의 타당성을 인정받는가에 대한 얘기다.

허용과 제한 사이에서, 자녀의 안전에 명백하게 문제가 될 때는 안 된다고 하는 것은 부모가 자녀의 안전을 위해 '최소한으로' 할 수 있는 보호 조치이며, 이런 울타리가 있을 때 자녀 또한 안전함을 느낄 수 있다. '최소한으로'에 따옴표를 친 것은, 이를 이유로 자녀의 욕구보다 부모의 생각이 우선되어 금지가 자주 일어날까 봐서다. 금지 대신 안전한 울타리로 느끼게 해준다면 좋겠다.

부모의 생각과 태도가 자녀에게 미치는 영향

자녀의 마음을 알아주지 못해서 생기는 갈등이 지속되고 커지면 자녀에게 소홀하거나 부당하게 대하는 일도 생긴다. 그렇게 되면 어떤 경우에는 집안에서 온전한 대우를 받지 못한 그대로 밖에서도 똑같이 대접받으면서 상처를 입고 인간관계가 틀어지기도 한다. 이것이 캠프에서 다루었던 첫 번째 주제와 연관되는 문제다.

앞서 타인의 1형당뇨에 대한 몰이해에서 비롯된 인간관계라고 표현했지만, 더 정확하게 말하자면, 근본적으로 타인의 시선 이전에 자신이 자기를 어떻게 보는가 하는 자아상에 대한 문제다.

나이가 어릴수록, 자아상은 부모의 시선, 부모의 말, 부모가 자녀를 대하는 태도를 그대로 흡수하면서 만들어진다. 부모가 자녀를 약한 존재로 생각하면 자녀 스스로도 자신을 약한 존재라고 생각하고, 부모가 자녀에 대해 세상에 나가서 할 수 있는 게 없다고 생각하면, 자녀 또한 똑같이 그 생각을 받아들인다. 부모가 자녀를 말 안 듣는 못된 아이라고 생각하면 자녀 또한 자신을 그렇게 생각하고, 부모가 자녀에게 병신, 머저리라고 반복해서 말하면 자녀 또한 자신을 그렇게 생각한다. 그래서 어떤 일이 잘못됐을 때 무심결에 자신을 향해, 머릿속에서든 혼잣말로든 이런 말이 튀어나오는 것이다. '병신!', '내가 그렇지 뭐!', '한심하게…….'

부모가 언제나 진심으로 자녀를 믿어주면 자녀는 자신을 신뢰하는 사람이 되고, 부모가 자녀 스스로 할 수 있다는 것을 알고 그렇게 대해주면, 자녀 또한 스스로 하는 것을 당연하게 생각하고 자신을 자율적인 존재로 안다.

자녀에 대한 부모의 생각은 나중에 자녀가 자라서 자기 스스로에게 말할 때, 사실은 부모의 목소리인데 마치 자기 자신의 목소리인 것으로 착각하게 만든다. 그래서 살아가면서 그것이 부정적일 때는 사회 부적응 문제를 갖게 되고, 긍정적일 때는 튼튼한 자아상으로 자기 몫을 충분히 하면서 살아가게 된다. 이렇게 부모의 생각을 마치 자신의 생각인 것으로 받아들인 것, 부모의 목소리가 자녀의 삶을 지배하는 것, 이것을 '내사introjection'라고 한다. 이러한 내사는 대개는 치료하기 전까지는 자녀에게서 그치지 않고 대를 이어 물려지게 된다.

누구에게나 그림자는 있다

이런 내사가 큰 영향이 있지만, 1형당뇨에 대해서 또 다른 차원에서 생각해볼 수도 있다. 많은 1형당뇨인들이 온라인 커뮤니티에서나 캠프에서 밝히는 고민 중에 하나는 자기에게 1형당뇨가 있다는 것에 대해서 말해야 할 것인가 말 것인가, 밝힐 것인가 말 것인가 하는 문제다.

1형당뇨에 대해 말하기 전에 먼저 우리의 일반적인 약점, 단점에 대해서 생각해보면 좋을 것 같다. 사람이 누군가로부터 상처를 받을 때는, 누군가 상처를 주는 일도 있지만, 꼭 누군가 상처를 줘서라기보다는 자신이 가진 약점이 건드려질 때다.

내가 어렸을 때는 작은 키 때문에 크지는 않지만 상처를 받기도 했다. 또 집안의 가난이 창피하기도 했다. 집안의 불화가 창피했다. 상처가 될 만한 것들은 숨길 수만 있다면 다 숨기고 싶었다.

그러다 어느 순간, 내가 가진 재능과 힘들을 발견하면서 키는 아무것도 아닌 것이 되었다. 키 말고도 내 삶에 더 중요한 것들이 생겼다. 누가 나에게 작다고 하면 "그래 나 작아" 하고 말할 수 있게 되었다. 집안의 가난도 창피했으나 어느 순간 어린 나의 몫이 아님을 알게 되고 스스로 벌어먹고 살면서 아무것도 아닌 게 되었다. 먹고살 수 있으면 됐지, 부보다 더 중요한 가치가 내 삶에 깃들었을 때 경제적 문제는 목적이 아니라 수단임을 알게 되었다.

자기 스스로 약점이라고 생각하는 것들은 열등감과 관련이 있다. 열등감은 객관적으로 못하다는 뜻이 아니다. 사람은 누구나 우월 기능과 열등 기능이 있다. 열등 기능에 대해 주관적으로 갖게 되는 부정적인 감정이 열등감이이다.

이 열등 기능에 대해서 어떻게 생각하고 받아들이느냐에 따라서 우리 삶은 완전히 달라지는 것 같다. 사람마다 가진 조건은 다 다르다. 그것이 경제적인 것이든 신체적인 것이든 환경적인 것이든. 그래도 한 가지 확실한 것은 내게 있는 것은 내 것이라는 점이다. 우월한 기능도 열등한 기능도, 사람들이 말하는 잘생긴 것도 못생긴 것도, 키가 큰 것도 작은 것도.

병이 있는 것도 없는 것도 떼려야 뗄 수 없는 나 자신의 일부다. 나를 예로 든다면, 키 작은 것도 내 모습이고 1형당뇨가 있는 것도 내 모습이다. 이 사실을 진심으로 마음속 깊이 수용하고서야 나는 편안해졌다.

이것을 받아들이지 못할 때 여기서부터 괴로움이 시작되고 사람들과의 갈등도 생긴다. 다른 사람은 별 뜻 없이 말했는데, 스스로 상처받고 괴로워하거나 싸우기도 한다. 물론 상대방이 상처받고 괴로워하는 것을 알고 나서도 계속해서 상처를 건드리는 사람은 형편없는 인격을 가진 사람이다.

다른 사람이 고의로 상처를 주는 것 말고, 상처를 받는 것에 대해서 더 정확히 말하면, 다른 사람이 상처 주는 것보다 스스로 자신의 부정하고 싶은 부분을 보고 싶지 않은데 보게 되어 상처를 받는 경우가 많다.

1형당뇨라는 사실을 정말 진심으로 받아들였을 때, 내 모습을 부정하지 않고 수용했을 때 비로소 자유로워진다. 그런데 말로만 자신이 1형당뇨라는 사실을 받아들이는 경우도 있다. 진짜로 받아들였는지 아닌지는 쉽게 알 수 있다. 누군가 '너 당뇨지?' '너 1형당뇨지?' '너 당뇨라며?' '쟤, 당뇨래' 이런 말을 하는 것을 들었을 때 열 받고 속상하고 싸우거나 하면 아직 있는 그대로를 못 받아들인 것이다.

그러나 진실로 받아들이면 누군가 그런 말을 해도 '그래~' 하고 여유 있게 웃을 수 있다. 결코 쉬운 일이 아니다. 평생 해결 못할 수도 있고, 한순간 해결할 수도 있다.

당뇨뿐이겠는가. 못나게 생각하는 나 자신의 모습, 나의 약점과 나의 결점이라고 생각하는 것들을 인정하고 싶지 않은 나의 모습, 내 그림자를 인정하고 받아들이는 일은 어쩌면 세상에서 가장 힘든 일일 수도 있다. 그렇기 때문에 수용하지 못했다고 해서, 외부에 1형당뇨임을 공개하지 않는다고 해서 비난할 일이 아니다. 어떤 한 사람이 공개하지 않고, 아직 수용하지 못한 것에 대해서는 그 사람이 그럴 만한 상태구나는 것을 인정할 수 있어야 한다. 당사자의 입장을 전혀 고려하지 않은 채 외부에 공개하지 않는다고 해서, 아직 수용하지 못했다고 해서 비난하고 본인 의사와 상관없이 부모나 교사, 또는 다른 누군가가 억지로 공개하는 것은 폭력이다. 외부에 1형당뇨임을 공개하고 자신의 현실을 수용하는 것은 그대로 좋다. 어느 것이 더 나은 게 아니다. 어떤 것은 고통을 불러오고 어떤 것은 좀 더 자유롭다는 뜻일 뿐이다. 단지 그 사람의 상태를 말해주는 것일 뿐이다.

그림자 또한 나 자신이다. 누구에게나 그림자는 있다. 그림자는 외면한다고 해서 사라지지 않는다. 외면하면 할수록 고통은 커진다. 그러나 우리는 너무 오랜 시간 그림자를 계속해서 외면해왔다. 그리고 외면만 받아온 우리의 그림자가 제발 보아달라고 울고 있다.

자신을 온전히 수용할 때

사회적인 측면에서 1형당뇨는 제대로 알려져 있지 않고 그로 인해 불이익을 받는 경우도 있기 때문에 우리는 1형당뇨에 대해서 알릴 필요가 있다. 물론 어떻게, 어떤 모습으로 1형당뇨에 대해서 알릴 것인가는 그 무엇보다 중요하다. 어떤 어리석은 사람은 '알리는 것'에만 사로

잡혀서 더 크고 중요한 것을 놓치기도 한다. 세상에 알리기 위해 1형당뇨인을 매우 불쌍한 사람, 도움이 필요한 사람, 혜택이 필요한 사람, 사회생활이 불가능한 사람 등으로 알림으로써 편견을 강화하는 사람도 있다. 오로지 알리는 게 중요한 게 아니라, 1형당뇨인이 충분히 잘 살고 있으며 사회의 중요한 일원으로서 충분히 기능할 수 있음을 알리는 것이 정당하며 1형당뇨인의 앞날을 열어주는 길이다.

우리가 스스로 1형당뇨에 대해 제대로 말하지 않고서 세상이 몰라준다고 원망하는 것은 어패가 있다. 그것은 마치 내가 내 마음을 상대방에게 말하지 않으면서 상대방이 내 마음을 몰라준다고 원망하는 것과 다를 바가 없다.

사회적인 차원에서는 그렇지만, 심리적인 차원에서는 1형당뇨에 대해서 알리느냐 마느냐의 문제가 아닌 다른 차원의 얘기가 된다. 그것은 1형당뇨에 대해서 알리느냐 마느냐 이전에 나 자신이 스스로 나 자신의 모습을 진정으로 받아들이느냐 아니냐의 문제다. 진정으로 내가 가진 나의 모습을 수용했을 때, 1형당뇨에 대해서 알리고 말고 하는 것은 아무런 문제가 되지 않는다.

가장 가까운 부모와 가족의 힘이 보태진다면 궁극적으로 이렇게 우리가 진정으로 자유로워지는 게 앞당겨질 것이다. 1형당뇨에 대한 편견을 심어주기보다 부모의 걱정은 뒤로하고 자녀들에게 사랑을 듬뿍 주고 마음을 헤아려주고 자녀들의 꿈과 가능성에 대해 더 많은 초점이 맞춰지면 좋겠다. 물론 부모들도 힘들다는 것 안다. 그래서 자녀의 마음을 헤아리고자 하는 부모라면 우리가 다같이 함께 할 것이다.

2

성공적인
당뇨 관리를 위해
돌아볼 것들

1형당뇨 자녀를 둔
부모의 역할

가장 중요한 두 가지

이 책은 1형당뇨인 당사자뿐만 아니라 유아, 어린이와 청소년을 둔 부모들이 주로 본다. 종종 청소년이 내 책을 보기도 하지만, 더 어린 친구들의 경우에는 아직 많은 분량의 책을 읽는 것이 어려우므로, 부모가 보고 관리를 도와준다. 그래서 부모가 어떤 역할을 할 수 있는지에 대해서 내 책 모두에서 전반적으로 다루고 있다.

유아, 어린이, 십 대의 1형당뇨 관리에 관한 장에서도 부모 역할을 다루고 있고, 《춤추는 혈당을 잡아라》에서도 전반적으로 다루고 있지만, 개정판을 준비하며 부모의 역할에 대해서 특별히 따로 다루었다. 물론 내 모든 책이 1형당뇨 관리뿐만 아니라 1형당뇨인의 심리와 입장을 밝히고 있어서 조금만 의식적으로 본다면 부모의 역할에 대해서 생각하는 기회가 될 것이라 믿는다. 책 전체에서 부모의 역할에 대해 언급하고 있고, 어쩌면 다른 장에서 부모의 역할에 대해 더 많은 얘기를 하고 있는지도 모르지만, 부모의 역할에 대한 장을 따로 마련한 것은 1형당뇨인에 대한 이해를 다시 한 번 강조하기 위해서다. 어쩌면 이 장보다 다른 여러 장에서 부모 역할이 더 중요하게 다루어졌을 수도 있다. 그럼에도 불구하고 다시 한 번 부모 역할을 따로 언급하는 것은 1형당뇨인에 대한 이해가 전제가 되어야 부모의 역할에서 길을 잃지 않을 수 있기 때문이다.

1형당뇨인에 대한 이해, 1형당뇨를 가진 자녀의 마음에 대한 이해, 이것이 부모 역할의 시작이자 가장 중요한 부분이며, 1형당뇨 자녀를 둔 부모에게 가장 필요한 것이다. 왜냐하면 그것이 바로 1형당뇨 자녀가 가장 필요로 하는 것이기 때문이다.

1형당뇨 관리에 대해서 열심히 공부해서 많이 알게 되었다고 하더라도, 1형당뇨 자녀의 마음에 대해서 이해하지 못한다면 1형당뇨에 대해서 전혀 모르는 것이나 다름없다. 《춤추는 혈당을 잡아라》 3장 1형당뇨와 심리에서 마음과 혈당의 관계, 욕구와 정서의 중요성에 대해 자세히 다루었으니 꼭 참고하기 바란다. 1형당뇨 자녀의 마음을 이해하지 못한다면, 어떠한 최신 기계나 약으로도 혈당을 관리할 수 없다. 마음을 이해받지 못한 1형당뇨 당사자는 십중팔구 자신에게 해로운 것을 선택하기 때문이다. 많은 지식도 최신식의 기계나 약도, 그 어느 것도 마음을 이해하는 것을 대신하지 못한다. 1형당뇨 자녀가 정말 바라는 것은, 세상의 모든 자녀가 그렇듯이 돈도, 물건도, 부모의 희생도 아니다. 자신을 이해하는 마음, 자신을 바라봐주는 따뜻한 시선, 손길이다.

자녀가 필요로 하는 것을 외면하면서 자녀를 '관리'하는 데에는 분명히 한계가 있고, 반드시 심각한 부작용을 겪는다. 인슐린, 음식, 운동이라는 혈당 관리 원칙에 대해서 공부하고 많이 알게 되었다 해도, 자녀의 마음을 우선순위에 두지 않고, 혈당, 인슐린, 음식, 운동이라는 원칙만 앞세우면 반드시 자녀의 마음은 다친다.

소중한 사람을 만나기 위해 시간 약속을 했는데, '시간 약속은 반드시 지켜야 한다'는 원칙만 내세워 그 소중한 사람이 약속 시간보다 늦게 나타났을 때 비난하고 싸우고 상처를 준다면, 그 사람은 더 이상 소중한 사람이 되지 못한다. 시간 약속을 반드시 지켜야 한다는 원칙은 인슐린, 음식 관리, 운동 등을 반드시 지켜야 한다는 원칙과 같다. 그 소중한 사람이 상징하는 것은 내 자녀, 더 정확히는 내 자녀의 마음이다. 소중한 사람을 버릴 것인가? 당신에게 그토록 중요한 원칙을 지키기 위해서?

시간 약속을 지키는 것이 너무 중요하다고 해도, 약속 시간에 늦게 온 소중한 사람이 무슨 일로 늦었는지 사연을 먼저 들어볼 수 있다. 그리고 동시에 약속 시간이 지나도록 소중한 사람이 나타나지 않을 때 초조해하고 불안해하며 흥분해 있는 자신의 상태를 알아차리고, 그때 나타나는 감정이 무엇을 의미하는지, 시간 약속을 지키는 것이 자신에게 왜 그토록 중요한지 돌아볼 필요가 있다. 이러한 살핌 없이는 관계가 깨진다.

아무리 운동과 음식 관리, 인슐린의 사용이 중요하다고 해도, 기대하는 혈당이 나오지 않았다면, 운동을 하지 않았다면, 불량식품을 먹었다면, 인슐린 용량 조절을 잘 못했다면 어떤 이유가 있었는지, 자녀가 어떤 마음이었는지 등을 먼저 살펴야 한다. 동시에 기대하지 않은 혈당을 보고, 불량식품을 먹은 자녀를 보고, 운동을 하지 않은 자녀를 보고, 인슐린을 제대로 맞지 않은 자녀를 보고 왜 그렇게 화가 나는지, 자녀의 행동으로 내 마음의 무엇이 건드려졌는지, 화의 근원이 내 마음의 어디에서부터 시작되었는지 돌아볼 필요가 있다. 자녀가 소중한가? 아니면 자신의 감정을 내지르고 싶은 욕구가 더 소중한가? 자녀가 진정 소중하다면, 자신이 내지르는 감정이 소중한 자녀에게 어떤 영향을 미칠지 적어도 한 번쯤은 생각해보았으면 한다.

1형당뇨 자녀의 마음을 이해하는 것과 동시에 부모로서 반드시 기억해야 할 중요한 것이 또 하나가 있다. 그것은 바로 부모 자신의 마음과 아이의 마음을 분별하는 것이다. 사람은 서로 비슷한 마음이 있어 공감이 가능하지만, 그렇다고 해서 사람 마음이 일치하는 것은 아니다. 사람 마음이 하나인 것은 아니다.

많은 부모들이 1형당뇨를 가진 자녀를 불쌍하게 생각한다. 불쌍하게 생각할 수 있다. 나를 포함하여 어떤 부모라도 자녀에게 병이 생겼을 때 마음 아파하지 않을 부모가 어디 있겠는가. 부모가 병을 얻은 자녀를 보고 마음 아파하는 것은 어쩌면 당연하다. 마음이 아픈 것은 결코 부정되거나 무시될 게 아니다. 충분히 아프고도 남는 일이다.

그리고 동시에 여기서 깊이 고려해야 할 게 있다. 그것은 부모가 1형당뇨를 가진 자녀를 불쌍하게 생각하는 것이 부모 자신의 생각이고, 그에 따른 아픔이지 1형당뇨 자녀 당사자가 불쌍한 사람인 것은 아니라는 점이다. 부모의 마음이 곧 아이의 실재는 아니다. 이 점은 명확히 구분할 수 있어야 한다. 그렇지 않고 아픈 마음에 부모가 지속해서 자신의 자녀를 불쌍한 사람이라고 생각하고 표현하는 것은 아이에게 부정적인 자아상을 심어주고, 아이의 자존감을 크게 떨어뜨린다. 이렇게 되면 아이가 자라서 사회에서 자신의 꿈을 펼치기는커녕 불쌍한 처지로 살아갈 가능성이 매우 높아진다.

1형당뇨가 있어도 충분히 건강하고, 충분히 자신의 능력을 펼치며, 당당하고 행복하게 살 수 있음에도 불구하고 부모가 자녀를 불쌍한 사람으로 인식하면, 1형당뇨인은 불쌍하고 누군가의 도움이 없으면 살 수 없다는 사회적 편견을 강화시키고 결국 차별받는 결과를 가져온다. 1형당뇨 자녀가 건강하고 능력을 갖췄음에도 불구하고 이러한 편견 때문에 자녀의 인생이 가로막히는 것이다.

융합에서 분리로

부모가 자신의 욕구, 생각, 감정과 자기 자녀의 실재를 구분하지 못하는 현상은 심리학적 관점으로 볼 때, 융합과 관련 있다. 모든 아기는 태어나면서부터 대상, 특히 중요한 타인인 엄마와 심리적으로 분리되지 않은 상태다. 심리적으로 분리되지 않은 상태를 융합이라고 한다. 아기는 융합에서 분리 개별화 과정을 통해 대상과 분리가 되지만, 부모가 분화 수준이 낮다면, 즉 분리가 아닌 융합된 상태를 강력히 유지하려는 부모는 아이가 분리하려는 것을 가로막는다. 뿐만 아니라 그러한 부모는 이제 막 태어난 아기처럼, 자녀를 통해 부모 자신의 욕구를 만족시키려 한다.

하인즈 코헛Heinz Kohut은 이와 관련하여 자기 대상self object이라는 개념을 내놓았는데, 다음과 같은 의미다. 사람들은 타인을 통해 만족하고자 하는 자기중심적인 욕구를 가지고 있는데, 이러한 개인의 욕구를 만족시키는 데에 중요한 타인을 자기 대상이라고 한다. 아기는 태어나 자기와 구별되지 않는 자기 자신인 엄마를 통해 생명을 영위한다. 배가 고파 울면 엄마가 젖을 먹여주고, 변을 보고 울면 엄마가 치워준다. 자신의 욕구를 만족시켜주는 중요한 타인인 엄마가 바로 자기 대상인 것이다.

심리학의 한 이론인 대상관계이론에서 발달이란 이러한 융합에서 분리하고 구별하는 단계로 나아가는 것의 의미를 담고 있다. 아이가 엄마와 분리되고, 개체로서의 성장을 이어가는 분리 개별화 과정을 제대로 거치는 것이 건강한 발달이다. 그런데 중요한 타인이 아이에게 적절한 반응을 하지 않음으로써 아이가 중요한 타인을 통해 욕구를 충족하는 데 실패하면 자기애적 욕구를 갖게 되며, 연인이나 배우자, 자녀 등의 새로운 자기 대상과 미숙한 관계를 맺는다.

분리는 경계가 있음을 의미한다. 융합은 경계가 없음을 의미한다. 경계가 없이 융합만 되면 자기 삶을 살 수 없고, 분리만 되면 혼자가 되어 세상을 살아가는 데에 어려움이 있다. 경계가 명확히 있으면서 접촉과 분리, 만났다 헤어지는 것이 상황에 따라 적절하게 이루어지는 것이 건강한 삶이다. 아기가 태어났을 때는 전적으로 부모에게 아기의 생명이 달려 있으므로 아기는 전적으로 부모에게 의지하고 융합되어 있는 것이 맞다. 그러나 성장하면서 자녀는 분리되어야 개체로서의 자기 삶을 살 수 있다. 분리되지 못하면 새가 알 속에서 생을 마감하는 것이나 같다. 애벌레가 고치 속에만 있다가 날개를 펼쳐보지도 못하고 생을 마감하는 것이나 다름없다.

융합에서 분리로의 이행을 잘 보여주는 영화가 있다. 〈미라클 벨리에〉라는 2014년 프랑스 영화다. 엄마와 아빠와 남동생이 모두 청각장애인인데, 주인공인 딸 폴라 벨리에는 들을 수 있고 말할 수 있다. 뿐만 아니라 노래에 재능이 있어서 이를 알아본 음악 선생님의 추천으로 파리로 오디션을 보러 가야 한다. 이 과정에는 섹스로 상징되는 부모의 욕구가 있고, 부모의 욕구에는 딸 또한 같은 청각장애인이길 바라는, 그래서 함께 살고자 하는 욕구가 있고 이것이 갈등 상황에서 전면에 드러나며, 소통의 어려움을 상징하는 듣지 못하고 보지 못하는 장애가 있다. 폴라 벨리에는 소통으로 상징되는 수화를 매개로 가족과 소통하고, 결국 딸 폴라를 가족 곁에 붙잡아두려는 융합에서 딸 폴라를 이해하려는 부모의 노력과 딸의 의지와 소통에 대한 노력으로 날개를 펼칠 수 있는 분리로의 이행 과정이 매우 감동적으로 드러나 있으니 한번 꼭 보기를 바란다. 융합에서 분리로 이행한다는 것이 쉽지는 않지만 이러한 의지와 소통이 그것을 가능하게 하는지도 모른다. 그것은 결국 소통의 문제일지도 모른다.

또 다른 차원에서 융합이 문제가 되는 것은 인간이 가진 근원적인 공포를 키우기 때문이다. 인간이 가진 근원적인 두려움은 두 가지가 있다. 하나는 버려짐에 대한 두려움이다. 아기가 태어나 엄마와 자신이 다른 존재라는 것을 처음 깨닫고, 엄마가 보이지 않는 순간 버려짐에 대한 공포를 경험하며 이 공포는 평생 기억된다. 융합에 익숙해져 길들여지면 분리될 만한 때에 분리 자체를 버려짐으로 받아들이기에 분리되지 못한다.

또 하나는 삼켜짐에 대한 두려움이다. 엄마가 아기를 통제하기 시작했을 때, 아기는 자신의 욕구가 있음에도 불구하고 자신보다 몇 배나 큰 거인 같은 어른에게 통제됨으로써 자신이 삼켜지는 듯한 공포를 경험한다. 이것을 평생 기억하고 있다가 융합이 일어나려 할 때마다 달아난다. 이런 사람에게는 자기 영역과 자기만의 시간이 무엇보다도 중요한데, 버려짐에 대한 두려움이 있는 사람이 그 두려움을 느끼지 않기 위해 대화를 하자며 접근하면 삼켜짐에 대한 두려움이 있는 사람의 삼켜짐에 대한 공포는 극대화된다. 그래서 삼켜짐에 대한 공포가 있는 사람이 달아나면, 버려짐에 대한 두려움을 가진 사람의 버려짐에 대한 공포가 극대화된다. 많은 부부나 오래된 연인 사이에서 아내(또는 여자친구)가 다가가면 남편(또는 남자친구)이 달아나는 현상이 바로 이것이다.

그리고 이런 현상은 부모와 자식 사이에서도 나타난다. 특히 사춘기 이후 청소년 시기부터 이런 현상은 그 이전 시기보다 더 잘 보인다. 이 것은 어린아이에게 없는 현상이 아니라, 이미 있지만 힘 없고 부모에게 의존할 수밖에 없는 어린아이가 표현을 못하는 것이고, 자기 인식을 하고 자기 표현을 제대로 하면서부터 보이는 것일 뿐이다. 인간은 두 가지 공포를 모두 가지고 있으면서 상황에 따라 상대적인 두려움을 경험하는데, 이런 현상은 모든 장기적인 인간관계에서 나타난다.

융합은 하나됨에 대한 환상이다. 로미오와 줄리엣의 이야기 같은 환상 신화가 가끔은 우리 현실에서 일어나기도 한다. 사랑에 빠진 순간에 하나됨의 환상 신화를 맛본다. 그러나 이것은 오래가지 못한다. 로미오와 줄리엣 이야기는 하나됨의 환상 신화를 영원히 지속할 수 없어서 죽음으로 끝을 맺는다. 만약 죽음으로 이야기가 끝나지 않았다면, 그 다음 이야기는 너무 평범하고 지루했을 것이다.

융합은 1형당뇨 자녀를 둔 부모와 자녀 사이에만 있는 현상이 아니고 모든 부모와 자녀 관계에서 나타나며 심리학에서 매우 중요하게 다루어지는 현상이다. 다만, 자녀에게 어떤 병이 있을 때, 더욱 심하게 부모가 자녀와 융합하려는 경향이 있는 것 같다. 자녀의 병과 부모의 불안이 맞아떨어지는 것이다.

자녀에게 병이 있다고 해서 아이에게 올인하는 것은 자녀의 욕구에 맞춰 키우는 것이 아니라, 부모 자신의 욕구대로 키우는 것이다. 부모와 자녀가 융합되어 있으면 부모가 자신의 생각과 감정과 욕구를 아이의 것과 구별하지 못한다. 아이는 괜찮은데, 부모가 더욱 불안해하고 아파한다. 여기까지는 문제가 없지만, 융합 관계에서는 부모 자신의 불안과 고통을 아이의 것인 양 간주한다. 아이의 것을 보지 못하고, 자신의 생각과 감정과 욕구를 아이에게 투사projection한다. 투사란 쉽게 말해 내 것을 남의 것이라고 하는 것이다. 예를 들어, 실은 내가 어떤 타인을 미워하면서, 상대방이 나를 미워한다고 생각하고 말하는 것이다. 이런 투사를 지속적으로 받으면 아이는 부모의 생각과 감정과 욕구를 내사introjection한다. 내사란 쉽게 말해 남의 것을 내 것이라고 여기는 것이다. 예를 들어, 부모가 자녀에게 계속해서 바보라고 하면, 아이는 점점 자신을 바보라고 생각하는 그런 것이 내사다. 이러한 융합 관계에서 볼 수 있는 것은 아이의 삶을 부모가 대신 산다는 것이다. 아이를 통해 부모 자신의 삶을 산다. 성적이 좋으면 엄마의 위치가 올라가고, 혈당이 좋으면 인정받는 부모가 된다. 반대로, 아이 성적이 나쁘면 엄마의 위치가 떨어지고, 혈당이 기대와 다르게 이상 혈당이 자주 나타나면 무능한 부모가 된다. 그것은 아이의 삶을 부모가 대신 사는 것일 뿐만 아니라 아이가 자신의 삶을 살도록 허락하지 않는 것이다.

아이가 어릴수록, 절대적인 의존 관계에서 아직 가까운 시기일수록 융합 문제는 더욱 심각하다. 어린아이는 인식하고 표현하는 데에 한계와 어려움이 있기 때문이다. 겉으로 보기에 잘 이해하고 표현하는 것처럼 보이는 어린아이마저도 실은 상황을 인식하는 데에 한계가 있고, 마음을 다 표현하지 못한다.

내가 만난 내담자 중에 매우 지적이고 의지가 강한 사람이 있는데, 그의 얘기는 아이가 지닌 인식의 한계가 어떠한 것인지를 잘 보여준다. 이 내담자는 어렸을 때 엄마에게 심한 학대를 받은 경험이 있다. 그의 엄마는 밥을 먹다가 네 살 아이의 얼굴을 발로 짓이기는가 하면, 아이가 운다고 이불로 감싸놓고 울음을 그칠 때까지 때렸다고 한다. 생명의 위협을 느낀 아기는 울음을 그쳤고, 비로소 살 수 있었다. 그런데, 이 내담자는 초등학교 때까지도 이러한 것이 학대인 줄 몰랐고, 중학교 들어가서야 비로소 자신이 학대받았다는 사실을 인식했다고 한다. 이 내담자가 멍청하거나 둔하거나 바보여서가 아니다. 아이는 인식을 못할 수도 있다.

아이가 인식하고 의사 표현을 하는 것이 전부가 아니기 때문에, 어린아이를 둔 부모가 무엇인가를 결정할 때는 매우 신중해야 한다. 그런데 어린아이가 상황을 제대로 인식하지 못하거나 표현하지 못하면, 그 자리에 어른인 부모는 자기 생각을 쉽게 투사한다. 그리고 그것을 아이의 동의로 받아들이고, 부모 자신의 생각이 옳다고만 여기는 현상이 벌어진다.

아이와 융합되어 있는 상태에서는 부모 자신의 생각이 곧 아이의 생각이고, 부모 자신의 감정이 곧 아이의 감정이며, 부모 자신의 욕구가 곧 아이의 욕구인 것으로 받아들인다. 이러한 현상은 특히 인식에 한계가 있고 표현이 어려운 어린아이를 둔 부모와 아이 사이에 더 심하게 나타나는 융합 현상이다. 어릴수록 더욱 신중하게 많은 것을 고려해야 한다.

아이의 성적은 부모의 성적?

아이의 욕구와 부모 자신의 욕구를 구별하지 못하면 여러 심각한 문제가 일어난다. 아이의 욕구와 부모 자신의 욕구가 구별되지 않는 융합 상태에서는 아이의 성적은 곧 부모의 성적인 것으로 부모 자신이 착각하기 때문에 부모는 자신의 아이를 가만 놔두지 않는다. 융합된 부모는 아이를 통해 부모 자신의 욕구를 충족하기 때문이다. 특히 부모 자신의 인정 욕구가 강할 때는 아이는 철저하게 희생된다. 겉으로 보기에 부모가 희생하는 것처럼 보이지만 내면을 살펴보면 그것은 부모의 희생이 아니라 아이의 희생이다. 아이가 자신의 삶 대신 부모의 삶을 사는 것이다.

우리는 이러한 현상을 주위에서 흔히 본다. 아이들이 지쳐 있을 때마저 학교 성적으로 아이를 야단치며 몰아간다. 아이들 혈당 수치를 확인하고 아이를 비난하며 야단친다. 내 딸아이는 운동을 좋아해서 나는 기회가 있을 때마다 대회에 따라간다. 수영대회장에 가보면 야단치는 엄마와 우는 아이들을 흔히 본다. 심지어 욕하고 때리는 엄마도 있다. 대회에서 성적을 못 낸 아이의 마음은 어떨까에 대한 헤아림은 찾아볼 수 없다. 그런 아이를 야단치는 부모를 볼 때마다 마음이 무겁다. 그런데 그런 부모가 한둘이 아니라 열에 여덟, 아홉은 아이를 혼낸다. 언젠가 트라이애슬론 대회에 따라가 본 적이 있다. 마지막 달리는 구간에서 한 남자아이가 지쳐서 헉헉대며 혼신을 다해 달리고 있는데, 그 아이의 아빠로 보이는 사람이 아이에게 입에 담지 못할 욕들을 퍼붓고 있었다.

정말 끔찍했다.

그런데 이런 일들이 운동 경기에서만 일어나는 게 아니다. 특히 성적에 인생을 건 것처럼 보이는 사람들이 자녀의 공부를 가지고 자녀를 불행 속에 몰아넣는 장면을 너무 자주 본다. 대한민국 자살률, 특히 청소년 자살률이 압도적으로 세계 1위인 것은 우연이 아니다. 부모는 아이들 성적이 아이의 행복을 보장해줄 것이라고 굳게 믿지만, 그것은 명확히 틀렸다는 것을 대한민국 아이들의 심리적 고통이나 사고, 자살 등이 보여주고 있다. 상담센터에 찾아오는 수많은 청소년들로부터 부모와의 갈등 얘기를 듣다 보면, 학교에서 벌어지는 일들보다 훨씬 심각한 경우도 많다.

많은 사람들이 겪는 일반적인 현상이라고 해서 그것이 바람직하거나 정상인 것은 아니다. 아이의 행복을 위해 아이를 불행 속에 몰아넣는 이 기현상은, 크든 작든 일반적으로 나타나는 현상일 뿐만 아니라 많은 1형당뇨 아이들이 일상처럼 겪는 일이기도 하다. 아이의 혈당, 또는 아이의 당화혈색소 검사 결과를 받아든 부모가 아이에게 입에 담지 못할 욕들을 하고, 비난을 하고, 집에서 내쫓고, 매질하는 일들이 종종 벌어진다. 아이들이 메신저를 통해 들려주고, 메신저로 부모가 한 말들을 캡처해서 보여주는 내용을 듣다 보면 아이들이 얼마나 심한 폭력을 당하고 있는지 알게 된다. 더 끔찍한 것은 이런 폭력을 일상적으로 겪는 아이들도 있다는 사실이다. 그나마 아이들이 하소연할 수 있다는 것만으로도 다행이라고 여길 지경이다.

부모는 아이의 건강이 걱정되고, 잘못될까 봐 불안하겠지만, 이러한 행동은 아이의 마음에 깊은 상처를 남기고, 아이를 사지로 내몰고 있다. 건강을 위한다면서도 실제로는 가장 건강하지 못한 상태로 몰고 가고 있는 것이다. 아이에게 남겨진 상처가 평생 아이의 삶에 어떻게 작용할지, 어떤 운명을 가져올지에 대한 고려가 전혀 없다. 혈당을 위해 어떻게 해야 한다는 원칙만 있지, 그 자리에 아이의 자리는 없다. 그 자리에 부모의 불안이 있지, 아이의 마음은 없다. 아이의 마음이 전혀 돌보아지지 않는다.

부모의 불안과 더불어 한 가지가 더 있다. 심리적으로 취약한 엄마들의 경우, 엄마들의 지위가 남편의 지위에 따라 정해지는 것처럼 아이의 성적에 따라 정해지기도 한다는 점이다. 분명히 남편의 입장, 자녀의 입장은 별개인데도, 그것이 아내, 엄마의 입장이 되어버리는 일이 흔하다. 많은 부모의 지위, 서열이 아이들의 성적에 따라 정해지는 것처럼, 1형당뇨 아이의 부모는 아이의 혈당에 따라 서열 비슷한 것이 정해진다. 학교 풍경에서는 아이들 성적이 곧 부모의 서열이다. 운동하는 곳에서도 마찬가지로 아이의 기록이 곧 부모의 서열이다. 1형당뇨 세계에서는 아이의 혈당 상태가 곧 부모의 서열이다.

융합된 사람들의 세계에서는 서열에 따라 목소리 크기가 다르고, 그 사람의 말을 따르는가 안 따르는가가 달려 있다. 융합된 상태에서는 나와 남의 경계가 없고, 나와 남을 구분하지 못하기 때문에 아이의 성적이 곧 부모 자신의 성적이 되고, 아이의 혈당에 따라 부모 자신이 인정받는지의 여부가 달려 있는 것이다.

강력하게 융합하려는 부모의 욕구와 함께 이런 융합 상태를 더욱 강화하는 요소가 있다. 물론 부모의 영향이지만, 이 요소는 아이에게서 나타나는 현상이다. 모든 아이는 사랑받고 싶어한다. 많은 부모는 아이를 가르치고 통제한다. 이것은 어느 정도 불가피한 일이다. 그런데 가르치고 통제하는 과정에서 부모가 내세우는 기준이 있는데, 이 조건을 만족시키는 아이는 칭찬받고 사랑받지만, 이 조건을 만족시키지 못하는 아이는 야단맞고 때로는 사랑받지 못한다. 즉, 부모 말을 잘 들으면 인정하고 사랑해주겠다는 메시지가 전해지는 것이다. 모든 아이들은 각자가 바라는 욕구가 있고, 지향하는 가치가 있지만, 부모가 내건 가치에 따르지 않으면 사랑받을 수 없기 때문에 부모가 내건 가치에 따른다. 부모 말을 들으면 사랑받고, 부모 말을 듣지 않으면 사랑받지 못한다. 그래서 아이들은 자기 욕구대로 자기 삶을 살지 못하는 일이 벌어진다. 이것을 '가치의 조건화'라고 한다. 조건화된 가치에 따라 아이들이 사는 것이다. 부모가 내건 그 조건에 따라야 사랑받기에 자신의 가치 대신 조건화된 가치에 따라 산다. 세상의 아이들이 자기 삶을 잃어버리는 시작이다. 아이는 이제 부모의 삶을 대신 살기 시작한다.

앞서, 아이가 어릴수록 인식에 한계가 있다는 점에서 주의가 필요하다는 점을 말했는데, 이와 더불어 더 깊은 주의가 필요한 이유가 바로 가치의 조건화 때문이다. 어린 아이일수록 부모에게 사랑받기 위해서 부모의 말을 잘 듣는다. 어릴수록 부모 말을 듣는 것이 아이에게는 생존의 문제로 연결되기 때문이다. 어려서 착하지 않은 아이는 별로 없다. 말 잘 듣는 아이를 보고 부모는 매우 흡족해한다. 그러나 이는 위험하다. 아이가 자신의 목소리를 내지 못한다는 면에서 많은 문제를 안고 있다. 자기 목소리를 내지 못하고 부모 말만 잘 듣고 자란 아이는 사춘기에 폭발하거나 그렇지 못한 아이는 낮은 자존감을 갖고 다른 아이들의 눈치를 보며 기죽어 산다. 어리기 때문에 다 잘되어가는 것처럼 보이는 것인데, 그것이 옳은 줄로만 알고 아이에게 주의를 기울이지 않으면, 훗날 반드시 큰 대가를 치른다.

내가 만나는 내담자 중에 어려서부터 자기 뜻대로 살아보지 못하고 부모의 뜻대로만 살아야 했던 이가 있다. 엄마의 말을 듣지 않으면 무차별적으로 맞았다. 이래도 혼나고 저래도 혼났다. 원하는 것을 말하면 혼이 나거나 무시를 당했다. 나이가 들고 덩치가 커졌다. 거대한 몸집의 고등학생이 되었을 때, 엄마가 또 이 아이를 때리자 내담자는 엄마의 팔을 꺾었다. 그때부터 엄마가 더 때리지는 못했지만, 잔소리와 참견, 간섭이 심해졌다. 이 내담자는 참고 참다가 대학교에 들어가는 스무 살

때부터는 자신이 원하는 대로 살기로 마음먹었다. 그러나 대학교마저도 엄마의 뜻대로 가야 했다. 엄마의 말을 듣지 않으면 집에서 쫓겨나야 했기 때문이다.

그때를 기점으로 이 내담자의 희망은 꺾였다. 어린 시절 발이 쇠사슬 기둥에 묶인 코끼리는 커서도 그 기억 때문에 움직이지 못한다. 지금은 자기 힘으로 사슬을 끊고 자기 길을 갈 수 있는데도 불구하고 말이다. 마찬가지로 이 내담자도 자기 뜻대로 살지 못하고 맞으며 자란 기억 때문에 분노는 커져갔고 말릴 수 없는 반항을 하기 시작했다. 아파트에 불을 지르려고 시도했고, 소화기를 내던져 차를 박살내고, 술을 진탕 마시고 차를 몰고 질주하여 전복되는 사고를 내기도 했다. 참다 참다 이 내담자의 아버지는 집에서 목을 매 세상을 떠났고, 집안은 풍비박산이 났다. 이 내담자는 아버지가 돌아가시기 얼마 전부터 정신과 약을 먹기 시작했는데, 아버지에게 말하지 못했다. 말하면 싫은 소리를 들을 게 뻔했기 때문이다. 그 후로도 내담자의 엄마는 내담자의 마음을 결코 보려고 하지 않았고, 이 내담자는 정신과에서 최대치의 양으로 처방해주는 약을 먹어야 하는 생활을 하고 있다.

실제 얘기다. 어리다고 함부로 하지 마라. 아무리 어려도 자기 의사가 분명히 있다. 내가 사례로 든 이야기가 심한 경우의 얘기로 들리는가? 부모가 부모의 뜻대로만 하는 경우 이런 일은 얼마든지 일어날 수 있으며, 이보다 더한 일도 얼마든지 벌어질 수 있다. 아이가 말 잘 듣는 것이 좋은 것만은 아니다. 아이가 말 잘 듣는 데에 초점을 두지 말고, 자신이 아이에게 어떻게 하고 있는지를 보라.

착하고 말 잘 듣는 아이의 모습은 1형당뇨를 가진 아이들에게서도 잘 보인다. 엄마 말을 잘 듣고, 먹지 말라면 먹지 않으며 운동을 하라면 하는 '대견한' 아이를 종종 보게 된다. 이 대견한 아이는 먹을 것을 잘 참고 절제하는 아이로 어른들의 칭찬을 받고 자란다. 시간이 지나고 자라면서 어떤 아이는 욕구를 폭발시키는 생활을 하고, 또 어떤 아이는 남들에게 먹을 것을 잘 나누어주고 남을 잘 돌보기까지 하는 어른스러운 모습도 보인다. 욕구를 폭발시키면 그나마 다행이다. 말 잘 듣고 너무 잘 적응하는 것처럼 보이는 경우가 더 큰 어려움을 겪을 수 있다. 부모 말을 잘 듣느라, 또는 억지로 따르느라 자신의 욕구를 돌보지 못하고 자란 아이는 자기 삶을 살지 못한 것에 대한 후회와 부모에 대한 원망으로 인생을 보낸다. 이런 현상은 상담실 내에서 너무 자주 보는 모습이다. 1형당뇨 자녀가 말 잘 듣고 잘 참고 절제를 잘한다고 해서 마냥 좋아할 일이 아니다.

발병 초기 나도 한때 누군가에게 먹을 것을 잘 나누어주었다. 다행히 나는 부모의 관심 속에 자라지 않았기 때문에 칭찬으로 행동이 강화되거나 하지는 않았으나, 타인에게 나눠주는 것과 타인을 돌보는 데에 관심이 있었다. 그게 좋은 줄로만 알았다. 작은손 캠프를 통해서 많은 친구들을 만나는데, 어린 나이에도 불구하고 타인을 돕고 남을 돌보는 데에 익숙해 보인다. 한편으로 좋아 보이기도 하지만, 한편으로는 자신을 돌보는 데에 소홀한 모습을 볼 때면 안타까운 마음이 들기도 한다. 남을 돌보는 것은 좋으나 한쪽은 희생하고 한쪽만 돌봄을 받기보다는 나도 돌보고 타인도 돌보는, 서로 돌보는 좋은 관계가 더 건강하고 행복한 관계다. 나는 뒤늦게야 이를 깨달았지만, 우리 아이들은 그것을 일찍부터 경험하며 자라면 좋겠다. 자기표현을 잘하면서 말이다. 그러기 위해 아이가 부모를 무서워하지 않는 환경이기를 바란다.

융합된 관계에서 아이는 부모의 삶을 살고, 부모는 아이의 삶을 사는 이상한 현상이 벌어진다. 각자의 삶을 잘 살기 위해서는 분리가 필요하다. 부모가 할 수 있는 일이 있다면 아이를 통해 자신의 욕구를 충족하는 것을 그치고, 자신을 돌아보고 돌보는 일이다. 부모가 자신의 부모로부터 적절한 반응을 얻지 못했거나, 사랑받지 못했거나, 인정받지 못했거나 해서 상처받은 내면의 어린아이를 위로하고 충분히 슬퍼하고 상처받은 자신과 함께 하는 과정을 통해 치유해야 한다. 그리고 매순간 자신에게 어떤 욕구가 있는지를 알아차리고, 인정하고 수용하는 과정이 필요하다. 자신의 욕구를 잘 알지 못하면서 자녀를 포함한 타인의 욕구를 제대로 알 수는 없다. 자신의 욕구를 명확히 알면 알수록 쉽게 분리할 수 있다.

어린아이는 별개의 존재이면서 동시에 부모 자신의 과거이다. 자신을 보지 않은 채 아이들만 돌보려 하면 아이들도, 자신도 돌볼 수 없다. 반대로, 먼저 부모 자신이 자신의 어린시절을 돌보면 자신의 아이들도 동시에 돌볼 수 있다. 아이들을 아이들로 보고, 동시에 아이들을 통해 자신을 보라. 아이들은 어른들의 거울이자 선생이다.

함께 웃고 함께 울어주세요

'빨리 가려면 혼자 가고 멀리 가려면 함께 가라.' 아프리카 속담이다. 아프리카 사람들은 야생의 드넓은 초원에서 여러 위기를 겪으며 이 같은 지혜를 얻게 되었을 것이다. 조직 사회의 리더십 분야에서 종종 이런 속담이 인용되곤 하는데, 이 내용은 우리가 사는 어디서나 적용될 수 있다.

1형당뇨나 꾸준한 관리가 필요한 어떤 병이 있는 가족에게도 이 같은 지혜가 필요하다. 1형당뇨인들의 커뮤니티인 작은손 카페를 통해 보게 되는 것은 카페 활동을 부지런히 하는 사람과 그렇지 않은 사람의 혈당 관리 상태가 많은 차이를 보인다는 점이다. 그만큼 혼자 관리해나가기가 쉽지 않다는 뜻일 것이다.

굳이 커뮤니티 활동이 아니어도 가정 안에서 당뇨인 혼자서 관리하는 것과 가족이 함께 참여하는 것 사이에도 마찬가지로 큰 차이가 있다. 당뇨가 있다고 해서 밥이나 간식을 따로 먹거나, 따로 운동을 해야 한다면 관리를 오래 지속하기 어렵다. 관리 방법이 힘들어서가 아니라 혼자라는 느낌이 더 힘들어서인지도 모른다. 당뇨 관리는 스스로 하는 것이기는 하지만 주변의 도움이 있다면 한결 수월하다.

그런데 함께 하는 데에도 지켜야 할 선이 있다. 당뇨를 가진 당사자보다 가족이나 주변 사람이 더 앞서가서는 곤란하다는 것이다. 여기에는 몇 가지 이유가 있다.

첫째, 당뇨 관리 방법에 대해서 아무리 많이 안다고 해도 직접 몸으로 느끼는 당사자만큼은 알 수 없다. 머리로 아는 것과 몸으로 아는 것의 차이다. 당사자보다 주변 사람이 더 앞서나가면 자칫 1형당뇨 당사자 입장에서는 자신이 이해받지 못한다고 느낄 수 있다. 이럴 때 아이들은 외친다. "엄마가 저혈당이 뭔지 알아? 저혈당을 겪어 봤어? 저혈당이 얼마나 힘든지 알아?!" 이해받지 못하는 것에 대한 일종의 반감 같은 것이다. 이렇게 되면 지속적인 관리가 어려워진다.

1형당뇨 자녀를 둔 부모가 1형당뇨인이 될 수는 없지만, 자녀가 경험하는 이상 혈당에 대한 감각을 체험해보는 것도 아이의 상태를 더 잘 이해하고 소통할 수 있는 좋은 방법이다.

종종 장애인에 대한 이해와 공감을 위해 장애인과 같은 상태의 간접 체험을 해볼 기회가 있다. 하체를 쓸 수 없는 사람의 상태를 이해하기 위해 휠체어를 타고 하루를 지내본다거나, 시각 장애인의 상태를 이해하기 위해 눈 가리고 잠깐의 생활을 해보기도 한다. 머리로는 장애를 가진 사람들에 대해 불편하겠다 정도로 피상적으로 이해할 수 있겠지만, 몸으로 체험을 해보면 장애를 겪고 있는 당사자의 몸 상태와 마음을 좀 더 이해하는 데 많은 도움이 된다.

마찬가지로, 1형당뇨도 관련 증상에 대해 몸으로 체험해볼 수 있다. 가족들은 당사자가 겪고 있는 상태가 어떤 것인지 몰라 1형당뇨 당사자가 마음에 상처를 입기도 하고, 가족 간에 마찰이 빚어지기도 하고,

혈당 조절이 어렵게만 여겨지기도 한다.

나는 사람들에게 종종 얘기하는데, 1형당뇨를 가진 이의 가족들이 저혈당과 고혈당 상태를 간접적으로나마 겪어보았으면 한다. 1형당뇨인이 매일같이 느끼는 저혈당과 고혈당 상태를 체험하기 위해 가족들은 하루 세 끼를 꼬박 굶고서 저혈당의 느낌을 경험해보라. 그리고 그 다음날 사탕 큰 걸로 한 봉지, 또는 캐러멜 큰 걸로 한 봉지를 다 먹고서 고혈당 상태를 경험해보라. 늘 즐기는 술이나 담배, 고기를 좋아한다면 한 달 정도 완전히 끊어보는 것도 좋다.

당뇨인이 아닌 사람은 이렇게 굶거나 과식해도 혈당에 약간의 이상이 나타날 수도 있겠지만 크게 지장은 없다. 경우에 따라서 인슐린 분비 조절 기능이 약하다면 고혈당이나 저혈당이 혈당 측정기에 숫자로도 나타날 수 있다. 그래도 이런 체험을 위해 약간의 위험을 감수할 만한 가치는 충분히 있다.

이런 체험을 해보고 나면 우리 아이가 저혈당과 고혈당 상태에서 몸에서 어떤 느낌이 들고, 심리적으로 어떤 기분인지 분명히 알 수 있다. 보호자가 직접 이런 상태를 몸으로 체험하고 나면 혈당 관리의 중요성을 깨달을 수 있을 뿐만 아니라, 보호자가 겨우 약간의 저혈당일 때 기분이 좋다고 해서 아이도 기분이 좋을 거라고 함부로 속단하는 일도 없을 것이고, 1형당뇨 당사자의 상태와 기분을 더 잘 이해하고 당사자의 상태에 충분히 관심을 가지며 전보다 더 세심하게 주의를 기울일 수 있다.

민감한 사람이 아니라도 웬만하면 혈당이 많이 낮거나 높게 나타나지 않아도 몸에서 느끼는 것과 기분이 어떤 것인지도 알 수 있을 것이다. 이것을 알 수 있다면 그렇게 굶거나 먹고 나서도 1형당뇨인과 다르게 정상 범위, 또는 약간 낮거나 높은 보호자의 혈당과 상관없이 몸이 얼마나 힘들고 마음이 얼마나 힘든지를 깨달을 수 있다. 혈당 측정기에 나타난 숫자가 전부가 아니라 비록 숫자로는 정상처럼 보여도 충분히 저혈당이라는 것을 몸으로 바로 알 수 있다. 보이는 혈당이 다가 아니라, 비록 혈당 수치는 좋아 보일지라도 인슐린을 잘못 사용해서 겪게 되는 아이의 힘겨움을 자기 몸이 아니어도 부모의 몸으로 다 알 수 있다.

인슐린 사용량과 관련된 몸의 급격한 변화에 따른 1형당뇨인의 몸 상태와 심리 상태에 대한 간접적인 체험 외에도, 함께 한다는 의미에서 평소 1형당뇨 아이, 당사자가 느낄 수 있는 마음 또한 가족의 이해가 필요하다. 적어도 이해한다고 말할 수 있으려면 머리로 아는 지식 말고 간접적으로 이런 체험이라도 해본 다음에 말할 수 있어야 한다.

하물며 애한테는 못 먹게 하거나 쥐꼬리만큼 먹을 걸 주면서 부모나 다른 형제는 불량식품을 몰래 먹거나 실컷 배불리 먹고, 애는 따로 죽어라 운동 시키면서 부모나 다른 형제들은 빈둥거린다면 1형당뇨를 가진 아이는 당장 시키는 대로 하고 혈당은 보기 좋게 나올지라도 그 아이의 마음속에서 무엇이 자라겠는가. 그리고 자녀가 자라서 자기의 생각을 주장할 때가 되면 어떻게 행동하겠는가. 나는 오랜 세월 이런 상황을 많이 지켜봤다.

지금의 혈당을 잡는 것에만 급급하고 아이의 심리 상태를 전혀 고려하지 않는다면 빨리 가려다가 결국 다시 원점에서 시작해야만 한다. 1형당뇨 당사자의 마음 상태를 먼저 고려하는 것은 얼핏 멀리 돌아가고 더디 가는 것처럼 보여도 전 생애를 놓고 보면 가장 빠르고 확실한 지름길이다.

1형당뇨 관리에 관한 지식을 많이 갖추는 것만큼 아이의 상태와 마음을 이해할 수 있다면, 설령 1형당뇨 관리에 관한 지식이 조금 모자라는 것보다 훨씬 더 잘 1형당뇨 관리를 잘할 수 있을 뿐만 아니라, 아이가 커서 나중에 나타나게 될 부작용, 심리적인 왜곡, 탈선도 막을 수 있고 행복을 나눌 수 있다.

부모 혼자 앞서가지 말라. '빨리 가려면 혼자 가고 멀리 가려면 함께 가라'는 속담처럼 보조를 맞춰 함께 가라. 부모가 배 터지게 먹겠다면 아이도 배 터지게 먹을 수 있도록 하라. 부모가 불량식품 먹겠다면 아이도 불량식품을 먹을 수 있도록 하라. 부모가 한없이 늘어져 있고 싶다면 아이도 한없이 늘어지는 시간을 누릴 수 있게 해주어라. 아이가 착한 음식 먹기를 바란다면 가족이 다 착한 음식을 함께 누리라. 아이가 운동하기를 원한다면 가족이 다 활발하게 함께 움직이고 함께 건강을 누리라.

부모 혼자 앞서가는 것은 결코 함께 가는 것이 아니다. 함께 가지 않는다면 결국 건강도 행복도 함께 하지 않는다. 함께 가지 않는다면 무슨 의미가 있겠는가. 함께 가기 위해서는 아이에 대한 부모의 이해, 그리고 서로의 이해가 필요하다. 1형당뇨인에 대한 이해를 조금이라도 할 수 있도록, 저혈당과 고혈당 상태를 경험하는 정말 작은 체험만이라도 꼭 한 번 실천해보기를 바란다.

둘째, 당뇨 관리는 어차피 당뇨인 스스로 해야 하는 것이기 때문에, 주변인이 앞서가면 당사자의 자발성을 해치게 된다. 주변인이 앞서나가는 것은 아이들 숙제를 부모가 대신하는 것이나 똑같다. 아이에게는 아이의 역할이 있고 부모에게는 부모의 역할이 있듯이, 관리를 하는 사람은 당뇨인 당사자고 가족이나 주변인은 옳은 관리 방법을 유도하고 응원하는 조력자 역할을 하는 것이 바람직하다. 어차피 대신할 수 없는데 대신하려는 시도는 당뇨 관리의 주인 자리를 빼앗는 것이어서 결국 바람직한 결과에서 멀어질 수밖에 없다.

가족이나 주변 사람 입장에서는 당뇨인이 겪는 감정에 대해 충분히 공감을 표하되, 그 상황에 매몰되어서는 곤란하다. 당사자가 관리가 힘들다고 느끼거나 슬프거나 화가 나거나 해도 그 감정이 무엇 때문에 나타나게 됐는지 이해는 하되 가족이 그 상황에 빠져서 같이 힘들어하고 슬퍼하고 화를 내면 아무런 도움이 되지 못한다. 당뇨인이 겪는 상황에 함께 매몰되면 객관적인 거리와 자세를 지킬 수 없어 어려운 상황에서 빠져나오도록 도울 수 없기 때문이다.

많은 1형당뇨인 가족 중에서 어린 자녀를 둔 집안에서는 당뇨인 당사자의 정서보다는 오히려 부모가 경험하는 정서로 인해서 가족 전체가 힘들어지는 일이 많이 벌어진다. 부모 자신이 원가족과의 관계에서 해결하지 못한 미해결 과제가 현가족 내에서 나타나는 것에 더해 융합의 문제가 개입되어 상황이 더욱 심각해지는 것이다. 그런데 사실 원가족과의 관계에서 해결되지 못한 미해결 과제를 안고 있는 것 자체가 적절히 분화되지 못하고 융합되어 있다는 것을 말한다. 분화 수준이 낮은 사람은 똑같이 분화 수준이 낮은 사람을 배우자로 선택하고, 분화 수준이 높은 사람은 마찬가지로 분화 수준이 높은 사람을 배우자로 선택한다. 배우자 선택에 있어서 교육 수준이나 경제 수준은 얼마든지 달라도 선택할 수 있지만, 분화 수준에서는 비슷한 수준에서 선택한다. 그렇기 때문에 원가족 내에서 겪었던 문제들이 현가족 내에서 반복되는 것이다. 분화 수준이 낮은 것은 그만큼 융합되어 있다는 의미다. 원가족과 융합되어 있으면 현가족과도 융합되어 있다고 봐도 무방하다. 사람은 특별히 공부하고 노력하지 않는 한, 자신의 분화 수준을 유지하기 때문이다.

융합 관계에서는 부모 자신이 아이의 욕구와 자신의 욕구를 구별하지 못하고, 아이의 성적이 부모의 성적이며, 아이의 혈당이 자신의 능력이다. 융합된 부모는 중요한 타인, 배우자나 자녀에게 자기의 소망을 투사하고 중요한 타인을 통해 자신의 소망을 만족시키고자 하는 욕구가 강하다. 동시에 그만큼 자존감이 낮다. 자기 스스로를 제대로 보지 못하고 스스로 만족하지 못한다. 대신 타인을 통해서라야 자신을 확인한다. 융합된 부모는 자신이 어려서 받지 못한 것을 타인, 배우자나 자녀에게서 구한다.

특히 어려서 정서적으로 빈약한 집안에서 자랐거나 학대를 받았거나 사랑받지 못하고 인정받지 못하고 자란 사람이라면, 인생을 온통 인정받기 위해 산다. 보통 인정받는다는 것은 좋은 것이지만, 그 욕구가 지나치면 마치 밑 빠진 독에 물을 붓는 것처럼, 인정에 대한 갈구는 끝이 없으며 쉽게 채워지지 않는다. 인정을 받기 위해 어떤 일이라도 하고, 상식을 넘어 지나치게 열심히 살며, 다른 사람을 지나치게 챙기고, 과하게 주고, 도와달라고 하지도 않았는데 남을 도와주려 하며, 어떤 희생도 마다하지 않는다. 마치 충직한 하인처럼 거의 모든 것을 해준다. 겉으로 봐서는 매우 성실하고 착하고 선행만을 행하는 고마운 천사처럼 보인다. 그러나 거기에는 자신의 희생뿐 아니라 자식을 포함한 타인의 희생도 따른다.

부모의 인정 욕구가 너무 지나칠 때 그 자녀는 자기의 부모가 다른 사람들에게는 그토록 잘하면서 자신에게 하는 행위에 대해서 도저히 이해하지 못하고 그 상황을 받아들이지 못한다. 이런 부모는 자녀에게 제시하는 기준이 지나치게 엄격하고 가혹하다. 자신의 통제 속에서 자녀가 자기 말을 잘 들어줘야만 밖에서 인정받는다고 여기기 때문이다. 1형당뇨 아이들은 이런 부모 밑에서 학대 수준의 고통을 겪는다. 부모의 통제 아래, 자녀의 혈당이 무조건 잘 나와야 하는 것이다. 쉬고 싶어도 억지로 산에 오르거나 운동을 해야 하고, 먹고 싶어도 참아야 하며, 몰래 먹은 걸 들키면 매를 맞고, 싫어도 내색하지 못하고, 혈당 수치가 부모 마음에 들지 않으면 야단을 맞는다.

종종 내 책을 읽은 사람들에게 내 책이 매우 이해하기 쉽다는 얘기를 듣는데, 머리로 이해하기 쉽다 보니 책을 읽고 나면 다 아는 것처럼 여기는 사람들이 있는 것 같다. 1형당뇨를 전혀 몰랐던 어떤 부모는 내 책과 작은손 카페에서 배운 사람들을 통해 배우고 나서 자신이 많이 안다고 굳게 믿었던 사람이 있다. 아이를 잘 관리해오던 것처럼 보이던 어느 날 자신이 잘못 알고 있는 지식을 꺼내놓았다. 나를 비롯하여 많은 사람들이 그것이 아니라고, 잘못되었다고, 그렇게 하다가는 아이가 너무 힘들 거라고 만류하는데도 불구하고 이 부모는 자신이 틀렸을 수 있다는 것을 전혀 받아들이지 않고, 인정받지 못한 것에 대한 적의를 드러내며 자기주장만을 고집했다. 많은 사람들이 안타까워하며 그 집 아이를 걱정했다.

그나마 이 정도는 다른 경우에 비하면 자녀를 위한 순수한 열정에 가깝다. 국내 한 유명 종합병원의 어머니회 사례는 사람의 마음이 얼마나 병들 수 있는지, 그것이 자녀들에게 얼마나 큰 해악인지를 보여준다. 이 사건이 벌어졌던 당시만 해도 국내에서 소아 1형당뇨 환자가 가장 많은 병원이었다. 1형당뇨 아이들을 보는 그 병원의 의사는 제약회사로부터 많은 돈을 매달 받으면서 성장호르몬을 함부로 남발해 처방하고, 동시에 1형당뇨 아이들에게 믹스형 인슐린을 처방하는 의사였다. 성장호르몬은 혈당을 올리는 주요 호르몬으로 특별히 왜소증인 경우가 아니면 당뇨병 발병, 또는 혈당에 충분히 영향을 줄 수 있는, 함부로 처방해서는 안 되는 호르몬 제제다. 또한 믹스형 인슐린은 고정된 비율로 섞여 있어 변화하는 생활에 적응하는 데에 어려운 한계로 인해 혈당 조절이 어려울 뿐만 아니라 강한 약효와 지속 시간, 혈당 상태를 예측하기 어렵게 하는 문제 등으로 환자의 몸과 마음을 지치게 하는 인슐린 제제다.

그런데 이 병원 해당 진료과의 어머니회에서는 병원 측으로부터 최고의 대접을 받으면서 이 의사와 믹스형 인슐린을 옹호했다. 다른 이유가 아니라 병원에서 VIP 대접을 받으며 누리는 권력을 지키기 위해서 말이다. 심지어 이 어머니회 회장의 자녀는 정신과 치료를 받아야만 했다. 믹스형 인슐린 사용으로 엄청나게 분비되는 스트레스 호르몬으로 사춘기 아이가 더 이상 버틸 수 없었던 것이다. 더 기가 막히는 것은, 자신은 내 책을 읽고 나서 자기 자식에게는 다회요법을 쓰도록 인슐린을 바꾸었으면서 다른 사람들에게는 믹스형 인슐린이 가장 좋다면서 계속 권했다는 사실이다. 이런 상황이 이해가 되는가?

인정받는 것이 너무 중요한 사람에게는 자신이 인정받는 것이 이 세상 무엇보다도 중요하기 때문에 그것이 최우선이지, 사람이 중요하지 않다. 인정받는 것이 너무 중요한 사람을 옆에 두면, 인정받기 위해 무슨 일이든지 하기 때문에 옆에 둔 사람은 그 사람이 다 해주니 더없이 편할 수 있을지 몰라도 언젠가 그 대가를 반드시 치른다.

생계를 위해 열심히 사는 것말고 자녀와 자녀의 일에 대해서 지나치게 열심히 하는 부모는 그것이 자녀를 위해서라고 말하지만, 그것은 결코 자녀를 위한 것이 될 수 없다. 자녀가 도저히 그 속도를, 박자를 맞출 수 없기 때문이다.

내가 만난 아이 얘기다. 1형당뇨 아이 중에 손목을 긋고, 자주 인슐린 펜 몇 개씩을 한 번에 투여해서 생을 마감하려는 친구가 있다. 그 아이의 엄마는 밖에서는 이 세상 누구보다도 친절하고 헌신적이며 더없이 좋은 사람이다. 아이의 엄마는 아이를 위해서 누구보다도 열심히 살았다. 일을 하면서도 아이를 위해 헌신적으로 살았다. 아파도 아이를 위해서 살았다. 지나친 정도로 열심히 살았다. 병원에서 가르쳐준 대로, 음식 관리를 철저하게 했고, 매일 운동도 시켰다. 이 아이는 다 큰 지금도 비오는 날을 좋아한다. 왜? 어려서 비가 오면 산에 가지 않아도 되었기 때문이다. 엄마의 음식 관리가 너무 철저해서, 아이는 어려서 길 가다 쓰레기통을 뒤져 먹었다. 그 기억은 지금도 트라우마다. 이 엄마는 정말 아이를 위해서 헌신적으로 열심히 살았는데, 지금도 이 친구가 생을 마감하려 한다는 것을 모른다. 그만큼 살아오면서 아이의 마음을 바라본 적이 없는 것이다.

대학교 교수가 된 한 내담자가 있다. 내가 만난 이 내담자는 남편과 이혼을 했고, 아들 하나를 혼자 키우고 있다. 몸이 여기저기 참을 수 없이 아파서 병원에 갔는데, 아무런 병명이 나오지 않자 나를 찾아왔다. 얘길 나눠보니, 이 내담자의 엄마는 너무나도 열심히 산 사람이었다. 아파서 몸져누워 있을지라도 가족을 위해 일을 한 엄마였다. 이 엄마 앞에서는 게으를 수 없었다. 엄마의 가치관은 내담자에게 받아들여졌다. 이 내담자는 힘들 때는 잠시 미뤄둘 만한 일도 미뤄두지 못했다. 아침에는 무조건 밥하고, 밥상 차리고, 설거지 하고, 아이를 챙겨서 유치원에 데려다주고 학교로 가야만 마음이 편했다고 한다. 또한 자신의 엄마가 그랬듯이, 아이를 위해서 인스턴트 식품은 먹이지 않고 손수 모든 음식을 해서 먹였다. 이 내담자는 일상의 모든 것을 완벽하게 해야만 했다. 이러니 어떻게 아프지 않을 수 있겠는가.

이런 것이 지나치게 열심히 산 대가다. 이런 엄마들은 말한다. '내가 너를 어떻게 키웠는데!', '내가 너를 위해 얼마나 많은 희생을 했는데!' 열심히 사는 것? 희생? 이런 것. 열심히 사는 것과 희생은 마치 미덕처럼 여겨지는 경향이 있다. 과연 그럴까?

열심히 사는 것은 중요하다. 거의 대부분의 사람들에게 중요하다. 그런데 그 중요한 정도는 다 다르고 열심히 산다는 것의 의미 또한 개인마다 다르다. 어떤 사람에게는 그냥 열심히도 아니고 지나치게 열심히 사는 것만이 중요해 보인다. 지나치게 열심히 사는 것이 그토록 중요한가? 중요하다면 누구를 위해서 그토록 중요한가? 혼자서 살면 그렇게 해도 된다. 아마도 인정받는 것이 우선인 사람은 혼자서라면 그토록 열심히 살지 않을지도 모른다. 그러나 함께 사는 누군가가 있다면, 열심히 사는 것만이 다가 아니다. 함께 사는 누군가가 있다면, 가족이 있다면, 아이가 있다면, 서로 속도와 박자와 눈높이를 맞추는 것이 무엇보다 중요하다. 혼자서 열심히 살면서 먼저 앞서가 버리는 것은 합의 없는 독단이다. 속도를 맞추고 박자를 맞추고 눈높이를 맞추는 것, 이것은 합의를 통해서 가능하다. 상대방의 입장을 고려하고 상대방이 어떤지를 묻고 거기에 맞춰 함께 가는 것, 함께 살면서 이보다 더 중요한 것은 없다.

빨리 가려면 혼자나 가라. 빨리 간다는 것은 경쟁 사회에서나 통용되는 가치다. 그러나 부모 자식 사이는 경쟁 관계가 아니다. 함께 간다는 것은 전혀 다른 차원의 얘기다. 함께 웃어줌으로써 기쁨을 키우고, 함께 울어줌으로써 혼자라는 기분을 느끼지 않도록 하라. 그러나 딱 거기까지만이다. 함께라는 느낌을 공유하는 것만으로도 충분하다. 함께 하되 자신의 자리를 지키고 각자의 역할에 충실하기, 쉽지는 않지만 우리가 해결해야 할 숙제다.

부모의 불안

인간에게는 평생 짊어지고 가는 원초적인 불안이 있다. 앞서 설명한 버려짐에 대한 불안과 삼켜짐에 대한 불안이다. 이 원초적인 불안의 연장선상에서 우리는 각자 자신의 가족 내에서 이 불안들을 다양한 형태로 경험한다.

여기에 더해 1형당뇨 가족에게는 또 하나의 불안이 있다. 바로 건강과 관련되어 있고 미래와 관련되어 있는 불안이다. 이 불안은 잘못된 지식에서 비롯된다. 바로, 의사들 중에 1형당뇨에 관심이 있고 환자를 배려하며 공부하는 의사를 제외하고, 일부 지독하게 공부하지 않고, 멍청한 의사들이 1형당뇨인에게 합병증이 온다고 강조하는 데서 오는 불안이다.

당뇨병, 특히 1형당뇨병에 합병증이 오는 것이 통계적으로 유의미하다고 해도, 그것은 통계일 뿐이며, 과거의 것이다. 통계도 시간이 흐름에 따라 변한다. 과거에는 관리가 어려운 환경에 있으면서 합병증 발병 가능성과 확률이 높았으나, 지금은 과거에 비하면 1형당뇨 관리 환경이 매우 좋아졌다. 통계도 달라져야 할 뿐만 아니라, 실제로 건강하게 잘 사는 사람들이 많다. 내가 발병했을 당시만 해도, 의사들이 내 가족에게 '환자는 산다고 해도 중학생까지, 아무리 오래 산다고 해야 고등학생 때까지 살 수 있다'고 했다. 당시의 의학 수준으로는 그랬었나 보다. 그런데 나는 발병 이후로 수십 년째 살고 있다. 통계는 통계일 뿐, 통계가 진실의 전부는 아니다.

그럼에도 불구하고 아직도 많은 병원 의료진과 무지한 의사들이 합병증을 지나치게 강조해서, 많은 1형당뇨 당사자들과 부모들이 불안에 떨고 있다. 많은 의사들이 불안이 불러일으키는 심각성을 간과하는 것 같다. 지나친 불안은 심리사회적 적응을 어렵게 한다. 지나친 불안은 현실 적응에 많은 어려움을 낳는다.

불안은 원래 순기능이 있다. 적당히 불안하면 미래에, 위험에 적절히 대비할 수 있다. 시험을 앞두고 불안하지 않으면 공부하지 않을 테지만, 적당히 불안하면 시험 대비를 잘할 수 있다. 밀림에서 호랑이를 만났는데 불안하지 않다면 잡혀 먹힐 것이다. 불안이 있기 때문에 달아날 수 있고 위험 상황을 벗어날 수 있는 것이다.

그러나 불안이 너무 커지면 더 이상 순기능으로 작용하지 않고 역기능으로 작용한다. 불안은 현재에 살지 못하고 미래에 살도록 한다. 불안은 현재의 삶에 적응하는 대신 미래에 대한 걱정에 휩싸이게 한다. 불안은 현실 적응을 어렵게 한다. 특히 다가올 미래가 파국적일수록, 부정적으로 예상될수록, 파국적 미래에 대한 걱정 때문에 현실에서 멀어진다. 불안하면 통제하기 시작한다. 마음속에서는 다가올 부정적 미래가 오면 큰일 난다고 생각하고 와서는 안 된다고 여기기 때문에 통제를 하기 시작한다.

1형당뇨인에게 불안은 미래의 합병증에 대한 두려움에서 온다. 병원 당뇨병 교실에서, 또는 의사들이 보여주는 다리 잘린 사진, 실명한 사진들은 두려움을 일으키기에는 꽤 효과적이다. 그것을 본 많은 당뇨인들을 불안에 떨게 하니 말이다. 불안을 품은 1형당뇨인은 먼저 충분히 누려도 될 음식을 통제하기 시작한다. 병원에서 칼로리 교육이나 철저한 혈당 관리에 대해 들은 부모는 아이가 음식을 먹지 못하도록 통제한다. 경험자의 증언에 따르면 어떤 병원에서는 아이에게 고기조차 금지시키고 풀만 먹이라고 했다고 한다. 과자는커녕 고기조차 못 먹는 아이들은 억눌리고 통제당하면서도 억울한 소리를 듣는다. "우리 애는 무슨 식탐이 그리 많은지 몰라요." 기가 막힐 노릇이다. 당연한 식욕을 통제해놓고 식탐이 많다니! 식탐이라는 표현 자체에 이미 비난이 들어 있다. 이러면 부모 자녀 관계가 파괴될 수밖에 없다. 식욕과 관련한 통제는 일상에서 일어나는 작은 일 같지만, 아이들에게 매일같이 상처가 되며, 부모 자식 사이에 많은 갈등을 낳고, 지속적으로 반복되면서 트라우마가 될 수도 있다.

이런 일들도 벌어진다. 초등학교 고학년의 1형당뇨 자녀를 둔 어떤 엄마는 저혈당과 합병증에 대한 두려움이 너무 큰 나머지 아이를 학교에 보내지 않는다. 이것이 병원 교육의 문제에서 비롯된 것인지 부모 자신의 성격적 문제인지는 알 수 없으나 병원 교육과 부모 불안이 연합되어 있을 확률은 높아 보인다. 부모의 불안으로 인해 아이들이 또래 사회의 경험과 교육의 기회마저도 박탈당하는 것이다.

부모 자신의 불안을 통제하려고 아이의 삶을 통제한다. 내가 직접 보고 들은 1형당뇨 자녀를 둔 부모의 불안은 이렇다. 불안해서 안 먹이고, 불안해서 혈당을 감시하고, 불안해서 억지로 운동을 시키고, 불안해서 친구를 못 만나게 하고, 불안해서 여행을 보내지 않고, 불안해서 학교에 보내지 않고, 불안해서 아이의 꿈을 포기시키고, 불안해서 집안에 가두고, 불안해서 세상에 내보내지 않고……. 불안을 통제하려고 많은 것들을 통제하는 예는 수없이 많다.

불안이 지나치면 적절한 판단을 하지 못한다. 불안 앞에서 판단력이 흐려진다. 그래서 불안이 지나치면 잡지 말아야 할 지푸라기도 잡는 것이다. 1형당뇨를 완치해줄 약이란 것이 아직 없음에도 불구하고, '당뇨에 좋다'는 식품이나 건강 보조 식품을 당뇨를 낫게 해줄 약으로 받아들인다. 한번 이렇게 믿으면 이 사람들의 귀에는 사실을 말해주는 사람의 얘기가 전혀 들리지 않는다. 그 사람에게는 오로지 자신이 믿는 바가 진리고, 건강 보조 식품을 진리로 받아들임으로써 일시적으로 불안을 잠재운다. 자신이 믿는 것이 진리가 아니라면 어떻게 불안이 가라앉겠는가. 건강에 이로운 자연식을 음식의 일부로 먹는 것과 당뇨를 낫게 해준다고 믿고, 그 믿음으로 불안을 잠재우기 위해 먹는 것은 완전히 다른 차원의 얘기다.

패치형 펌프를 달면 혈당 관리가 잘될 것으로 믿는 사람들도 있다. 인슐린 펌프가 당뇨를 완치시켜준다고 하는 말을 믿는 사람까지 있으며, 그렇지 않다고 말해주는 사람을 마치 자신을, 자기 자식을 해치려는 사람으로 여기고 덤벼든다. 물론 인슐린 펌프가 유리한 면도 있지만, 분명 한계는 있다. 인슐린 펌프를 혈당 관리의 한 도구로 알고 적절히 사용하는 것과 인슐린 펌프가 1형당뇨를 완치시켜준다고 믿고, 그 믿음을 버팀목 삼아 자신의 불안을 잠재우는 것은 천지 차이다. 실시간 연속 혈당 측정기를 달면 혈당이 저절로 잘 조절될 줄로 믿으며 자신의 불안을 잠재우려는 사람들도 있다. 실시간 연속 혈당 측정기를 혈당 관리를 쉽고 편리하게 해주는 도구로 사용하는 것과, 혈당을 저절로 조절해주는 불안 해소용으로 사용하는 것은 질적으로 완전히 다르다. 도구는 도구일 뿐이다. 도구를 도구로 사용하는 데에는 아무 문제가 없다. 언제나 문제가 되는 것은 도구가 사람보다 앞에 있을 때다.

1형당뇨가 발병했을 때 사람들은 인슐린이 어떤 것인지도 모르고 혈당 측정을 왜 해야 하고, 얼마나 해야 하는지도 모르고 그밖에도 모르는 것 투성이였다. 혈당 측정만 예로 들어도, 처음에는 왜, 얼마나 해야 하는지도 모르다가 내 책과 작은손 카페에서 배운 사람들을 통해 이유를 알고 나서, 그리고 현실을 경험해보고서야 혈당 측정을 많이 하게 된다. 그런데 시간이 지나면서 점점 그 속사정이 확연히 드러난다. 혈당을 잘 관리하기 위해서 혈당을 자주 측정하는 사람이 있는가 하면, 불안해서 혈당을 자주 측정하는 사람도 있다. 자녀가 아프지 않고 건강하라고 혈당 관리에 관심을 기울이는 부모가 있는가 하면, 부모 자신의 불안을 어쩌지 못해서 자녀의 혈당만 가지고 난리인 부모도 있다. 실시간 연속 혈당 측정기는 혈당을 자주 측정하는 것의 극대화 버전이다. 당신에게 실시간 연속 혈당 측정기는 이 둘 중 어디쯤에 위치하겠는가. 혈당을 자주 측정하는 것이 건강 관리에서 비롯된 것인지, 아니면 불안에서 기인한 것인지 한 번쯤 진지하게 생각해보기를 바란다.

불안은 적절한 판단을 못하게 한다. 불안이 지나친 사람은 지푸라기를 진리로 믿고 싶어하고 믿어버리는 경향이 있다. 아이는 아이의 삶을 세상에서 펼쳐가야 한다. 아이의 삶을 부모 자신의 불안 속에 가두지 말라. 불안으로 감싼 그것을 사랑이라고 말하지 말라. 사랑은 불안에도 불구하고 그것을 견디며 아이를 세상에서 살게 내보내는 것이다.

맹모삼천지교

언젠가 우리가 익히 들어왔던 맹모삼천지교에 대한 새로운 해석이 담긴 글을 지하철역에서 본 적이 있다. 익히 알려진 맹모삼천지교는 '묘지 가까이 살았더니 맹자가 장사 지내는 흉내를 내서, 시장 근처로 이사를 갔는데 이번엔 물건 파는 흉내를 내더라. 그래서 다시 글방이 있는 곳으로 이사를 갔더니 맹자가 스스로 공부를 하기 시작했다'라는 내용이다. 흔히 맹자 어머니가 아들 교육을 위해 세 번이나 이사를 했다는 이야기인데, 지하철에서 본 또 다른 해석 내용은 이렇다.

'현명한 맹자 어머니가 처음 묘지 가까이로 이사를 간 것은 죽음을 가르치기 위해서였고, 그것을 배운 다음에는 삶의 현장을 체험하게 하기 위해 시장 근처로 이사를 간 것이다. 삶에서 중요한 이 두 가지를 배운 다음에야 비로소 공부를 시킨 것이다.'

죽음과 삶을 체험한 사람만이 참된 사람이 될 수 있다는 것을 맹자 모친은 알고 자식 교육에 실행했다는 내용이었다. 많은 부모들이 좋은 학교나 학원 근처로 이사 가기를 희망하지만, 지식을 담기 전에 내 자녀가 훌륭한 그릇이 되었는지가 더 중요하지 않겠느냐는 의미심장한 물음도 덧붙여 있었다.

자연에서는 생로병사가 순리지만, 대부분의 사람들은 어느 정도 큰 일을 겪기 전까지 인식을 못하고 살기 쉽다. 그러나 우리 친구들은 다른 사람들보다 좀 더 빨리 철들게 된다. 늘 자기절제가 필요한 1형당뇨라는 까다로운 여건이 그렇게 만든다. 사람에게 일찍부터 병이 있으면, 병이라는 현상과 죽음을 감지하게 된다. 그것을 의식하든 무의식적으로 어렴풋이 알게 되든 말이다. 특히 생활 속에서 자주 겪는 저혈당 증상이나 합병증에 대한 의식은 죽음과 좀 더 가까이 있다. 죽음은 삶의 반대편에서 두려움을 불러오지만, 반드시 나쁜 것, 피해야만 하는 현상은 아니다. 이 현상을 온전히 이해하고 받아들이면 삶의 새로운 차원이 열린다. 한 단계 성숙할 수 있는 기회를 주고 삶을 소중하게 생각하게 하고 진지하고 충실하게 살 수 있도록 한다. 작은손 캠프의 지난 프로그램 중에 입관 체험이 있었던 것도 이 맥락에서 이루어졌던 것이다.

현실적으로 1형당뇨를 가진 우리들이 세상을 살아가는 데는 당뇨가 없는 사람들에 비해 약간 불편한 점이 있는 것은 사실이다. 그래서 혈당 관리가 시급하기는 하지만, 혈당에 지나치게 신경 쓰다 보면 더 중요한 것을 놓치기 쉽다. 병과 혈당으로 인해 돌봄받는 존재로 스스로나 남에게 인식되는 것은 삶을 힘들게 만든다. 이런 문제를 해결하기 위해 작은손 캠프에서는 1형당뇨로 주로 돌봄을 받아오던 아이들이 자신도 누군가에게 도움을 줄 수 있다는 것을 몸소 체험할 수 있도록 하는 기회도 가졌다.

병과 혈당으로 인해 이기적인 사람이 되는 것은 사람 사이의 관계를 어렵게 만든다. 혈당보다 더 중요한 소통하는 인간관계를 충분히 경험하는 것이 중요하다. 세상에 홀로 떨어진 존재가 아니라 서로 연결감을 갖고 관계 속에서 살아가는 것, 그것은 가족 관계에서부터 시작한다. 혈당보다 훨씬 더 중요한 것들, 배워야 할 것들이 많다. 어려서부터 경제관념부터 시작해 현실적인 교육을 하는 것도 중요하다. 혈당에 앞서서 사람 사이의 관계를 배우면 세상을 좀 더 당당하고 수월하게 스스로의 힘으로 살아갈 수 있다. 그것은 부모와 자녀 관계에서 시작할 수 있다.

삶에서 중요한 것을 먼저 배우면 당뇨 관리도 학교 공부도 자연스럽게 뒤따라올 것이다. 급한 것과 중요한 것, 두 가지가 있을 때 급한 것 때문에 중요한 것을 간과하는 것은 아닌지 살펴보는 기회가 되었으면 좋겠다.

형제자매 사이, 공정성과 소외

1형당뇨 자녀를 둔 부모의 역할은 다양하다. 나는 세미나에서 여러 주제별 강의를 하면서, 1형당뇨 자녀를 둔 부모의 역할을 다룬 바 있는데, 내용이 많고 다양하여 여러 차례에 걸쳐 내용별로 나눠서 강의했다. 많은 얘기가 있지만, 대개는 내 책들 전반에 담겨 있고, 앞서 핵심적인 내용을 소개했다. 나머지 못다한 얘기들은 다른 기회로 미룬다. 그럼에도 불구하고 마지막으로 한 가지 얘기를 덧붙인다면, 그것은 둘 이상의 자녀를 둔 경우에 대해서다.

1형당뇨 자녀가 있는 집안 중에는 가족 전체가 불행을 경험하는 경우가 있다. 단지 1형당뇨의 경우만은 아니다. 자녀 가운데 어느 한 자녀가 병에 걸렸을 때, 부모의 관심은 일차적으로 병에 걸린 아이에게 집중된다. 그럴 수밖에 없다. 그런데 이때 병을 가지지 않은 다른 자녀는 부모의 관심이 병에 걸린 다른 형제에게 쏠림으로써 소외감을 느낀다. 1형당뇨의 경우, 병원에서 칼로리를 제한해야 한다거나 과자를 먹이지 말라고 했다거나 단 음식을 삼가도록 잘못된 교육을 받았거나, 부모 스스로 불안이 많은 경우에 혈당을 이유로 1형당뇨를 가진 자녀 몰래, 병을 가지지 않은 다른 자녀에게 과자를 몰래 주는 일도 있다. 이때, 결국 그 사실을 알게 되는 1형당뇨를 가진 자녀는 소외감을 느낀다.

1형당뇨 자녀를 둔 상당수의 엄마들이 죄책감을 느낀다. 아기가 뱃속에 있을 때 함부로 먹은 건 아닌지, 아이를 키우면서 제대로 못 먹여서 아이가 당뇨병에 걸린 것은 아닌지, 너무 스트레스를 줘서 아이가 병에 걸린 건 아닌지 하며 자책하는 것이다. 때로 아이의 혈당 관리 문제를 놓고 아이의 엄마와 아빠가 의견이 달라 싸우는 일도 생긴다.

이처럼 집안에 한 사람의 1형당뇨인으로 인해 고려해야 할 많은 것들이 생긴다. 내가 1형당뇨를 단지 혈당 또는 당뇨 관리만의 문제로 보지 않고, 또 캠프와 세미나에서 아이들과 부모들을 만나 마음을 나누며, 심리 문제에 역점을 두는 까닭이다.

이 가운데, 가정 안에서 병을 가지지 않은 또 다른 자녀에 대한 관심은 병을 가진 자녀에 대한 관심만큼 중요하다. 내가 캠프를 열면서 굳이 1형당뇨를 가진 당사자의 형제자매도 함께 올 수 있도록 하는 것은, 병을 가졌거나 가지지 않았거나 누구도 소외되지 않고 동등하게 대접받을 수 있어야 하기 때문이다. 1형당뇨로 인해 1형당뇨인 당사자도 소외되어서는 안 되지만, 1형당뇨로 인해 1형당뇨를 가지지 않은 다른 형제도 소외되어서는 안 된다. 1형당뇨 때문이 아니라, 아무런 조건 없이 어린아이들은 사랑받으며 자랄 수 있어야 한다.

가족 내에서 한 자녀에게 1형당뇨가 생겼을 때, 형제 중 당뇨 아닌 다른 아이에게 할애하는 마음과 시간은 얼마쯤 될 것 같은가. 특히 올인하다시피 보살피는 경우, 당뇨 아닌 다른 형제는 심한 결핍을 경험한다. 몸에 난 상처는 아물고 치료되지만, 마음의 상처는 평생 남을 수도 있다.

형제들은 부모로부터 사랑을 쟁취하기 위해 필사적으로 노력한다. 부모의 사랑 앞에서 형과 동생은 경쟁 관계다. 또한 큰아이의 78%, 작은아이의 75%가 음식이나 장난감 등의 물리적인 소유물을 나누는 문제, 혹은 소유권을 주장하는 문제로 싸움이 일어난다. 그리고 큰아이는 부정적이고 명령하는 언어를 친구들에게 하는 것보다 7배나 더 많이 사용한다.

이때 부모가 이 상황을 공정하게 다룰 수 있을까? 똑같이 나눠줄 수 있을까? 공평할 수 있을까? 완벽한 공평함은 가능할까? 많은 부모들이 이렇게 말한다. "너는 형이니까 네가 참아." "너는 동생이니까, 형 말을 잘 들어야지." "넌 당뇨니까, 네가 참아." "넌 당뇨가 아니니까, 네가 참아."

그리고 최대한 공평하게 양육하고자 하는 부모의 경우, 공평하다는 명목 하에 잘하는 아이를 더 평가하고 못하는 아이에게는 부정적인 평가를 내린다. 상대적으로 눈치가 빠르고 반응이 빠른 아이가 더 주목받기 쉽다. 이러한 아이의 특성을 무시하면 아이들은 더 빨리 인정받으려는 욕구를 가지게 되고, 다른 형제에 대해 부정이나 무시를 하게 된다.

1형당뇨를 가진 아이는 병을 무기 삼아 부모의 사랑을 받으려 하고, 당뇨 아닌 아이는 자기 몫의 사랑을 지키고자 한다. 당뇨 아닌 아이는 1형당뇨를 가진 형제에게 부모의 관심이 쏠린다고 느끼고, 1형당뇨를 가진 아이는 다른 형제와 다르게 특별 취급을 받는다고 느낀다. 1형당뇨를 가진 아이는 다른 형제는 불량식품을 먹는데, 자신은 못 먹는다고 생각한다. 당뇨 아닌 아이는 부모로부터 '당뇨를 가진 형제에게 양보하라'는 말이나 메시지를 듣는다. 당뇨를 가졌거나 가지지 않았거나 자기 몫보다 상대방의 것이 더 크다고 느낀다. 결국 첫째든 둘째든, 1형당뇨든 아니든, 이 세상에 부모가 공평하다고 느끼는 아이는 없다.

그만큼 공평하기는 쉽지 않은 것 같다. 공평하기 위해서 최선을 다할 수 있을 뿐. 열 손가락 깨물어 안 아픈 손가락 없다. 부모에게 아이를 사랑하는 마음이 없겠는가? 병이 있든 병이 없든 똑같이 사랑했고 사랑할 것이다. 병이 있는 자식을 좀 더 돌아보았을 뿐 똑같이 사랑했을 것이다. 다만, 문제는 애정의 차이가 아니라 태도의 차이 아니겠는가.

사람마다 차이가 나서 혈당도 다른가?

우리 몸은 정직하다

1형당뇨를 관리하는 데 공식 같은 게 있다면 얼마나 좋을까?

나도 다른 1형당뇨인들과 마찬가지로 음식을 먹을 때마다, 음식 종류가 바뀔 때마다, 그리고 식후 산책을 하고 나서, 시간이 흐르고 혈당에 이상이 있다고 느낄 때마다 혈당이 어떻게 변하는지 체크를 해본다.

단순히 지금 혈당이 '120mg/dl'이 딱 나왔다고 그게 다가 아니다. 우리가 측정한 그 시점은 혈당이 올라가고 있거나 내려가고 있는 중간의 어느 한 순간일 뿐이다. 이 혈당이란 녀석은 언제나 변한다. 비단 음식뿐만 아니라 운동량, 스트레스 여부, 일상 생활, 각종 호르몬 등 변수가 너무 많다. 1형당뇨 관리는 생동하는 삶과도 같이 딱 맞아떨어지는 공식이 있는 게 아니라 마치 외줄을 타는 것처럼 정신 바짝 차리고 순간순간에 대처해야만 균형을 잡을 수 있다.

같은 조건이라고 생각했는데, 상황마다 너무 다른 혈당 결과가 나타나면 당황하게 마련이다. 그러나 혈당에 영향을 미치는 변수들은 많다. 이런 변수들 가운데는 쉽게 발견할 수 있는 것들도 있지만, 눈에 잘 띄지 않는 것들도 있다. 혈당에 영향을 미친 요인을 찾을 때 눈에 잘 띄지 않으면, 사람들은 혈당은 원래 사람마다 다른 거라고 생각하고 원인 찾기를 포기하고 만다.

과연 그럴까? 사람마다 다르다고 인슐린 요법이나 인슐린 작용의 효과도 사람마다 다르게 나타날까? 보이는 현상은 마치 그런 것처럼 보이지만, 원인을 찾다 보면 각기 다른 사람이라도 인슐린이 일정하게 작용한다는 사실을 발견할 수 있다.

성별에 따라, 나이에 따라 사람마다 근육량과 운동 능력이 다르지만, 운동할 때 근육과 관절 등 몸이 작동하는 방식은 똑같다. 마찬가지로, 사람마다 환경과 조건이 모두 달라도 인슐린이 작용하는 방식은 똑같다.

혈당에 영향을 미치는 요인들은 식사 내용, 운동 내용, 인슐린 종류, 인슐린 용량, 인슐린 주사 시간, 심리 상태 등이 일반적이다. 혈당에 이상이 나타날 때 대개는 이 일반적인 원인들에서 크게 벗어나지 않는다. 《춤추는 혈당을 잡아라》 7장 가운데 '혈당에 영향을 주는 생활 속의 숨은 원인'에서 밝힌 대로, 감기라든가, 배탈, 설사, 심리, 호르몬 변화, 목욕, 낮잠, 마사지 등 일상생활 속에서도 원인을 발견할 수 있다.

어떤 사람은 인슐린도 신경 써서 잘 맞았고, 운동도 꾸준히 하며, 음식 조절도 잘하고, 모든 걸 다 잘하는데 혈당이 이상하게 나온다고 말하는 사람도 있다. 그러나 다 잘하는데도 혈딩이 이싱하게 나오는 경우는 없다. 다 잘했는데도 혈당이 이상하게 나온 것이 아니라, 그 가운데 못한 게 있거나 원인을 주의 깊게 살펴보지 못했을 뿐이다.

특수한 경우는 극히 드물다. 특수한 경우라고 하더라도 혈당의 결과가 달라지는 원인은 분명히 존재한다. 단순히 '사람마다 달라서'라고 얘기해버리면, 이 말 속에서는 원인을 찾으려는 어떤 노력도 발견할 수 없다. 이런 말은 답을 더 이상 찾지 않으려는 자기 합리화에 지나지 않는다. 그러면 혈당에 이상이 나타나는 문제를 영영 해결할 기회를 잃는다.

몸은 정직하다. 인슐린 또한 정직한 편이다. 오로지 마음만이 자신을 속일 수 있다.

당뇨 관리를 할 수 없는 사람

당뇨와 관련해 많은 사람을 접하다 보면, 혈당이 안 잡힐 만하고 앞으로도 당뇨 관리하기 힘들겠구나고 여겨지는 사람이 있다. 당뇨에 대해 잘 모르는 사람이 아니라 핑계가 많은 사람이다.

1형당뇨에 대해 잘못 알고 있거나 이해가 부족하면 지속적인 공부를 통해서 문제를 극복할 수 있다. 경험이 적어 실수를 많이 한다면 공부와 함께 경험이 늘면서 당뇨 관리를 잘할 수 있다. 잘못된 습관을 가지고 있던 사람들이라면 습관을 바로잡으면 당뇨 관리가 수월해진다.

그러나 핑계가 많은 사람에게는 해결책이 없다. '사람마다 달라서 혈당이 이상하게 나온다'고 말하는 것도 핑계다. 혈당 조절이 잘되지 않을 때, '아직 어리니까', '여자니까', '많이 먹을 때라', '성장 호르몬이 많이 나올 때라', '운동할 기운이 없어서', '몸이 약해서', '어떤 음식이 당뇨에 좋다고 해서' 등의 갖가지 이유를 댄다. 운동을 피하고, 음식 조절을 하지 않고, 인슐린을 과다 사용한다. 적극적인 관리에 뛰어들지 못한 사람들의 변명이다.

이런 사람들은 혈당을 잘 조절하기 위한 방법을 가르쳐줘도 혈당 조절에 실패한다. 혈당이 조절되지 않는 자신의 상태에 대해 카페에 글을 올려 사람들이 경험과 지식을 토대로 값진 시간을 써가며 원인을 찾아 해결 방법을 제시하면, 방법을 실행에 옮기려고 하지 않고 이리 피하고 저리 피한다.

속을 들여다보면 이들이 원하는 것은 문제 해결이 아니라 위로인 듯하다. 위로도 필요하다. 그러나 위로로는 겪고 있는 고통을 잠시 마취시켜줄 뿐 상황은 나아지지 않고 다시 반복된다.

누군가 입에 떠 넣어준다고 해도 먹어야 하는 것은 당사자다.

혈당 관리를 잘하는 사람, 못 하는 사람

혈당 관리를 잘하기까지 사람마다 정도의 차이가 많이 난다. 혈당 관리에 대한 지식을 빨리 받아들여 빨리 적응하는 사람이 있는가 하면, 더딘 사람도 있다. 또 괜한 저항으로 멀리 돌아가는 사람도 있고, 눈과 귀를 닫아 언제나 처음인 듯한 사람도 있으며, 오히려 거꾸로 가는 사람도 있다. 어떤 부모는 당뇨에 관한 지식은 빨리 습득했는데, 자녀의 마음에 대하여는 외면해서 오히려 아이가 클수록 불행의 길을 걷게 되는 경우도 있다.

누군가는 좀 더 일찍 목표에 도달하고, 누군가는 조금 늦을 뿐 언젠가는 같을 길을 가게 될 것이라 믿는다. 그러면서도 한편으로는 시간이 우리를 언제까지고 기다려주지 않을 거라는 우려도 한다.

당뇨 유병 기간이 좀 지나면 안일해져서 관리가 소홀해지는 경향이 있는가 하면, 당뇨가 불러오는 결과로 인해 조급한 마음을 갖기도 한다. 혈당 관리에 미숙한 사람들은 혈당 관리를 잘하는 사람을 부러워하고 이들에게는 저혈당이나 고혈당이 없을 것이라고 생각하지만, 그전에 미리 알고 있어야 할 것이 있다. 혈당 관리를 잘하는 사람이나 못 하는 사람은 서로 다른 사람이 아니라는 사실이다. 똑같은 환경에 노출되어 있고 똑같은 상황을 겪고 있다. 다만, 이 둘의 차이는 똑같은 상황을 만났을 때 거기에 대처하는 태도가 다르다는 것이다. 당뇨 관리에 관한 지식과 경험은 그것을 얼마나 잘 받아들이고 얼마나 겪느냐 하는 양적인 차이가 있지만, 고혈당이나 저혈당, 그 밖의 예상하지 못한 상황이나 응급 상황을 만났을 때 그에 대처하는 태도는 지식과 경험이라는 양적인 차이를 얼마나 빨리 극복하고 성공적인 관리를 가능하게 하는가 하는 질적인 차이를 낳는다.

혈당 관리를 잘할 수 있는 사람과 그것이 어려운 사람을 가르는 태도는 다음과 같은 것들이다. 이상 혈당의 원인을 남에게든 스스로에게든 그렇다고 말할 수 있는 솔직함, 또는 부인, 현재 상태에 대한 긍정, 또는 부정, 적절한 조언에 대한 수용, 또는 거부, 고혈당이나 저혈당시 빠른 조치, 또는 방관이나 어쩔 줄 몰라 함, 이상 혈당의 근본적인 원인을 운동, 음식, 인슐린, 심리 등 종합적으로 분석하고 찾음, 또는 인슐린에서만 원인 찾고 인슐린 양만 조절함, 이상 혈당의 원인을 자신과 자기 생활 방식에서 찾음, 또는 사물을 포함한 남 탓을 함, 혈당의 중요성 외에도 삶에서 재미와 의미를 찾음, 또는 혈당에만 매달림 등.

열거하자면 여러 가지로 얘기될 수 있겠지만, 실은 이 모든 게 같은 말이다. 어쩌면 그것은 됨됨이일 수도 있을 테고, 또는 그 사람의 세계관일 수도 있을 것이다. 그리고 그것은 부모가 자녀에게 물려주면서 동시에 부모와 자녀가 함께 만드는 '무엇'이다. 대개 어려서부터 형성되지만, 다 컸다고 만들지 못하는 것은 아니다.

당뇨 관리를 시작한 지 얼마 되지 않았더라도 혈당 관리에 있어서 예기치 못한 상황을 만나면 당황하지 말고 내 책에서 알려준 대로 하나씩 차근차근 풀어가 보라. 책에서 찾아보아도 좋고, 작은손 카페를 방문하여 질문해도 좋다.

하지만 어려운 상황에 처했다는 비관만은 하지 말기 바란다. 혈당 관리에 있어서 어려운 상황이라는 것은 누구나 만나는 일상다반사다. 가난과 역경이 어떤 사람에게는 인생에서 승리할 수 있는 토대가 되고 어떤 사람에게는 삶의 구렁텅이로 빠지게 된 핑계가 된다. 1형당뇨인이라면 누구나 같은 상황을 만나지만, 결과는 우리 마음먹기에 달려 있다.

처음 간절했던 그때

약을 먹는 2형당뇨인, 2형당뇨이면서 인슐린을 맞는 사람, 1형당뇨 초기로 비교적 혈당 관리가 잘되는 사람, 혈당의 기복이 큰 1형당뇨인 등 다양한 양상의 혈당을 보이는 여러 부류의 당뇨인들이 있다. 인슐린을 맞는다고 모두가 1형당뇨는 아니다. 2형당뇨인 경우에는 인슐린을 사용하더라도 정상 범위에 가깝게 혈당을 유지하는 것이 비교적 쉽다. 이것은 인슐린이 분비되는 2형당뇨와 인슐린이 분비되지 않는 1형당뇨의 특성 때문에 나타나는 차이니, 1형당뇨인이라면 그것을 보고 부러워하거나 낙담할 필요가 없다.

1형당뇨라고 하더라도 발병 초기에 체내 인슐린 분비 기능이 남아 있을 때는 혈당을 안정적으로 관리하는 것이 인슐린 분비 기능을 완전히 상실했을 때보다 훨씬 쉽다. 인슐린이 조금이라도 분비된다는 것은 혈당을 올리는 항인슐린 호르몬들과의 균형을 유지하기가 그만큼 쉽다는 뜻이다. 인슐린 분비 기능이 아직 남아 있다는 것은 인슐린을 넉넉하게 사용할 수 있다는 뜻만 있는 게 아니라 인슐린이 필요할 때 분비량이 늘어나고, 인슐린이 덜 필요할 때 분비량이 줄어든다는 뜻이다. 필요할 때 늘어나고 필요하지 않을 때 줄어든다면 꼭 정확하지 않더라도 어느 정도 대강의 인슐린을 외부에서 주입해주는 것만으로도 혈당을 올리는 항인슐린 호르몬들과의 균형을 맞추기가 그만큼 쉬워지는 것이다.

그러나 만약 인슐린 분비 기능이 남아 있지 않다면 정상 범위의 혈당을 유지하기 위해 항인슐린 호르몬들과의 균형을 맞추는 데 필요한 적정 인슐린 양을 정할 때, 오로지 외부에서 공급하는 인슐린의 정밀한 양과 타이밍 조절에 의지해야만 한다. 그러니 인슐린 분비 기능이 남아 있는 경우와 비교해서 얼마나 조절하는 게 어렵겠는가.

인슐린 분비 기능이 없는 사람이 혈당의 변동 폭이 크다면 이런 이유 때문이니 혈당 측정을 소홀히 하지 말고 인슐린 사용에도 좀 더 신중을 기해야 한다. 인슐린 분비 기능이 없으면서도 음식 관리와 운동을 병행하면서 혈당을 안정적으로 조절하고 있다면 매우 관리를 잘하고 있는 것이다.

발병 초기에는 남아 있는 인슐린 분비 기능으로 인해 조절이 잘되는데, 이러다 보면 자신이 잘해서 혈당 조절이 잘되는 것으로 착각하기 쉽다. 물론 처음부터 열심히 공부해서 잘 관리하는 경우도 있다. 그러나 대충 해도 조절이 잘되는 경우에는 관리에 소홀하게 되고, 혈당을 조절하는 여러 방법을 종합적으로 고려하지 않고 인슐린으로 조절하는 비중이 높아진다. 이 시기가 지나면 혈당이 다시 흐트러지면서 실망하거나 처음에 그랬던 것처럼 누군가의 도움이 다시 필요해진다.

혈당 관리에 서툰 사람이나 익숙한 사람이나 당뇨인이라면, 단지 중심 잡는 게 더디거나 빠르다는 차이만 있을 뿐, 외줄 위에 서 있는 것은 마찬가지다. 초기에는 알면 혈당 조절이 쉬울 것 같지만 실제로는 서툴러서 조절이 힘들고, 일정 시기가 지나서 관리 방법을 알고 나면 쉬울 것 같지만 인슐린 분비 기능이 상실된 뒤에는 조금만 방심해도 혈당이 흐트러져 조절이 어렵다.

혈당 관리를 지속적으로 잘할 수 있는 사람은 시간이 지나도 처음 같은 마음 그대로인 사람이다. 처음에는 다 그랬다. 다들 간절했고 겸손했다. 처음의 그 마음을 기억해보자.

췌장만의 문제가 아니다

췌장 말고는 괜찮거든요

일반적으로, 1형당뇨인에게 나타나는 혈당 문제는 췌장의 베타세포의 기능 상실에서 비롯된다. 이로 인해 혈당이 상상을 초월할 정도로 치솟아 생명을 위협하므로 인슐린 주사로 췌장의 역할 가운데 하나인 혈당을 내려주는 것을 대신하는 것이다.

그러나 외부로부터 주입되는 인슐린으로는 자연 그대로의 췌장 기능만큼 완벽하게 당 조절을 할 수 없다는 데서 2차적인 문제들이 생긴다. 인슐린 주사가 혈당을 내려주기는 하되, 때로는 인슐린 용량이 모자라 고혈당 상태가 될 수도 있고, 때로는 인슐린 용량이 너무 많아 고혈당 이상으로 위험한 저혈당 상태가 되기도 한다. 자연 상태의 완벽함을 인슐린 주사로는 재현할 수 없는 것이다.

1형당뇨인이 혈당을 조절하기 위해 아무리 좋은 인슐린 요법을 사용하고 아무리 용량을 초정밀로 조절해도 혈당을 잡기 어려운 것은, 우리 몸에서 혈당의 균형을 이루는 기능이 췌장에서만 이루어지는 것이 아니기 때문이다. 췌장의 베타세포에서 분비하는 인슐린으로 인한 작용은, 또는 췌장에서 인슐린이 분비되지 못해 외부로부터 공급해야만 하는 인슐린으로 인한 작용은 우리 몸의 균형을 잡기 위한 기능 가운데 한 방편일 뿐이다. 다른 쪽에는 혈당을 올리는 호르몬들이 있어 인슐린의 작용과 함께 우리 몸의 균형을 이뤄준다.

그래서 인슐린 주사 용량이 많아 체내에 인슐린이 과도한 상태가 되면 혈당이 낮아져 위급해지므로, 우리 몸에서는 다시 혈당을 올리기 위해 혈당을 올리는 기관들이 작동하고, 혈당을 올리는 항인슐린 호르몬들이 분비되어 고혈딩이 되기 쉽다. 혈당을 올리는 호르몬의 작용에도 한계가 있어서 혈당을 올리는 호르몬의 분비량 이상으로 인슐린 용량이 많을 때는 심각한 저혈당을 겪게 된다.

혈당이 수시로 변해 인슐린 용량을 인위적으로 수시로 거기에 맞춘다고 해도, 혈당을 올리는 호르몬들 역시 살아 움직이고 있기 때문에 혈당은 여전히 변한다. 일반적으로, 당뇨는 인슐린 작용에 문제가 생기면서 이 둘 사이의 균형이 깨진 상태다. 게다가 1형당뇨는 인슐린 분비 능력이 상실되어 있어 혈당을 올리는 반대의 기능을 인슐린 주사로 대신해야 한다. 대개의 1형당뇨인은 췌장의 베타세포만 망가졌을 뿐이지, 췌장의 알파세포, 간, 뇌하수체, 부신피질과 부신수질, 갑상선 등은 멀쩡해서 인슐린 주사 치료를 적절히 하지 못하면 언제든지 혈당이 올라갈 수 있다. 물론 이들 기관에 문제가 생기면 그때도 혈당의 이상이 나타난다. 그러므로 인슐린 주사 치료를 할 때는 반드시 혈당을 올리는 기관들의 역할을 항상 염두에 두지 않으면 안 된다.

우리 몸에서 혈당을 올리는 기관들은 췌장, 뇌하수체, 부신피질, 부신수질, 간 등이다. 췌장의 알파세포에서는 혈당을 급하게 올려주는 호르몬인 글루카곤이 분비되고, 뇌하수체에서는 부신피질 자극 호르몬, 성장 호르몬이 분비되며, 부신피질에서는 코티졸이 분비되고, 부신수질에서는 아드레날린이 분비된다. 간에서는 당을 저장했다가 성장 호르몬이 분비되거나 스트레스나 저혈당으로 인해 코티졸, 아드레날린 등이 분비되었을 때 저장된 당을 혈액 내로 내보내어 혈당을 올린다. 갑상선 호르몬은 갑상선 기능 항진이냐 기능 저하냐에 따라서 혈당이 고혈당이 되거나 저혈당이 될 수 있다.

코티졸이나 성 호르몬 같은 스테로이드 호르몬 수용체는, 인슐린이나 갑상선 호르몬 같은 단백질 호르몬과 그 수용체가 제한적으로 반응하는 것과는 달리 우리 몸에 매우 많아 호르몬이 들어오는 대로 한없이 받아들이기 때문에 문제가 심각하다. 스트레스 호르몬인 코티졸은 염증을 가라앉히는 역할도 하지만, 지방을 많이 저장하고, 칼슘 흡수를 방해하여 뼈의 형성이 제대로 안 되게 한다. 스트레스를 많이 받고 자란 아이들의 성장이 더딘 이유는 이 때문이다. 인슐린 분비가 안 되는 1형당뇨인에게 코티졸 분비가 많으면 많을수록 혈당은 계속 올라가고 지방도 많이 축적된다. 그러므로 인슐린 주사를 잘못 사용하여 저혈당이 잦거나 스트레스를 많이 받으면 코티졸 분비가 많아져 건강을 크게 해칠 수 있다.

혈당에 영향을 주는 호르몬들

당뇨 아닌 일반인의 몸에서는 혈당을 내리는 인슐린과 그밖의 혈당을 올리는 데 관여하는 여러 호르몬들의 상호작용으로 혈당 수준이 일정하게 유지된다. 인슐린만 하더라도 몸에 들어온 음식물이 혈당을 올리는 정도에 따라 분비량이 조절되어 일정한 혈당 상태를 유지한다. 그밖의 많은 호르몬들은 혈당을 올리는 일을 하면서 분비량에 따라 혈당에 영향을 미치는 정도에 차이가 있다.

직접 간접으로 혈당에 영향을 미치는 호르몬은 수없이 많다. 우리 몸의 기관과 호르몬들은 어느 것 하나 연결되지 않은 것 없이 유기적으로 긴밀하게 연결되어 있기 때문에 , 100개가 넘는 호르몬 가운데 어떤 호르몬만 혈당에 영향을 미치고 어떤 호르몬들은 영향을 미치지 않는다고 말하기는 어렵다. 각종 호르몬들은 우리가 건강한 상태를 유지하기 위해 우리 몸의 각 기관이 서로 조화를 이뤄 항상 일정한 상태를 유지하게 해준다. 각종 호르몬들이 혈당에 직간접으로 영향을 미칠 뿐만 아니라 혈당만큼 중요한 면역에 관여하거나 우리 몸에 없어서는 안 될 각각의 역할을 수행하고 있다. 이에 대한 더 자세한 내용은, 대사질환의 뿌리에 인슐린이 있다는 것과 인슐린과 각종 항인슐린 호르몬들의 유기적인 관계에 대해서 밝혀놓은 《인슐린 건강학》을 참고하기 바란다.

1형낭뇨인에서 인슐린 분비가 안 된다고 해서 의사나 환자가 혈당, 또는 인슐린만 가지고 얘기하는 것은 전체를 못 보고 극히 일부에 해당하는 눈앞의 것만을 보는 것이다. 그러므로 유기적이고 전체적이고 장기적으로 당뇨를 관리하려면, 인슐린 외의 것들까지도 감안해야 한다.

췌장의 기능에 이상이 없을 때는, 유일하게 혈당을 내리는 역할을 하는 호르몬인 인슐린이 다양한 음식물과 운동, 심리, 그리고 수많은 호르몬들이 혈당에 영향을 미칠 때마다 매우 섬세하게 대응해 항상 일정한 혈당 상태를 유지한다. 그러나 1형당뇨인처럼 인슐린이 아예 분비되지 않는 경우에는 음식 섭취에 조금만 변화가 일어나도 혈당을 조절하기 어려워진다. 거기에 혈당에 영향을 미치는 운동량이나 심리에까지 변화가 생기면, 거의 대부분 속수무책으로 혈당이 올라가거나 내려가버린다. 더불어 다른 호르몬들이 혈당에 미치는 영향까지 생각하면, 1형당뇨인이 혈당을 고르게 조절하는 일은 거의 불가능에 가까워 보인다. 완벽한 혈당까지는 아니어도 비교적 정상 범위에 가깝게 혈당을 유지하는 것을 목표로 삼을 수 있다.

1형당뇨인이 사용하고 있는 인슐린 주사는 자연 상태로 췌장에서 분비되는 인슐린에 비하면 매우 초라해 보인다. 너무 많은 변수가 있어서 1형당뇨인이 혈당을 조절하는 일은 매우 어렵다. 그래서 최소한 1형당뇨인의 혈당 조절에 필수적인 인슐린만큼은 종류 선택과 사용 방법에 신중에 신중을 기해야 그나마 정상 범위에 가깝게 혈당을 조절할 수 있다.

혈당을 내리는 호르몬인 인슐린 외에도 혈당에 영향을 미치는 호르몬들은 수없이 많지만, 비교적 영향을 많이 미치는 몇 가지 호르몬에 대해서 알고 있으면 혈당 관리에 도움이 될 것이다.

췌장의 내분비선은 랑게르한스 섬이라고 하는 작은 세포군으로 이루어져 있다. 이 가운데 베타세포에서는 인슐린이, 알파세포에서는 글루카곤이 만들어진다. 인슐린은 혈당을 내리고 글루카곤은 혈당을 올려서 에너지 신진대사를 조절한다.

우리 목 앞쪽에 있는 갑상선에서 분비하는 호르몬도 혈당에 영향을 준다. 반대로, 혈당에 이상이 있을 때도 갑상선 호르몬 분비량이 변한다. 갑상선 기능 항진으로 갑상선 호르몬 분비가 늘어나면 고혈당이 되기 쉽고, 갑상선 기능 저하면 저혈당을 자주 겪는다. 특히 1형당뇨인은 일정한 양의 인슐린을 맞아서 혈당을 내리는데, 갑상선 호르몬 분비가 잘되지 않으면, 저혈당 상태에서 혈당이 올라가야 할 때 오르지 못해 심한 저혈당을 겪게 된다. 어떤 사람은 갑상선 기능 항진일 때 많이 먹어도 살이 빠지기 때문에 몸매를 생각한다고 치료약을 거르기도 한다. 그러나 이것은 정상적인 방법으로 체중이 줄어드는 것이 아니기 때문에 적절한 인슐린 사용과 치료약 복용을 꼭 병행해야 한다. 1형당뇨인에게는 갑상선 기능 저하증이 나타나는 비율이 높은 편이다. 별다른 이유 없이 계속해서 저혈당이 나타난다면 갑상선 기능 저하증도 한번 의심해보고 검사를 받도록 해야 한다. 갑상선 기능 저하일 때는 저혈당이 많이 나타나는 것과 함께 쉽게 피곤해지고 변비가 심해지거나 피부 건조가 심해지거나 추위를 많이 타는 등의 증상이 나타난다. 혈당의 이상 외에도 갑상선 호르몬 분비에 영향을 주는 것으로는 급성 췌장염, 울혈성 심부전, 폐렴, 경련, 뇌졸중, 심한 영양장애, 악성종양, 두부 외상 등이 있다.

뇌하수체 전엽에서 가장 많이 생산되는 성장 호르몬은 뼈의 성장과 발달, 단백질 합성에 영향을 준다. 성장 호르몬은 혈당이 낮을 때 지방을 분해하여 혈당을 올린다. 저혈당이 왔을 때 성장 호르몬 분비가 증가해서 혈당을 상승시켜 심한 저혈당에 빠지는 것을 막는 역할을 한다. 나이 들어서도 성장 호르몬이 제대로 분비되지 않으면 혈당 조절에 어려움이 있을 수 있고, 비만·갑상선 저하증·우울증·성 기능 감소·신장 기능 감소 등을 유발해서 갱년기 증상을 악화시키는 주범으로 작용한다. 성장 호르몬은 1~2세의 유아기와 십 대 초반에 가장 왕성하게 분비되면서 신체 발육을 촉진하지만, 이때가 지나도 평생 분비되면서 물질 대사를 촉진하는 일을 한다. 운동, 또는 많은 활동을 하고 나면 성장 호르몬 분비량이 많이 늘어나고 밤에 자는 시간에도 많이 분비된다. 운동 후에는 성장 호르몬이 분비되더라도 운동 영향으로 혈당이 오르는 일이 드물다. 그러나 밤 시간에 성장 호르몬이 분비될 때는 자다가 혈당이 올라가는 일이 흔하다.

인슐린과 글루카곤, 갑상선호르몬, 성장 호르몬 등은 모두 200개 이상의 아미노산으로 이루어진 단백질계 호르몬이다. 일반적인 단백질 합성 과정에 따라 내분비 세포 내에서 만들어진다. 합성 과정에서 처음에 만들어지는 호르몬 전구체인 프로호르몬이 세포 안에 저장되었다가 활성화되면서 세포 밖으로 빠져나온다. 이 호르몬은 친수성이 있어서 혈액을 타고 돌아다니며 주요한 신진대사를 조절한다.

혈당에 영향을 미치는 호르몬 가운데, 콜레스테롤로 만들어지는 스테로이드계 호르몬은 대부분 당대사에 관여하여 혈당을 올린다. 성 호르몬도 스테로이드계 호르몬이다. 성 호르몬은 난소에서 만들어지는 에스트로겐과 프로게스테론, 정소에서 대부분 만들어지는 테스토스테론 등이다. 남성 호르몬의 전구체인 안드로겐도 혈당을 올리는 효과가 있다. 피임약도 에스트로겐이 들어 있는 스테로이드 호르몬 제제인 경우 혈당을 올린다. 그러나 많이 올리지는 않고 인슐린으로 조절 가능한 정도다.

성 호르몬과 마찬가지로 코티졸도 스테로이드계 호르몬으로서 콜레스테롤로부터 합성되는데, 스트레스가 심하면 콜레스테롤이 성 호르몬으로 합성되는 것보다 코티졸을 더 많이 합성시켜 결과적으로 성 호르몬을 감소시킨다. 그 결과 성욕 감퇴와 발기부전 등이 나타나고, 여성에게서 임신이 되지 않거나 유산하는 확률이 높아지고, 생리가 불규칙해지며 골다공증을 일으키기도 한다. 반대로 많은 양의 콜레스테롤이 성 호르몬으로 전환되어 과다 분비되면 전립선암이나 유방암이 늘어난다.

부신피질 중간층에서는 당질 코르티코이드 호르몬이 만들어지는데, 대표적인 것이 코티졸이다. 코르티솔로 표기되기도 한다. 스트레스를 받을 때 인체가 대응할 수 있도록 돕는데, 그 역할 가운데 하나가 혈당을 올리는 일이다. 코티졸은 근육 단백질의 효소적 분해와 간에서 아미노산이 글루코스(당)로 전환되는 것을 촉진하며, 에너지를 내기 위한 목적으로 지방 조직에서 지방을 동원한다. 코티졸은 당 대사에 관여하는 것 외에 단백질의 합성을 억제하고 분해를 촉진시키며, 몸속의 염증을 억제하는 작용을 한다. 코티졸 분비가 지나치면 뼈 조직이 물러지고 팔, 골격근 위축으로 팔, 다리의 근육 마비, 내장 지방의 과다 축적, 갖가지 대사장애로 비만, 림프조직의 위축 등이 일어난다. 인체가 스트레스 자극을 받아 긴급 상태가 되면 코티졸이 카테콜아민에게 신호를 보낸다. 카테콜아민이 유리지방산을 혈액 속으로 유리시키는 작용을 촉진하여 긴급 에너지를 공급한다.

카테콜아민은 아민계 호르몬이다. 단백질계 호르몬이 수많은 아미노산으로 이루어져 있는 반면, 아민계 호르몬은 단 한 개의 아미노산이 변화한 것이다. 카테콜아민은 아드레날린과 노르아드레날린으로 나뉜다. 아드레날린을 에피네프린, 노르아드레날린을 노르에피네프린이라고도 한다. 스트레스를 받으면 교감신경은 부신수질을 자극해서 아드레날린 호르몬의 분비를 촉진시킨다. 아드레날린은 위험하거나 긴급한 상황에 처했을 때, 또는 스트레스가 심할 때 즉각적으로 반응한다. 아드레날린은 교감신경 작용과 아주 비슷한 효과를 여러 장기에 일으켜 교감신경 흥분 효과를 증폭시킨다. 스트레스 위험에서 벗어나기 위해 아드레날린은 심장 기능의 항진, 심장 박동 증가, 뇌와 신장 혈류 증가, 말초 혈관의 수축으로 인한 혈압 상승, 혈류와 혈당 증가, 근육 활동에 필요한 에너지를 공급하여 생명을 유지한다. 이런 에너지 공급을 증가시키기 위해 아드레날린은 글리코겐을 분해하는 효소를 활성화시켜 혈중에 당을 높이고, 지방 분해 효소인 리파아제를 활성화시켜 지방 분해를 촉진시켜 에너지를 증가시킨다. 부신피질이나 부신수질을 제거하거나 아드레날린이 분비되지 않으면 치명적이다. 스트레스에 대한 저항력이 없어져 결국 목숨을 잃을 수 있다.

높은 혈당이라는 결과를 대하는 자세

혈당이라는 결과를 가지고, 설령 그 결과에, 어떤 과정과 원인이 있다고 하더라도 이로 인해 속상해하거나 화를 내는 것은 문제 해결에 아무런 도움이 되지 않는다. 이상 혈당이 나온 것은, 자동 시스템에 문제가 없는 당뇨병에 걸리지 않은 사람과 달리, 자동 시스템에 문제가 생겨서 수동으로 우리에게 필요한 인슐린의 적절한 양을 우리가 맞추기 어렵기 때문일 뿐이다.

마음에 안 드는 혈당이 나왔을 때 실망하거나 화가 난다면, 다음과 같은 점들을 한번 짚어보면 어떨까?

과자를 먹은 것이 죄인가? 많이 먹은 것이 죄인가? 자신, 또는 당신의 자녀에게 필요한 정확한 인슐린 요구량을 알고 있는가? 정확한 인슐린 요구량은 어떻게 찾아내나? 섭취한 음식의 양과 그에 따른 칼로리를 계산할 수 있는가? 식품 첨가물 여부를 확인했는가? 운동 여부와 운동 효과를 고려했는가? 혈당의 추이를 고려했는가? 사용하는 인슐린의 특성을 파악하고 기억했는가? 체내 인슐린 약효 발휘 정도가 어느 정도인지 고려했는가? 심리 상태를 고려했는가? 하루 주기라든가, 생리와 같은 한 달 주기의 생체 리듬을 고려했는가? 식후 활동 계획을 고려했는가? 감기 등의 바이러스 감염시 이를 고려했는가? 장기간 운동을 한 것, 또는 하지 않은 것을 고려했는가? 체지방량이 늘어난 것에 대해서, 또는 줄어든 것에 대해서 고려했는가? 그리고 이 모든 것을 한꺼번에 고려하고 인슐린 용량을 찾았는가?

이상의 질문들에 답이 잘 떠오르는가? 그럼에도 불구하고 원하는 혈당이 안 나왔다면, 이 중에서 분명 빠뜨린 게 있을 것이다. 혈당 조절 방법에 대해서 잘 모르고 있거나 아직 숙달되지 않았다는 뜻일 수도 있다. 이에 대해서는 《혈당 관리 1개월 프로젝트》를 잘 활용하기 바란다.

이런 면들을 제쳐두고 혈당이 마음에 들지 않게 나왔다고 속상해하거나 화를 내는 것은 아무런 도움이 되지 않는다. 빨리 대처하는 것이 훨씬 심신에 이롭다. 혈당이 아직 높으면 우선 인슐린을 추가하거나 운동을 하거나 휴식을 하면 된다. 혈당이 너무 낮으면 우선 음식을 섭취하면 된다. 그리고 이상 혈당의 원인을 분석하고, 다음에 적용해보라. 내 책들과 작은손 카페를 통한 공부와 더불어 이런 체험들로부터 배우기를 계속하면 불필요하게 감정을 소모하는 대신 삶이 심플해지고 환경에 적응하는 것이 쉬워지며 건강한 삶을 누릴 수 있다.

혈당 조절, 균형과 조화의 예술

1형당뇨인의 혈당을 조절하기 위해서 염두에 두고 조절에 반영해야 할 것들을 다시 한 번 정리해보자. 기본적인 것만 간단히 얘기하면 이렇다.

필수적으로 인슐린 주사를 사용해야 한다. 인슐린 주사 요법의 선택과 용량과 타이밍을 조절해야 한다. 안정된 혈당을 위해서는 혼합형 인슐린을 버려야 한다. 중간형 인슐린을 사용할 경우에는 아침에 한 번만 쓰는 것이 유리하다. 저녁이나 밤에 사용하면 새벽 저혈당을 겪기 쉽고, 다음날 혈당도 춤을 추게 된다. 란투스를 사용할 때는 아침에 투여해야 새벽 저혈당을 막을 수 있다. 속효성 인슐린보다는 초속효성 인슐린을 사용하는 것이 훨씬 유리하다. 식사할 때 초속효성 인슐린은 혈당에 따라 식전이나 중간이나 식후를 선택해야 한다.

안정된 혈당을 조절하기 위해서는 참한 음식을 배불리 잘 먹어야 한다. 불량식품을 먹을 경우, 혈당은 럭비공 튀듯 할 것이다. 탄수화물과 지방, 단백질을 적절하게 배분하고 식이섬유 섭취가 많으면 좋다. 먹을 만큼 먹되 당지수가 낮은 음식을 선택하는 것이 유리하다. 당지수만 믿을 것은 못 된다. 가공식 대신 자연식을 선택하라. 음식 조절을 잘하면 혈당 조절과 합병증 예방, 좋은 성격 형성에도 도움이 된다.

꾸준하게 운동해야 한다. 운동으로 당 소비를 할 수 있어 인슐린 사용량을 줄일 수 있다. 운동을 규칙적으로 하면 인슐린 감수성이 좋아져 많은 인슐린이 필요하지 않다. 운동은 혈당을 효과적으로 내릴 수 있을 뿐만 아니라 합병증 예방에도 효과가 뛰어나며 스트레스 해소에도 도움이 된다.

마음의 안정에 힘써야 한다. 화가 많이 나거나 슬프거나 우울하거나 스트레스를 감당하지 못하면 내려가고 있던 혈당도 다시 치솟는다. 밝고 긍정적인 마음은 혈당도 안정시켜준다.

여기까지가 다가 아니다. 인슐린, 운동, 음식, 심리 모든 것을 다 신경 썼어도, 여기에다 목욕, 마사지, 낮잠, 생리, 배탈, 감기 등 생활 속에 숨어 있는 변수들과 우리 몸의 각종 호르몬의 변화도 고려해야 한다. 성장 호르몬, 코티졸, 아드레날린, 여성 호르몬, 갑상선 호르몬 등이 언제 나타나고 혈당에 어느 정도의 영향을 미치는지 주의 깊게 관찰해야 한다.

이것만 봐도 1형당뇨인의 혈당을 안정되게 조절하는 일, 결코 쉬운 일이 아니다. 이 모든 요소들이 어느 것 하나 빠짐없이 하나의 유기적인 조화를 이룰 때만이 이상적인 혈당 상태에 이를 수 있다. 또 한 번 이룬 이상적인 혈당 상태도 잠깐의 방심으로 언제든지 추락할 수 있다.

1형당뇨인의 혈당을 조절하는 것은 균형을 잡는 예술이다. 인슐린 주사량의 지나침과 모자람, 운동의 지나침과 모자람, 음식의 지나침과 모자람, 감정의 지나침과 모자람, 호르몬들의 지나침과 모자람 사이에서 균형이 이루어져야만 가능하다.

1형당뇨인의 혈당을 조절하는 것은 조화를 이루는 예술이다. 음식, 주사, 운동, 대화, 우정, 사랑 모두가 조화되어야 완벽하게 혈당이 조절된다.

균형과 조화가 깨지면 혈당 조절도 흐트러진다. 1형당뇨인이 혈당을 조절하는 과정은 균형 잡히고 조화로운 인간이 되어가는 과정과 같다.

그리고 균형과 조화를 이루면 비로소 병을 다스릴 수 있게 된다.

넘치는 것은 모자람만 못하다고 하지만, 1형당뇨인에게는 넘치는 것도 곤란하고 모자라는 것도 곤란하다. 인슐린이 과한 것도 문제고 모자라는 것도 문제다. 혈당이 과한 것도 문제고 모자라는 것도 문제다. 인슐린을 비롯한 모든 호르몬들이 과한 것도 문제고 모자라는 것도 문제다. 탄수화물, 지방, 단백질이 과한 것도 문제고 모자란 것도 문제다.

모든 호르몬과 모든 영양소는 반드시 필요하다. 혈당을 올린다고 불필요한 것도 아니고, 혈당을 내린다고 이로운 것만도 아니다. 우리 몸에 필요 없는 것은 하나도 없다. 모두 필요한 이것들을 건강에 이롭게 다스리려면 모든 것이 각기 제자리를 찾아 제 역할만 하게 해주면 된다.

모든 것을 삶의 재료로 쓰는 지혜, 이것이 균형과 조화의 예술이다.

췌장 이식에 희망은 있는가

당뇨에 걸리면 대부분의 사람들이 평생 무거운 짐을 짊어져야 할 것 같은 부담 때문에 한 번쯤 췌장 이식을 통해 당뇨에서 해방되고 싶어 한다.

췌장 이식은 췌장을 통째로 이식하거나 베타세포가 있는 췌도만을 이식하는 방법이 있다. 허갑범 박사의 《한국형 당뇨병 맞춤치료》에는 '췌도이식이 1980년 무렵까지 시행됐는데, 이식 후 인슐린이 분비되다가 그쳐서 성과를 보지 못해 다시 췌장 전체 이식이 시도되고 있다'고 소개하고 있다. 국내나 국외에서 시도되는 췌장 이식 수술은 아직까지 성공률이 희박하다. 성공한 경우라도 일시적으로만 효과가 나타날 뿐 다시 췌장이 기능을 못 하게 된다. 또 이식할 췌장을 구하기도 힘들다. 이런 이유로 아직까지 췌장 이식은 이론적으로는 치료 가능하나 당뇨병 치료의 현실적인 대안이 되지 못한다.

이식 자체의 어려움뿐만 아니라 이식 후 사용하는 면역억제제의 부작용도 심각하다. 이식 장기를 이물질로 보고 공격하지 않도록 사용하는 면역억제제는 우리 몸의 면역 기능을 떨어뜨려 감기에만 걸려도 치명적이다. 면역억제제를 먹으면 마치 일종의 후천성면역결핍증에 걸린 것과 같은 상황이 되는 것이다. 거기에다 면역억제제의 부작용을 막기 위한 또 다른 약들을 한 움큼씩 먹어야 한다.

2002년 경희대 의대 분자생물학교실의 김성수 교수팀은 이식 후 사용하는 면역억제제인 사이클로스포린을 장기 복용하는 환자의 50% 이상에서 면역억제제로 인해 이식한 장기가 약화돼 결국 망가지는 원인을 밝혀냈다고 발표한 바 있다. 사이클로스포린은 세포 내의 사이클로필린A라는 단백질과 결합해 면역억제 작용을 하는데, 이 단백질이 사이클로스포린과 결합하면서 항산화작용을 억제해 활성화 산소를 증가시키고 결국 이식 장기에 독성을 나타낸다는 것이다. 김성수 교수는 '세포 속에 사이클로필린A 발현을 증가시키면 면역억제제의 부작용을 현저히 줄일 수 있어 장기이식 성공률을 크게 향상시킬 수 있다'고 주장했는데, 아직 반가운 소식은 들리지 않는다.

2015년을 기준으로 췌장 이식에 대해 말하자면, 의료진 간의 견해 차이가 두드러진다. 췌장 이식을 시행하고 있는 외과의들은 대체로 췌장 이식을 권장하는 반면, 내과의들은 대체로 췌장 이식에 대해 회의적이다. 췌장 이식이 시행된 지 얼마 되지 않아 이식한 췌장을 얼마나 유지할 수 있을지 아직 말할 단계가 아니고, 췌장 이식의 실패와 후유증의 사례도 나오고 있지만, 아무도 책임지지 않는 문제가 있다.

2015년 11월에 내분비내과 전문의인 윤건호 교수팀은 외과 전문의와 함께 1형당뇨인에게 뇌사자의 췌도세포를 이식하여 인슐린 주사를 중단하고 혈당 조절이 되도록 하는 데에 성공했다. 이식 효과의 기간을 지켜봐야겠지만 췌도세포 이식의 희망은 있는 것으로 보인다.

많은 당뇨인들이 췌장 이식을 통해 당뇨로부터 벗어날 수 있을 거라는 기대를 하지만, 췌장 이식을 비롯한 완치에 대한 지나친 기대는 건강한 생활 방식을 쉽게 포기하게 한다. 이식 후 건강한 생활 방식을 그대로 영위해갈 수 있다면 얘기는 달라지지만, 실제로 이식이나 완치를 바라는 어떤 사람들은 당뇨가 완치되어 먹고 싶은 것을 마음껏 먹으며 생활에 아무런 제약 없이 살고 싶다고 말한다.

우리의 건강은 췌장 하나에만 달려 있는 것이 아니다. 생활 방식이 훨씬 더 많이 건강에 작용한다. 췌장의 기능을 상실하고도 얼마든지 건강하게 살아가고 있는 1형당뇨인들의 모습이 바로 그것을 증명하고 있다.

편리가 사람을 망가뜨린다

편리와 게으름

게으름이 발명을 낳는다고도 하지만, 멋진 발명품에도 불구하고 적어도 건강 차원에서 게으름의 결과는 긍정적인 것이 될 수가 없다. 발명품 때문에라도 몸이 병든다.

게으름은 수많은 병폐의 원인 가운데 하나다. 가난에서 벗어나지 못하게 하고, 하던 일을 실패로 이끌고, 몸과 정신을 해친다. 물질문명과 기술의 발달은 인류를 힘든 노동에서 해방시키고, 시민사회를 만들고, 경제적인 부를 안겨줬지만, 이와 함께 과거에 볼 수 없었던 많은 질병들도 만들어냈다.

인스턴트 식품, 자동화, 자동차, 식품첨가물 등 약간의 손이 가고 몸을 움직이는 것에 반하는 거의 모든 것은 편리를 제공하는 대신 건강을 담보로 요구한다.

사람들은 건강이나 행복 대신 편리를 선택한다. 여기에 가치를 더 두기 때문이다. 편리에 기꺼이 대가를 지불한다. 사람들이 돈을 주고 사는 것은 편리다. 사람들이 행복하다고 느끼는 것은 편리, 안락의 다른 이름이다. 편리란 편안한 것, 안락한 것, 내 수고가 덜어지는 것을 말하지만, 내 수고가 덜어져 내 몸을 쓰지 않으면 결코 붙잡을 수 없는 것이 바로 건강이다.

1형당뇨는 원인과 치료법에 있어서 2형당뇨와 많은 차이가 있음에도 불구하고, 공통적으로 두 가지 모두 부지런한 생활 방식을 요구한다. 당뇨로 인해 나타나는 증상들은 몸을 움직이라는 신호, 부지런하라는 신호, 절제하라는 신호, 마음을 가라앉히라는 메시지다. 이런 요구에 귀 기울이지 않고, 자신의 몸을 충분히 사용하는 대신 인슐린에만 의존하는 사람들은 결코 당뇨 관리에 성공할 수 없다. 인슐린에 대한 전적인 의존, 자신의 노력 없는 완치에 대한 지나친 기대는 1형당뇨인을 건강으로부터 점점 멀어지게 한다.

자신의 내면에 이미 잠재되어 있는 성공적인 당뇨 관리의 가능성을 믿는다면 믿고 실행한 만큼의 결과를 얻을 수 있다. 외부의 것에 지나치게 의존하지 말고 당뇨 관리의 세계로 뛰어들어야 한다. 안에서 일어난 일을 밖에서 구하려는 시도는 당뇨 관리의 핵심을 벗어난 판단이다.

세상 속에서 상처받고 번민하던 사람이 절에 들어간다고 세상일에서 벗어나거나 자유로운 것은 아니다. 진정 자유롭고자 한다면 해야 할 일, 하고 있는 일, 어차피 벗어날 수 없는 일 등 직면한 문제에 뛰어들어야 한다.

스타 농구 선수도 실수를 하겠지만, 인간은 누구나 실수할 수 있다. 그러나 그만큼 공을 잘 다룰 수 있으면 공에서 자유롭다고 말할 수 있다. 공을 다루는 이가 공을 제대로 다루지 못한다면 얼마나 자유롭지 못하겠는가. 공 다루는 이는 공을 떠나서는 자유로울 수 없다. 거기서 자유로우려면 그 세계로 더 파고들어야 한다.

인슐린 사용자, 1형당뇨인이 혈당의 세계에서 자유로우려면 그 세계에 더 파고들어 건강한 생활 방식을 몸에 익혀야 한다. 몸에 익히지 않는 한 자유로울 수 없다. 혈당이 곧 발목을 붙잡을 것이므로.

돈은 적게 들일수록 혈당 관리에 좋다

당뇨병은 부자병?

옛날 어른들은 당뇨병을 부자들이나 걸리는 '부자병'이라고 일컬었다. 아주 틀린 말은 아니다. 1형당뇨가 흔치 않던 시절, 당뇨병은 너무 잘 먹어서 생긴 병이었으니까 말이다.

원인이야 어찌됐든, 인슐린에 의존해야만 하는 당뇨병에 들어가는 비용은 적지 않다. 인슐린은 기본적으로 필요한 것이니 항상 있어야 하고, 자주 혈당을 체크해서 혈당 조절을 해야 하므로 매달 필요한 스트립을 구입하는 비용도 꽤 크다. 혈당 관리와 합병증을 예방하기 위해 정기적으로 검진을 받아야 하니 병원 비용도 만만치 않고, 어린아이들 간식도 이왕이면 좋은 걸 챙기려고 하면 주식비보다 부식비가 더 나오는 경우도 있다. 또 당뇨에 좋다는 이런지런 약제들을 찾는 사람들에게는 그 비용 역시 만만치 않다. 합병증이 있다면 치료비와 약값까지 필요하다. 거기다 하루 이틀로 끝나는 병도 아니고 평생 관리해야만 한다.

이러다 보면 아무래도 예전 어른들이 부자병이라고 불렀던 당뇨가 이제는 부자여서 걸리는 병이 아니라 부자여야만 제대로 관리하는 병이라는 생각마저 든다.

기본적으로 꼭 필요한 데 드는 비용 말고, 정말 그렇게 경제적으로 부담될 만큼 비용이 많이 들까? 그리고 경제적 부담만큼 그 효과가 있을까?

이 세상에 내게 필요한 게 과연 얼마나 될까?

1형당뇨에 관한 상식이 있는 사람이라면, 그리고 건강 상식이 있는 사람이라면 그렇지 않겠지만, 웬만한 집에서는 애들한테 피자 한 판 사 주는 걸 쉽게 생각한다. 피자 한 판이면 우리 당뇨식으로 몇 끼 식사를 할 수 있을까? 간혹 주말에 가족끼리 외식을 하는가? 유명 스테이크 하우스 같은 데 가서 한 번 먹으면, 4인 가족, 아니면 적어도 3인 가족이라고 해도 한 가족이 먹는 비용이 쌀 한 가마 값 이상 든다. 그것도 80킬로그램짜리로. 정말 엄청난 소비다.

비단, 이런 음식이 아니고 당뇨에 좋다고 생각하는 음식을 하는 경우에도 그렇다. 당뇨에 좋은 재료나 식단을 살라 치면, 그것도 웰빙식이라고 값은 싸가지없이 비싸다.

그러나 궁핍하다고 포기할 필요는 없다. 아무리 없어도 꼭 필요하다면 반드시 길이 있으니까. 머리를 짜내보라.

머리를 짜내는 가장 좋은 방법은 긍정적으로 생각하는 것이다. '뭐든 다 할 수 있다. 안 되는 건 없다'고 말이다. 다른 사람들이 먹는 음식들이 맛있어 보이지만 당뇨 있는 사람들은 먹을 수 없다고? 사실 우리에게 맞는 재료로 만들면 된다. 밖에서 파는 음식이나 방송과 책과 인터넷에 소개되는 레시피와 굳이 똑같은 재료일 필요는 없다.

민간요법을 무시하는 것은 아니지만, 사실 1형당뇨에 그것들이 꼭 필요한 것은 아니다. 오히려 그것들에 의존하게 된다면 비용은 비용대로 들고, 나중에 효과 없음을 알고 원망하여 마음 상하고, 환자의 건강만 더 해칠 뿐이다.

밥은 약이 되지만, 약은 밥이 될 수 없다고 한다. 모름지기 거친 밥에 나물 찬이 최고인 걸 철 들어야 안다는 게 조금 안타까울 따름이다.

그 비싼 운동기구를 굳이 집에 들여놓지 않아도 된다. 사실 운동기구를 집 안에 들여놓고 운동 제대로 하는 사람 별로 보지 못했다. 밥 먹고 산책하는 것으로도 충분하고, 줄넘기를 해도 되고, 주말에 산에 올라도 얼마나 좋은가. 그리고 평소 청소며 심부름이며 온갖 허드렛일을 먼저 알아서 해보라. 누군가를 위해서 먼저 움직이면 마음도 편하고 혈당도 좋고 정신 건강, 육체 건강에 다 좋다.

차가 없다고 초라하다고 느끼거나 불평하기보다는 '이게 건강과 환경에 더 좋아' 하고 걷거나 대중교통을 이용하면, 비싼 기름값이며 세금이며 보험료며 유지비를 물지 않더라도 오히려 건강을 지킬 수 있다. 지하철에서는 책 볼 여유도 생기고, 자전거를 타면서 기분도 상쾌해지고, 걸으면서는 계절과 자유를 만끽할 수 있다. 얼마나 좋은가. 병들거나 늙어서 힘이 빠졌을 때 비로소 걸을 수 있다는 것이 얼마나 큰 행복인지 알게 된다는 것은 안타까운 일이다.

지금 이 자리가 내게 최고로 좋다

갖거나 갖지 못한 것에서 떠나서, 건강을 위해서라면 환경을 탓하지 말고 돈으로 소비하고 해결하려는 자신의 안일함과 주어진 여건을 충분히 이용하지 못하는 게으름을 탓하라.

역사적으로 부가 위대한 창조를 불러왔다는 얘기는 아직 못 들어봤다. 오히려 결핍된 환경에서 그것을 극복하고자 했던 인물들의 얘기가 역사를 징식한다.

환경은 누구나 다르지만, 환경이 거기 놓인 사람의 운명을 결정하지는 못한다. 운명은 오직 그것을 이용하는 사람에게 달려 있다. 그것이 부유함이든 빈한함이든 말이다. 부유함도 내 재산이요, 빈한함도 내 재산이다. 이 세상 모든 조건은 나 자신을 위해 존재한다.

1형당뇨 관리의
우선 순위

괜찮아요, 다시 하면 돼요

누구나 살면서 곤경에 처하거나 실패하거나 좌절을 맛볼 때가 있다. 당뇨 관리, 혈당 조절에 대해 어느 정도 알 것 같고, 조절이 되는 듯하다가도 어느 순간에는 기대와 다른 혈당이 나온다. 이때, 좀처럼 원인을 알 수 없는 때가 있는가 하면, 조절을 정말 열심히 하면서 살았다고 생각했는데도 힘에 부쳐서 낙담을 하게 될 때도 있다. 1형당뇨 관리는 어쩌면 실패의 연속인지도 모른다.

나의 요가 선생님이 호흡을 가르쳐주실 때 자주 들려주시던 얘기가 있다. 처음 호흡 수련을 할 때는 선생님의 주문대로 정해진 시간 동안 끊기지 않고 깊이 호흡하는 것도 힘들고 때로는 고요하게 호흡을 하다가 조는 순간이 찾아오기도 한다. 물구나무를 선 채로 호흡을 할 때도 항상 잘되는 것은 아니다. 다른 사람들에게 들키지 않고 열심히 호흡하는 척해도, 호흡이 끊기는 그 순간을 선생님은 귀신같이 알아채는데, 그때마다 이런 말로 부드럽게 격려해주었다. "괜찮아요, 잘 안 되면 다시 하면 돼요. 잘되지 않아도 실망하지 마세요. 다시 하면 되니까."

다시 하면 된다는 것을 모르는 것은 아니었다. 그러나 요가 선생님의 말을 들었을 때는 크게 위안이 되었다. 다른 누군가로부터 격려를 받고 나니 한결 편안해지는 나를 발견한다.

발병한 지 얼마 되지 않았을 때가 가장 걱정이 많은 시기다. 성격적으로 걱정이 많은 사람도 있겠지만, 대개는 겪어보기 전에 걱정이 더 많은 것 같다. 그리고 걱정하는 만큼 실제로 당뇨 관리와 혈당 조절이 쉽지만은 않다. 100미터 달리기가 아니라 마라톤이라 생각하고 한 템포 늦춰 길게 보고 조금은 느긋하게 가도 좋을 것 같다. 넘어져도 다시 일어날 시간이 있으니까. 관리가 힘들고 기대에서 벗어나더라도 괜찮다. 다시 하면 되니까.

나를 보라. 엉망으로 살아온 시간이 많다는 것이 자랑은 아니지만, 그럼에도 불구하고 이렇게 잘 살아오지 않았는가. 당뇨와 함께 반평생 살고 보니, 그동안 참 많은 것들을 겪었구나 하는 생각이 든다. 헤매던 때도 있었고, 힘든 시기도 있었다. 그런 가운데 눈물도 있었고 웃음도 있었다. 험하게 살아온 것에 비하면 큰 탈이 없다는 것에 감사할 따름이다. 나의 경우는 행운이라고 생각한다.

혈당의 기복이 큰 것이 1형당뇨의 특징인 만큼 혈당이 낮거나 높더라도 거기에 너무 마음 쓰지 않아도 된다. 중요한 것은 빨리 대처해서 회복하면 되는 것이니까. 그럴 때마다, 살면서 작거나 큰 실패가 있을 때에도 마음속에서 되뇌어보라. '괜찮아, 다시 하면 돼.'

인슐린 용량의 문제

지금 이 자리에서는 1형당뇨인 당사자와 보호자들의 숙제 중의 하나를 진지하게 생각하는 시간을 가졌으면 좋겠다.

1형당뇨인들에게 필요한 것들을 얘기할 때는 항상 조심스러워진다. 이것 아니면 저것이라고 딱 잘라 말하기 어려운 것이 1형당뇨 관리인데, 사람에 따라서 듣는 게 다르고 해석하는 바가 다르기 때문이다. 자신이 듣고 싶은 것만 듣고 부분적, 선택적으로만 받아들이는 일들이 일어난다.

듣는 입장에서는 속 시원하게 딱 '이렇게 하라'는 것만 따라하면 편할 텐데, 살아있는 생명체의 많은 것들이 서로 영향을 주고받는 유기적인 관계에 있고, 그 점을 고려해야 하고, 의료진이 아닌 당사자 및 보호자가 알아서 해야 하기 때문에 단순한 규칙만 따라한다고 해결할 수 있는 건 아니다. 왜 그런지 원리를 이해할 수 있어야 비로소 관리가 가능해진다.

　내 얘기를 부분적으로만 듣는 예를 한 가지 들면, 내가 인슐린을 과도하게 지속적으로 사용할 경우, 각종 합병증 발병 가능성이 높아진다는 점을 알렸더니, 생각보다 많은 사람들이 필요량에 못 미칠 만큼 인슐린을 적게 쓰는 경우들이 있었다. 혈당이 높을 때조차도 인슐린을 사용하지 않거나, 또는 운동을 하기 힘든 여건에서 인슐린을 사용하는 대신 억지로 운동을 시키는 등 무리하게 인슐린을 늘리지 않으려고 하는 것 같다. 합병증은 혈당, 또는 인슐린만의 문제로 생기는 것이 아니라 아직 밝혀지지 않은 더 많은 다양한 이유로 생길 수 있다. 인슐린은 그중 하나의 이유가 될 수 있을 뿐이다. 그리고 인슐린을 필요량보다 적게 사용하면 혈당을 유지하기 어려울 뿐만 아니라 1형당뇨 당사자의 몸이 너무 힘들다.

　인슐린을 적게 사용하는 것이 아무리 좋고, 많은 양을 지속적으로 사용했을 때 건강에 문제가 생기는 것은 과학적으로 옳으나 이것은 장기간의 영향에 관한 것이다. 그러나 고혈당의 경우는 짧은 순간에 해당하지만, 위험 상황이기도 하고, 고혈당이 반복되고 지속되면 인슐린을 적게 사용할 때 얻을 수 있는 이점을 뛰어넘어, 빠른 시일 내에 신체 건강이 위협받는 상황에 처할 수 있다. 그러므로 혈당이 높을 때는 망설임 없이 인슐린을 사용할 수 있어야 한다.

　중요한 것은, 인슐린을 적게 사용하고 많이 사용하고의 문제가 아니라, 왜 인슐린을 적게 사용해야 하는지, 인슐린을 추가한다면 왜 무엇을 위해서 추가하는지를 아는 것이다. 이유를 알게 되면 인슐린 사용에 있어서, 인슐린 용량의 많고 적음이 기준이 아니라 건강을 지키는 것을 기준으로 삼는 것이 당연하고도 자연스럽게 된다.

　이 순서, 우선순위, 기준을 어디에 두느냐의 차이는 하늘과 땅 차이만한 본질적인 차이다. 인슐린을 적게 사용할 수 있는 환경을 만들면서 살아가는 것은 매우 중요하다. 그런데 여기서 우선되는 것은 인슐린을 적게 사용하는 것이 아니라, 인슐린을 적게 사용하는 이유, 즉 건강을 위해서라는 점이다. 따라서 건강을 우선순위에 둔다면 인슐린을 무조건 적게 사용하려고 하는 융통성 없는 선택을 하지는 않을 것이다.

인슐린 용량의 많고 적음에만 우선순위, 기준을 둔 사람은 건강을 지킬 수 없지만, 건강을 먼저 생각하는 사람은 인슐린을 융통성 있게 활용할 수 있을 것이다.

자라나는 아이들에게 우선인 것

내가 1형당뇨를 대할 때 무엇보다 먼저, 그리고 가장 중요하게 다룬 것이 1형당뇨인의 심리 문제다. 그리고《춤추는 혈당을 잡아라》에서 모든 혈당 조절 관리 방법 가운데 가장 먼저 다룬 것이 마음의 문제다. 그만큼 1형당뇨인, 또는 모든 사람의 건강과 행복에 마음이 차지하는 부분이 크고 절대적이기 때문이다. 그래서 1형당뇨 관리 1단계로 '1형당뇨에 허용되지 않는 것은 없다'에서 욕구를 억압했을 때 나타나는 위험성을 얘기했고, 2단계 '당뇨 관리에 유리한 습관 만들기'에서 가족이 함께 해야 함을 강조했다.

마음을 다루는 일은 당뇨 관리 경력이나 작은손 카페에서의 등급과 상관없이 누구에게나 어려운 일이다. 종종 다이트한 혈당 관리 결과를 놓고 자신이 잘하고 있다고 믿는 경우가 있는데, 만약 이것이 아이의 욕구를 억눌러 생긴 결과라면 결코 잘한다고 말할 수 없다. 당뇨 관리에 대해 머리로는 이해하고 있어도 아이의 마음을 헤아리지 못하고 가족이 함께 하지 못한다면 초보자일 뿐이다. 어릴 때는 아이의 욕구를 억누르더라도 부모의 통제가 가능해 혈당이 좋게 나올 수 있지만, 점차 자라면 반드시 억눌린 욕구를 분출하기 때문에 건강에 문제가 생기거나 가족과의 불화를 겪는다.

아이의 욕구와 관련하여 처음 불량식품 문제까지도 극복했다면, 적어도 자연식 내에서만큼은 허용 폭을 넓힐 필요가 있다. 이 말은 아이의 목표 혈당 범위를 좀 더 넓게 잡아야 한다는 뜻도 포함된다. 200mg/dl대 혈당이 꼭 나쁜 것만은 아니다. 음식에 대한 욕구가 쌓이지 않도록 충분히 음식을 섭취할 수 있도록 해서 영양을 충분히 공급하면 신체적 성장에 지장이 없고 심리적 갈등을 겪는 일을 줄일 수 있다.

아이의 건강에 대한 지나친 욕심이 오히려 아이의 건강을 해치고 마음을 다치게 할 수 있다. 타이트한 혈당 관리로 아이가 먹고 싶을 때 충분히 먹지 못하거나, 식전 혈당이 약간 높다고 가족이 식사할 때 아이는 운동을 시키고 늦게 먹게 한다면, 그리고 이런 생활이 반복된다면 아이는 부모의 불안과 욕심의 그늘에 가려지게 된다.

모범적으로 보이는 혈당을 위해 아이의 밝은 마음을 그늘에 가려버리는 것보다 아이의 밝은 마음을 볼 수 있는 것이 우선이지 않겠는가? 정상 범위의 혈당을 유지하는 것이 목표가 아니라 가족의 행복을 돌보는 것이 진짜 목표가 아니겠는가? 그래도 혈당이 중요하다고? 아니다. 혈당만 눈앞에 있으면 혈당도 놓치고 더 중요한 행복도 놓친다.

보이는 혈당이 다가 아니라 숨어 있는 몸의 상태를 아는 것이 우선이듯이, 보이는 혈당이 좋다고 모범이 아니라 아이 또는 1형당뇨 당사자의 마음과 생활을 가족이 함께 나누는 것이 당신과 가족에게 행복을 안겨줄 것이다.

제한과 허용, 그리고 허용에 앞서

처음부터 지금까지 나는 1형당뇨 관리에서 제한의 위험성과 허용의 중요성을 강조해왔다. 이에 대해서는 죽을 때까지 변함없이 내가 강조하는 내용이 될 것이다.

이제, 제한과 허용을 아우르는 기준이 될 만한 것을 말하고자 한다.

단 한 번의 제한이 아이의 평생을 그르칠 수 있을 만큼, 아니 생명을 앗아갈 만큼 해롭다. 오프라인에서, 세미나에서 종종 내가 실험하는 것이 있다. '자, 지금부터 빨간 수박을 생각하지 말아보세요', '자, 지금부터 통닭을 생각하지 마세요', '자, 지금부터 하얀 곰을 생각하지 마세요.' 이렇게 제한이 담긴 주문을 하면, 이 지시를 받은 사람은 이 지시를 잊는 게 아니라 머릿속에서 자꾸 생각하게 된다.

그렇다. 이것이 우리 마음의 구조다. 주의하는 곳에 에너지가 흐른다. 말은 그저 아무 영향력 없는 말일 뿐이다. 말의 내용과는 상관없이 이미 무엇인가를 하지 말라고 했다면, 우리의 의식은 '하지 말라'는 데 집중되지 않고 '무엇'에 집중된다. 바로, 그 '무엇'이 우리의 의식을 건드리는 핵심 키워드이기 때문이다.

'과자를 먹지 말라'고 했을 때 이 말을 들은 사람은 자기가 좋아하는 '과자'에 의식의 초점이 맞추어지지 '먹지 말라'는 말은 이미 우선순위에서 밀려난다. 그러므로 무엇을 하지 말라는 부정적인 주문보다는 기대하는 그 무언가를 권유하는 편이 훨씬 효과적이다. 아이를 둔 부모뿐만 아니라 자기 자신이 스스로 관리할 수 있는 십 대 이후 성인들도 자신에게 이 법칙을 적용해보라.

혹시 나 자신이 무언가를 제한하고 있지는 않나 둘러보라. 그리고 자신을 눌러싼 에너지들이 사신이 바라는 곳으로 가고 있는지, 부정적인 데로 흘러가고 있지는 않은지 살펴보라. 어쩌면 우리는 이롭지도 않은 '불량식품', '규제', '금지' 같은 부정적인 것들과 너무 오래 씨름하면서 짧고 귀한 인생을 소비하고 있었던 것은 아닐까?

금지를 하면 할수록 욕구는 더 커지게 마련이다. 부모뿐 아니라 1형 당뇨인 당사자, 아이들 스스로 하는 금지도 마찬가지 결과를 가져온다.

일부 부모들은 병원 말만 믿고 병원에서 뿐만 아니라 집에서까지 아이의 식욕을 제한한다. 힘없는 어린아이들은 당장 그 자리에서는 안 먹을지 모른다. 마음속에 잔뜩 불만을 품은 채로 말이다. 그리고 밖에 가서 먹는다. 크면 더 하다. 사춘기가 넘어가면 통제도 안 된다. 휘발유통 안고 사는 거나 마찬가지 상황에 놓이기도 한다.

작은손 카페에서 용기 있는 많은 부모들은 제한을 풀고 허용을 실천한다. 이러한 부모를 둔 자녀들은 제한 속에 갇혀 사는 다른 친구들보다 훨씬 나은 환경에 있다고 볼 수 있다.

그런데 문제는 여기서부터다. 허용을 했더니, 도대체 어디까지 허용해야 하는가. 허용을 실천하기 시작한 많은 부모들의 고민이 시작된다. 허용을 하고 나서 먹는 것에서 자유로워진 집안도 있지만, 반대로 허용을 실천했으나 먹을 것에서 자유로워지기보다, 적어도 겉으로는 그렇게 보여도 건강 관리에서는 악화일로를 걷고 있는 집안도 있다.

같은 허용인 것 같으면서도, 무사히 성공하고 있는 집과 실패의 길을 걷고 있는 집의 차이는 무엇일까. 이런 것을 한번 생각해보자. 물가에 어린아이가 있다. 또는 차도라고 해도 되겠다. 이 아이는 너무 어려서 위험한 것이 무엇인지 모른다. 이 아이를 혼자서 마음대로 다닐 수 있게 둘 수 있을까? 그럴 수 없다. 이 어린아이를 언제든지 지켜줄 수 있는 부모가 곁에 있어야 위험한 상황을 막을 수 있다.

조금 더 큰 아이가 있다. 청소년 아이다. 발달 단계에서 청소년은 신체적으로는 성장해 있을지 몰라도 정신적, 정서적 단계에서는 미성숙 단계다. 그래서 앞날을 예측하는 것이 어렵고, 오늘 지금 이 순간만을 제일 중요하게 여기기도 한다. 독립을 추구하지만, 아직 완전한 독립을 이룰 수 없으므로 부모의 손길이 필요하다. 그것도 아주 조심스럽거나 세심한 손길이어야 하고, 때로는 공격성과 부정 정서들을 마주하고 버티어주어야 한다. 이 청소년 아이를 지켜봐주고 버티어주는 부모가 곁에 있다면 이 친구는 때로 흔들릴지언정, 자기 길을 잘 찾아갈 것이다.

어린아이와 청소년의 상황을 염두에 두고 이런 경우를 생각해보자.

부모와 자식 사이에 관계가 아주 나쁜 경우가 있다. 부모와 자식의 관계가 나쁘면 소통이 안 된다. 소통도 안 되면서 1형당뇨 자녀에게 음식을 허용한다고 생각해보자. 결과는 어떨까.

금지, 제한보다는 허용이 필요하다. 1형당뇨인에게는 이것이 정말 중요하다. 그리고 제한과 허용에 앞서 사람과 사람 사이의 관계, 즉 의사소통이 제대로 되는지의 여부가 무엇보다도 중요하다.

소통이 되면 심리적 불만이 사라지고 만족 상태에 이른다. 만족하지 못한 불만 상태는 허기를 불러온다. 끔찍한 그림 동화 중에 쿠어트 바우만이 쓴《아무리 먹어도 배고픈 사람》이라는 책이 있다. 이 책에 나오는 '배고픈 사람'은 사랑을 받지 못하고 자라서 아무리 먹어도 허기를 느낀다. 그래서 마을 밭에서 나는 농작물을 모두 먹어치워 버리고, 한 마을을 거의 쑥대밭으로 만든다. 그러다 사랑을 얻기 위해 한 소녀를 만나 청혼하는데, 그 아버지가 반대하여 결혼에 이르지 못한다. 7년 후에 이 부녀를 먹어치우고 감옥에 갇히는데, 감옥에 갇혀서도 쇠사슬을 먹어치우고, 간수들을 먹어치우고, 감옥 창살을 먹어치우고 달아나 사라진다.

이게 이 이야기의 전부이다. 매우 비극적인 결말이었는데, 이 그림동화를 읽으면서 사랑을 받지 못한 사람, 그리고 아무리 먹어도 배고픈 일부, 아니 다수의 1형낭뇨 아이들이 겹쳐 띠올랐다.

나는 사랑이 뭔지는 잘 모른다. 그러나 마음을 주고받는 의사소통이 얼마나 중요한지는 알고 있다. 어쩌면 사람들이 '사랑'이라고 부르는 그것이 이 의사소통을 통해 전하고 전해지는 것일 터이다. 의사소통이 충분히 되면 제한은 안전을 지켜주는 든든한 울타리가 될 수 있고, 허용은 나를 믿어주는 든든한 응원이 된다.

제한보다는 허용이 훨씬 좋고, 그보다 앞서 관계가 좋고 의사소통이 되면 제한이냐 허용이냐가 아니라 그 둘을 뛰어넘어 새로운 차원의 세계가 열린다. 기준을 제한 또는 허용에 두기에 앞서, 관계와 의사소통에 우선으로 두어보라.

이 이야기는 단지 어린 1형당뇨 자녀와 부모 사이의 얘기만이 아니다. 성장한 1형당뇨 당사자 스스로도 생각해볼 문제다. 소통은 보통 나와 타인의 관계에서 얘기되기도 하지만, 자기 자신과 소통하는 것은 매우 중요하다. 소통 또는 사랑한다고 하는 것이 타인에 대한 것일 때는 어느 정도 보이지만, 자기 자신에 관해서만큼은 아니다. 자신만이 자신을 가장 잘 알 것 같지만, 실은 자기 자신만이 자신을 가장 못 보기도 한다. 볼 수 있는 거리가 없기 때문이다.

자기 자신과 소통하는 것은, 달리 말하면 자신의 생각, 느낌, 감정, 욕구 등을 알아차리는 데서 시작한다. 이것은 훈련되지 않으면 매우 하기 힘든 작업이다. 그러나 힘들다고 해서 이것을 하지 않으면, 나 자신이 무엇을 느끼는지, 무슨 욕구가 있는지, 어떤 감정인지조차 모르고 행동할 때가 많다. 하물며 자신의 감정이 어디에서 기원했는지 알겠는가?

'이웃을 사랑하라?', '나 자신을 사랑하자?' 이것은 의식 없이는 허망한 구호에 불과하다. 자신을 사랑하자고 마음먹는다고 그게 며칠, 아니 몇 분이나 가겠는가. 옆에서 슬쩍만 건드려도 폭발하고 말 텐데. 알고 보면 이 폭발은 상대방에 대한 것이 아니라 자신에 대한 것임을 알기까지 또 얼마나 많은 고통을 겪고, 얼마나 긴 세월이 흘러야 할까.

1형당뇨 당사자는 남탓을 하기 전에 진정한 자기 목소리에 귀를 기울이기 시작할 때부터, 자신과 소통할 수 있을 때부터 비로소 당뇨로부터 자유로워질 준비가 되었다 할 것이다.

가장 먼저 살펴볼 것

1형당뇨 자녀와 부모 사이에서, 1형당뇨 관리 중 이상 혈당 등의 문제가 나타났을 때, 또는 그 문제가 지속적으로 나타나게 될 때, 시정이 필요할 때 무엇을 가장 먼저 살펴보아야 할까? 아이의 행동? 거짓말? 습관? 욕구? 이런 것들일까? 그리고 아이의 행동과 선택이 잘못되었다면 나무랄까? 실제로 많은 가정에서 이런 일들이 늘 일어나고 있다.

만약에 엄마 아빠에게 고쳐졌으면 하는 습관이 있는데, 아이에게도 그것이 있다면 그것을 바꾸라고 할까? 그런다고 해서 아이가 바뀔까? 엄마 아빠가 책을 안 읽으면서 아이에게 책을 읽으라면 아이가 얼마나 책을 읽을까? 엄마가 매일 큰소리치고 아빠가 매일 술 마시는데, 아이에게 화내지 말고 군것질 하지 말라고 하는 것이 효과가 있을까?

아니, 그래서 무슨 의미가 있을까? 부모가 1형당뇨에 대해서 공부하지 않고 아이에게 잘하라고 하면 아이가 잘할까? 아니, 그보다 더 중요한 것으로, 부모가 1형당뇨 자녀의 마음을 모르고 자녀의 입장에 대해서 고려하지 않고서 아이가 잘 자랄 수 있을까?

어떤 사람은 노력하는 것 없이 좋은 결과만 바란다. 어떤 사람은 노력은 하는데, 자녀 입장이 고려되지 않은 엉뚱한 곳에서 노력한다. 어느 부모인들 자녀를 사랑하지 않을까? 사랑하면서도 자녀의 입장이 고려되지 않거나 장래가 고려되지 않은 채, 안타까움에 매몰된 부모의 마음이 우선이라면 자녀에게 해가 될 수도 있다. 거의 모든 부모가 자녀를 사랑하지만, 시각과 우선순위와 방법은 제각기 다르다. 그리고 어떤 사랑은 자녀를 해친다.

앞서 소통의 중요성에 대해서 언급했다. 그런데 소통을 잘하는 사람도 있지만, 소통을 어떻게 해야 할지 막막하게 느끼는 사람도 많이 있다. 부모와 아이 사이에서 소통이 매우 중요하지만, 소통을 잘하기에 앞서 살펴보아야 할 것이 있다. 특히, 1형당뇨 자녀에게서 건강에 해가 될 만한 행동과 습관이 있고, 이것이 걱정될 만큼 반복되고 있으며, 이를 시정하고 싶을 때 아이를 야단치는 경우들이 있는데, 아이를 야단부터 치지 않았으면 좋겠다. 어떤 사람들은 아이를 야단치고, 어떤 사람들은 아이에게 제대로 하는 것을 배우라고 작은손 캠프에 보내거나, 또는 세미나에 보내려고 한다.

부모 입장에서 아이에게 마음에 안 드는 문제라고 생각되는 행동들이 나타날 때는 아이 말고 부모 자신을 볼 필요가 있다. 마음에 안 든다고 여길 때, 이미 부모 마음에는 부정 정서가 있다. 문제라고 여길 때, 부모 자신의 생활 속에 그와 비슷한 행동 패턴이 있다.

사람마다 세상을 보는 시각에 틀이 있고, 필터가 있다. 이러한 것을 인지도식이라고도 한다. 어떤 사람은 네모라는 틀로 세상을 본다. 이 틀로 보면 세상은 네모다. 어떤 사람은 파란색 필터로 세상을 본다. 이 필터로 보면 세상은 파란색이다. 이런 틀이나 필터라고 하는 것들이 나쁜 것은 아니다. 개인의 독특한 배경일 뿐이다. 다만, 틀이 너무 견고하여 융통성이 없고, 필터가 너무 겹겹이 싸여 선명하게 못 보는 것이 부적응을 낳으니 이것들이 괴로움을 일으키는 것이다.

자신의 틀, 또는 필터는 꾸준히 관찰하고 닦아내지 않으면 세상 살면서 막힘이 많아진다. 특히 관계에서 그렇다. 미성숙한 사람들은 자신의 틀이 무엇인지 모르고 자신의 필터가 어떤 색깔인지 알지 못할 뿐만 아니라, 그것을 보려 하지 않는다. 대신 타인을 탓하고, 타인에게 책임을 전가하고, 타인을 바꾸려고 한다. 미성숙한 사람에게는 자신은 천사이고 타인은 악마이며, 자신은 개혁의 선봉자이고 타인은 타도의 대상이다. 자신은 보지 않은 채 상대방을 바꾸려 한다. 많은 부부 사이가 그렇고, 부모 자식 사이가 그러하다. 마치 원수지간인 듯 말이다.

그러나 자신을 보고 상대방을 대하는 방식을 바꾸면 그때서야 비로소 타인이 달라지기 시작한다. 미성숙한 사람만이 이런 사실을 모르고 자신을 결코 보지 않으며 상대방만 탓하고 원망한다. 사실은 자신의 틀과 필터를 보고, 틀을 유연하게 하고 필터를 닦아냄으로써 세상이 달라 보이는 것인데 말이다. 실제로 관계에서는 변화로 나타난다.

자기 틀을 한 번 펴고, 필터에 낀 먼지를 한 번 닦았다고 해서 그걸로 끝인 게 아니라, 이 작업은 평생 꾸준히 할 필요가 있는 작업이다. 이 작업을 꾸준히 하는 사람이 성숙한 사람이다. 이 작업을 꾸준히 하는 사람은 함부로 남에게 이래라 저래라 하지 않는다. 대신 자신이 그것을 할 뿐이다.

이것은 솔선수범과도 관련이 있다. 그래서 성숙한 부모들은 자식에게 고쳐야 할 것이 있으면 자신에게서 그것을 찾아 고친다. 자식이 했으면 하는 것이 있으면 자신이 그것을 행한다. 자녀의 변화는 부모의 변화에서부터 시작된다.

아빠와 엄마 모두 중요하다. 특히 엄마는 세상에 태어난 아이에게 세상 전부다.

여러분 자녀에게 바뀌었으면 하는 점이 있는가? 그렇다면 그 전에 부모인 여러분은 어떠한가? 여러분 자녀의 1형당뇨 관리에서 바뀌었으면, 또는 잘해줬으면 하는 점이 있는가? 그렇다면 그 전에 부모인 여러분은 어떠한가?

다른 차원의
당뇨 관리

당뇨를 대하는 마음의 단계

전에 당뇨에 관한 자료에서 당뇨병 환자가 당뇨병을 수용하기까지의 감정 반응이 어떻게 나타나는지 고찰한 내용을 본 적이 있다. 첫 번째 부정의 감정에서부터 두려움, 분노, 죄책감, 우울, 수용의 감정들을 단계적으로 거친다는 내용이었다. 때로 순서가 뒤바뀌기도 하고 복합적으로 나타나기도 한다는 단서를 붙였지만, 이는 꼭 당뇨가 아니어도 모든 병을 진단받은 사람들이 공통적으로 느끼는 심리 상태다.

환자 마음의 단계에 관한 연구는 이미 1970년대에 이루어졌다. 죽음을 앞둔 환자들의 정신과 진료와 상담을 맡았던 정신의학자 엘리자베스 퀴블러 로스가 의료진들이 환자의 심박수, 심전도, 폐기능 등에만 관심을 가질 뿐, 환자를 한 인간으로 대하지 않는 것에 충격을 받고, 말기 환자 5백여 명을 인터뷰하며 그들의 이야기를 담은《죽음과 죽어감On Death and Dying》에서 죽음의 과정에서 환자들이 죽음을 받아들이기까지 어떤 심리 상태를 거치는지 자세히 소개했다. 이 책이 나온 이래 거의 모든 환자들의 심리 진행 단계를 설명할 때 인용되고 있다. 당뇨를 진단받은 사람들의 감정 변화에 대해 과거 연구 결과를 반복해서 언급하는 것은 그리 새로운 것도, 특별한 것도, 실제적인 것도 못 된다.

건강하게 살아갈 수 있는 1형당뇨인들이 성공적으로 당뇨를 관리하기 위해서는, 죽음을 앞둔 사람의 마음 상태만 반복해서 언급하는 것보다 다른 각도에서 마음 단계들을 바라보는 것이 실제 치료에 좀 더 도움이 될 것이다.

1형당뇨인들이 당뇨 관리를 성공적으로 할 수 있느냐 아니냐, 어렵게 하느냐 쉽게 하느냐는 다음의 어느 단계에 해당하는지에 달려 있다. 그것은 거부, 노력, 습관, 인식의 변화 단계다.

처음 1형당뇨라고 진단을 받고 나서 병을 받아들이기까지는 시간이 걸린다. 수시로 변하는 몸 상태를 일정 시간 경험하고, 병에 대해 이해하고 나서도 마음으로 받아들이기는 힘들다. 어린아이들이 주사 맞기를 거부하는 것도 아직 1형당뇨를 온전히 받아들이지 못한 거부의 단계다. 음식 제한에 저항하고, 인슐린을 마음대로 쓸 수 있게 되면서 먹고 싶은 대로 먹으려고 인슐린을 과다 투여하는 것도 거부의 단계다. 일부러 밥을 먹지 않고 저혈당 상태를 만든 다음에 단 음식을 먹는 것도 거부의 단계다.

거부의 단계를 지나기 위해서는 1형당뇨인 본인의 의지와 노력뿐 아니라 가족의 도움도 절실하게 필요하다. 가족 전체의 식단을 건강식으로 바꾸면 1형당뇨인 자신도 혈당을 관리하는 데 크게 도움이 된다. 노력의 단계에서는 1형당뇨 관리의 올바른 방법과 건강한 생활 방식이 무엇인지는 알아도 실천하는 데 어려움이 따르기도 한다. 규칙을 정해 놓고 잘 지키다가 어느 한 순간 일탈하기도 한다. 실천과 일탈과 후회와 실천이 반복되는 단계다. 애써 실행해야 하므로 당뇨 관리가 아직은 힘들게 느껴질 수도 있다.

노력의 단계를 지속하면서 일탈이 점차 줄어든다. 바람직한 당뇨 관리의 지침들이 몸에 익는 습관의 단계다. 노력의 단계에서 멈춘 사람은 습관의 단계로 진입할 수 없다. 일전에 한 회사의 회장님을 뵙고 건강 상담을 한 적이 있다. 고혈압이 있는데, 그리 높은 편은 아니란다. 그런데 의사가 약을 복용하라고 하니 먹기는 먹어야 할 것 같은데, 먹기는 싫다고 했다. "규칙적으로 운동은 하십니까? 산책이라도" 하고 물었다. 그러자 당신은 운동은 별로 좋아하지 않는다고 답했다. 운동만으로 혈압을 조절할 수는 없지만, 운동이 습관으로 자리잡지 못하면, 가벼운 정도의 혈압이라도 좋아지기는 힘들다. 그래서 이렇게 말했다. "습관을 바꾸시겠습니까? 약을 드시겠습니까?" 그러자 그 회장님, 그냥 약을 드시겠단다.

습관은 우리가 일상생활을 하면서 별다른 의식적인 노력 없이도 편하게 할 수 있는 것이다. 누워 있기를 좋아하고, 불량식품을 좋아한다면 1형당뇨 관리는 무척 힘들어지지만, 운동을 즐기고, 자연식을 선호한다면 최소량의 인슐린으로 1형당뇨 관리를 쉽게 할 수 있다. 그러나 원래 나쁜 버릇은 좋은 습관보다 물들기는 쉽고 버리기는 어려운 법이다. 노력의 단계를 반드시 거치지 않는다면 좋은 습관을 갖기란 좀처럼 쉽지 않다.

습관의 단계에서는 건강한 생활 방식이 몸에는 익었지만, 어쩌다 불량식품과 게으름 등 일탈의 유혹을 받기도 한다. 또 건강이나 당뇨에 관한 정보를 들었을 때 솔깃하기 쉬워 잘못된 방법을 시도해볼 수도 있다.

습관의 단계에서 실행과 더불어 쉼 없이 공부하고 경험을 풍부하게 쌓게 되면 어느 순간 인식에 변화가 일어난다. 외부의 어떤 유혹이나 잘못된 정보에도 흔들리지 않는 자신의 관점이 생기는 것이다.

그러나 실제로 균형 잡힌 자신의 견해를 갖기란 좀처럼 쉬운 일이 아니다. 학력이 모든 것을 말해주는 것이 아니라는 것은 누구나 알면서도 우리 사회에서는 학력을 기준으로 사람을 재단하려는 경향이 강하다. 신문과 방송에서 발표하는 내용이 틀린 경우도 있는데, 사람들은 매스컴이 틀릴 수 있으리라고는 꿈에도 생각하지 못한다. 더구나 과학자, 연구자들의 실험 결과가 발표되면 의심의 여지없이 액면 그대로 받아들이려 한다. 《불량의학Bad Medicine》에서 저자 크리스토퍼 완제크는 일관성 없는 건강 연구와 이면의 진실에 대한 허다한 사례들을 밝히고 있다.

우리는 건강에 관한 최근의 연구가 틀릴 수도 있음에 익숙해져야 한다. 몇 달만 지나면 이전의 연구와 반대되는 결론들이 쏟아져 나오기 때문이다. 각종 연구들이 해를 거듭할수록 상반되는 결과를 내놓는 이유는 크게 네 가지다.

첫 번째는 선입견이다. 이는 때로 과학자들이 지니는 무의식적인 합의이거나 관심 있는 단체에서 결과가 멋져 보이도록 연구를 교묘하게 매만지는 것일 수도 있다.

두 번째 이유는 연구의 깊이다. 대개 좀 더 통계적으로 건전한 결과를 산출해내는 큰 연구들은 돈이 많이 들어가는데, 규모가 클수록 제대로 수행되지 못할 때가 있다. 빨리 끝나고 돈이 덜 드는 연구로 대체되거나 결과에 따라 타깃 역시 다변화되는 연구가 이루어진다.

세 번째 이유는 연구가 보도되거나 해석되는 방식이다. 신문은 전체 발견에 대해 보도할 수 있으나 사람들이 헤드라인만 읽으면 의학적 발견의 진실을 파악하지 못할 수 있다.

네 번째 이유는 사람들이, 심지어 의사들까지도 사람들의 몸이 얼마나 복잡한지를 자주 잊어버린다는 것이다.

건강 연구들은 최종 결론을 의미하는 것이 아니다. 또 전문지에 실리는 평가가 연구의 최종 결론을 확인해주는 것도 아니다.

쥐를 대상으로 실험한 결과 카페인이 콜레스테롤 수치와 관련된 어떤 혈중 화학물질의 수치를 올린다고 밝혀졌으며, 이는 순환기 질환으로 연결될 수 있다는 사실을 기사화할 때 헤드라인은 이렇다. '커피가 심장발작의 원인이 될 수 있다.'

뒤이어 새로운 연구들은 앞선 쥐 연구를 부정하고, 커피가 콜레스테롤을 낮추는 데 도움이 되는 화학물질의 수치를 높인다는 사실을 밝힌다. 이렇게 새로운 연구가 연이어 발표되면 우리는 신문에서 '커피가 심장에 좋다'는 기사를 읽게 되는 것이다.

논란의 여지를 남기고 있는 아스파탐이 처음에 FDA에서 승인을 받지 못했다가 다시 승인을 받게 된 배경을 알고 있다면, 차라리 인공적으로 만들어진 화학물질보다 자연식을 택할 수 있다. 유전자 조작 옥수수, 콩 등을 만들고 아스파탐을 만든 미국의 대기업 몬산토 사에서 미국당뇨병협회와 식이요법협회, 미국내과의사협회를 지원한다는 사실과 정계와의 커넥션 관계를 안다면 FDA의 승인이 난 식품이나 약품이라고 하더라도 다 안전한 것은 아니라는 사실을 깨달을 수 있다.

국내 중앙 일간지에 유명 기업인의 주치의가 어떤 약이 건강에 좋다고 말한 인터뷰 기사가 실린 날, 신문사 전화통에는 불이 났다고 한다. 건강에 관한 많은 연구들이 거대 식품회사와 제약회사의 지원으로 이루어진다는 사실을 알고 있으면 언론에서 건강에 좋다는 특정 약에 대한 이야기가 나와도 흔들리지 않을 수 있다. 온갖 그럴 듯한 건강 정보들이 넘쳐나는 가운데서 자신을 지킬 수 있으려면 자기의 관점이 필요하다.

원리를 알면 일일이 셈하지 않아도 되듯이, 건강에 대한 인식이 바뀌면 힘들게 노력하지 않아도 당뇨 관리는 거의 저절로 이루어진다. 인식이 바뀌면 행동도 바뀌고 몸의 반응도 바뀐다.

습관과 인식의 변화와의 차이는 깨어 있는 의식 상태인가 아닌가의 차이와 같다. 이를테면, 일주일에 세 번 정해진 시간에 요가를 한다고 해보자. 모든 동작과 호흡은 의식이 잠든 상태로는 그저 하나의 몸짓, 행위에 지나지 않는다. 호흡은 깨어 있는 의식이 아니면 그저 숨 쉬기 운동에 지나지 않는다. 깨어 있지 않으면 호흡을 제대로 할 수도 없고, 호흡을 하다가 졸 수도 있다. 하지만 각성 상태에서 호흡을 하면 호흡을 할수록 정신이 맑아지고 몸은 가벼워지며 기운이 충만해지는 것을 경험할 수 있다.

의식이 잠든 상태에서는 잘못된 정보도 잘못된 것인지 모르고 받아들일 수 있고, 인슐린도 혈당 상태와는 상관없이 맞을 수 있다. 의식이 잠들어 있으면 누군가 당뇨에 좋다고 하면 실제로는 해로운 음식도 먹을 수 있다. 그러나 의식이 깨어 있는 한 자신이 의도한 것이 아니면 억지로 하기 힘들다.

세상 모든 지식을 다 가질 수는 없지만, 건강과 삶에 대한 인식에 전환이 일어나면 근본적인 원리를 손에 쥐고 많은 것들을 쉽게 풀어갈 수 있다. 그리고 건강과 삶에 대한 인식과 근본적인 원리는 우리 생활의 가장 평범한 데 있다. 이 책 처음부터 끝까지 그것을 말하고 있다.

자신이 할 수 있는 최선

왜 많은 사람들은 자기 자신은 바뀌지 않으면서 주변 환경이 바뀌기를 바라는 걸까? 왜 나는 개선하지 않으면서 치료법과 외부 요건에 의지하려 하는가? 주변 환경이 좋아지면 상황이 더 나아질까? 치료법이 나오면 당뇨 문제가 해결될까? 당뇨는 나 자신이 먼저 바뀌어야 다스릴 수 있는 병이다.

만일 여러분이 철저하게 조절을 잘했다면, 이제 다음 단계, 또 다른 차원의 단계로 접어들 준비를 해야 한다. 이 단계는 물론 순차적인 것만은 아니고 기존의 혈당 관리와 병행되는 것이기도 하다.

다른 차원의 치료란, 인슐린 의존을 최소화하고 나 자신의 독립성을 최대한 발휘하는 길을 여는 노력이다. 단순한 자가 치료를 넘어 자생력을 최대한 키워 몸을 살려내는 것이다. 자생력이 있기 전까지 내 몸은 잠들어 있는 것과 같다. 잠든 몸을 깨워야 한다.

처음에는 인슐린 주사가 의존이 아니다. 우리 몸의 췌장에서 인슐린이 나와서 혈당이 조절되고 있는 것을 보고 의존적이라고 말하지 않는 것과 마찬가지다. 물론 주사만 믿고 관리를 안 해서 인슐린을 많이 맞게 되면 문제가 생길 것이다. 그러나 과거보다 좋은 약들이 계속 나오고 그 효과를 크게 보고 있다면, 이때부터 의존의 의미를 스스로 다르게 적용해야 한다.

운동과 섭생으로 몸의 조화와 균형을 이룬 뒤 주사량을 최소화할 수 있으면, 인슐린에만 의존할 때와 비교해서 비의존적이라 할 수 있다. 당뇨의 관리는 바로 이렇게 나 아닌 다른 것에 비의존적이 되어가는 과정, 자립적인 인간이 되어가는 과정이다.

더불어 균형 잡힌 인간이 되어가는 과정이기도 하다. 균형과 조화를 이루면 이때부터 진정으로 병을 다스릴 수 있다. 음식, 주사, 운동뿐만 아니라 대화, 우정, 사랑 모두가 조화되어야 한다. 단순하게 말해도 혈당에 영향을 미치는 게 음식, 주사, 운동이 다가 아니기 때문이다. 주사량의 지나침과 모자람, 운동의 지나침과 모자람, 음식의 지나침과 모자람, 애정의 지나침으로 인한 소유와 구속, 애정의 모자람으로 인한 애정 결핍, 재물에 대한 욕심의 지나침과 모자람, 이 모든 것이 다 균형을 이루고 조화되어야 한다. 방심하는 순간, 혈당 조절도 흐트러짐은 물론 생활의 균형과 조화도 어김없이 깨진다. 선택하기에 따라서 당뇨는 개인과 가족, 인류의 재앙일 수도 있지만, 흐트러질 때마다 정신을 바짝 차리게 해주고 삶의 예술을 완성시키는 훌륭한 도구가 될 수도 있다.

인슐린 주사는 살아 있는 췌장의 역할을 완벽하게 대신하지 못한다. 세상에 완벽한 것이 한 가지 있다면 바로 자연이다. 자연 친화적인 생활을 할 수 있느냐 없느냐는 그저 혈당 조절 차원을 넘어 삶의 질까지 영향을 미친다.

특히 자신이 몸소 실천할 수 있는 것을 대신해 인슐린에 의존을 많이 하면 할수록 음식 문제에 둔해지기 쉽다. 이것은 좋은 것이 무엇인지 알지만 행동이 못 따라줘서 밥상을 자연식으로 차리지 못할 수도 있고, 살면서 우선순위를 건강보다 편리에 두었기 때문일 수도 있고, 아니면 정말 가공식품과 인스턴트 음식, 식품첨가물의 해악과 자연 음식의 중요성을 모르기 때문이기도 하다. 그리고 음식 문제와 함께 노력해야 할 것이 운동이다. 몸을 움직이지 않는 것은 자연스러운 일이 아니다. 오히려 몸을 움직이는 것이 자연스러운 것이다. 1형당뇨인은 췌장만 고장 났을 뿐이다. 우리 몸은 자연이고, 그것을 살리는 것이 우리에게 주어진 사명이다.

감각을
키워라

진짜 배고픔을 알기까지

1형당뇨인 가운데 진짜 배가 고파서 음식을 먹어본 기억이 있는 사람이 얼마나 될까. 1형당뇨인이 아니면 가족조차도 이 말의 의미와 당사자의 상태를 이해하기가 어렵다. 요즘처럼 경제적으로 굶을 만큼 어려움을 겪는 사람들이 많지 않은 상황에서 혈당에 이상이 없는 사람들 가운데는 배가 고프지 않아도 음식을 섭취하는 경우가 많다. 그러나 건강 측면에서는 배가 고프다는 신호가 올 때 음식을 먹는 것이 유익하며 자연스럽다. 혈당에 이상을 겪지 않는 사람들은 배가 고플 때 음식을 먹는 것이 이상할 것이 없다.

그러나 1형당뇨인 대부분은 비교적 자주 배고픔과 상관없이 혈당이 낮아서, 혹은 혈당이 높아서 먹게 된다. 혈당의 심한 부침 속에 자연스러운 감각을 잃어버리는 것이다. 물론 혈당이 낮거나 높을 때 허기가 져서 음식을 찾는 것도 넓게 보면 자연스러운 현상이라고도 할 수 있지만, 이것은 위기를 모면하기 위한 방편일 뿐, 이미 혈당의 이상 자체는 자연스러운 현상이 아니다. 이상 혈당으로 배고프다는 신호가 나타나는 것은 먹은 음식이 소화가 다 되어 실제 배고픈 것과는 다르다. 혈당이 불안정하면 먹은 음식이 채 소화되기 전에 억지로 또 먹어야 하는 사태가 자주 일어난다. 이렇게 되면 우리의 위는 제대로 쉴 수가 없다. 위가 활동해야 할 때 움직이고, 활동이 필요 없을 때 쉬는 것, 이 또한 건강을 유지하기 위해 매우 중요하다.

혈당 상태가 불안정할수록 실제로 배가 고파서 음식을 찾는 것보다 비상 사태를 해결하기 위해 음식을 찾는 일이 많아진다. 배는 부른데 혈당이 낮거나, 배는 고픈데 혈당이 높은 경우도 많다. 이런 면에서 보면 1형당뇨인은 늘 비상 사태를 겪고 있는 것이나 마찬가지다.

자연 상태의 배고픔이라는 감각을 회복하기 위해서는, 심리적인 안정을 제외하면 혈당을 안정시키는 것이 최우선이다. 혈당이 안정적으로 조절되면, 불안정한 혈당 때문에 혈당 측정을 그렇게까지 자주 하지 않아도 배고프다는 감각으로 먹을 때가 되었음을 알 수 있다. 실제로 안정된 혈당을 오래 유지하다 보면, 배고픈 상태와 혈당이 서서히 내려가고 있을 때 혈당 측정기에 나타난 수치가 이상적으로 잘 맞아떨어진다. 배고플 때가 곧 혈당이 내려갈 때인 것이다.

불안정한 혈당 상태에서 배고픔이라는 감각을 회복하기 위해서는 혈당의 안정에 힘써야 한다. 혈당이 안정된다고 해서 처음부터 배고픔이라는 감각을 회복하는 것은 아니다. 이상 혈당에 몸이 익숙해져 있으면 정상 혈당 상태에 이르러도 정상 혈당 상태임을 알기 어렵다.

저혈당을 너무 자주 겪고 장기간 저혈당 상태에 놓였던 사람은 저혈당을 인지하는 데도 어려움을 겪는다. 이를 저혈당 무감지증이라고 한다. 이런 사람들은 약 2주 정도 정상 혈당 범위보다 약간 높은 상태인 180~200mg/dl 정도의 혈당 상태를 유지하는 것이 감각을 회복하는 데 도움이 된다.

고혈당에 너무 오래 노출되었던 사람은 혈당이 조금만 내려가도 정상 범위 내에서도 저혈당이라고 착각하기 쉽다. 1형당뇨인의 목표 혈당 범위를 지속적으로 유지할 수 있다면 감각은 정상을 되찾을 수 있다.

혈당이 불규칙한 1형당뇨인에게 빈번한 혈당 측정은 매우 중요하지만, 때로는 혈당 측정기의 숫자만 믿지 말고 몸의 느낌으로도 혈당을 예측하려고 해야 한다. 우리의 예측이 종종 빗나가듯이, 혈당 측정기도 오류가 있다. 게다가 혈당 측정기에 보여지는 숫자는 그 순간에 측정된 혈당일 뿐이어서 측정한 것으로는 이상이 없다고 안심하기 쉽지만, 실제로는 저혈당에 빠져들고 있는 경우도 있다.

어른들 말씀하시길, "밥 잘 먹으면 되지!" 하신다. 잘 먹는다는 것은 섭취하는 음식의 내용은 물론이거니와 먹어야 할 때와 먹지 않아도 될 때를 가리는 것도 포함된다. 배고프면 먹고, 적당히 배가 차면 그만두는 것은 매우 단순해 보이지만 행하기 쉽지 않다. 그러나 안정된 혈당 상태가 가져다주는 편안함을 오래 경험해본 사람은 몸의 요구에 따라 자연스럽게 할 수 있다.

몸에 좋은 것을 먹고 몸에 해로운 것을 먹지 않는 것, 이것이 건강한 섭생이다. 자기 몸에 귀 기울여 먹고 싶을 때 먹고, 자고 싶을 때 자고, 싸고 싶을 때 싸고, 쉬고 싶을 때 쉬는 것, 그러면서도 한결같이 건강 상태를 유지할 수 있는 것, 이것이 당뇨 관리의 경지고 삶의 경지다.

인슐린 용량과 저혈당 감각

지금부터 할 얘기는 인슐린 용량이 많으면 저혈당이 나타난다는 뻔한 얘기가 아니다. 그렇다고 인슐린이 어정쩡하게 많을 때 혈당이 올라가는 저혈당 반동현상에 대한 얘기도 아니다. 자가 혈당측정기에 나타난 숫자와 상관없이 저혈당을 느끼는 경우에 대한 얘기다.

의외로 많은 사람들이 몸의 느낌으로 혈당 상태를 알 수 있다고 장담한다. 특히 병력이 어느 정도 된 사람일수록 자랑처럼 이런 얘기를 한다. 아주 불가능한 것은 아니지만, 몸으로 느끼는 것과 실제 혈당에는 차이가 있다. 몸으로 느끼는 혈당 상태에는 한계가 있어서 저혈당을 몸으로 느낄 정도면 저혈당을 대비하기에는 늦었다고 할 수 있을 정도의 혈당 상태고, 고혈당을 몸으로 느낄 정도면 꽤 높은 혈당, 즉 200~300mg/dl이 훌쩍 넘는, 때로는 400mg/dl대의 혈당 상태인 경우가 많다. 만약 저혈당이나 고혈당인 상태에서 측정하여 적절하게 대처하지 않으면 몸은 망가져갈 수밖에 없다.

혈당 관리를 하기 위해 가장 우선적으로 해야 할 일은 혈당을 측정하는 것이다. 그것이 자가 혈당 측정기든 실시간 연속 혈당 측정 장치든 혈당 상태를 측정기로 측정하는 것은 무엇보다 중요하다. 혈당 측정기의 정확성이 100퍼센트 보장되는 것이 아니라 할지라도, 충분히 참고할 수 있을 만큼은 믿을 수 있다. 건강과 관련되어 있는 의료기기이기 때문에 오차 범위까지 감안하여 통과된 기기가 우리 손에 들어오므로 안심해도 좋다.

그런데 문제는 혈당 측정기에 나타난 숫자가 전부가 아니라는 데서 생긴다. 이것은 혈당 측정기의 문제가 아니라, 혈당 측정기에 나타난 숫자의 의미를 잘못 해석하는 것과 몸의 감각에 대한 고려가 없을 때 나타나는 문제다.

1형당뇨의 경우에 혈당 측정기에 나타나는 숫자의 의미를 알기 위해서는 1형당뇨의 특성을 이해하면 된다. 일반적인 2형당뇨의 경우에는 혈당 측정기에 나타나는 숫자가 바로 현재의 혈당임을 그대로 보여주는 경우가 대부분이다. 혈당 자체가 큰 변화없이 일정한 상태를 유지하기 때문이다. 그러나 1형당뇨의 경우는 다르다. 특히 1형당뇨는 혈당의 변화 속도가 빠르고 기복이 크다는 점을 고려해야 한다. 이 점을 고려하면, 혈당 측정기에 나타난 숫자가 지금 현재의 혈당 상태만을 나타내는 게 아니라 혈당이 변하고 있는 한 시점의 혈당이라는 것을 읽어낼 수 있다. 따라서 1형당뇨인의 혈당 수치를 확인할 때 앞서 측정한 혈당과 지금 측정한 혈당의 차이를 보고 혈당이 내려가고 있는지 올라가고 있는지를 판단해야 하는 것이다.

혈당 측정기에 나타난 숫자의 의미를 아는 것과 더불어, 반드시 고려해야 할 점이 몸의 감각이다. 인슐린 주사를 투여해 혈당을 조절하는 1형당뇨는 신체 내부에서 필요한 만큼의 인슐린을 분비하는 것과 달리, 외부로부터 인위적으로 인슐린을 주입하기 때문에 그 양이 완벽하게 요구량에 들어맞는 건 아니다. 그래서 혈당이 낮아지기도 하고 높아지기도 하는 등 혈당을 안정적으로 유지하는 게 쉽지 않은 것이다. 이렇게 해서 느끼는 저혈당은 혈당 측정기에 나타나기도 하고, 종종 혈당 측정기에 나타나지 않기도 한다. 실제로는 저혈당인데, 혈당 측정기에 저혈당이 나타나지 않을 때, 우리는 우리 몸의 감각을 통해서 그것을 알고 대처할 수 있다.

저혈당의 증상은 매우 다양하다. 그러나 그 다양한 증상들은 한결같이 기분 좋은 것들이 아니다. 인슐린 주사를 맞으면서 저혈당을 피해가기란 쉬운 일이 아니다. 그래도 최대한 저혈당은 겪지 않는 것이 좋다. 저혈당 자체의 위험성뿐만 아니라 컨디션 난조, 혈당 불안정, 기분 저하, 심리 불안정 등 이로울 게 하나도 없기 때문이다.

먼저, 진짜 저혈당과 저혈당 유사 증상을 구별이 필요하다. 실제 저혈당은 아니지만 저혈당 유사 증상은 위가 비어 배가 고플 때, 커피 등의 카페인 섭취가 많아 떨릴 때, 장기간 고혈당 상태를 지속하다가 정상 범위 이상의 혈당 상태가 되어도 나타난다. 실제 저혈당일 때도 배고픔의 증상은 나타나지만, 저혈당이 아니어도 배가 고프면 저혈당과 같은 느낌이 든다. 저혈당이 아니면서 배가 고플 때는 심리적인 불안감이 동반되지 않는다. 단, 실제 저혈당은 아니지만 단순한 배고픔이 느껴질 때는 곧 혈당이 낮아질 가능성이 높기 때문에 식사 시간이 아니라면 간단한 간식을 하는 것이 좋다.

장기간 고혈당 상태를 겪은 것 때문에 높은 혈당에서도 저혈당 증상을 느낄 때는 목표 혈당 범위를 단계적으로 낮추어가면서 안정적인 혈당을 일정 기간 유지하면 정상적인 감각을 찾을 수 있다.

진짜 저혈당은 다음 두 가지 경우가 있다. 혈당 측정기에 저혈당 수치가 나타난 경우와 저혈당이 아닌 정상 범위나 그보다 높은 혈당 수치가 나타난 경우다. 진짜 저혈당은 혈당 측정 수치에 나타난 것으로만 판단할 수 없다. 때로는 혈당이 정상 범위거나 그보다 높더라도 저혈당인 경우가 있기 때문이다. 어느 경우든 저혈당은 운동량이 많거나 식사량에 비해 상대적으로 인슐린 용량이 많거나 인슐린 주사 타이밍이 맞지 않아 음식으로 혈당을 올리는 속도보다 약효가 빨리 나타날 때 발생한다.

그런데 혈당 측정기에 나타난 낮은 수치로 저혈당을 확인하고 판단하는 것은 쉽지만, 측정기에 분명히 정상 범위 이상의 혈당이 나타날 때는 대부분 저혈당이 아니라고 판단하는 경우가 많다. 이럴 때는 저혈당일 때처럼 초조하고 불안하거나 공복감이 느껴진다면 인슐린 용량이 많지 않은지 점검해보라. 물론 배고픔은 고혈당일 때도 느껴지지만 이 경우에는 대개는 구별할 수 있다.

인슐린 용량이 필요 이상으로 많으면 우리 몸은 즉각 위험 상황에 대비하기 위해 긴장 상태로 들어간다. 즉, 교감신경이 항진되어 혈당을 올리는 항인슐린 호르몬들의 분비량이 늘어나는 것이다. 여기서 저혈당 반동 현상이 실제로 어떻게 나타나는지 한번 살펴보자. 저혈당 반동 현상은 저혈당으로 위험한 상태에 빠지지 않기 위해 우리 몸에서 스스로 항인슐린 호르몬을 분비해 혈당을 올리는 현상이다. 이 현상을 저혈당 뒤에 고혈당이 오는 현상이라고만 알고들 있지만, 꼭 그렇지만은 않다. 저혈당 반동 현상은 혈당 수치가 저혈당이 된 뒤에만 혈당이 올라가는 것이 아니라 저혈당이 되기 전에도 혈당이 올라간다. 실제 저혈당이 되기 전에 혈당이 올라갈 때는 혈당이 빠른 속도로 떨어질 때 우리 몸에서 이를 감지하고 그 속도에 맞춰 항인슐린 호르몬을 내보낼 때다.

이것을 다른 각도로 보면, 즉 혈당 수치가 아니라 인슐린 용량 차원으로 보면 잘 이해할 수 있다. 인슐린 용량이 많으면 교감신경이 항진 상태에 놓이게 된다. 이때는 교감신경의 작용으로 항인슐린 호르몬들이 나와 혈당을 올리는데, 많은 인슐린 용량만큼 항인슐린 호르몬이 분비되면 정상 혈당 범위의 수치를 혈당 측정기에서 볼 수 있고, 많은 인슐린 용량보다 항인슐린 호르몬 분비가 적으면 저혈당 수치를 볼 수 있으며, 많은 인슐린 용량보다 항인슐린 호르몬 분비가 많으면 높은 혈당 수치를 보게 된다. 그러나 어떤 혈당 상태라도 인슐린 용량이 많으면 교감신경이 항진되어 있는 상태기 때문에 항인슐린 호르몬인 스트레스 호르몬이 분비되어 정서 상태는 불안정하고 혈당 측정기에 나타난 수치와는 상관없이 저혈당 증상을 느끼는 일이 많으며 혈당에도 예측할 수 없는 이벤트가 나타난다.

저혈당 유사 증상이 아니라면, 혈당 측정기에 나타난 숫자 말고도 느낌에 따라서 저혈당에 대한 조치를 취해야 한다. 특별히 일시적으로 운동량이 많았거나 먹은 음식이 부실해서 나타난 저혈당이 아니라면 전체적인 인슐린 용량이 많지 않은지 확인해볼 필요가 있다.

감각에 대한 믿음

안정된 혈당 조절을 통해 변해가는 혈당을 몸으로 알아채는 것 말고도 오감을 키우는 것은 1형당뇨인이 가진 능력을 좀 더 발휘하며 살아가는 데, 그리고 합병증을 예방하는 데 도움이 된다.

자신에게 잠재된 능력을 키울 수 있는 시작 단계의 선두에 감각을 키우는 일이 있다. 우리가 사물을 인식하고 판단하기 위해서는 1차로 시각, 미각, 촉각, 후각, 청각 등의 감각기관을 거치지 않으면 불가능하다. 오감을 활용하여 다양한 외부 정보를 접하고 지식을 쌓으며 그것을 두뇌에 기록함으로써 창조적인 행위를 할 수 있는 것이다.

오감 발달은 공간 체험, 원활한 의사 소통 등으로 더욱 잘 이루어질 수 있다. 사람과 사람, 사람과 사물, 사람과 환경의 관계에 따라서 오감의 발달 정도에 차이가 난다. 그러나 오감을 발달시키는 데 무엇보다 중요한 것은 모든 행동에 대한 의식적인 참여다. 먹을 때는 먹는 데 집중해서 맛을 음미하고, 냄새를 맡을 때 여러 가지 냄새의 차이를 구별하려고 애쓰고, 사물을 만지면서 손에 전해지는 느낌을 최대한 느끼려고 하면서 사물의 성질을 이해하고, 사물을 보면서 색감의 차이를 구별하는 것을 훈련하며, 오케스트라의 연주를 들으며 각각의 악기 소리를 찾아내려고 하는 등 본인이 의식적으로 참여할 때 감각은 발달한다.

여기에 각각의 감각을 다른 감각으로 표현하는 시도는 감각 발달에 더 큰 도움이 된다. 음식을 맛보고 그것을 그림으로 표현하거나, 색깔을 보고 그것을 소리로 표현하는 등 우리가 가진 감각을 총동원할수록 감각은 발달하고 오감이 발달할수록 인식의 깊이가 깊어지고 창조적일 수 있는 가능성은 커진다.

이상의 얘기는 자신에게 잠재된 능력을 일깨우기 위해 1형당뇨인뿐 아니라 일반인에게도 필요한 보편적인 얘기다. 여기에 더해 1형당뇨인에게 감각은 혈당에 이상이 없는 사람들보다 더욱 특별한 의미를 가질 수 있다. 합병증을 예방하고 조기 대처하는 데 정기 검진만한 것은 없으나 그 전에 일상에서 우리는 감각에 많은 것을 의존해야 한다. 감각의 정확성은 감각을 얼마나 개발할 수 있는지에 따라 다르다.

눈은 세상의 아름다움을 보는 창이다. 초록의 자연, 별, 꽃, 사랑하는 사람…. 어디 아름다운 모습뿐이랴마는 세상을 학습하고 이해하는 데 가장 많은 정보를 받아들일 수 있는 감각 기관으로 눈만 한 게 없다. '눈이 보배'인 것은 그 때문이다. 그만큼 눈으로 보는 것을 통해 마음의 변화도 많이 겪는다. 아름다움을 볼 수 있고 마음을 움직일 수 있을 만큼 소중한 눈을 잃는다는 것은 크나큰 상실이 아닐 수 없다. 1형당뇨인은 작게는 저혈당일 때 굴절 이상으로 바로 눈앞의 사물을 제대로 볼 수 없는 상태가 될 수 있고, 크게는 당뇨 합병증 가운데 당뇨망막증으로 이 소중한 체험의 기회를 박탈당할 수도 있다.

우리 생활에 즐거움을 줄 수 있는 미각은 세상의 단맛과 쓴맛을 다 맛볼 수 있게 해주지만, 미각을 잘못 길들이면 1형당뇨 관리는 매우 어려워진다. 어려서부터 단맛을 좋아하게 되면 항상 먹는 것 때문에 고통을 겪어야만 한다. 누구나 태어나면서부터 단맛을 좋아하는 것은 아니다. 우리는 일찍부터 시고 짜고 맵고 달고 쓴맛이 맛의 기본이라고 배웠지만, 최근 과학적인 연구 결과를 통해 기름진 맛이 하나 더 추가되었다. 1형당뇨 관리를 위해서는 단맛뿐 아니라 기름진 맛에 대해서도 각별한 관심을 가질 필요가 있다. 기름진 맛에 길들여지면 혈관 합병증에 쉽게 노출될 수 있기 때문이다. 기름진 맛은 학습된 맛이다. 일찍부터 패스트푸드와 인스턴트 식품, 고기류의 섭취가 많을수록 기름진 맛을 더 선호하게 된다. 미각은 길들여지는 감각이다.

촉각은 1형당뇨인에게 신경합병증을 알려줄 수 있는 감각이다. 신경합병증이 진행되면 촉각이 사라질 수도 있다. 혈당 관리를 제대로 하지 못하면 뜨거운 것도 못 느껴 뜨거운 물에 데일 수도 있고, 상처가 나도 모르고 있다가 다리를 잃을 수도 있다. 세상을, 사물을, 사람을 피부로 느끼는 것만큼 진한 감각도 드물다.

후각은 의식보다는 무의식에 작용하는 감각이다. 후각은 우리가 직접적으로 눈으로 보고 입으로 맛본 것보다 더 많은 정보를 전해준다. 단순히 냄새만 맡는 것이 아니라 우리의 무의식에서는 냄새를 통해 많은 정보를 얻어낸다. 아직 눈도 뜨기 전 갓난아기는 냄새로 엄마를 알아보고, 짝을 찾는 남녀는 시각적인 정보 밀고도 냄새를 통해서 자기에게 어울리는 상대방을 고른다. 이런 일반적인 것들 외에도 1형당뇨인 가운데 후각이 예민한 사람은 냄새를 통해 자신의 혈당 상태를 알 수 있다. 보통은 고혈당이 심할 때 소변에서 나는 아세톤 냄새로 혈당이 높은 것을 확인할 수 있다.

심한 고혈당 상태가 아니어도 혈당이 약간 높을 때도 냄새로 그것을 알 수 있다. 고혈당일 때 코로 숨을 들이쉬는 것만으로도 고혈당 감지가 가능하다. 나는 처음에 이 냄새가 무슨 냄새인지는 모르고 혈당이 높은 상태라는 것만 알았는데, 최근 호흡 검사를 통해 혈당을 측정할 수 있다는 연구 결과가 나와서 살펴보니 아마 이 연구 결과에서 말하는 메틸 니트레이트 냄새가 아닌가 싶다.

2007년 9월 27일자 연합뉴스에 따르면, 미국 어바인 캘리포니아 대학 종합임상연구소 당뇨병연구원인 피에트로 갈라세티 박사가 내쉬는 숨 속에 들어 있는 메틸 니트레이트의 수치가 혈당을 나타낸다는 사실을 밝혀냈다고 소개했다. 기사 내용을 인용하면 다음과 같다.

갈라세티 박사는 국립과학원회보PNAS 최신호 온라인판에 실린 연구 논문에서 제1형당뇨병 아이들은 혈당이 올라갈수록 그에 비례해 호흡 속의 메틸 니트레이트 수치가 올라간다고 밝히고, 따라서 혈액 샘플을 채취하는 번거로움 없이 간단한 호흡 검사로 혈당을 측정할 수 있다고 밝혔다.

갈라세티 박사는 소아당뇨 환자 10명을 대상으로 혈당이 상승했을 때부터 시작해 인슐린 투여로 혈당이 서서히 내려가는 동안 계속 호흡 검사를 실시한 결과 혈당이 올라갔을 때 숨 속의 메틸 니트레이트의 수치가 혈당이 정상일 때보다 10배나 높았으며 혈당이 내려가면서 메틸 니트레이트의 수치도 떨어졌다고 말했다. 갈라세티 박사는 혈액 검사와 호흡 검사 결과의 크로스체크를 통해서도 혈당과 메틸 니트레이트 사이의 상호 관계를 확인할 수 있었다고 밝혔다.

1형당뇨 환자의 경우 혈당이 올라갈 때는 산화 스트레스를 일으키는 지방산의 혈중 수치가 증가하는데 메틸 니트레이트는 이 산화 스트레스가 증가할 때 나타나는 부산물로 생각된다고 갈라세티 박사는 말했다.

후각으로 치자면 개를 빠뜨릴 수 없다. 개는 후각 신경세포 수가 사람보다 20배나 많아 사람이 맡을 수 없는 농도의 몇 백만분의 1만 있어도 냄새를 맡을 수 있다. 사람보다 후각이 훨씬 발달한 개들 가운데 어떤 개는 같이 사는 1형당뇨 주인이 저혈당으로 의식을 잃었을 때 냄새로 알고 응급구조대에 연락해 주인을 살린 예도 있었다.

〈부산일보〉 2006년 1월 4일자 기사에는 뛰어난 후각 능력으로 주인의 질병을 감지하는 개의 능력에 대해 소개하고 있다. 브리티시메디컬 저널은 주인이 저혈당 발작을 일으켰을 때 옆에 있던 개의 70%가 옷을 잡아당기거나 다른 가족을 환자 있는 곳까지 데리고 오고 가만히 있지 못하고 왔다갔다하는 등 평소와 다른 행동을 보였다고 발표했다. 저혈당일 때 땀에는 극히 미량의 카테콜아민이 포함되어 있는데 개가 이 냄새를 구별해내는 것으로 추측된다. 지진 등 재해로 매몰되어 있는 사람을 발견해내는 구조견은 위기상황에 빠진 사람이 방출해내는 카테콜아민의 냄새에 반응하도록 훈련된다. 캐나다 퀘벡시 소재의 맹도견 양성 전문소에서는 당뇨병 환자의 입김 변화를 감지해 주인에게 알려주고 비상시에는 비상벨을 눌러 구조를 요청하는 당뇨병 환자 도우미 개를 양성하고 있다.

청각을 통해서 우리는 감미로운 음악에서부터 위험을 알리는 신호까지 직접적으로 많은 정보를 얻을 수 있다. 후각이 무의식에 작용하는 것과 비슷하게 소리를 통해서 말의 내용과 상관없이 말하는 사람의 심리 상태를 무의식에서 감지할 수 있다. 1형당뇨인의 혈당이 조절되지 않을 때, 청각은 종종 정보를 왜곡시키기도 한다. 청각 하나만으로 정보를 받아들이는 게 아니라 이상 혈당일 때 보이는 심리 상태에 의해 왜곡 현상은 가중된다. 저혈당이나 고혈당일 때 매우 민감한 상태가 되면 일상적인 소리도 매우 크고 날카롭게 들린다.

혈당 조절 실패로 한 가지 이상의 감각이 둔해지거나 감각을 잃는다는 것은 가장 일차적으로 정보를 전달받을 수 있는 수단을 잃는 것이다. 이로 인해 일상 생활의 불편을 초래할 수도 있고, 심하면 합병증을 사전에 막거나 더 진행되는 것을 놓칠 수도 있다.

그러나 혈당을 안정적으로 조절하고 항상 몸을 관찰하고 의식적으로 감각을 키운다면 몸에서 이상 증세가 나타날 때 바로 알아차릴 수 있고 조기 대처가 가능해진다. 1형당뇨인의 감각이 발달할 수 있으려면 안정적인 혈당 관리와 의식적인 노력이 필요하다. 의식적인 노력으로 긍정적인 결과를 얻기 위해서는 주의 깊은 관찰이 필수적이고, 그것은 규칙적인 생활을 할 때 가능성이 더 커진다.

나아가 감각이 발달하면 합병증의 조기 발견뿐 아니라 감각에 기반하여 자신의 판단에 대한 자신감을 가질 수 있다. 감각에 대한 믿음과 자신의 판단에 대한 자신감이 커질수록 자신에 대한 믿음으로 이어질 수 있다. 자신에 대한 믿음은 자기 견해를 지키고 적극적인 표현을 할 수 있는 자산이다. 감각 발달에서부터 출발해 자기 견해를 갖기까지는 이론적인 지식이 뒷받침되어야 한다. 이론만으로 만들어진 견해는 반쪽에 불과하며 감각만 믿는 것도 불완전하기 짝이 없다. 그럼에도 불구하고 출발은 모든 정보를 일차적으로 받아들이는 감각에 있다. 감각, 믿음, 견해로 이어지는 단련 과정을 거쳐 비로소 1형당뇨인은 주체적으로 자신의 건강을 지켜갈 수 있다.

생활을 단순하게!

단순한 생활의 조건

소박하고 단순한 삶은 정신적으로나 신체적으로 건강에 매우 유익하다. 우리의 일상에 복잡한 것이 있으면 생활하기 불편하다. 길이 복잡하면 앞으로 나아가기가 어렵고, 책상 위가 복잡하면 일에 방해가 되며,

머릿속이 복잡하면 스트레스에 시달린다.

일상에서 경험할 수 있는 것과 마찬가지로 당뇨가 있다면 생활을 단순하게 하는 것이 당뇨 관리에 도움이 될 수 있다.

불규칙한 생활을 하면 생체 리듬이 깨지기 쉬운데 이렇게 생체 리듬이 깨지면 1형당뇨인의 상황은 더욱 복잡해진다. 당장 혈당이 불안정해지고, 각종 호르몬들, 특히 항인슐린 호르몬들이 필요 이상으로 작용해서 혈당을 조절하기 어려워진다.

인슐린 요법도 단순화할 필요가 있다. 혼합형 인슐린과 같이 여러 가지 패턴을 나타내는 인슐린을 하루에 두 번씩이나 맞는 것도 혈당 상태를 복잡하게 만든다. 중간형 인슐린과 속효성 인슐린을 각각 쓴다 해도 중간형 인슐린을 하루 두 번 쓴다면 혼합형 인슐린과 비슷한 결과가 나타난다. 인슐린 주사 요법을 단순화하기 위해서는 두 가지 이상의 인슐린 작용이 겹칠 때 서로 영향을 미치는 정도를 줄여야 한다. 인슐린 주사 요법에 있어서 단순한 형태의 한 예는 인슐린 펌프로, 초속효성 인슐린 한 가지만 사용하는 경우다. 인슐린 주사 요법에 있어서 단순화의 요체는 건강한 상태의 생체 리듬을 따르는 것이다. 기저 인슐린이 작용하고, 식사 때 요구되는 만큼의 인슐린만 작용할 수 있으면 된다. 건강한 생체 리듬을 따른다는 면에서 란투스 같은 기저 인슐린과 초속효성 인슐린을 함께 사용하는 경우와 인슐린 펌프를 사용하는 경우 두 기지가 적합하며 이 두 가지는 거의 같은 효과를 낸다.

평범함의 가치를 아는 것도 단순한 생활을 하는 데 매우 중요하다. 평범함이란 말 그대로 잘 먹고 부지런히 움직이고 잘 싸고 잘 자는, 일상에서 매일 겪는 일이다. 이 평범함의 가치를 모르면 엉뚱한 데서 길을 찾는다. 잘 먹고 운동하는 대신 변비약을 찾고, 당뇨에 좋다는 특별한 약이나 식품을 찾고, 좋은 음식 푸짐하게 먹는 대신 쓸데없는 당뇨식을 찾고, 운동과 음식, 마음 상태를 돌아보는 대신 인슐린 용량을 늘려간다.

단순함은 자연의 성질이다. 그 단순함이 복잡하고 오묘한 생명 현상을 기른다. 문명에 가까울수록 단순함과는 멀어진다. 자연에 다가갈수록 단순해진다. 우리에게 가장 가까운 자연은 자신이다. 자신을 돌보는 데 힘쓸 일이다.

3

혈당 조절을
어렵게 하는
인슐린 처방들

1형당뇨의 혈당,
대충 잡을 수 없다

어디까지를 문제 있는 처방으로 보고, 어디서부터 적절한 처방이라고 볼 것이냐는 비교적 간단한 문제다.

1형당뇨임을 알게 되는 것은 대부분 급성 고혈당으로 병원을 찾고 나서다. 처음에야 일반 혈당 측정기로는 측정도 되지 않는 높은 혈당 때문에 혈당을 내리는 것만이 급선무지만, 일단 혈당을 안정시켜 놓고 난 다음에는 혈당을 내리는 것이 목표가 되는 것이 아니라, 혈당을 정상 혈당에 가깝도록 유지시키는 것을 목표로 삼아야 한다. 당연한 얘기 같지만, 일부 의사나 환자, 또는 보호자의 경우 혈당을 내리는 데만 중점을 두는 경우가 많아 저혈당이나 불규칙한 혈당으로 고생하는 사람이 한둘이 아니다.

이 기준으로 보면 전혀 혈당이 안정될 수 없는 인슐린 요법들이 있다는 것이 분명하게 드러난다. 더불어 안정된 혈당을 유지시키는 데 유리한 인슐린 요법과 기타 보조적인 방법들의 효과도 확인할 수 있을 것이다. 또 안정된 혈당을 기대할 수 없는 인슐린 요법을 시행하면서 '이 정도면 됐다'고 생각하는 사람도 있을 것이다. 그러나 혈당 조절에 유리한 인슐린 요법인가 아닌가를 비교해보면 '웬만큼'의 정도가 어느 정도인지 알 수 있고, 더 나은 인슐린 요법을 선택할 수 있는 기회가 있다는 것도 알게 될 것이다.

사람마다 다른 특성과 다른 환경에 따른 개인차가 있으므로 이 장에서 언급하는 혈당 조절을 어렵게 하는 인슐린 요법이 그 사람에게 맞을 수 있다고 말할 수 있을지도 모른다. 그러나 분명히 사람마다 다른 조건에 있지만, 우리 신체의 반응 방식은 동일하다. 사람마다 근육량과 체중이 다르지만, 운동할 때 근육과 관절이 움직이는 방식은 누구나 똑같은 것과 마찬가지다.

대개 인슐린 치료와 혈당 차원에서 개인차를 이야기하는 데에는 생활 방식이 많은 비중을 차지하는데, 불량식품을 먹고 움직이지 않는 생활을 하는 사람에서부터 착한 음식을 먹고 부지런히 움직이는 사람까지 그 차이는 매우 크다. 내가 혈당 관리에 유리한 인슐린 주사 요법에 대해 이야기할 때는, 개인의 차이 이전에 규칙적인 생활, 바람직한 식사, 꾸준한 운동 등을 언제나 전제로 하고 있다. 이 전제는 기본 중의 기본이다. 이 기본을 지키지 않아 혈당 조절이 어려운 것이다. 이 전제를 지킨다면 수많은 사람들이 가진 개인차는 거의 극복 가능하다.

이번 장에서 언급하는 인슐린 요법들은 많은 1형당뇨인들이 혈당 조절에 어려움을 겪었던 흔한 인슐린 요법들이다. 이후 인슐린 요법을 바꾼 사람들은 모두 더 안정된 혈당 상태에 이를 수 있게 된 의미 있는 결과다.

인슐린 용량을 1형당뇨인 스스로 조절해야 하는 것처럼, 인슐린 요법의 선택도 혈당을 더 안정적으로 유지할 수 있는 방법이 있다면 1형당뇨인 스스로 선택할 수 있어야 한다. 인슐린 요법이 잘못된 경우라도, 당장 환자가 어떻게 되지는 않지만 몸이 고달픈 나날들을 보내야 한다. 고달픈 나날들을 보내다 보면 어느덧 익숙해져서 괜찮다고 생각하게 되고, 시간이 지나면 이런 처방들이 얼마나 문제가 있는지, 얼마나 합병증을 빨리 앞당기는지도 생각하지 않고 그냥 그렇게 살기도 한다. 몸을 고달프게 만드는 인슐린 요법을 몇 년, 또는 10년 이상 써오다가 합병증이 생긴 뒤 뒤늦게 내 책이나 작은손 카페를 통해서 더 좋은 방법으로 바꾸고 나서야 얼마나 미련하게 살아왔는지 후회하는 사람도 많다. 새벽 저혈당 때문에 몇 년 동안 잠도 제대로 못 자다가 인슐린 투여 방법을 바꾸고 나서 편하게 자게 되었다는 사람도 많다. 또 그 때문에 아이 몸이 그동안 혹사당해 왔다는 사실을 알고 통곡하는 사람도 많다.

혈당이 춤을 춰도 당화혈색소는 얼마든지 좋을 수 있다. 이런 당화혈색소를 보고 혈당 관리를 잘하고 있다고 말하는 의사와 환자가 많다. 이것은 2형당뇨의 기준으로 보면 크게 벗어난 얘기는 아니지만, 1형당뇨의 경우에는 틀릴 수도 있는 얘기다. 1형당뇨인은 혈당의 기복이 너무 크기 때문이다.

의사가 춤추는 혈당에는 아랑곳없이 '당화혈색소 수치가 좋으니 지금처럼만 하라'고 말하는 것도 무책임하지만, 환자 스스로 더 좋은 방법이 있는데도 써오던 습관을 버리지 못하면 그것은 자기 몸에 대한 예의가 아니다. 더 나은 방법으로 바꾸어서 몸으로 확인해보기 전에는 이 장에서 소개하는 방법들이 얼마나 자기 몸을 혹사시켰는지 알기 어렵다.

몇 년씩 잘못된 인슐린을 처방받아서 고생한 시간들은 누가 보상할 것이며, 그로 인해 합병증이 왔다면 누가 책임질 것인가. 의사? 아니면 환자?

혼합형 인슐린으로는
혈당의 안정을 기대할 수 없다

한 아이의 미래가 불안하다

여태까지 모든 인슐린 종류를 경험해본 입장에서 나는 카페에서 혼합형 인슐린을 사용하는 사람들에게 혈당이 안정되기를 바란다면 인슐린 종류를 바꾸라고 권유한다. 이미 일정 비율로 섞여 있는 인슐린을 사용하면 편리할 것이라는 가정에서 혼합형 인슐린을 처방하고 있지만, 편리를 얻는 대신에 고혈당과 저혈당을 동시에 겪으며 고생하기 때문이다.

우리 카페에 참 씩씩하고 밝고 명랑한 초등학생 아이가 하나 있다. 이 아이 부모가 먼저 카페에 가입하고 아이도 들어왔는데, 지금은 아이만 주로 활동한다. 멋진 글 솜씨와 재치 있는 이모티콘 사용으로 카페 식구들을 즐겁게 하기도 하고, 1형당뇨라는 것 때문에 아파하고 두려워하는 마음을 털어놓으면서 카페 식구들을 울리기도 하는 친구다.

이 아이는 소아당뇨로 이름 난 소아청소년과 의사로부터 혼합형 인슐린을 하루 두 번 맞는 것으로 처방받았다. 혈당 측정도 자주 하지 않는데, 주로 식전, 또는 식후에 하루 네 번만 해서 언뜻 보면 혈당이 좋아 보인다. 그런데 중요한 것은 하루 네 번 혈당 측정을 하는 순간 이외 시간들의 혈당이 괜찮느냐는 것이다. 1형당뇨인에게는 혈당이 아무리 좋아도 그 숫자는 올라가거나 떨어지고 있는 과정에 나타난 한순간의 숫자에 불과하다. 어떤 사람은 식전 혈당 재고 정상 혈당이어서 안심하다가 당화혈색소가 10%대가 나오는 사람도 있다. 계속 강조하지만, 혈당은 24시간 내내 중요하다. 특히 혼합형 인슐린을 맞고 있는 경우에는 혈당에 더 신경 써야 한다. 혈당 기복이 매우 크기 때문이다.

이 아이의 부모는 보여지는 혈당이 좋다고 생각해서인지 겉으로 봐서 멀쩡해 보여서인지 인슐린 종류를 바꿀 생각을 안 했다. 아이도 덩 달아 그게 옳은 줄로 알고 있다. 이 아이의 당화혈색소는 8%대에서 6% 대를 오간다. 당화혈색소가 모든 것을 말해주지 않지만, 혈당 측정을 자주 하지 않는 경우에는 보지 못한 혈당을 보여주는 역할을 하기도 한다. 이 아이의 당화혈색소가 6%대인 이유는 다른 게 아니라 저혈당을 너무 많이 겪어서다. 혈당이 80mg/dl대일 때 저혈당인 걸 알아차렸던 아이가 요즘에는 50~60mg/dl대가 되어야 알 수 있다고 하니 저혈당 의 빈도와 정도가 얼마나 심한지 알 수 있다. 아이 혈당이 엉망인데도 부모가 엉망인 줄을 모르는 모습을 보고 많이 안타까웠다.

아마 유명 종합병원의 소아당뇨 권위자라는 의사가 처방한 것이고, 당장 눈에 띄는 문제가 없으니 설마 하며 괜찮다고 생각하는 건 아닌지 모르겠다. 알면 이렇게 아이를 힘든 상태로 두지 않을 것이다. 1형당뇨 에 대해 잘 모르는 것이 죄는 아니지만, 환자의 건강을 책임져야 할 의 사의 입장이라면 사정은 다르다. 환자 입장에서는 그 의사 때문에 안 해도 되는 고생을 해야 하고 시간이 지나면 합병증이라는 덤까지 떠안 게 되기 때문이다.

아이와 부모는 괜찮다고 하지만, 실은 괜찮은 것이 정말 괜찮은 것이 아니다. 아이가 체력으로 버텨주고 있는 것일 뿐이다. 지금은 괜찮아 보 이지만 나중에 10년, 20년 되어 아이가 사회에서 어엿하게 활동해야 할 때가 되면 이런 상태의 혈당 관리로 사회에서 제구실을 할 것 같은 가? 이런 관리로 합병증이 오지 않기를 바라는가?

소아 1형당뇨 환자가 아무것도 모른 채 그동안 많은 환자를 진료했 다는 이유로 이 의사를 찾아가 겪은 고통은 의사 개인의 문제이기도 하 지만, 병원 내 의사 조직의 수직적인 구조도 한몫을 한다. 갓 태어난 아 기가 이 의사에게 1형당뇨로 진단받고서 고생한 일이 있다. 이 아기의 아빠는 아기가 진단을 받자마자 서점으로 달려가 내 책들을 사서 보고,

작은손 카페에 가입하여 도움을 청했다. 소아 1형당뇨 아이들이 많던 그 병원에 입원해 있으면서 혼합형 인슐린을 처방받았는데 아기의 혈당은 좀처럼 잡히지 않았다.

부모는 내 책에서 본 대로, 그리고 카페에서 들은 조언대로 인슐린 처방을 혼합형 인슐린에서 란투스와 초속효성 인슐린으로 바꿔주기를 요구했지만 의사는 좀처럼 바꿔주지 않았다. 인슐린 요법에 대해서 공부하고 확신을 가진 부모는 처방을 바꿔주지 않는 레지던트에게 강력하게 항의하며 말했다. "당신 자녀 같으면 혼합형 인슐린을 계속 사용하겠습니까? 란투스를 사용하겠습니까?" 그러자 그 레지던트가 하는 말이 자기 자녀 같으면 혼합형 인슐린을 쓰지 않고 란투스를 쓰겠다는 것이다. 그리고 덧붙이기를 '위에서 혼합형으로 처방했기 때문에 따를 수밖에 없다'고 했다. 우여곡절을 겪은 후에야 결국 인슐린 처방을 바꿀 수 있었다.

인슐린 처방을 바꾸었지만 바로 혈당이 잡히는 것은 아니었다. 혈당이 높을 때마다 병원에서 인슐린 용량을 늘렸다. 나는 한동안 퇴근하면서 그 집에 들러 혈당을 봐주었다. 혈당 패턴을 보니 인슐린 용량이 많아서 혈당이 계속 오르는 경우였다. 이런 현상에 대해서는《춤추는 혈당을 잡아라》와《인슐린 건강학》을 참고하기 바란다. 인슐린 용량을 계속해서 줄여갔고, 결국 인슐린을 더 이상 맞지 않아도 되는 상태에까지 이르렀다. 이 일이 2008년의 일이다.

발병 후 약 6개월간 고생하고, 그 후로 인슐린 없이 잘 자라고 있다. 사실, 이 아이는 신생아 당뇨였다. 기관과 장기들이 아직 채 완전하지 않은 신생아 때 일시적으로 혈당에 이상이 생겼는데, 병원에서 이를 1형당뇨로 판정을 내렸고, 인슐린을 과도하게 사용하면서 한동안 고생한 경우였다. 아마도 그 병원에 있으면서 인슐린을 계속 사용했고, 더구나 혼합형 인슐린을 사용했다면, 그리고 거기다 혈당이 높을 때마다 인슐린 용량을 추가했다면, 이 아이는 어쩌면 췌장의 기능을 상실했을지도 모른다. 일찍 발견해서 참 다행이었다.

인슐린을 바꿔서 전후를 비교해보지 않은 사람은 모른다. 혼합형 인슐린을 사용해보았던 사람들이 다른 종류의 인슐린을 써보면 혈당 조절의 차이를 실감한다. 혼합형 인슐린을 사용했던 카페 회원들은 이제는 인슐린 종류를 바꿔서 좀 더 나은 혈당 관리를 하고 있다.

혼합형 인슐린으로 혈당 조절이 안 되는 수많은 사례들

혼합형 인슐린으로 혈당을 관리하려다가 제대로 조절되지 않은 사례는 수도 없이 많다. 더 정확히 말하면 혼합형 인슐린으로는 혈당이 안정될 수가 없다. 어떤 이는 사람마다 다르지 않겠냐고 생각하지만, 사람마다 효과가 다른 게 아니라 혈당을 불안정하게 하는 것은 혼합형 인슐린이 태생적으로 갖고 있는 문제다.

혼합형 인슐린을 사용하는 대부분의 사람들은 혈당 조절에 어려움을 겪고 있었다. 별 문제 없다고 생각하는 경우라도, 24시간 고른 혈당이라는 기준으로 봤을 때 실제로는 조절되지 않고 있었다. 여기 소개되는 몇 가지 사례는 수많은 사례들 가운데 일부일 뿐이다.

우리 아이는 병원에서 퇴원할 때 주치의가 믹스형 펜(25% 휴말로그)으로 처방해주시더라고요. 아직 1형당뇨 초보 엄마라서 병원에서 아침 전 20단위, 저녁 전 3단위를 주라고 해서 그대로 하는데 혈당이 도대체 들쭉날쭉, 어떤 땐 저혈당에 또 어떤 땐 고혈당에 아주 애를 먹고 있습니다. 혈당이 56mg/dl이었다가 250mg/dl도 나오고 혈당을 도대체 종잡을 수가 없네요. 어떻게 해야 혈당이 안정될지 정말 걱정입니다.

— 작은손 카페 중에서

이대로라면 나도 걱정된다. 방법이 왜 없겠는가. 혼합형 인슐린을 버리고 다른 인슐린을 쓰면 간단한 문제다. 몇 가지 경우들을 살펴보면서 도대체 혼합형 인슐린으로는 왜 조절이 어려운지, 원인과 방법을 찾아보자.

또 다른 경우에는 노볼렛 8:2와 7:3을 하루 두 번 쓴 예도 있다. 이렇게 썼던 환자의 혈당은 새벽에 저혈당이 오기도 하고 어떨 땐 심한 고혈당이 되기도 했다. 또 아침에 저혈당이거나 고혈당이었다. 이것은 식사 요법과 인슐린 치료가 안 맞고 있다는 뜻이다. 이렇게 노볼렛 8:2와 7:3을 하루 두 번 맞는 것은 혈당 조절을 심하게 어렵게 한다.

식사시간과 식사량이 일정하다는 전제로 이 주사가 어떻게 작용하는지 알아보자. 아침에 8:2를 맞는 것은 하루 기초량과 아침 식후의 혈당을 겨냥한 것이다. 아침 식사 칼로리와 점심 식사 칼로리가 적당하다면 아침 점심 혈당을 잡는 데 어려움이 없을 것이다.

그런데 저녁에 7:3을 맞으면 당장 저녁 식사 후의 혈당을 조절하는 데 도움이 되겠지만, 새벽에 거의 저혈당이 오게 된다. 왜냐하면 아침 8:2를 맞았을 때 8이라는 비율에 해당하는 중간형 인슐린이 저녁까지 작용하고 있고 여기에 7:3이 섞이면서 8 비율의 중간형 인슐린과 7:3의 3 비율의 속효성 인슐린이 맞물리고 게다가 7:3에서의 7 비율의 중간형 인슐린의 작용이 겹쳐져서 상당히 많은 인슐린이 작용하는 셈이된다.

거기에다가 새벽에 활동이 없는 대신 먹는 것도 없는데 인슐린이 지속적으로 작용하고 있으니 새벽 저혈당이 오는 것은 당연하다. 거기에 식사량과 식사시간까지 일정하지 않다면 조절은 더욱 힘들 것이다.

8:2나 7:3 비율로 섞인 인슐린은 임시 대용으로 간편하게 사용할 수 있는 인슐린 처방이지만, 환자의 생활 패턴과 개인 특성이 무시되어 있고, 갑작스런 고혈당과 저혈당에 대처하기 힘들어 인슐린 요법으로 쓰

기에는 부적절한 치료 방법이다. 그렇기 때문에 중간형 인슐린과 초속효성 인슐린을 따로 처방받아 쓰거나, 또는 란투스와 초속효성 인슐린을 따로 쓰는 게 바람직하다.

지속형이나 장기 지속형 인슐린과 초속효성 인슐린을 쓰게 되면, 고혈당일 때 초속효성 인슐린 한 가지만으로 고혈당에 대처할 수 있다. 만약 고혈당일 때 혼합형 인슐린을 써서 당장의 고혈당을 잡으면 그 다음에 작용하는 중간형 인슐린에 대해서는 대처할 수 없을 뿐만 아니라 다음 차례의 인슐린 투여에서 투여 단위를 정하는 데 어려움이 따른다.

궁금해서요. 현재 혼합형 30/70으로 아침 34단위, 저녁 12단위 맞고 있어요. 오전 혈당은 운동 안 해도 저혈당이 오는데 점심 이후엔 운동해도 잘 안 떨어져요. 병원에선 주사를 세 번 맞으라 권합니다. 혼합형 20/80도 있다는데 제가 다니는 병원엔 없대요. 지금도 점심에 속효성 인슐린을 맞기 때문에 세 번 맞고 있는 거죠. 좋은 해결책이 뭔지 조언 부탁드려요.

— 작은손 카페 중에서

카페에서 종종 혼합형 인슐린을 사용하는 사람들이 혈당 조절에 어려움을 느껴 이런 질문들을 한다. 혼합형 인슐린을 사용하면, 예에서 보는 것처럼 운동을 하지 않아도 저혈당을 겪거나 운동을 해도 혈당이 내려가지 않는 경우가 흔하다.

실정이 이런데도 불구하고, 이 분야에서 권위 있다고 알려진 의사가 이런 식의 처방을 하고 있는 것이 많은 1형당뇨인들이 겪고 있는 현실이다. 위의 경우처럼 여러 번 인슐린을 맞는다면, 혈당을 조절하기 가장 쉬운 지속형, 또는 장기 지속형 인슐린과 초속효성 인슐린을 쓰는 게 현명하다.

단적으로, 혼합형 인슐린은 30/70이든 20/80이든 혈당을 조절하기 힘들다. 이유를 요약하면 다음과 같다.

첫째, 지금처럼 혼합형 인슐린을 하루 두 번 맞고, 점심에 속효성 인슐린을 맞으면 약효가 발현되기 시작하는 시간, 최고로 많이 발현되는 시간, 식사시간, 운동 시간, 혈당 변화 폭 등을 동시에 예측하기 어렵다.

둘째, 혼합형 인슐린을 사용하면, 개인의 특성과 생활 패턴에 맞출 수가 없다.

혼합형 인슐린으로 혈당 조절이 어려운 이유

혼합형 인슐린이 혈당 조절을 어렵게 하는 가장 큰 이유는, 초속효성, 또는 속효성 인슐린과 중간형 인슐린이 혼합된 일정한 비율로는 음식의 변화, 활동의 변화 등의 생활 패턴에 맞출 수가 없기 때문이다. 도대체 고정된 비율로 어떻게 늘 바뀌는 식단과 변화하는 생활로 인해 수시로 변하는 혈당을 잡을 수 있단 말인가. 매우 드물게 혼합된 인슐린의 비율과 1형당뇨인의 생활이 맞아떨어지는 순간도 있을 테지만, 계속 그럴 것이라는 가능성은 희박하다.

혼합형 인슐린에는 중간형 인슐린과 초속효성 인슐린, 또는 속효성 인슐린이 일정한 비율로 섞여 있다. 혼합형 인슐린에 들어 있는 중간형 인슐린은 약 22시간 내외로 작용하면서 점심 때 약효가 세져 점심 혈당에 영향을 주고, 혼합형 인슐린을 아침에 맞으면 그 안에 들어 있는 초속효성 인슐린이나 속효성 인슐린은 아침 식후 혈당에 영향을 준다.

그런데 혼합형 인슐린은 용량을 변경하면 그 안에 든 중간형 인슐린과 초속효성, 또는 속효성 인슐린의 비율이 바뀔까? 절대 안 바뀐다. 중간형과 속효성 인슐린 비율이 8:2, 또는 7:3, 또는 5:5, 또는 중간형과 초속효성 인슐린의 비율이 75:25로 고정되어 있다. 용량은 바뀌어도 이 비율은 절대 안 바뀐다.

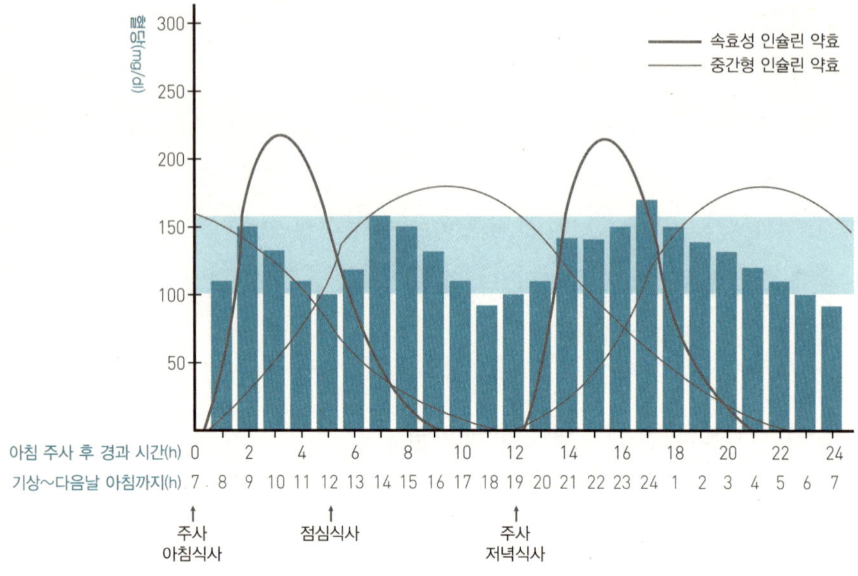

하루 두 번의 혼합형 인슐린 약효와 이론상 기대하는 혈당

그래서 만약 아침 식후 혈당이 높다고 해서 인슐린 용량을 늘리면 오후 시간부터 저녁 전 시간까지 저혈당을 겪게 된다. 저혈당은 저혈당 한 번으로 끝나지 않는다. 오후 저혈당을 미리 대처하지 못하고 저혈당이 시작된 이후에 저혈당 간식을 하고 나면 저혈당 반동 현상으로 혈당 회복 이후 혈당이 지속적으로 오르게 되며, 저녁 식사 후의 혈당이 계속 오르게 된다.

아침 식후 혈당이 낮은 경우에는 인슐린 용량을 줄이면 오후 시간의 혈당이 고혈당이 되기 쉽다. 또 오후 혈당이 낮을 경우에 인슐린 용량을 줄이면 아침 식후 혈당이 높아질 수 있고, 오후 혈당이 높다고 해서 인슐린 용량을 늘리면 오전 시간에 저혈당을 겪는다.

하루 두 번의 혼합형 인슐린 투여로는 혈당 예측이 어렵다

이런 점 때문에 하루에 두 번 혼합형 인슐린을 처방하기도 하는데, 이는 더 복잡한 혈당 패턴을 만들어내어 혈당 예측을 더욱 어렵게 한다. 두 가지 인슐린 작용의 특성이 섞여 있는 인슐린을 하루 두 번 투여하면 이론적으로는 하루 종일 혈당이 안정적일 것 같지만, 반대로 혈당이 엉망이 되어버린다. 하루 두 번의 혼합형 인슐린 투여는 각각의 식전 혈당을 정상 범위로 유지하려는 데 목표를 두고 용량 조절을 하면 식전 혈당을 어느 정도 유지할 수 있어도 그 외 시간대에는 대체로 높은 혈당이 나타난다.

두 가지 종류가 혼합된 인슐린에는 피크타임이 두 번 나타난다. 두 번의 피크타임이 있는 혼합형 인슐린을 하루 두 번을 쓰면 이론적으로는 피크타임이 하루 네 번 나타나야 할 것 같지만, 실제로는 그 이상 나타난다.

아침에 투여한 혼합형 인슐린에 든 중간형 인슐린의 약효는 24시간 가까이 계속된다. 비교적 긴 시간의 피크타임을 가지고 있는 중간형 인슐린이 하루 종일 작용하고 있는 상태에서, 저녁 또는 밤에 혼합형 인슐린을 또 투여하면 그 안에 든 속효성이나 초속효성 인슐린이 앞의 중간형 인슐린과 약효가 겹치면서 하루 한 번 투여할 때보다 더 강하게 작용한다. 또 저녁에 투여한 혼합형 인슐린 중에 중간형 인슐린이 속효성 인슐린의 작용과 겹치고 아침에 투여한 혼합형 인슐린에 든 중간형 인슐린하고도 겹쳐서 새벽에 혈당을 크게 떨어뜨려 그대로 두면 매우 위험하다.

저혈당 간식을 하더라도 저녁에 투여한 혼합형 인슐린의 작용은 계속되어 자칫 아침에 저혈당, 또는 고혈당 상태로 깨어날 수 있다. 인슐린 양이 지나치면 아침 공복에 저혈당이겠지만, 그렇지 않다면 저혈당에 이은 반동 현상으로 공복이라고 하더라도 고혈당이 온다. 아침 식사로 혈당을 정상 범위까지 끌어올린다고 해도, 또다시 아침에 투여하는 혼합형 인슐린 속의 속효성 인슐린과 중간형 인슐린의 영향으로 점심 전에 저혈당이 온다. 그 다음에는 저혈당 반동과 음식 섭취가 겹쳐 거의 고혈당이다.

혼합형 인슐린 투여 결과로 빈번하게 생기는 저혈당 때문에 만약 혼합형 인슐린 주사 용량을 줄이게 되면 저혈당이 줄어드는 대신 하루 중 대부분의 시간에 고혈당 상태가 지속된다.

인슐린 작용과 함께 고려해야 할 신체 생리 변화

문제는 또 있다. 각각의 인슐린이 겹치는 시간에 예상치 못한 강력한 인슐린 작용뿐 아니라, 우리 신체의 혈당을 올리고 내리는 기관들의 활동 시간과도 문제가 겹친다.

음식량, 운동량, 스트레스 때문에 혈당이 올라가는 등의 다른 수많은 혈당 변동 요인 외에도 혈당을 올리거나 내리는 문제는 또 있다. 바로 코티졸이라는 항인슐린 호르몬이 그것이다. 이 호르몬은 혈당을 올리는 역할을 한다. 그런데 이 혈당을 올리는 호르몬의 분비 시간과 인슐린 약효 발현 시간이 관련이 있다. 혼합형 인슐린과 중간형 인슐린을 아침저녁으로 하루 두 번 쓸 경우, 이 인슐린 각각의 피크타임들 중에 코티졸 분비가 줄어드는 시간대와 겹치는 시간이 있다.

스트레스 같은 특별한 상황이 없을 때 코티졸은 대략 오후 4시부터 6시경에, 또 새벽 2시부터 4시 사이에 분비가 줄어든다. 혈당을 올리는 호르몬의 분비가 줄어들 때, 인슐린이 작용하고 있으면 저혈당이 일어날 확률이 더욱 커질 수밖에 없다.

코티졸은 오전 시간이 되면 다시 분비량이 늘어 아침 혈당을 올리기도 한다. 성장기의 1형당뇨인이라면 성장 호르몬까지 혈당을 올리는 데 한몫 한다. 저혈당 반동 때문이거나 호르몬 변화 때문에 아침에 혈당이

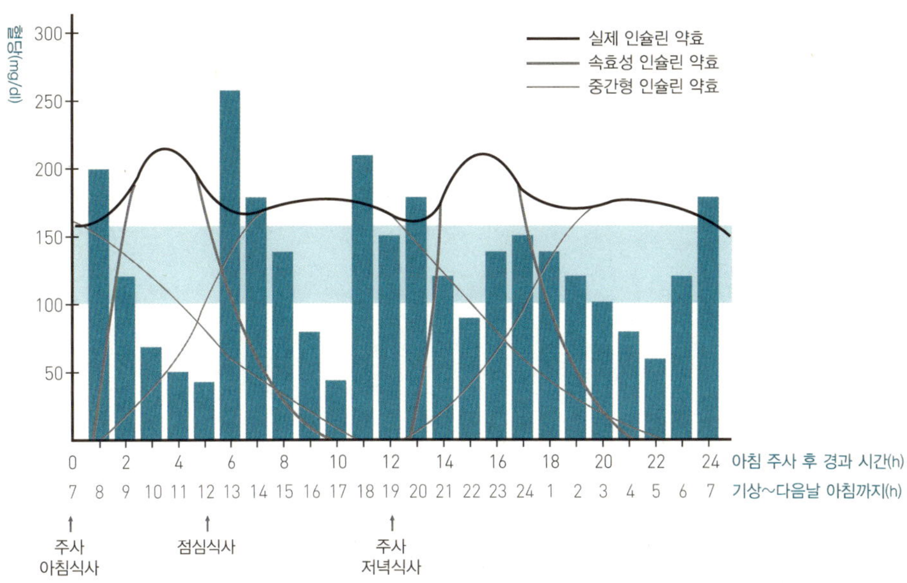

하루 두 번의 혼합형 인슐린 약효와 실제로 나타나는 혈당

이론상의 인슐린 작용 곡선은 전체적으로 완만해 보이지만, 하루 2회의 혼합형 인슐린 주사를 맞으면 실제로는 빈번한 저혈당과 고혈당이 반복된다.

아침에 투여한 혼합형 인슐린 중에 속효성, 또는 초속효성 인슐린은 아침 식후 혈당을 조절하는 데 작용하지만, 중간형 인슐린도 함께 작용하고 있어 아침 식후 혈당을 정상 범위로 만든 후에 혈당이 계속 떨어지며, 이렇게 떨어지는 저혈당에 대처하지 못하면 점심 전에 심한 저혈당을 겪게 된다.

중간형 인슐린은 24시간가량 지속된다. 아침에 투여한 중간형 인슐린이 여전히 작용하고 있음에도 저녁이나 밤에 혼합형 인슐린을 한 번 더 투여하면 아침의 중간형 인슐린의 작용과 겹치면서 새벽에 저혈당을 겪기 쉽다.

인슐린 용량에 따라 아침에 저혈당이 계속되거나 저혈당에 대한 반동으로 고혈당이 나타나기도 한다. 그래프에 나타난 인슐린 작용 곡선은, 한 가지 인슐린과 다른 종류의 인슐린의 작용 곡선이 겹칠 때와 앞의 인슐린과 다음 인슐린의 작용 곡선이 겹치는 때 인슐린 작용이 상승해서 쉽게 저혈당이 될 수 있음을 보여준다. 거기다 각각의 개별적인 인슐린 피크타임에도 저혈당이 오기 쉬운 때다.

오르는 경우에는 전날 저녁의 음식 섭취와 운동, 그리고 초속효성 인슐린, 이 세 가지로 조절할 수 있다.

이에 대해서는 또 다른 책《춤추는 혈당을 잡아라》7장 불규칙한 혈당 관리에 나오는 '소모기 현상과 새벽 현상, 저혈당 반동 현상을 줄이

는 방법'과 다음에 나오는 '밤에는 중간형 인슐린이 필요 없다', 7장 십
대들의 1형당뇨 관리에 나오는 '십 대의 성장과 혈당 관리', '자는 동안
무슨 일이 일어나길래'를 참고하라.

밤에는 중간형 인슐린이 필요 없다

밤에 맞는 중간형 인슐린의 문제

아직까지도 많은 의사들이 1형당뇨인들의 혈당 조절에 심각한 문제
가 되고 있는 낡은 '인슐린 처방 지침'을 고수하고 있다. 몰라서 그런 경
우도 있지만, 문제점을 알고도 해결책을 찾지 않는 경우도 있다. 결국
그 감당은 1형당뇨 환자들이 고스란히 해야만 하는 실정이다.

중간형 인슐린의 사용과 속효성 인슐린의 추가, 그리고 중간형 인슐
린을 하루 두 번 투여하는 분할요법, 중간형 인슐린과 속효성 인슐린을
혼합해서 하루 두 번 투여하는 혼합분할요법 등은 꽤 오래전부터 처방
되어온 전통적인 인슐린 요법이다.

전통적 인슐린 치료에 해당하는 모든 요법에는 개선해야 할 점들이
조금씩 있지만, 그중에서도 분할요법과 혼합분할요법은 다른 요법들보
다 더 혈당 조절을 어렵게 하는 심각한 주사 요법이다.

인슐린 투여량의 결정에 관한 자료를 보면, '전통적 인슐린 치료법의
문제점은 정해진 시간에 일정량의 음식을 먹고 운동을 해야 하는 제한
된 생활과 제1형당뇨병 환자에서는 내인성 인슐린 분비능이 없기 때문
에 방법이 편리하더라도 양호한 혈당 조절은 어렵다는 문제점을 갖고
있다.'(외래에서의 인슐린 처방, 가정의학회지 제27권 제11호 별책 2006. 11.)
고 밝히고 있는 것처럼 문제가 있다는 것만 언급할 뿐, 문제 있는 처방

은 여전히 이뤄지고 있다. 이것은 어느 한 교수, 어느 한 의사, 어느 한 병원만의 문제가 아니라 전국 대부분의 병원 공통으로 나타나는 현실이라는 것에 더 큰 문제가 있다.

또 다른 인슐린 처방 지침에는 '한 번에 투여하는 인슐린 용량이 많을수록 혈중 최고 인슐린의 농도가 나타나는 시간대가 늦어지는 경향이 있고, 야간의 저혈당은 많은 양의 중간형 인슐린을 하루 한 번 아침에 주사할 때 나타날 수 있으며, 만약 속효성 인슐린을 추가한 뒤에도 이런 저혈당이 나타나면 하루 두 번 인슐린을 주사한다. 하루 한 번에서 하루 두 번의 인슐린 주사로 바꾸는 주된 이유는 지속적인 고혈당이다'라고 되어 있다.

그러면서 '하루 한 번 중간형 인슐린을 투여하는 방법에 비해 하루 24시간 동안 비교적 고르게 인슐린을 제공해주나, 하루 종일 혈당 농도가 완벽하게 조절되는 것은 아니다'고 밝히고 있다. 그리고 하루 두 번 중간형 인슐린을 투여했을 때의 단점으로 '늦은 오후나 이른 새벽에 저혈당이 잘 온다'고 밝히고 있다.

한 번에 투여하는 인슐린 용량이 많다는 것은 인슐린 저항성의 요소가 있거나, 그만큼 조절이 불량한 경우다. 조절이 불량한 경우라 하더라도, 인슐린 처방 지침에서처럼 지속적인 고혈당 때문에 하루 두 번 중간형 인슐린을 투여하면 저혈당이 많아지고 혈당도 럭비공 튀듯 불규칙해진다. 하루 두 번의 중간형 인슐린 투여가 하루 한 번 중간형 인슐린을 투여하는 방법에 비해 하루 24시간 동안 고르게 인슐린을 제공해주는 것은 맞는 말이다. 그러나 인슐린의 양만 고르게 배분하는 것일 뿐, 인슐린 약효까지 고르게 배분하지는 못한다. 그래서 뒤에 잇따라 나오는 말처럼 '하루 종일 혈당 농도가 완벽하게 조절되는 것이 아닐' 뿐만 아니라 실제로는 하루 한 번 중간형 인슐린을 투여할 때보다 더 혈당이 흐트러지는 결과를 낳는다.

의사들이 참고하고 있는 '혈당에 따른 인슐린 용량 조절 지침'에 따르면, 아침 전 고혈당일 때 전날 저녁 NPH 인슐린 용량을 늘리라고 되어 있는 것도 있다. 이로 인해 나타나는 결과는 기대와 다르고 매우 심각하다.

인슐린 용량을 늘린다고 무조건 혈당이 내려가는 게 아니라 오히려 혈당이 올라가는 경우가 많다. 인슐린이 불필요하게 많을 때는 저혈당을 막기 위해 우리 몸에서 혈당을 올리는 호르몬 분비가 늘어나 고혈당이 되기 쉽다. 이 현상을 간과하면 인슐린 용량 증가와 혈당의 불안정이 반복된다.

내 경험과 카페에서의 모든 혈당 관리 결과로는 하루 두 번 중간형 인슐린을 투여하는 방법대로라면 심각한 새벽 저혈당과 아침 고혈당, 하루 종일 불규칙한 혈당이 초래된다.

저는 저녁 식사 전에 레귤러 인슐린과 NPH를 주사하는데, 새벽 3시에 저혈당에 빠지곤 합니다. 어떻게 해야 할까요?

카페에는 저녁에 중간형 인슐린을 쓰는 사람들의 이런 질문들이 자주 올라온다. 물론 이런 질문에 나는 아침 중간형 인슐린의 양을 약간 늘리고 저녁 중간형 인슐린을 과감하게 빼라고 말한다. 대신 질 좋은 음식을 먹는 것과 운동을 권한다. 이것을 경험한 사람들은 그 효과를 실감하기 때문에 이제는 내가 저녁 중간형 인슐린에 대해서 더 얘기하지 않아도 배우고 겪어본 사람들이 나서서 처음 가입한 사람들에게 저녁에 중간형 인슐린을 뺄 것을 권유한다. 저녁에 중간형 인슐린을 쓰다가 과감하게 뺀 사람들은 혈당을 안정적으로 유지하고 있고, 저녁 중간형 인슐린을 빼지 못하거나 겁이 나서 조금씩 줄이는 사람들은 아직 혈당의 안정을 못 찾고 있다. 혈당 조절이 잘되고 있다고 중간형 인슐린을 밤에 계속 쓰는 사람도 있다. 이런 경우의 속내를 들여다보면 혈당의 체크 횟수가 적거나, 운동을 거의 안 하거나, 섭취하는 음식에 인스턴트 식품이 있거나, 섭취 칼로리가 높은 경우가 많다. 이렇게 해서 인슐린으로 혈당을 조절하는 것이 결코 좋은 방법이라고 말하기는 힘들다.

중간형 인슐린은 약효가 24시간 가까이 지속되는데도 중간형 인슐린을 하루 두 번 투여하면, 음식 조절과 운동을 병행하면서 바람직하게 관리를 하는 한, 저녁에 투여하는 중간형 인슐린 때문에 새벽에 저혈당을 겪기 쉽다. 인슐린의 약효 지속 시간에 대해서는《춤추는 혈당을 잡아라》4장에 나오는 '인슐린의 약효 지속 시간'을 참고하라.

2002년, 이탈리아 연구진들이 평균 연령이 29세인 1형당뇨인 22명을 대상으로 저녁에 투여하는 중간형 인슐린의 사용 방법에 따른 야간 저혈당 위험율을 비교 연구하여 발표한 적이 있다. 한 가지 방법은 저녁 식전에 속효성 인슐린과 중간형 인슐린을 섞어 맞는 방법이었고, 또 한 가지 방법은 저녁 식전에 속효성 인슐린을 맞고, 자기 전에 중간형 인슐린을 맞는 방법이었다.

이 연구 결과에 따르면 후자의 방법이 저녁 식전에 섞어서 맞는 방법보다 평균 야간 저혈당 발생일수가 64% 감소했다고 한다. 저녁 식전 따로 자기 전 따로 인슐린 주사를 맞았을 때 평균 공복 혈당치가 8% 감소했고, 공복 혈당치 변동성은 43%, 평균 당화혈색소 수치는 7% 감소했다고 한다. 또 이 방법으로 저혈당 경고 반응이 현저하게 더 빨리 더 강하게 나타났다고 한다. 물론 이것이 연구 결과를 해석한 것처럼 저혈당 인지 능력이 개선된 것이라고만 보기는 어렵다.

저녁 식전에 섞어 맞는 방법에 비해서 저혈당 발현율이 감소했다고 해서 새벽에 저혈당을 겪지 않는 것은 아니다. 물론 이보다 더 안전한 다른 인슐린 주사 요법을 선택하더라도 새벽에 저혈당이 없는 것은 아니지만, 중간형 인슐린을 자기 전에 따로 투여하면 새벽에 저혈당을 많

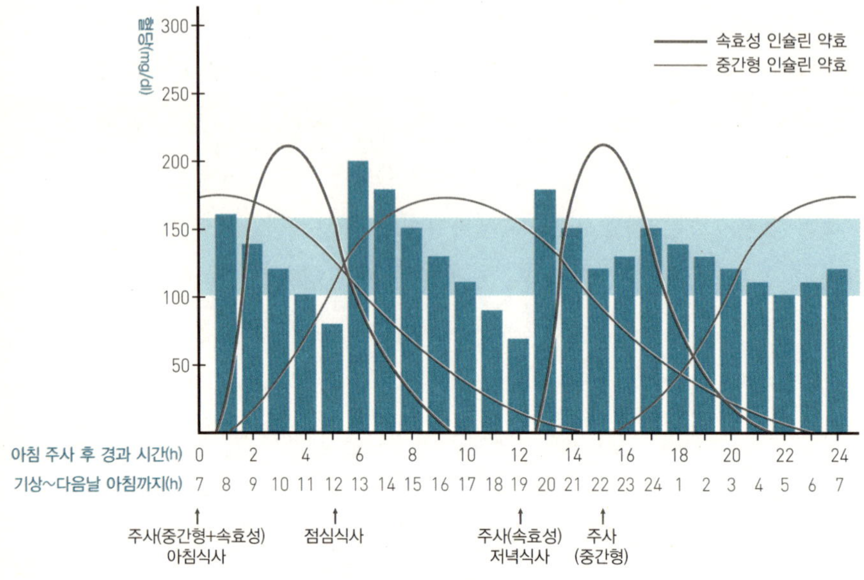

이론상 기대하는 혼합분할요법의 약효와 혈당

이 겪게 되는 것은 사실이다. 그리고 여기는 기름진 음식으로 가득한 이탈리아가 아니라 한국이라는 사실을 기억해야 한다. 특히 연구에서처럼 평균 연령이 높은 사람들이 아닌 어린아이들은 자기 전에 중간형 인슐린을 사용할 경우, 새벽에 저혈당을 더 많이 겪는다. 연구에 참여한 평균 연령 29세의 22명 이탈리아인이 아니라 우리나라의 어린이 수천 명이 겪었거나 겪고 있다.

이런 연구 결과의 영향인지, 국내 인슐린 처방 지침에는 '중간형 인슐린을 저녁에 처방했을 때 저혈당 증세가 심하다면 자기 전으로 시간대를 옮기라'고 되어 있지만, 중간형 인슐린을 저녁에 투여하든 자기 전에 투여하든 결과는 마찬가지다.

저녁에 중간형 인슐린을 적게 처방해서 아침의 혈당을 조절할 수 있다고 치자. 그렇지만 그 이후의 인슐린 작용 때문에 혈당이 흐트러진다

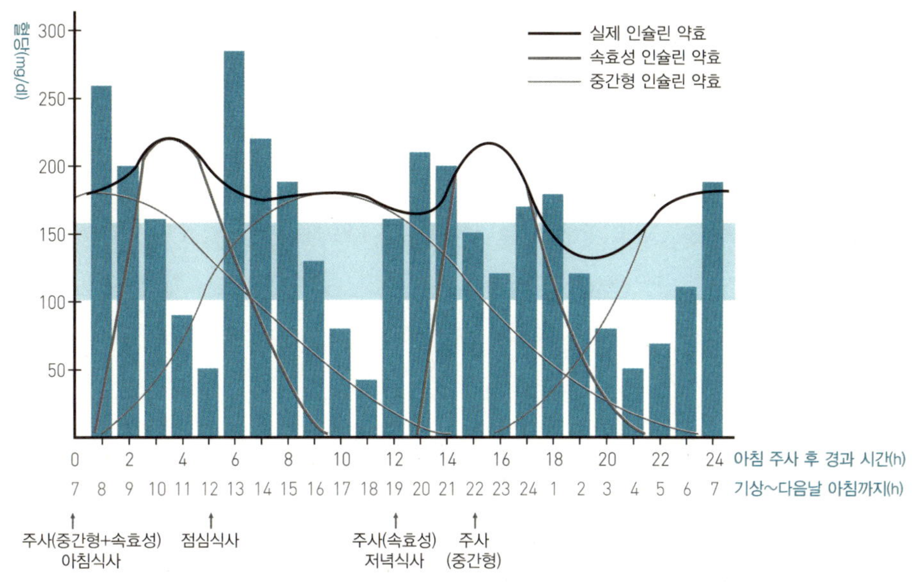

실제로 나타나는 혼합분할요법의 약효와 혈당

면, 그리고 저녁 중간형 인슐린 없이 운동과 음식으로 혈당을 조절할 수 있다면 굳이 저녁에 중간형 인슐린을 쓰지 않는 게 혈당 조절에 이롭고 건강에 더 바람직하지 않겠는가.

밤에 중간형 인슐린을 쓰지 않고 혈당을 조절할 수 있는 방법

중간형 인슐린을 사용하면서 저녁 식사 이후 혈당이나 새벽 혈당, 또는 아침 혈당이 높을 때는 운동과 음식 외에 추가로 인슐린을 사용할 수 있다. 이때 사용해야 하는 인슐린으로는 초속효성 인슐린이 바람직하다.

아침 혈당이 높을 때는 여러 원인이 있을 것이기 때문에, 먼저 원인부터 찾아야 한다. 아침에 투여하는 중간형 인슐린 용량이 적든지, 소모기 현상이나 새벽 현상에 기인하는 것인지, 밤부터 계속된 고혈당이 지속된 것인지를 파악하면 답을 찾을 수 있다. 소모기 현상이나 새벽 현상은 다음에 언급하는 방법을 참고하면 되고, 아침 중간형 인슐린 용량이 적다면 늘려야 하고, 밤부터 계속되는 고혈당 때문이라면, 음식 내용의 변화나 운동이나 인슐린 추가를 생각해볼 수 있다.

아침에 중간형 인슐린을 쓰면서 저녁 이후 시간에 고혈당이 있다면 초속효성 인슐린으로 조절 가능하다. 아침에 투여하는 중간형 인슐린 용량이 적정하다면, 저녁 이후의 고혈당을 초속효성 인슐린으로 조절했을 때, 그 이후 아침까지의 혈당은 정상 상태로 안정될 수 있다. 물론 밤에 투여하는 초속효성 인슐린은 다음날 아침 시간 이후의 혈당에 영향을 끼치지 못한다. 그러나 아침 전까지의 혈당에는 충분히 영향을 끼친다.

초속효성 인슐린의 작용 시간이 아무리 짧다고 해도 4시간 동안 작용한다. 주사 후 피크타임이 빨리 나타나는 것으로 혈당을 낮추고 나면 나머지 시간 동안에는 초속효성 인슐린의 작용 시간으로 커버 가능하고 그 이후 시간의 혈당에 대해서는, 이미 혈당이 내려간 상태이기 때문에 전날 아침에 투여한 중간형 인슐린의 미미한 작용만으로도 안정된 상태를 유지할 수 있다.

특히 새벽부터 아침까지 나타나는 현상을 관찰할 때 또 한 가지 고려해야 할 것은, 인슐린의 작용 시간뿐만 아니라 실제로 나타나는 혈당 상태다. 인슐린 작용 시간이 끝났다고 해도 끝난 시점의 혈당이 정상 범위에서 유지되고 있다면, 그 이후까지 혈당이 유지될 수 있다. 인슐린 용량이 많아 저혈당이 되었다면 인슐린 작용이 끝난 후 저혈당 반동 현상으로 고혈당이 될 수 있다. 인슐린 용량이 적어 고혈당이었다면, 인슐린 작용 시간이 지난 뒤에도 계속 고혈당 상태를 유지한다.

참고로, 밤 사이의 혈당을 조절하는 데 속효성 인슐린은 초속효성 인슐린보다 불리하다. 피크타임도 길게 나타나고 약효도 강하며 지속 시간도 길기 때문에 상대적으로 저혈당을 심하게 겪게 된다.

소모기 현상일 때

인슐린 처방 지침에는 하루 두 번 중간형 인슐린을 투여할 때 나타나는 소모기 현상에 대해 다음과 같이 명시하고 있다.

새벽 3~4시에 최저 혈당을 보이는 경우, 저녁에 주사하는 중간형 인슐린의 최대 효과가 이 시간에 나타나 야간 저혈당의 가능성을 증가시킬 수 있다. 더구나 아침 식전에는 저녁 식전에 주사한 인슐린의 효과가 감소할 시점이라 오히려 고혈당을 보일 수 있다. 이 경우 아침 식전의 고혈당을 치료하기 위해 저녁 전 중간형 인슐린을 증가시킬 경우, 야간 저혈당의 빈도와 중등도를 오히려 증가시킬 수 있다. 이 경우에는 저녁 식전 중간형 인슐린을 줄이거나 저녁 식전에 주는 중간형 인슐린을 취침 전에 투여하도록 한다.

처방 지침에 '아침 식전에는 저녁 식전에 주사한 인슐린의 효과가 감소할 시점이라 오히려 고혈당을 보일 수 있다'고 했는데, 완전히 맞는 말은 아니다. 정확하게는 새벽 저혈당 이후 아침에 고혈당을 겪는 것은 저혈당에 대한 반동 현상이지, 저녁 식전에 주사한 인슐린의 효과가 감소해서가 아니다. 물론 인슐린이 좀 더 강력하게 작용한다면 저혈당 반동 현상이 나타나지 않거나 줄어들겠지만, 아침 고혈당에 대한 원인을 잘못 파악하고 있으니 정확한 해결 방법을 못 찾는 것이다.

인슐린 처방 지침의 논리대로 아침 고혈당이 저녁 식전에 주사한 인슐린의 효과가 감소했기 때문이라면, 인슐린 처방 지침에서 제시하는 것처럼 저녁 식전 중간형 인슐린을 줄일 경우, 아침 혈당이 더 올라갈 수 있다는 말이 된다.

저녁에 투여하는 중간형 인슐린 용량을 줄이고, 시간대를 밤으로 옮기더라도 실제로 나타나는 현상은 그 전과 크게 달라지지 않는다. 또 그렇게 해서 아침 공복 혈당을 유지했다 하더라도 이후 시간에 혈당이 흐트러지는 현상이 나타나기 때문에 좋은 방법이 아니다.

새벽에 저혈당이 일어난 다음에는 저혈당 반동에 의한 아침 고혈당이 되기 쉬우며 아침에 투여하는 중간형 인슐린 작용의 일정한 패턴을 깨뜨려 하루 종일 불안정한 혈당 상태를 보인다. 새벽에 저혈당을 겪은 다음에 아침에 고혈당이 일어나는 현상을 소모기 현상Somogyi phenomenon 이라고 하는데, 일종의 저혈당 반동 현상이다.

저혈당이 일어나면 우리 몸은 혈당을 올리기 위해 혈당을 올리는 호르몬인 아드레날린을 분비한다. 여기에 아침에 교감신경의 작용이 활발하게 일어나면서 혈당을 올리는 호르몬인 코티졸의 분비량이 늘어나 간에 저장되어 있던 글리코겐을 글루코스 형태로 혈액 속에 내보내는데, 이것이 바로 아침에 혈당이 올라가는 원인이다.

이것은 인슐린 용량이 많거나 운동량이 너무 많거나 인슐린 양에 비해 먹은 것이 너무 없어서 혈당이 떨어졌을 때 일어나는 현상이므로 이러한 원인들을 찾아 교정해야 한다. 인슐린 용량이 많은 경우에는 용량을 줄여야겠지만, 그중에서도 저녁에 투여하는 중간형 인슐린을 빼고, 대신 혈당에 따라 초속효성 인슐린을 사용하는 것으로 해결할 수 있다. 아침 식후 혈당이 높은 경우에는 아침에 투여하는 초속효성 인슐린 용량을 늘리는 방법으로 해결할 수 있다.

하루 두 번 투여하는 중간형 인슐린과 속효성 인슐린을 각각 섞어서 맞는 경우에는 중간형 인슐린과 속효성 인슐린의 용량을 임의대로 조정할 수 있기는 하지만, 인슐린 작용 패턴과 혈당 상태는 혼합형 인슐린을 맞을 때와 비슷하게 나타난다.

새벽 현상을 막으려면

여러 의사들이 저녁에 중간형 인슐린을 써야 한다고 주장하는 근거로 드는 것 중에 하나가, 새벽 3~4시 즈음까지의 혈당이 정상이거나 높다가 아침까지 계속 혈당이 높아지는 새벽 현상dawn phenomenon을 막기 위한 방법이라는 것이다.

의학계에서는 새벽 현상의 원인으로 인슐린 분비 부족과 간에서의 인슐린 저항성 및 간에서 포도당 생성의 원료가 되는 여러 영양분의 과다, 그리고 간에서의 지방대사로 포도당 합성을 증가시키는 성장 호르몬의 분비 등을 들고 있다.

이는 일반적인 당뇨의 경우지만, 치료 차원에서 1형당뇨에 적용시켰을 때는 좀 더 세심한 주의가 필요하다.

인슐린 분비 부족 문제는 인슐린이 아예 분비되지 않는다고 볼 수 있는 1형당뇨와는 상관없지만, 투여하는 인슐린 용량이 부족하다는 것으로도 바꾸어 이해할 수 있다. 그렇다고 하더라도 저녁에 중간형 인슐린을 투여하게 되면, 더 나쁜 결과를 초래하기 때문에 저녁에 초속효성 인슐린을 사용하든지 아침 기저 인슐린의 용량을 늘리든지 해야 한다. 저녁 식후에 가벼운 운동을 한다면 훨씬 안정적으로 혈당을 관리할 수 있다.

간식이 없을 때 오후 혈당이 정상 범위거나 그보다 높은 경우라면 아침에 기저 인슐린 투여 용량을 늘림으로써 내려가게 될 오후 혈당은 간식으로 해결하고 새벽 현상까지 해결할 수 있다.

중간형 인슐린을 기저 인슐린으로 사용하는 경우, 저녁에 중간형 인슐린을 투여함으로써 운 좋게 아침에 일어나는 고혈당을 해결한다고 하더라도 문제는 남는다. 저녁에 투여한 중간형 인슐린의 약효가 계속 남아 다음날 투여하는 인슐린 작용과 맞물리면서 일정해야 할 인슐린 작용의 패턴을 흐트러뜨린다.

이상의 방법이면 다른 원인으로 인한 새벽 현상도 해결할 수 있다. 비만으로 인한 인슐린 저항성 때문에 새벽 현상이 생긴다면 이 문제를 해결하기 위해서는 비교적 장기간의 시간이 필요하지만 최소한의 인슐린 투여와 운동, 자연식으로 해결이 가능하고, 음식 섭취 과다로 인한 단발적인 인슐린 저항성 때문에 생긴 새벽 현상이라면 인스턴트 식품과 지방과 단백질 위주의 음식은 줄이고 자연식과 식이섬유가 풍부한 음식을 먹는 등 섭취하는 음식물 내용과 양을 조절해야 하고, 운동을 통해 당 소비를 늘리고 인슐린을 최소한으로 써서 간에 당이 저장되는 것을 최소화하는 것으로 새벽 현상을 해결할 수 있다. 성장 호르몬, 코티졸 등 혈당을 올릴 수 있는 호르몬도 혼자서는 혈당을 올릴 수 없다. 저장되어 있는 당이 있어야만 혈당을 올릴 수 있는 것이다. 성장 호르몬 때문에 새벽 현상이 생겼다면, 성장 호르몬의 분비는 의지대로 할 수 있는 것은 아니지만, 인슐린 용량 조절과 음식 관리와 운동 여부가 주는 영향에 비하면 그리 크지 않으므로 지금까지 언급한 방법으로 조절 가능하다.

카페에 새로 들어오는 회원들이 저녁에 중간형 인슐린이나 지속형 인슐린을 쓰고 있다면, 저녁에 투여하는 기저 인슐린을 빼고 아침에 기저 인슐린을 좀 더 늘리라고 권한다. 그리고 아침 식전 혈당을 전날 음식과 운동, 초속효성 인슐린 등으로 조절하게 한다. 이 권유대로 실행한 사람들은 모두 전보다 혈당이 안정되었다. 이것을 경험한 사람들은 다른 이들에게 이 방법을 전해주고 있다.

기저 인슐린을
밤에 맞으면 안 되는 이유

피크타임이 없다고 저혈당이 없는 것은 아니다

란투스가 등장함으로써 기존에 있었던 각종 인슐린들의 단점을 보완하게 되었다. 란투스를 사용하는 다회 인슐린 주사법으로 당뇨 관리가 성공적으로 이루어지고 합병증의 발생 위험도 많이 줄어들 것으로 기대한다.

란투스가 매우 훌륭한 인슐린임에도 불구하고 란투스를 잘 몰라서 제대로 활용하지 못해 혈당 관리가 안 되는 당뇨인이 있는가 하면, 신중하지 못한 의사들이 무턱대고 란투스를 저녁이나 밤에 처방하는 바람에 의사의 처방을 철석같이 믿고 충직하게 따르는 많은 1형당뇨인들이 새벽 저혈당으로 고통받고 있다. 란투스가 아무리 피크타임이 없다고 해도 저녁 처방은 위험하다. 이 점은 약효가 란투스보다 약하지만 지속시간이 긴 투제오나 트레시바도 마찬가지다.

인스턴트 식품이나 패스트푸드를 많이 먹거나 운동을 하지 않는 경우에는 기저 인슐린이 밤에 필요할 수도 있다. 이런 경우에는 기저 인슐린을 밤에 맞아도 저혈당이 나타나지 않을 수도 있다. 그러나 이런 방법은 건강에 유익하지 않다. 약효가 비교적 강하게 나타날 때 저혈당이 일어나지 않고 밤새 혈당이 유지될 정도로 음식을 먹거나 운동을 하지 않는다면, 장기적으로 문제가 생길 소지가 크다.

특히, 란투스를 처방받는 대부분의 사람들이 란투스를 저녁이나 밤에 맞으라고 처방받고 있다. 요즘엔 아침에 란투스를 맞아도 된다고 말하는 의사가 생기고 있다고 하니 다행이다.

란투스를 예로 들어보자. 저녁에 란투스를 맞았던 이들은 대개 새벽에 저혈당을 겪는다. 새벽에 저혈당을 겪으면, 다음날 혈당이 엉망으로 흐트러지는 데다 란투스 약효가 감소하는 오후 시간이 되면 조금만 먹어도 쉽게 고혈당이 된다.

란투스가 아무리 피크타임이 없다고 해도 인슐린은 인슐린이다. 약효는 약효대로 계속 작용하는 것이다. 밤 사이에 아무리 호르몬 변화가 있다고 하더라도 기본적으로 공복이다. 하루 3분의 1이라는 긴 시간 동안 공복일 때 필요한 인슐린 요구량이 얼마나 되겠는가.

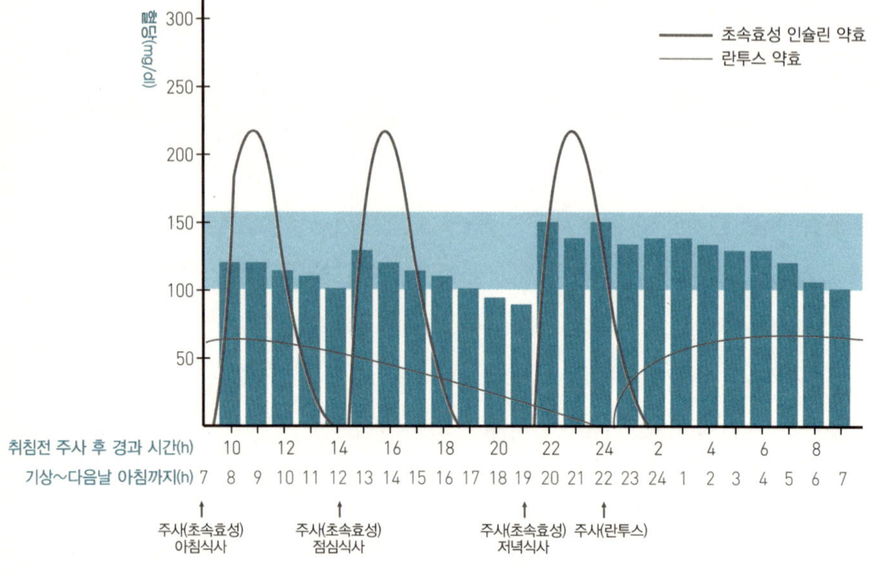

이론상 기대하는 저녁 투여 란투스 약효와 혈당

란투스는 주사 후 30분에서 1시간부터 약효가 작용하기 시작하여 하루 종일 비교적 완만하게 약효가 지속된다. 주사 후 약 14시간 내지 16시간 정도가 지나면 약효가 아주 서서히 줄어들기 시작하여 약 24시간 즈음 약효가 소멸된다. 이런 란투스의 특성과 생리적인 변화와 환경을 고려하면 란투스를 밤에 투여했을 때 혈당 조절이 어려워진다는 것을 쉽게 알 수 있다.

밤에 란투스를 투여하게 되면 공복 시간에 약효가 비교적 강하게 작용하여 저혈당을 겪게 되고, 저혈당 뒤에 고혈당이 오기 쉬우며, 약효가 점점 약해지는 저녁 시간대에 당연히 혈당이 높아진다.

그러나 반대로 란투스를 아침에 투여하면 먹고 활동하는 시간대에 인슐린 효과에 대해 충분히 대처할 수 있을 뿐만 아니라, 자기 전 혈당에 조금만 주의를 기울이면 약효가 약해지는 밤부터 새벽 시간에 저혈

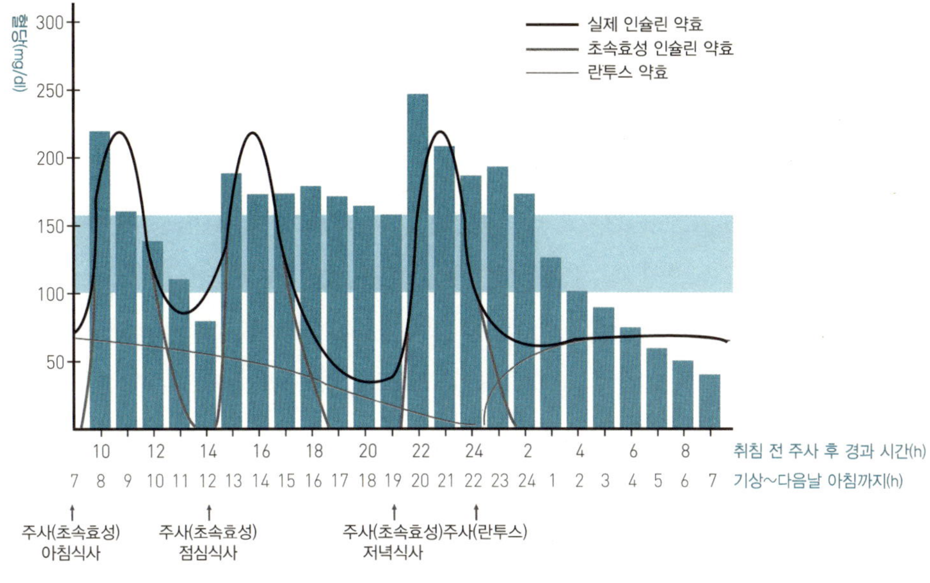

실제로 일어나는 저녁 투여 란투스 약효와 혈당

란투스의 투여 용량은 아침 식전 혈당을 기준으로 정한다. 밤에 맞든 아침에 맞든 이 기준은 동일하다. 그러나 아침 식전 혈당이 정상 범위에 드는 것을 목표로 밤 시간에 란투스를 투여하면 새벽 저혈당과 아침 고혈당을 겪기 쉽다. 저녁 주사 다음날 오후 혈당은 대체로 높게 유지된다

당이 일어날 확률은 현저하게 줄어든다.

이론과 실제가 다를 때 당신의 선택 기준은?

란투스가 국내에 소개된 지 얼마 되지 않았을 때 그 특성을 잘 모르는 것은 이해할 수 있다. 그러나 오랜 시간이 지난 지금, 그동안의 임상 사례에 대해 주의 깊게 관찰해보면 충분히 알 수 있다. 의사들은 제약 회사에서 제공하는 연구 결과를 참고하여 인슐린을 처방하겠지만, 환자의 입장에서 좀 더 신중을 기할 필요가 있다.

란투스를 개발한 사노피-아벤티스 사 측의 연구 결과는 약효에 관해서는 틀리지 않았지만, 실제 적용에 있어서는 인간의 활동에 대한 고려

가 되어 있지 않고, 한국의 실정과 맞지 않으며 사실과 다른 부분도 있다.

사노피-아벤티스 사에서 제공하는 란투스에 관한 연구 결과 자료는 이렇다.

Insulin Lispro(초속효성 인슐린)와 병용 투여시 Insulin glargine(란투스)은 제1형당뇨병 환자에서 아침 전, 저녁 전, 취침 전 하루 한 번 어느 때 투여해도 동등한 효과와 내약성을 나타냈다. 따라서, Insulin glargine 은 24시간 동안 피크 없이 작용하고 환자의 편의에 따라 하루 중 어느 때라도 투여가 가능한 편리한 약물이다.

초속효성 인슐린과 함께 란투스를 투여했을 때 1형당뇨인이 하루 중 어느 때 투여하더라도 효과가 같다는 것은 인슐린의 약효만 놓고 보면 틀린 말은 아니다. 그러나 그 다음, '따라서'로 시작되는 결론에는 문제가 있다. 시간에 따른 약효가 똑같다고 해서 실사용자에게 나타나는 결과가 똑같지는 않기 때문이다. 사람은 살아있는 생명체다. 따라서 먹기도 하고 활동도 하고 잠도 자야 한다. 먹고 활동하고 잠자는 인간의 생활을 고려했다면, 앞서 설명한 이유들 때문에 하루 중 어느 때라도 투여하면 안 되는 것이다.

거기에다 이것은 서양의 연구 결과다. 설령 연구 결과가 실제와 비슷하다고 하더라도 우리와는 음식 문화 자체가 다르기 때문에 한국인들에게 적용하기가 어려운 것이다. 인스턴트 식품과 고기 위주의 기름진 음식과 고칼로리 음식을 주로 섭취하는 경우에는 밤에 란투스를 투여해도 크게 상관은 없다.

그러나 우리 사정은 다르다. 전통적인 한국 음식은 비교적 건강한 편이다. 내가 1형당뇨인들에게 역설하는 1형당뇨 관리법의 하나가 인슐린에만 의존하지 말고 바람직한 식단을 병행하라는 것이다. 제인 구달 박사가 말했듯이, '한국의 전통 음식을 먹는 한국 사람들은 축복받았다' 라고 할 만큼 건강에 매우 이상적인 것이 한국 음식이며 1형당뇨인들에게 이상적인 식단이다. 합병증의 위험을 줄이기 위해 고칼로리 위주의 기름진 식단에서 벗어나 건강한 식단으로 당뇨 관리를 하는 한, 란투스를 밤에 투여하는 것은 위험하다.

그런데도 왜 의사들은 란투스 야간 투여를 처방할까

사노피-아벤티스 사의 연구 결과대로 하루 중 어느 때라도 란투스 투여가 가능하다고만 했다면 아마 의사들이 한결같이 밤에 처방하지는 않았을 것이다. 어떤 의사는 환자의 생활 환경을 고려하여 아침에 맞으라고 했을 것이고, 어떤 경우에는 저녁에 맞으라고도 처방했을 것이다.

그런데 사노피-아벤티스 사에서 의사들에게 제공하는 자료 중에 의사들이 한결같이 밤에 란투스를 맞으라고 처방하게 된 이유인 듯한 결정적인 문구가 있다. 란투스의 효능과 효과를 얘기하면서, '6세 이상의 소아와 청소년 및 성인에서의 인슐린 요법을 필요로 하는 당뇨병'이라고 명기한 다음, 용법에 다음과 같이 밝히고 있다.

6세 이상의 소아에 대한 이 약의 유효성은 저녁에 투여할 경우에만 확립되었다.

이 언급은 하루 중 어느 때라도 란투스 투여가 가능하다고 했던 제약회사의 연구 결과를 스스로 부정하는 모순을 안고 있는 문항이다. 어쨌든, 썩 괜찮은 약에 대한 문제의 처방이 여기서 시작되지 않았을까?

란투스를 밤에 투여하라고 처방하는 이유로 짐작해볼 수 있는 또 하나의 혐의는, 란투스가 나오기 훨씬 전부터 지금까지 시행되고 있는 적극적 인슐린 요법 가운데 다회 인슐린 주사법에 관한 지침이다.

이 지침에 따르면 '매 식사 전 속효성 인슐린을 투여하고, 취침 전 중간형 인슐린을 투여하라'고 되어 있다. 같은 다회 요법인 데다가 란투스가 피크타임까지 없으니 이런 처방을 내린 의사들 입장에서는 똑같은 방법으로 처방해도 안전할 것이라고 짐작했을 것이다.

거기다가 오래전부터 사용해온 속효성 인슐린은 식전에 투여하는 것이 맞다. 하지만 요즘 많이 사용하는 초속효성 인슐린은 사정이 완전히 다르다. 그럼에도 여전히 많은 의사들이 초속효성 인슐린을 식사 전에 투여할 것을 고집한다. 속효성 인슐린과 비슷할 거라는 생각 때문일 것이다. 그러나 초속효성 인슐린의 투여 시간은 매우 신중하게 선택해야 한다. 혈당에 따라서 식전에 투여하거나 식후에 투여해야 적정 양을 가지고 효과적으로 혈당을 내릴 수 있다. 어쨌든 카페에서 많은 사람들이 겪은 바로는 '저녁이나 밤에 란투스를 사용했을 때 새벽에 저혈당을 겪는다'는 사실과 '란투스를 아침 시간으로 옮겨 사용했을 때 혈당 관리는 더 양호하다'는 사실이다.

실제로 란투스를 쓰고 있는 사람들은 이미 다 알고 있는데, 여전히 의사들은 란투스를 밤에 맞으라고 처방하고 있다. 이것이 1형당뇨인들이 겪고 있는 현실의 일면이다.

기저 인슐린을 밤에 맞으면 안 되는 이유 1

1형당뇨인이 기저 인슐린으로 사용하는 것은 흔히 지속형 인슐린인 란투스나 레버미어, 종종 중간형 인슐린이다. 여기에 트레시바, 투제오 같은 장기 지속형 인슐린도 기저 인슐린으로 사용하게 되었다.

과거 서양에서 들어와 한국에서 쓰이고 있는 의학교과서에는 기저 인슐린을 아침과 저녁에 투여하는 방법이 소개되어 있고 아직도 많은 의사들이 그것을 따르고 있다. 이에 따라 중간형 인슐린을 아침저녁으로 투여하거나, 란투스나 레버미어를 저녁에 투여하거나, 중간형 인슐린과 속효성, 또는 초속효성 인슐린이 고정 비율로 섞여 있는 혼합형 인슐린을 아침저녁으로 투여하도록 처방되는 일도 빈번하게 일어나고 있다.

기저 인슐린을 저녁, 또는 밤에 한 번 투여하거나, 하루 두 번 투여하는 경우, 레버미어처럼 약효가 짧은 경우를 제외하고, 아침저녁으로 투여하면 건강과 질병 차원에서 많은 문제점이 발생할 수 있다. 그 문제점들을 크게 두 가지로 요약하면 불안정한 혈당과 건강 이상 초래다.

첫째, 기저 인슐린의 야간 투여로 나타나는 불안정한 혈당에 대해 간단하게 정리해보면 이렇다. 불안정한 혈당이 나타나게 되는 기저 인슐린 야간 투여는 다시 크게 두 가지 경우로 살펴볼 수 있다. 하나는 기저 인슐린을 아침저녁으로 하루 두 번 투여하는 경우고 또 하나는 기저 인슐린을 저녁에 한 번 투여하는 경우다. 어느 경우라도, 낮에 저혈당이 나타날 때는 예방과 대처가 비교적 쉽지만, 야간, 자는 동안에 저혈당이 나타나게 되면 예방과 대처가 어렵다는 문제가 있다.

기저 인슐린은 대부분 약효가 24시간 가까이 지속된다. 따라서 아침에 투여한 기저 인슐린의 약효가 다음날 아침까지 작용하고 있는 동안에도 야간에 투여한 기저 인슐린이 작용하여 두 번 투여한 인슐린 약효가 겹치는 시간대에 약효 상승 현상으로 갑작스럽게 저혈당이 나타나기 쉽다. 기저 인슐린 하루 두 번 투여로 저혈당이 나타나는 시간대는 불규칙하지만, 주로 혈당을 올리는 항인슐린 호르몬의 하나인 코티졸의 분비가 줄어드는 시간대인 새벽 시간대와 중간형 인슐린의 약효가 가장 강력하게 발휘되는 피크타임, 그리고 함께 사용하는 속효성 인슐린이나 초속효성 인슐린의 약효와 기저 인슐린의 약효가 겹치는 시간대 가운데 어느 때고 일어날 수 있다. 또한 저혈당이 나타난 다음에는 우리 몸에서 정상 혈당을 유지하려는 항상성의 하나로 글루카곤, 성장 호르몬, 아드레날린, 코티졸 등 항인슐린 호르몬 분비가 늘어나 고혈당이 나타나기 쉽다.

인슐린과 다른 호르몬만 놓고 봐도 충분히 불안정한 혈당이 나타날 수 있는데, 여기에 식사 내용, 운동량, 심리적인 문제까지 관여하므로 중간형 인슐린을 하루 두 번 투여하게 되면 안정적인 혈당을 기대하기란 더욱 어려워지는 것이다.

또 한 경우는 기저 인슐린을 야간에만 투여하는 경우다. 주로 란투스나 레버미어 같은 인슐린을 처방할 때 야간 투여로 처방하는 경우가 많은데, 여기에 대해서는 앞서 밝힌 대로 제약회사에서 이끈 연구 결과에 나타난 실수가 크게 한몫한 것을 검토 없이 받아들인 결과다.

또 서양에서 우리가 상상하기 힘들 정도의 고열량, 고지방식을 하는 경우에 나타나는 밤부터 아침까지 나타나는 야간 고혈당을 잡기 위한 방법으로 기저 인슐린을 야간에 투여하도록 하고 있다. 이 경우는 혈당을 조절하기 위해 어쩔 수 없기도 하다. 그러나 비록 혈당을 낮출 수 있을지는 몰라도, 불필요하게 많은 인슐린 용량으로 인해 섭취한 음식물들이 모두 지방세포에 축적되고 콜레스테롤 수치를 높이는 등의 문제를 동반하므로 결코 바람직한 방법이라 할 수는 없다.

축복받은 음식 문화를 가졌다는 한국 음식 문화 환경에서 기저 인슐린을 야간에 투여하면 새벽 저혈당 발생이 빈번해지고 저혈당에 이은 저혈당 반동 현상으로 다시 고혈당이 나타나기 쉽다.

트레시바와 투제오 같은 장기 지속형 인슐린을 야간에 투여하는 것도 마찬가지로 위험이 따른다. 트레시바와 투제오가 아무리 란투스나 레버미어보다 약효가 약하다고 하지만, 꼭 그렇지만도 않다. 이것은 절반의 진실에 불과하다. 주사 시점부터는 트레시바와 투제오가 란투스보다 약효가 약하지만, 란투스의 약효가 점점 약해지는 시점부터는 트레시바와 투제오의 약효가 더 강하다. 〈춤추는 혈당을 잡아라〉에서 소개한 투제오와 란투스의 약효 비교 그래프를 참고하기 바란다. 트레시바와 투제오는 주사 시점부터 오전 중에 전날의 약효가 겹치기 때문에 기존 란투스나 레버미어를 사용할 때에 비해서 상대적으로 더 저혈당에 노출되기 쉽다. 그런데 만약 트레시바나 투제오를 저녁에 투여하게 되면 밤부터 새벽 시간대가 약효가 겹치는 시간대다. 이렇게 되면 저혈당의 위험뿐 아니라 저혈당이 나타나지 않는다 하더라도 숙면을 취해야 할 시간 동안 교감신경이 항진되면서 장기 지속형 인슐린의 야간 투여는 장기적으로 건강을 위협할 수 있다.

위 두 가지 경우를 겪으면서도 혈당이 잘 조절된다고 하는 사람도 있다. 이는 다음 몇 가지 경우다. 첫째, 췌장 베타세포의 인슐린 분비 능력이 있어서 비교적 혈당 조절이 수월한 경우, 둘째, 혈당 측정을 자주 하지 않거나 하루 4회 정도밖에 하지 않아서 이상 혈당이 있는지 모르는 경우, 셋째, 섭취하는 음식량이 과도해 저혈당이 잘 나타나지 않는 경우, 넷째, 항인슐린 호르몬의 분비로 겨우 혈당을 유지하는 경우 등이다.

이 네 경우 모두 실제로는 혈당이 잘 조절되는 것도 아니고 바람직한 건강관리라고 보기도 어렵다. 두 번째의 경우에는 혈당 측정만 하루 10회 내외로 늘려봐도 이상 혈당을 쉽게 발견할 수 있다.

혈당이 정상 범위로 유지되는 것이 곧 질병 없이 건강할 수 있다는 것과 동의어는 아니다. 호르몬 차원에서 보면 혈당의 유지는 혈당을 낮추는 인슐린이라는 호르몬과 혈당을 올리는 항인슐린 호르몬들 사이의 균형만 이루어지면 정상 혈당이 유지될 수 있다. 그러나 인슐린도 많이 필요하고 항인슐린 호르몬 분비도 많으면서 균형이 이루어진다면 비록 혈당을 유지할 수는 있어도 호르몬 과다로 인해 혈관이 빨리 망가지고 자율신경의 균형이 깨져 각종 질병, 합병증이 빨리 찾아올 수 있다. 당뇨병이 없는 사람이 합병증이라고 부르는 고혈압, 동맥경화, 심근경색, 뇌졸중 등에 걸리는 데에는 여러 이유가 있겠지만, 호르몬 차원에서는 이런 이유 때문이다.

기저 인슐린을 밤에 맞으면 안 되는 이유 2

기저 인슐린을 밤에 맞으면 안 되는 두 번째 이유다. 또 야간 투여뿐 아니라 혼합형 인슐린이 우리 몸에 어떻게 얼마나 치명적인지에 대한 이야기이기도 하다.

앞서 언급한 혈당 조절 차원에서 기저 인슐린 하루 2회 투여나 야간 투여가 불리한 것은 단지 혈당만 생각하는 기초적인 수준에서 할 수 있는 얘기다. 혈당 조절은 건강 유지를 위한 기본 사항의 하나지만, 인슐린 분비 문제를 겪고 있는 사람들이 혈당 수치를 정상 범위에 가깝게 유지하는 것보다 먼저 생각해야 할 것이 있다. 바로 몸 상태를 자연에 가깝게, 즉 규칙적인 생활을 하는 당뇨 아닌 사람들의 혈당 조절 방식을 그대로 따를 때 가장 건강한 상태를 유지할 수 있다는 것이다.

인슐린 분비에 아무런 문제가 없고 규칙적인 생활을 하는 사람들은 깨어 있을 때나 잠들어 있을 때도 하루 종일 조금씩 인슐린이 분비된다. 이를 기저 인슐린이라고 한다. 그리고 음식물이 체내에 들어오면 거기에 대응해 인슐린이 좀 더 분비된다. 인슐린 주사를 맞는 사람들은 이때 초속효성 인슐린으로 대신하거나 중간형 인슐린을 사용하는 사람들은 점심시간에 중간형 인슐린의 약효가 강하게 발휘되는 시점과 맞추어 식후 혈당을 조절한다.

인슐린 분비 문제가 없고 규칙적인 생활을 하는 사람들은 아침에 깨어 활동하는 동안 자율신경 가운데 교감신경이 활발하게 작용하고, 휴식하고 자는 동안에는 자율신경 가운데 부교감신경이 지배한다. 물론 이밖에도 교감신경과 부교감신경은 시시때때로 작용하지만, 주로 활동, 긴장 상태에서는 교감신경이, 휴식, 이완 상태에서는 부교감신경이 작용한다. 또 활동하는 낮 시간대에는 교감신경이, 잠을 자는 밤 시간대에는 부교감신경이 작용한다.

교감신경과 부교감신경이라는 자율신경이 중요한 이유는 이 둘의 균형이 우리 건강에 매우 큰 영향을 미치기 때문이다. 예를 들면 스트레스 상태에서는 교감신경이 항진되어 아드레날린, 코티졸 등의 호르몬이 분비되어 혈당을 올리고, 교감신경이 항진되면 백혈구를 구성하는 것 가운데 과립구(호중구) 수가 증가하여 염증반응이 늘어나고, 림프구 수가 감소하여 면역력이 떨어져 암세포 성장을 비롯한 면역력 약화 현상이 나타난다.

자율신경의 균형이 상실된 상태에서는 과도한 항인슐린 호르몬 분비와 이에 따라 혈당을 유지하기 위한 인슐린이 더 많이 필요한 상태가 된다. 인슐린을 많이 사용하면서 혈당을 유지한다는 것은 그만큼 인슐린이 당을 간과 지방세포에 더 많이 저장한다는 뜻이다. 당이 글리코겐의 형태로 간에 많이 쌓이는 것을 지방간이라 하고, 체내 지방세포에 쌓이는 것을 살이 찐다고 표현하며, 혈관에 쌓이는 것을 동맥경화, 고혈압이라고 표현한다. 활동에 쓰고 남은 당은 사라지지 않고 간에 저장되어 있다가 기회가 될 때마다, 즉 기분이 나빠지거나 혈당이 내려가거나 교감신경이 작동할 때 혈액 내로 방출되어 다시 혈당을 올리는 역할을 한다. 또 지방 축적이 많아짐으로써 콜레스테롤 수치도 높아지게 된다. 특히 밤에 기저 인슐린을 맞으면 낮 동안에는 활동을 하지만, 밤에 자는 동안에는 활동 없이 잠을 자기 때문에 인슐린이 하는 일이라고는 체내에 지방을 축적하는 일밖에 없다. 당(글루코오스)과 콜레스테롤이 혈관에 많아지면서 혈관 상태는 더욱 악화되고 미세혈관합병증에서부터 시작해 여러 가지 질병이 어느 순간 나타난다.

인슐린 주사를 투여하는 사람들이 아침저녁으로 하루 두 번 기저 인슐린을 투여하거나 야간에 기저 인슐린을 투여하면 기저 인슐린을 밤에 맞으면 안 되는 이유 1에서 얘기한 혈당 조절 불리 문제 외에도 자율신경의 균형이 무너지고 이에 따라 불필요한 호르몬 분비 문제를 야기해서 건강에 문제가 생길 수 있다.

새벽 시간에는 여러 호르몬들의 분비 현상이 나타난다고 해도 기본적으로 음식 섭취가 없고 활동이 없어 저녁 식후 혈당을 조절한 후에는 오전 중에 투여한 기저 인슐린의 약효로 다음날 아침까지 정상 범위에 가까운 혈당을 유지할 수 있다.

그런데 야간에 기저 인슐린을 투여하면 우리 몸은 긴장 상태에 빠진다. 즉, 저혈당으로 떨어질 수 있는 상태에 대비해 교감신경이 항진되고, 기저 인슐린 투여로 저혈당이 되는 것을 막고 정상 범위의 혈당을 유지하기 위해 항인슐린 호르몬들이 분비되어 가까스로 정상 범위의 혈당을 유지하거나 정상 범위 혈당 유지에 인슐린과 항인슐린 호르몬들 사이의 균형이 안 맞았을 때 저혈당, 또는 고혈당이 나타나게 된다.

많은 사람들이 혈당 100mg/dl, 또는 그에 가까운 정상 혈당 범위를 유지하면 되는 것 아니냐고 착각한다. 그리고 그렇게 하는 것이 혈당 관리를 잘하는 것이라 믿고 있다. 그러나 그게 전부가 아니다. 그 혈당이 '어떤 방식으로' 만들어졌는지가 중요하다. 밤에 기저 인슐린을 투여하여 항인슐린 호르몬 분비로 떠받쳐서 만들어진 혈당 100mg/dl을 유지하는 것과 인슐린 용량을 최소한 유지하면서 아침에 투여하여 혈당 100mg/dl을 유지하는 것은 질적으로 완전히 다르다. 1형당뇨 당사자는 이 점에 대해서 몸으로 너무 잘 느낄 수 있다. 기저 인슐린을 밤에 사용해도 혈당 100mg/dl을 유지할 수는 있다. 그러나 그 상태의 몸은 너무 힘들다.

여기서 중요한 것은 정상 범위의 혈당을 유지했느냐, 그렇지 못했느냐 하는 점이 아니라 숙면을 해야 할 밤부터 아침까지 부교감신경의 작용으로 제대로 휴식했느냐, 아니면 교감신경이 항진되어 충분히 휴식하지 못했느냐 하는 점이다. 이것은 단지 잘 자고 못 잤다는 단순한 이유를 넘어 자율신경 불균형으로 인한 다음날 혈당의 이상 초래와 건강 이상 문제를 안고 있다.

야간 기저 인슐린 투여가 지속되면 그 자체로 이런 자율신경 균형에 문제가 나타날 수 있는데, 야간에만 기저 인슐린을 투여하는 경우와 마찬가지로 아침저녁으로 중간형 인슐린을 두 번 투여하게 되면 우리 몸은 하루 중 어느 때라도 예상치 못하게 긴장 상태에 있게 되어 점차 면역력이 약해질 가능성이 높아진다.

더 심각한 경우는 혼합형 인슐린을 사용하는 경우다. 이때는 아침에만 투여하더라도 늘 바뀌는 우리의 생활(음식, 운동, 기분)에 고정된 비율의 인슐린으로 대응할 수 없기 때문에 교감신경과 부교감신경의 균형이 이루어질 수가 없다. 더구나 혼합형 인슐린을 밤에까지 투여한다면 더 말할 것도 없는 것이다.

따라서 혈당 수치도 수치지만, 합병증을 예방하고 건강한 생활을 영위하기 위해서는 자연에 가깝게 생체리듬에 맞도록 인슐린을 사용하는 것이 인슐린 사용자들의 건강을 위한 최선의 길이 될 것이다.

중간형 인슐린에 속효성 인슐린을 하루 세 번?

주사를 자주 맞는다고 모두 적극적 인슐린 요법은 아니다

의학계 일부에서는 지금도 전통적 인슐린 치료와 적극적 인슐린 요법을 분리해 설명하고 있는데, 적극적 인슐린 요법이란, 혈당에 따라 여러 번 인슐린 주사를 맞는 다회 인슐린 주사법, 또는 하루 종일 주사 바늘을 꽂은 채로 지속적으로 인슐린을 공급하는 인슐린 펌프 사용 등을 의미한다.

몇 해 전 란투스가 개발됨에 따라 란투스 1회와 초속효성 인슐린을 식사 때마다 투여하는 방법이 이 다회 요법에 추가될 수 있다.

란투스가 나오기 전에 다회 인슐린 주사법이라고 했던 것은 매 식사 전에 속효성 인슐린을 투여하고 취침 전에 중간형 인슐린을 투여하는 방법이었다. 간혹 카페에 가입하는 사람 중에는 이 요법을 처방받고 혈당이 엉망인 채로 들어오는 사람들이 있다. 이 방법 자체가 어느 시절 얘기인지는 몰라도 많은 문제점을 안고 있음에도 불구하고 아직까지도 처방되고 있다는 것은, 환자의 상태에 대한 일부 의사들의 무신경한 정도를 잘 보여준다.

인슐린 주사를 하루 여러 번 투여하는 것을 적극적 인슐린 요법이라고 부르는 것은 매우 이해하기 힘들다. 적극적 인슐린 요법은 긍정적인 결과를 목표로 시행되어 실제로 긍정적인 효과를 볼 수 있어야만 의미가 있는 것이 아닐까? 긍정적인 결과가 나오지 않는다면 당연히 시행할 이유가 없다.

중간형 인슐린을 취침 전에 투여하는 것은, 밤에 투여한 중간형 인슐린이 어떻게 혈당에 영향을 미치는지 앞서 설명했던 내용과 같이 저혈당 위험에 노출되기 쉽다는 문제를 안고 있다. 아침 공복 혈당과 아침 식후 혈당을 조절하기 위해서 자기 전에 중간형 인슐린을 투여하겠다는 것이 의도겠지만, 실제로는 새벽 저혈당을 겪게 되고, 인슐린 용량에 따라 아침 저혈당 또는 고혈당을 겪게 되며, 점심 전에 저혈당을 겪고 점심 후에는 고혈당, 저혈당, 고혈당, 저혈당을 반복하게 된다.

또 중간형 인슐린을 투여하면서 초속효성 인슐린이 아닌 속효성 인슐린을 하루 세 번 사용한다는 것은 1형당뇨인을 고통 속에 던져넣는 행위나 다름없다. 횟수 때문이 아니라 혈당을 예측하기 힘들고 롤러코스터를 탄 것처럼 혈당이 오르내리기 때문이다.

다회 요법으로는 지속형 인슐린 또는 장기 지속형 인슐린이 유리하다

엄청나게 먹어대는 사람이나 1형당뇨에 이롭지 않은 음식을 섭취하

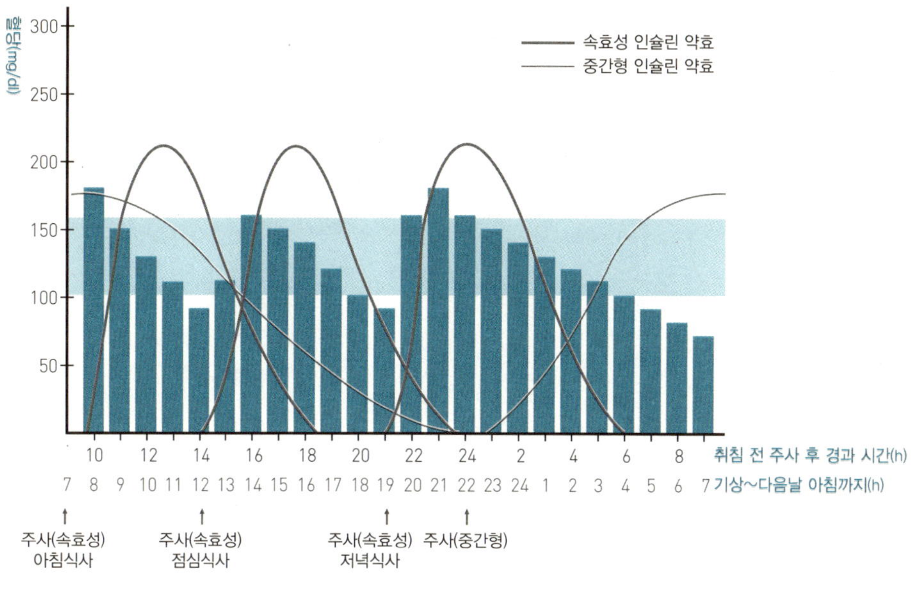

이론상 기대하는 과거의 다회 인슐린 요법의 약효와 혈당

는 서양에서는 생각해볼 수 있는 요법일 수도 있겠지만, 그 또한 위험하다. 혈당은 어느 정도 유지할 수 있을지 몰라도 이 인슐린 요법으로 혈당을 유지하기 위해서는 상당한 양의 음식이 필요하다. 문제는 이렇게 고칼로리 음식을 장기간 섭취할 경우, 매우 빠른 시간 안에 당뇨망막증·신장 질환·고혈압·심장병·동맥 질환 등 갖가지 합병증에 걸린다는 사실이다.

합병증이 올 수 있는 시기를 늦추고 싶고, 몸에 이로운 음식을 섭취하면서 식사 때 하루 세 번 인슐린을 투여하여 혈당을 조절하고 싶다면, 속효성 인슐린 대신 초속효성 인슐린을 쓰는 게 바람직하다. 중간형 인슐린을 밤에 맞는 대신 아침에 쓰는 게 낫고, 중간형 인슐린을 아침에 사용할 때는 점심 때 속효성 인슐린, 또는 초속효성 인슐린이 필요 없다. 그리고 중간형 인슐린 대신 지속형 인슐린이나 장기 지속형 인슐

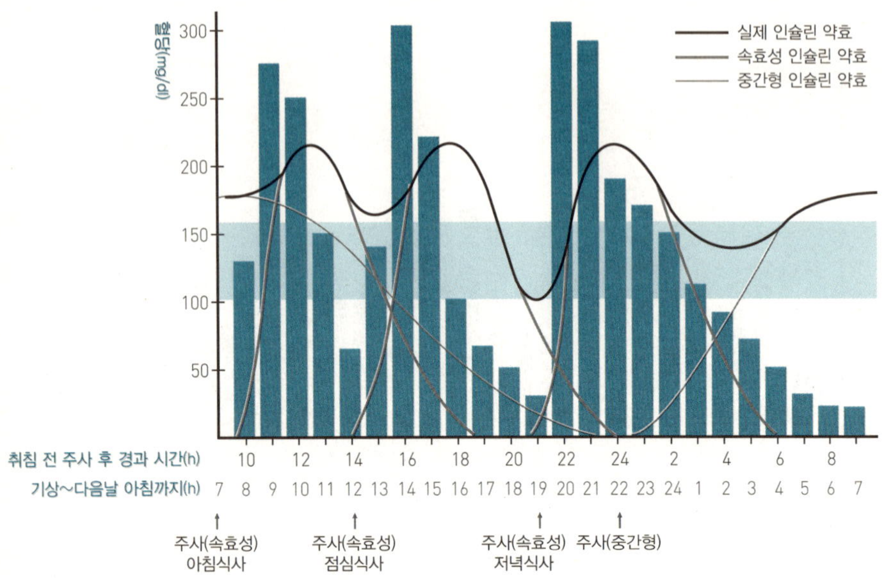

실제로 나타나는 과거의 다회 인슐린 요법의 약효와 혈당

린을 쓰는 게 현명하다. 지금까지도 통용되는 낡은 인슐린 요법 자체를 바꾸지 않는다면 1형당뇨인의 삶은 앞으로도 계속 고달플 것이다.

인슐린 펌프에 속효성 인슐린 사용은 부적절하다

인슐린 펌프에 속효성 인슐린을 쓰면 혈당 조절이 안 된다

란투스가 나오기 전까지 인슐린 펌프를 사용하는 것은 인슐린 요법 중에서 그나마 혈당을 안정적으로 관리할 수 있는 방법이었다. 란투스에 이어 투제오와 트레시바가 나온 지금은 사정이 달라졌지만, 인슐린 펌프가 안고 있는 몇몇 치명적인 단점들을 제외한다면 인슐린 펌프가 비교적 안정적으로 혈당을 유지하는 방법이라는 것은 아직까지 유효하다.

인슐린 펌프가 지속형 인슐린과 장기 지속형 인슐린을 제외한 다른 인슐린에 비해서 혈당을 안정적으로 관리할 수 있도록 하는 데에는 기본적으로, 약효 지속 시간이 짧은 초속효성 인슐린을 미세한 양으로 주입해 기저 인슐린으로 삼고, 식사나 간식 때 추가 주입을 함으로써 혈당을 유지하도록 하기 때문이다.

중요한 것은 기저 인슐린의 투여 방법이다. 기존의 중간형 인슐린을 기저 인슐린으로 삼았을 때는 약효가 길게 지속되기는 하지만 인슐린 약효가 강력하게 나타나는 피크타임이 있어서 저혈당이 일어나기 쉽고, 그에 따른 반동 현상이 있어서 혈당이 안정적이지 못했다.

반면, 초속효성 인슐린을 미세한 양으로 24시간 주입하면 중간형 인슐린을 쓸 때와 같은 정도의 피크타임이 나타나지 않아 기저 인슐린으로 사용하기에 적당한 것이다. 미세한 양의 인슐린이 천천히 주입되기 때문에 초속효성 인슐린의 피크타임이 나타나더라도 많은 양의 초속효성 인슐린을 썼을 때보다 약효가 약하고, 지속형 인슐린과 장기 지속형 인슐린을 제외한 다른 종류의 인슐린을 썼을 때보다 안정적일 수 있다.

초속효성 인슐린이 나오기 전에는 인슐린 펌프에 속효성 인슐린을 썼다. 속효성 인슐린은 약효 발현 시간이 초속효성 인슐린보다 늦기 때문에 펌프에 초속효성 인슐린을 쓸 때보다 혈당을 빨리 낮추지 못해 상대적으로 고혈당이 자주 나왔다. 반대로 속효성 인슐린의 약효 지속 시간이 초속효성 인슐린보다 길고 피크타임도 초속효성 인슐린보다 강하고 길기 때문에 예측할 수 없는 저혈당 역시 많이 일어났다.

인슐린 펌프에는 역시 초속효성 인슐린!

그럼에도 불구하고, 요즘 같은 시대에도 인슐린 펌프에 속효성 인슐린을 사용하는 의사가 있다. 그것도 당뇨 분야의 명의라고 일컬어지는 사람 가운데 하나다. 당뇨학회 회장까지 지냈다는 그 명의가 말하는 이유가 가관이다.

'초속효성 인슐린보다 속효성 인슐린이 50년 이상 오래된 약이기 때문에 그만큼 임상적으로 안전성이 증명됐다'는 것이다.

과연 그럴까? 의약 분야에 있어서는, 오랫동안 약이 사용되고 있다는 것이 100%는 아니지만, 어느 정도는 안전성이 입증되었다는 의미로도 받아들일 수 있다. 그러나 오래되었다는 것과 임상적으로 안전하다고 인정된다는 것은 같은 말이 아니다. 오래되었어도 치명적인 부작용을 낳지 않으면 유통이 허용되는 것일 뿐이다. 그리고 실제로 오래되고도 치명적인 부작용이 있어 뒤늦게 사용 중지 처분이 내려지는 약도 있다. 반대로, 아무리 과거에 나온 약들의 단점을 보완하여 나온 약이라고 하더라도 부작용은 있을 수 있다. 모든 약은 태생적으로 부작용을 갖고 있다. 이런 부작용에도 불구하고 확실한 것은 초속효성 인슐린이 속효성 인슐린보다는 혈당 조절에 더 효과적이고 저혈당 발현에 있어서 상대적으로 안전하다는 것이다. 사용 기간을 보더라도 안전성이 입증되기에 임상적으로 충분히 의미 있는 기간이다.

그밖의 황당한 인슐린 처방들

아침에 휴말로그 믹스25, 밤에 란투스

실험 정신이 뛰어난 몇몇 의사들 덕분에 1형당뇨인들이 말 그대로 황당한 인슐린 처방을 받아 사용하다가 고통받는 경우가 부지기수다.

실험 정신이 뛰어난 그들의 발상은 대개 인슐린을 여러 번 나누어서 쓰면 인슐린이 전체적으로 고르게 작용하여 혈당이 잘 조절될 것이라고 추측하거나, 저혈당의 위험에 대한 인식이 없거나, 1형당뇨의 특성에 대해 잘 모르거나, 인슐린을 많이 써야 혈당이 내려갈 것이라는 판단에서 비롯되는 듯하다. 그러나 앞서 설명했듯이, 다른 종류의 인슐린을 여러 번 사용하면 인슐린 작용 패턴이 복잡해져 혈당이 심하게 불규칙해지고 변하는 혈당을 예측하기 어려워 예상하지 못한 순간에 저혈당이나 고혈당을 겪게 되어 미리 대비할 수 있는 기회를 놓치게 된다.

다음에 소개하는 처방들은 실제로 일어났던 일들이고 아직까지 진행 중인 처방들이다. 상식 있는 눈으로 보면 황당하겠지만 모두 사실이다.

오늘 병원 가서 약을 바꿨어요. 아침에 휴말로그 믹스25 맞고, 밤에 란투스 맞고 이렇게 하루에 2번 맞아요. 계속 매일 네 번 맞는 게 귀찮지는 않지만, 의사선생님이 해보자는 대로 해봐야죠.

2주 동안 경험한 란투스와 휴말로그로 마치 다시 밀월기가 온 것 같았어요. 뭐 혈당이 200mg/dl 넘은 적이 몇 번 있긴 했지만 전에 비하면 훨씬 조절이 잘 됐는데, 약을 바꿔서 조절이 잘 안 되면 어쩌나 걱정이네요. 휴말로그 믹스25 쓰는 분 계시나요?

— 작은손 카페 중에서

카페에 이 상담을 한 회원은 인슐린을 제대로 잘 쓰다가 의사가 새로 나온 약을 시험하려고 그랬는지 약을 바꿔서 고생한 케이스다.

그간 조절이 잘됐던 것을 무시한 것은 이해할 수 없지만, 휴말로그 믹스25를 쓰면서 의사가 왜 이런 처방을 내렸는지 짐작은 된다. 휴말로그 믹스25는 초속효성 인슐린 25%에 중간형 인슐린 75%가 섞인 것이기 때문에 밤에 란투스를 맞더라도 중간형 75%의 작용 때문에 변수가 많이 생긴다. 의사는 저혈당을 고려해서 주로 많이 처방하는 휴말로그 믹스25의 하루 두 번 주사를 피하고 한 번은 란투스로 대신한 것이 아닐까 싶다. 그러나 이럴 경우 혈당이 어떻게 변할지는 보지 않아도 쉽게 예상할 수 있다. 이 회원의 상담에 답변할 때 이런 예측을 했었다.

그대로 실어보면 다음과 같다.

'아침 식후 OK, 점심 식후 고혈당, 오후 3~4시경 저혈당, 저녁 식후 고혈당, 새벽~아침 식전 고혈당 또는 저혈당.'

이 처방을 받은 카페 회원이 처방대로 시행한 결과도 내가 예측한 결과와 비슷했다.

"혹시나 했더니 역시나! 14단위에서 시작해서 30단위까지 올려봤거든요. 아침에 일어날 때 정상, 아침 식후 정상, 점심 식사 전 11시쯤 저혈당, 점심 식후와 저녁 식후 고혈당. 란투스와 휴말로그가 제일 좋은 것 같네요. 맨 처음 병원에 입원했을 때 인슐라타드와 휴물린R 믹스해서 맞았는데 그때 기억에도 혈당 변동이 심했던 것 같네요."

시간이 지나 이 회원이 그때 믹스로 마루타를 했던 것을 떠올리면서 한마디로 이렇게 말했다. "그땐 끔찍했어요."

휴말로그 믹스25는 비교적 최신의 의약품이다. 그러나 최신이라고 해서 다 좋은 것은 아니다. 특히 혼합형 인슐린에 진보는 없다. 한국릴리 사가 신문을 통해 발표한 내용에 따르면 휴말로그 믹스25가 인슐린 글라진(란투스)보다 당화혈색소 7% 이내로 낮추는 데 비율이 높고, 일반 믹스 70/30에 비해 저혈당 발현율도 42%나 낮췄다고 한다.

발표된 내용을 자세히 들여다보면 '일반 혼합형 인슐린'보다 저혈당 발현율을 낮췄다는 얘긴데, 속효성 인슐린 대신 약효 지속 시간이 상대적으로 짧은 초속효성 인슐린을 썼으니 당연하다. 20/80, 30/70 비율의 혼합형과 마찬가지로 25/75 또한 환자 본인의 특성과 변화하는 생활 패턴, 개인차를 염두에 두고 있지 않기 때문에 혈당 조절에 어려움이 따른다. 25/75는 20/80과 30/70 비율의 중간일 뿐이며 속효성 인슐린이 안고 있는 심한 저혈당이라는 문제를 상대적으로 감소시킨 초속효성 인슐린으로 속효성 인슐린을 대체한 것뿐이다.

또 란투스보다 당화혈색소를 7% 이내로 낮추는 데 비율이 더 높다는 것도 란투스와 초속효성 인슐린을 같이 썼을 때와의 비교가 아니라 란투스 한 가지와 비교를 한 것이어서 휴말로그 믹스25가 더 우수하다고 주장하는 데는 무리가 있다. 실제로 1형당뇨인들이 란투스를 쓸 때는 초속효성 인슐린을 함께 쓰는 것이 일반적이기 때문이다.

그리고 이 대목에서 또 하나의 문제는 제약회사에서 발표하는 대로 내용을 거르지 않고 스트레이트 기사를 내보내는 기자의 자질이다. 만약 기자가 인슐린과 인슐린 요법에 대해 알고 있었더라면 이런 스트레이트 기사를 내보내지 않았을 것이다. 요즘같이 신문사에서 전문가를 기자로 두는 시대에도 이런 일이 벌어지고 있으니 언론 매체의 발표를 진실로 받아들이는 사람들에게는 큰 피해가 될 수밖에 없다.

한편으로는 스트레이트 기사를 내보내는 기자만 탓하기도 어려울 것 같다. 의사도 모르는 걸 기자가 모른다고 탓할 수야 없으니까. 그러나 언론이 대중에 미칠 영향을 생각한다면 좀 더 신중한 책임감이 필요하다. 이런 기사 때문에 벌써 고생한 환자가 많이 나왔지 않은가. 공부는 학교 다닐 때만 하는 것이 아니다.

그리고 당화혈색소 수치가 낮다는 것이 꼭 좋은 것만은 아니다. 1형당뇨인에게 당화혈색소 수치가 낮다는 것은 그만큼 저혈당이 많다는 의미로 해석해도 큰 무리가 없을 정도다. 워낙 혈당의 기복이 크기 때문이다. 혈당의 기복을 줄이면서 당화혈색소 수치가 6%대라면 아주 좋다.

휴말로그 믹스25 같은 약을 쓰면서 저혈당 고혈당을 반복하고 당화혈색소 수치를 7% 이내로 맞추는 것은 올바른 혈당 관리 기준에서 보면 큰 의미가 없다. 지속형, 또는 장기 지속형과 초속효성 인슐린을 쓰면서 혈당이 약간 높더라도 저혈당 없이 7% 이내로 맞추는 것이 더 몸이 편하고 건강에도 이롭다.

인슐린과 함께 혈당강하제를 처방하는 경우

단적으로 1형당뇨인에게 혈당강하제는 필요 없다. 1형당뇨인의 혈당 조절에 필요한 약으로는 인슐린밖에 없다.

혈당강하제 또는 인슐린 저항성 개선제는 인슐린이 분비되면서도 인슐린을 사용 못 하는 인슐린 저항성 환자나 인슐린 분비가 적게 되는 경우에 인슐린의 원활한 작용을 돕는 데 필요하지, 인슐린이 아예 나오지 않거나 거의 나오지 않는 1형당뇨인에게는 무용지물이다. 그런데 도대체 무슨 생각으로 1형당뇨인에게 혈당강하제를 먹이려고 하는가.

어떤 경우에는 탄수화물 대사 억제제를 먹이기도 한다. 탄수화물 대사 억제제를 먹으면 아주 짧은 순간 안에 간이 손상되는 부작용이 초래될 수 있다. 이런 약들을 장기 복용하면 당연히 간에 해롭다. 건강을 지킬 수 있는 선에서 먹는 약을 하나라도 더 줄여야 간이 건강할 수 있다.

먹어봐야 아무런 효과도 없고, 간에는 해로우며 불필요하게 돈만 낭비하는 이런 처방을 내리는 경우를 카페에서 종종 보게 된다. 불필요한 약을 처방하지 말고 인슐린 하나만이라도 제대로 처방해주길 바란다.

초속효성 인슐린을 하루 2회 처방하는 경우

초속효성 인슐린을 하루 2회 처방하는 것은 매우 해괴한 경우다.

오랜만에 카페 동생과 얘길 나누다가 이 녀석이 쓰는 인슐린에 대한 얘길 듣게 됐다. 전에 혼합형 인슐린을 썼던 것을 기억하고 있어서 바꾸는 게 좋겠다는 말을 하려던 참이었다. 그런데 초속효성 인슐린을 하루 두 번 맞는다는 것이다. 어이가 없어서 어찌된 일인지 알아보니, 의사가 그렇게 처방을 해놓고 혈당이 높다고 인슐린 펌프를 하라고 그러더란다.

1형당뇨인에게 하루 24시간 혈당을 유지하는 데 기초가 되는 기저인슐린이 없다면 도대체 어떻게 되겠는가. 더구나 이 녀석, 입시를 앞두고 있는 학생이다. 아직 젊어서 체력으로 버티는 것일 뿐이지 혈당 조절이 될 리 만무하다.

이런 처방은 의사가 인슐린에 대해 전혀 모르거나 어쩌면 의도된 것일 수도 있다. 그밖의 이유로 생각해볼 수 있는 게 더 있을까?

환자가 병에 대해 모르면 자칫 밥이 되기 쉽다. 결코 조절이 안 될 인슐린 요법을 처방한 다음에 비싼 인슐린 펌프를 권하는 상투적인 수법을 종종 보게 된다. 혈당 조절이 엉망이다가 인슐린 펌프를 달면 혈당이 전보다 잘 조절되는 것은 당연하다. 그 다음에 일어나는 환자 반응은 어떨까. 엉망인 혈당 상태에서 조절이 되니, 다양한 인슐린 요법에 대해 미처 알아볼 생각도 못 하고 당연히 인슐린 펌프가 가장 좋다고 생각하게 되는 것이다. 그것 말고도 더 안전하고 뛰어난 요법이 있는데도 불구하고 말이다. 그러나 우리가 일반적으로 시행할 수 있는 인슐린 요법으로 혈당 조절을 충분히 잘할 수 있다.

이 녀석이 란투스와 초속효성 인슐린을 쓰는 것에 대해 물었더니 이 의사가 그걸 쓰면 네 번이나 맞아야 하기 때문에 부담이 될 거라고, 그러니 인슐린 펌프를 하라고 했다는데, 정말 별 걱정을 다 하셔! 고양이가 쥐 생각해주나?

의도적으로 엉뚱한 처방을 하고 인슐린 펌프를 권하는 듯한 경우들을 보게 된다. 1형당뇨인 스스로 1형당뇨에 대해 공부해서 잘 안다면, 의사에 대해서도 쉽게 판단할 수 있다. 이런 의사라면 즉시 떠나라. 세상에 의사가 그 의사만 있는 것은 아니다. 자질이 안 되는 의사도 있지만, 아직 세상에는 좋은 의사들도 많다.

란투스에 속효성 인슐린을 처방하는 경우

란투스를 쓸 때는 초속효성 인슐린을 써야 한다. 란투스와 함께 초속효성 인슐린을 쓰는 것은, 이것이 인체의 당대사 시간이나 방법과 가장 가깝기 때문이다.

우리가 밥을 먹지 않는 공복 시간에도 당을 저장하지 못하는 뇌는 항상 당이 필요하고 다른 기관들도 당이 필요하기 때문에 간과 신장에서 당을 공급하여 혈당이 올라갈 수 있다. 그래서 고혈당을 막기 위해 인슐린도 함께 항상 필요하다. 낮에 활동하는 동안에 뇌는 20%의 당을 쓰고, 밤에 자는 동안에는 50%의 당을 쓴다. 나머지 50%의 당은 내장 기관과 근육, 지방세포와 혈액세포의 활동에 쓰인다. 낮이나 밤이나 우리 몸은 당을 필요로 한다. 그래서 당뇨 아닌 사람들도 혈당을 정상 범위로 유지하기 위해 식사시간 외에도 인슐린이 조금씩 분비되는데, 이렇게 분비되는 인슐린을 기저 인슐린이라고 한다. 이 기저 인슐린의 역할을 중간형 인슐린이나 란투스가 하게 되는데, 기저 인슐린으로는 란투스가 다른 인슐린보다 훨씬 안정적이다.

당뇨 아닌 사람들의 몸에서는 음식을 섭취하면 즉시 거기에 맞게 인슐린이 분비된다. 이 속도에 맞출 수 있는 것이 초속효성 인슐린이다. 속효성 인슐린은 반응이 너무 느리고 약효 지속 시간이 지나치게 길어 저혈당을 빈번하게 일으킨다.

영양을 골고루 섭취하는 바람직한 식이요법을 전제로, 음식이 소화되어 음식물에 들어 있는 탄수화물과 단백질, 지방이 에너지로 쓰이는 데 걸리는 시간과 초속효성 인슐린이 작용하는 시간 또한 비슷하다.

단백질과 지방을 지나치게 섭취한다면 얘기가 달라지지만, 어디까지나 카페와 이 책에서는 건강에 가장 유익한 방법을 추천하므로 불량식품을 많이 먹는 경우에 대해서는 더 언급하지 않아도 될 것 같다.

란투스를 쓸 때 초속효성 인슐린을 쓰는 데는 다 이렇게 합당한 이유가 있다. 건강한 신체에서 일어나는 대사 작용이 어떤 것인지 알고 있는 사람이라면 란투스에 속효성 인슐린을 처방하지 않을 것이다.

실험정신을 뛰어넘는 무책임한 처방들

이밖에도 너무 황당무계하여 언급할 가치도 없는 인슐린 주사 방법들이 난무하고 있다. 언급할 가치는 없지만, 어떤 인슐린 주사 방법들이 있는지 정도는 알아야 1형당뇨인이 지금의 고통에서 벗어나고 앞으로의 합병증을 막을 수 있을 것이므로 언급은 해보자.

혼합형 인슐린을 하루 2회 투여하고 거기에 란투스가 더해지는 경우, 인슐린 분비 능력이 전혀 없는 1형당뇨인에게 란투스만 처방하는 경우, 중간형 인슐린 2회에 초속효성 인슐린을 3회 처방하는 경우, 아침에는 혼합형 인슐린을 점심과 저녁에는 초속효성 인슐린을 처방하는 경우, 아침에는 중간형 인슐린과 속효성 인슐린을 점심에 초속효성 인슐린을 저녁에는 속효성 인슐린을 자기 전에는 중간형 인슐린을 처방하는 경우, 아침에는 혼합형 인슐린을 저녁에는 중간형 인슐린을 처방하는 경우, 아침에 중간형 인슐린을 처방하고 저녁에 란투스를 처방하는 경우, 아침저녁으로 혼합형 인슐린을 2회 쓰도록 하고 저녁에 란투스를 또 처방하는 경우, 아침에는 란투스를 점심에는 속효성 인슐린을 저녁에는 혈당강하제를 처방하는 경우, 혼합형 인슐린을 하루 3회 처방하는 경우, 혼합형 인슐린을 3회 처방하고 수시로 초속효성 인슐린을 처방하는 경우, 중간형 인슐린을 하루 3회 처방하는 경우 등 상상을 초월한다.

도대체 뭐 하자는 짓인가. 무작정 인슐린 주사를 투여해서 눈앞 한두 시간의 혈당을 잡는다 치자. 그 다음 나머지 긴 시간 동안의 혈당은 어쩔 것인가. 모든 의사를 경계할 필요도 없지만, 의사의 처방이 전부는 아니다. 그러므로 1형당뇨처럼 관리가 필요한 병을 가진 사람들은 평소에 자기 몸을 세심하게 관찰하고 공부도 많이 해야 한다. 그래야 적어도 상식선에서 자기 기준을 가지고 의사의 처방에 대해 융통성 있게 대처해 합병증 발병 가능성을 줄이고 건강을 지킬 수 있을 것이다.

인슐린 요법을
바꾸고 나서

혼합형 인슐린을 란투스로 바꾸고 혈당이 안정된 대표 사례 – 24세, 여자, 본인

	카페 가입 전	카페 가입 후
인슐린 사용 변화	(아침) 혼합형 28 (저녁) 혼합형 14	(아침) 란투스 3 + 초속효성 2 (점심) 초속효성 2 (저녁) 초속효성 2
혈당 수치 변화	과도한 인슐린 처방으로 수시로 저혈당을 겪고 있는 심각한 상태였음.	공복　　　　　　90~120 식후 1시간 후　140~190 식후 2시간 후　100~160
혈당 변화	하루 3~5번의 저혈당 경험. 점심 식후(운동을 하는 경우) 200대의 혈당. (운동을 하지 않는 경우) 250~300대의 혈당 급격히 오르락내리락하는 혈당.	올바른 인슐린치료 방법을 알고 개선. 저혈당과 점심 식후 고혈당의 해소.
신체 변화	저혈당으로 인한 어지럼증, 불안함. 아침에 일어나면 피곤하고 기운이 없음.	저혈당이 개선되어 아침에 개운하게 기상. 혈당이 안정적이 되면서 피곤함이 사라짐.
소아당뇨에 대한 인식 변화	10년 후에는 합병증에 걸려 우울하게 사는 것은 아닐까, 가족에게 짐이 되는 존재이지 않을까 하는 불안한 생각과 우울한 마음. 혈당을 측정할 때마다 수치에 민감해지고 두려운 마음.	우울한 마음이 사라지고 밝은 생각을 가질 수 있게 됨.
기타	병원에서 처방받은 인슐린 요법과 당뇨 교육 내용에만 의존. 믹스형 인슐린을 쓰면서 식사시간에 얽매임.	스스로 관리하는 방법과 요령을 터득해서 효과적이고 자유로운 혈당 관리에 도움이 됨. 어떤 요법과 어떤 운동들이 절절한지 자세히 공부할 수 있게 됨.

	카페 가입 전	카페 가입 후
카페에 올린 글의 일부 발췌	아침이나 저녁 식후 2시간 후 혈당이 70~110이 나오고 운동을 조금만 해도 혈당이 급격히 떨어진다든가(예를 들자면 밥 먹고 한 50분~1시간 정도에 재보니 298이었는데 바로 나가서 40분 정도 공원을 걷고 혈당을 재보니까 81이 나왔거든요). 과일이나 크래커 같은 간식을 우유와 함께 먹고 1시간 있다가 재보면 120을 넘지 않아요. 하도 혈당이 알 수 없이 잘 떨어지니까 혈당 측정기를 달고 사는데 어쩌다가 갑자기 몸이 이상해서 재보니까 그저께는 42도 나오고 어제 저녁에는 40. 오늘 아침에도 식후에 2시간 반 정도 있다가 40이 나왔었어요. 간식을 먹어도 마구 떨어진다면 인슐린 양을 줄이면 되는 건가요? 저혈당이 너무 자주 와서 무서워요!!	발병했을 때 응급실에서 중환자실까지… 아시는 분은 아시겠지만 그때 당시 공복혈당이 967이었습니다. 그때 병원에서 퇴원시킬 때 아침공복 혈당이 200~230까지도 나왔을 때였습니다. 주사는 노보믹스 30/70 펜주사기를 처방받았고, 아침식전 28단위 저녁식전 14단위를 처방받았습니다. 그렇게 한 일주일을 고혈당과 저혈당 사이를 왔다갔다하다가 부모님의 권유로 병원을 바꾸게 되었습니다. 바꾼 병원에서는 펌프를 권유하셨고, 생각해보는 동안 휴말로그 믹스 20/80 펜 주사기를 처방받았었습니다. 몸이 너무 힘들어서(하루에 저혈당이 4~5번도 왔었으니까요. 거의 매일) 펌프를 달기로 했습니다. 조절이 잘 되더군요. 처음에는 혈당이 너무 안정되게 잘 조절되니까 부모님도 좋아하시고 저도 좋았죠. 근데 시간이 지날수록 운동할 때도 거슬리고 샤워도 마음대로 못 하고 옷도 입고 싶은 대로 못 입고, 잘 때도 그렇고 내가 한창 움직이고 바쁠 때에 왜 이런 기계에 묶여서 사나 싶더라고요. 24시간 배에 주사바늘을 꼽고 있느니 주사로 바꾸자! 해서 란투스와 휴말로그로 바꿨습니다. 하루 주사 네 번 맞는 게 힘들지 않겠냐고 그러시면서 또다시 믹스를 권하셨는데 카페에서 보고 배운 게 있죠~ 다시는 믹스는 쓰지 않겠다고 의사를 분명히 밝혔습니다. 새벽 저혈당도 없고 아침공복 혈당은 100~120 사이로 잘 나오고 있고요. 진작에 펌프 안 달고 이렇게 했어도 됐을 걸 하고 후회도 조금 했습니다. 돈도 아깝고 배에 흉터 생긴 것도 그렇고. 뭐 갖가지 애로사항이 있었습니다. 주사로 바꾸니깐 홀가분하고 생활도 편하고 좋네요.

저녁 nph(중간형)을 빼고 혈당이 안정된 대표 사례 – 8세, 남아의 엄마

	카페 가입 전	카페 가입 후
인슐린 사용 변화	(아침) 중간형 5 + 속효성 4 (저녁) 중간형 2.5 + 속효성 2	**가입 초기** (아침) 중간형 9 + 속효성 3 (저녁) 속효성 0.5~1, 또는 주사 없이 운동으로 대체 **최근** (아침) 란투스 + 초속효성 (점심) 초속효성 (저녁) 초속효성
가족 변화	예측할 수 없는 고혈당과 저혈당 때문에 엄마가 외출도 못 하는 등 개인 시간을 거의 갖지 못함. 새벽 저혈당(경련)을 몇 번 겪은 이후로 가족 모두 극도로 예민한 상태였음.	언제 고혈당이 오고 저혈당이 오는지 예측할 수 있게 되면서 한결 안정된 가정생활이 유지됨. 아이가 저혈당, 고혈당으로 인해 뒤척임 없이 편안하게 잠을 잠. 언제 어떻게 변할지 모르는 혈당으로 인해 불안하지 않고 대처할 수 있는 요령이 생김.
혈당 변화	자기 전에 바나나, 우유, 설탕물 등을 먹고도 새벽에 40대의 심각한 저혈당으로 발병 후 2~3년간 새벽에 아이 엄마가 거의 편히 잠을 자지 못했음. 그렇게 하고도 몇 번 심한 저혈당으로 아이가 의식을 잃음. 아침 식전에 200~300대의 고혈당이 나옴. 수시로 나타나는 저혈당과 고혈당에 대해 미리 대처하지 못해 40대 혈당에서 300대 혈당까지 혈당이 춤을 춤.	저녁에 중간형 인슐린을 빼고 난 후 2년간 아이와 부모를 괴롭히던 새벽 저혈당 증상이 없어짐. 아침에 정상 혈당 수준에서 일어남. 혈당에 대한 이해를 바탕으로 고혈당이나 저혈당에 대해 안정된 대처를 하게 되면서 100대 혈당을 대체로 유지함.
신체 변화	심한 저체중(8살 19kg-또래 평균 26kg) 보약을 먹어야 할 정도로 쇠약한 상태	정상 몸무게 회복 다양한 운동으로 건강해짐 고른 혈당으로 피곤함이 없어져 여느 아이와 같이 활발하게 잘 놀게 됨. 건강한 식단으로 인하여 감기에 대한 저항력이 생긴 듯함.
소아당뇨에 대한 인식 변화	당뇨는 합병증으로 인한 위험을 벗어날 수 없다고 생각하고 미래에 대한 불안감으로 초조했음.	하루에 몇 번씩 주사 맞고 여러 번 혈당 측정하는 것은 남들과 다른 생활을 해야 하는 것이 아니라 잠시 번거로운 일일 뿐이라는 것, 이것으로 인해 아들이 누구보다도 건강하게 자랄 것이라는 확신이 듦.

카페에 올린 글의 일부 발췌

카페 가입 전

4살의 한 남자아이가 있었습니다. 오랜 감기가 낫지 않아 엄마는 새로운 병원을 몇 군데나 찾아다녔지요. 모두들 한결같이 감기라고 괜찮을 거라고 했습니다. 마지막 병원에서 의사는 오랜 감기에 아이가 지쳤을 테니 영양제를 맞으라고 했습니다. 자꾸 아이가 축 처지는 것을 느끼면서 아이를 안고 돌아와서 밤을 지샜습니다. 영양제가 아주 결정타를 날렸습니다. 그리고 아침 일찍 아빠와 함께 부산 ○○병원 소아과에 갔지요. 그곳에서도 단순한 감기라고 입원해서 치료를 받으라고 하셨지요. 입원수속을 끝내고 기본적인 소변검사, 피검사를 했습니다. 얼마 지나지 않아 의사 한 분이 헐레벌떡 뛰어옵니다. 혈당수치가 너무 높게 나왔는데 담당 주치의가 계시지 않아 어떤 처방도 내릴 수 없으니 다른 병원에 가랍니다. 모두들 아시죠? 응급실의 상황! 기다려도 의사는 오지 않고 아이 아빠는 의사를 붙들고 아이가 이상하다고 빨리 좀 봐달라고 애원 또 애원…. 한참 후에 어느 여의사가 말을 합니다. 아이의 상태가 너무 위험하니 마음의 준비를 하랍니다. 아주 급한 상황이기는 하지만 병원이 파업 상태라 약이 없답니다. 다른 병원에 가보라고…. 감기라고 치료만 받던 아이인데 무슨 마음의 준비입니까? 아이는 점점 의식이 없어져가고 엄만 울면서 발만 동동 구르고 아이의 아빠는 그 여의사의 멱살을 붙들고…. 다시 차를 타고 다른 병원으로 직행해서 아이는 한 달여만에 가족 품으로 돌아왔답니다. 병에 대한 엄마의 무지와 병원의 방관적인 태도에 먼길을 갈 뻔했던 아이를 보면 아이의 엄마는 너무 미안합니다. 4년이 지난 지금 그때의 4살의 아이는 초등학교 입학을 앞둔 건강하고 씩씩한 남자아이로 거듭났답니다. 너무 어처구니없는 이런 일들이 다른 가족에게는 정말 일어나지 않기를 간절히 바랍니다.

카페 가입 후

저희 가정에 제일 큰 변화가 있다면 엄마인 제가 느끼는 마음의 평화입니다.

어디에서도 속 시원한 대답을 들을 수 없어 전전긍긍했던 오랜 시간이 있었지요.

오후의 고혈당, 저혈당은 어느 정도 예측이 가능해졌지만 새벽에 떨어지는 혈당 때문에 깊은 잠은 자보지 못했던 것 같네요. 아이의 아주 작은 몸부림에도 소스라치게 놀라고.

발병 1년 정도 지났을 즈음 저혈당 경련을 경험했습니다. 그 후로도 3번 정도 있었던 것 같네요.

그것도 모두 새벽에 아주 무서운 꿈을 꾼 것처럼 놀라 고함을 치면서 몸을 떨더군요.

그 후로 매일 불침번을 섰습니다. 이곳에 도움의 글을 남긴 후 많은 분들이 저녁 nph(중간형 인슐린)를 빼보라는 말에 아무 주저함 없이 여러분들의 조언대로 해보았습니다. 그리고 부끄럽지만 하루의 혈당 변화를 기록했더니 적정한 인슐린 용량을 정해 주셨지요. 그 결과 너무 만족스런 결과가 나옵니다.

가끔 오후에 조금 높게 나올 때도 있지만 예전처럼 불안하지 않습니다.

저 자신에게도 어디서 그런 용기가 났는지 기특(?)할 때가 있습니다. 든든한 후원자가 있는 듯해서 많이 불안하지는 않습니다.

혼합형 인슐린을 중간형 인슐린으로 바꾸고 혈당이 안정된 대표 사례 – 6세, 여아의 엄마

	카페 가입 전	카페 가입 후
인슐린 사용 변화	(아침) 혼합형 3 (저녁) 혼합형 0.2	(아침) 중간형 6+초속효성 3 (저녁) 초속효성 1
혈당 수치 변화	식후 300 이상의 고혈당 식전 50대 저혈당	아침공복　110 10~11시　170(엔피크에 맞춰서 간식 필요) 점심공복　120 3~4시　190(가끔은 고혈당으로 추가주사) 저녁　110(운동 필수, 과일간식) 취침전　90(과일과 견과류 외 간식) 새벽　130 3시　135(이후 살짝 올랐다가 내려감)
가족 변화	예측할 수 없는 고혈당과 저혈당 때문에 엄마가 아이의 일거수 일투족을 감시 아닌 감시하게 됨. 24시간을 아이에게 맞추어 생활하다 보니 피곤함과 개인시간이 없어서 남편과 가족의 도움이 절실히 필요하지만 모두 외면. 아이를 거의 죽을병에 걸린 환자로 대우함.	언제 고혈당이 오고 저혈당이 오는지 예측할 수 있게 되면서 한결 안정된 가정 생활이 유지됨. 얼마 전부터 남편이 카페에 들어가서 자료도 보고 주사도 놔주면서 엄마의 짐이 조금 덜어짐. 양쪽 집안 모두가 건강한 먹거리에 관심을 가지고 건강한 아이로 자라는 것을 보시면서 기뻐함.
신체 변화	혈당 기복이 커서 그런지 기분 변화가 심하고 감기를 달고 살며 빨리 안 나았음.	주사약을 바꾸고 키와 몸무게의 변화가 크고, 운동을 아주 좋아함. 아빠 엄마 모두 교육을 받고 카페에서 공부하면서 먹거리도 풍성해짐. 주사량의 조절이 많은 영향을 끼쳤다고 생각됨.
소아당뇨에 대한 인식 변화	합병증의 두려움이 매우 큼. 등산이나 기타 몸을 많이 쓰는 일은 못 할 줄 알았음.	카페에서 합병증 없이 건강하신 분을 보면서 안도. 저혈당 대비 간식, 즉 음식에 관련된 카페 글을 보고선 등산 등 활동에 제약이 없음을 알게 됨.
기타		오랜만에 만나는 친구나 주변분이 꼭 하는 이야기가 있습니다. "아이가 아픈 아이 같지 않고 건강해 보인다"고요 저도 그렇게 생각합니다. 우리가 소화가 안 될 때 소화제를 먹듯이 우리 아이는 음식을 먹을 때마다 인슐린을 맞을 뿐이라고 생각합니다.

	카페 가입 전	카페 가입 후
카페에 올린 글의 일부 발췌	발병 초 휴물린 70:30과 휴말로그를 처방받았습니다. 식전 저혈당으로 간식을 주면 식사시간에 혈당이 높을 때 어떤 주사를 놔야 되는지요. 점심 때야 휴말로그를 쓰지만, 저녁 휴물린 맞을 시간에는 어떻게 해야 되나요? 휴물린 말고 휴말로그를 써야 되는지 알려주세요. 어제 외래 가서 한 가지 여쭤보고 이 질문 드리려는데 의사 선생님이 어머니회에 나가서 어머니들께 물어보지 일일이 자기한테 물어보냐고 하셔서 당황했습니다. 여러 질문들을 적어갔지만 일 때문에 못 나간다는 변명도 못 한 채 정신 없이 나왔어요. 아이랑 같은 주사 맞는 또래 친구들이 없는 것 같아요. 다들 주사가 다르니 기준 혈당도 다르고 휴말로그 양도 그렇고 답답해요.	카페에 와서 주사약을 바꿨어요. 처음에는 휴물린 70/30을 썼는데 고혈당과 저혈당이 무지 심했거든요. 병원에서 식후 혈당 높은 것은 신경 쓰지 말라고 해서 원래 그런 줄 알다가 이곳에서 여러분들의 글을 읽고 지금은 속효성+중간형으로 바꿨어요. 같은 약도 사람마다 다르게 작용할 줄은 몰랐어요. 카페 들어와 정말 처음부터 읽고 또 읽었습니다. 우선 병원을 옮겼습니다. 그리고 주사약도 바꿨습니다. 전보다 혈당 조절은 쉬웠고, 5개월간 아이를 고생시킨 것 같아서 마음이 아팠습니다. 어떤 분들은 병원 옮기는 것에 대해서 선생님께 몸을 맡기는 병이 아니고 본인이 관리해야 한다고 하시는데, 물론 본인과 보호자들이 관리하는 병 맞습니다. 하지만 처음부터 바른 처방과 바른 당뇨 교육을 받으면 훨씬 혈당 관리가 쉽고 생활이 자유롭다는 걸 저는 느꼈습니다. 이 모든 걸 당뇨전문의라는 분이 알려주신 게 아니라 카페에서 알게 되었습니다. 정말 몰라서 관리 못 하는 저 같은 분들이 계실 것 같아 답답합니다. 우선 혈당 측정만이라도 횟수에 대한 기준이 다시 세워졌으면 합니다. 왜 하루 네 번만 하라고 하는지, 그러다 전 우리 딸 정말 저혈당으로 잃는 줄 알았습니다. 얼마 전 후두염으로 입원한 병원에서도 혈당 측정 하루 3번만 하라고 해서 정말 답답했어요. 혈당이 내려가는 게(식후 89) 보이는데 굳이 저혈당으로 아이가 손을 떨고 배고프다고 하고 정신을 잃을 때까지 기다려야 하냐고 했는데, 도무지 이해를 못 하더라고요. 정말 물어보고 싶어도 물어볼 데가 없을 때 힘이 되어주신 작은손님과 카페 회원분들께 진심으로 감사 드립니다. 감사한 마음과 더불어 앞으로 좋은 일 많이 해야겠단 생각이 들었습니다.

혼합형 인슐린을 란투스로 바꾸고 혈당이 안정된 대표 사례 – 30세, 남자, 본인

	카페 가입 전	카페 가입 후
인슐린 사용 변화	(아침) 혼합형 22 (저녁) 혼합형 8	(아침) 란투스 14+애피트라 8 (점심) 애피트라 8 (저녁) 애피트라 8
혈당 수치 변화	일정 패턴 없이 하루 혈당이 40에서 500까지 부침이 매우 심각한 상황.	공복 80–110 아침식후 130–180 점심식전 80–100 점심식후 100–140 저녁식전 80–100 저녁식후 80–100 취침전 100–140
신체 변화	하루 4~5리터 정도로 많은 소변을 보았음. 잦은 저혈당과 잦은 고혈당을 겪음.	체중이 표준체중으로 되었음(70kg에서 64Kg). 규칙적인 생활로 인해 확실히 건강해졌음. 변비가 심했는데, 식이요법으로 인해 많이 좋아졌음.
1형당뇨에 대한 인식 변화	1형당뇨가 뭔지도 몰랐음.	좋은 음식 잘 먹고, 혈당 관리 잘하고, 운동 잘하면 언제까지나 건강하게 잘 살 수 있다는 긍정적인 생각을 함. 소아당뇨는 조금 불편할 뿐 사는 데 아무 제약이 없다고 생각하게 됨. 오히려 늘 자기관리를 해야 하는 만큼 당뇨는 축복이라고 생각함.

카페에 올린 글의 일부 발췌

지금 16일째 입원중이구요.
아직 혈당이 50~500까지 미친 소처럼 날뜁니다. 처음에 췌장염 소견으로 입원을 한지라 지난주 토요일까지 소화기내과에서 담당하셨습니다.
그런데 보름이 지나도 혈당이 안 잡히고 기복이 더 심해지자 이번 주부터 내분비내과랑 같이 담당합니다.
옮기려면 옮기든지 왜 같이 보는지는 모르겠네요.
지금 며칠째 평균 300~400이 나와서 운동을 못했거든요. 일단 혈당이 계속 높으니 몸도 무겁고 혈당 더 올라갈까 봐 못했는데 오늘 아침에 내과 부장님 오시더니 혈당 안 떨어지는 거에 대해 본인도 갑갑한 모양이시더라구요. 먹는 거랑 이것저것 체크하시더니 운동을 왜 안 하냐고. -_-;
(오늘 혈당 식후 2시간에 400나왔습니다. 아침에 주사는 노보믹스7:3 22단위 맞았고요)
그래서 고혈당일 때 운동하면 안 된다 하길래 그랬다 그랬더니 부장 선생님 말씀으로 해도 상관없다고 하라고 그러시더라구요. -_-;
근데 정말 고혈당일 때 운동해도 괜찮은 겁니까? -_-
그리고 오늘 란투스+휴말로그를 사용하고 싶다고 그랬더니 내일부터 검토해보겠다 그러시네요.
인슐린 바꿔주면 당장 병원 안 옮기고 좀 지켜봐도 되겠다 싶네요.
아유 갑갑합니다.
의사들도 책에 있는 거 말곤 정말 아는 거 아무것도 없는듯. 후….
자기들도 책 좀 보고 와야겠다고 그러더군요. -_-;;;;;

당뇨 발병 후 당뇨에 대한 정보를 찾아봤지만 대부분 2형당뇨에만 초점 맞춰서 다룬 정보나, 인터넷 카페가 대부분이었습니다. 1형당뇨만 전문적으로 공유하는 카페, 사이트는 작은손님의 카페밖에 없더군요. 좀 놀랍기도 하고 안타깝기도 했습니다.
당뇨가 뭔지도 모르는 저에게 체계적이고 현실적인 1형당뇨에 대한 정보는 모두 작은손 카페에서 얻었다고 해도 과언이 아닙니다.
카페 활동 후 초기에 병원에서 고혈당에 시달리고 막막한 상태인 저에게 카페에서는 강력히 병원을 옮기기를 권유했고, 4회 주사요법이란 것도 알려주셨습니다. 병원에서는 주사요법이란 것을 알려주지도 않았고 투여받는 인슐린 주사에 대한 설명도 부족해서 제가 맞는 주사가 어떤 건지는 병원이 아닌 카페에서 정보를 얻었습니다. 그래서 4회 요법이 저에게 적당한 치료 방법이 될 거란 생각을 했습니다. 병원을 옮기고 카페에서 얻은 정보를 의사에게 권유했고 의사 역시 제 의견에 동의하고 제가 원하는 대로 처방을 해주었습니다.
원래 있던 병원에서는 혈당이 잡힐 때까지 입원을 권유했는데 옮긴 병원에서는 입원이 필요 없다고 해서 놀랐습니다. 혈당 잡는 것이 아주 기초적인 일이란 생각마저 들더군요. 하여간 병원을 옮기고 초속효성 인슐린을 투여하고 2시간 후 정상 혈당으로 돌아왔는데 정말 놀랍고 기쁘고 그때의 기분을 잊을 수가 없네요. 집에서 혼자서 4회 요법을 하며 카페에서 얻은 정보로 혈당 관리를 하고 있습니다. 그리고 고혈당이나 저혈당일 때 대처하는 방법이나 노하우도 상당이 많아져서 아주 유동적으로 대응하고 있습니다.
작은손 카페가 없었다면 제가 이렇게까지 저 혼자 해낼 수 있었을까 하는 생각이 드네요.

란투스를 효과적으로 사용해 혈당 안정을 찾은 사례 – 28세, 남자, 본인

	카페 가입 전	카페 가입 후
인슐린 사용 변화	(아침) 란투스 30+초속효성 10 (점심) 초속효성 10 (저녁) 초속효성 8	(아침) 란투스 18+초속효성 8 (점심) 초속효성 8 (저녁) 초속효성 6
혈당 수치 변화	아침공복　150~250 10~11시　200 점심공복　180 3~4시　200~250 저녁식후　250~300 취침전　200 카페 가입 전에는 혈당 측정이 하루 3~4회 정도였으며, 1~2회 정도 한 적이 많았음.	아침공복　100~200 10~11시　50~100 점심공복　90~110 3~4시　100~150 저녁식전　100~130 저녁식후　80~100 취침전　100~150 카페 가입 이후에는 하루 평균 8회 이상으로 혈당 측정을 하고 있으며, 이전과 달리 편차가 적은 혈당폭을 유지하고 있습니다. 식후에 항상 200이 넘은 혈당도 200 안쪽으로 잘 유지되고 있은 편입니다.
혈당 변화	당화혈색소를 7.5~7.9%대로 유지했지만, 아무래도 저혈당과 고혈당이 물레방아 겪으로 관리되고 있어서 영양가 있는 평균치는 아니었습니다. 기저인 란투스를 30단위 맞고 있어서 새벽 저혈당이 심했지만 그 원인을 알 수가 없었습니다.	당화혈색소 5.6~6%대로 유지하고 있으며, 한달 혈당 측정치를 조회해본 결과 이전과 달리 편차가 적은 혈당으로 유지하고 있습니다(120에서 140 평균 혈당임). 란투스와 휴마로그를 카페 가입 전 단위보다 훨씬 적게 맞고 평상시 규칙적인 운동을 한 결과라고 볼수 있습니다.
신체 변화	란투스, 휴말로그 이전에는 정상인보다 심한 저체중을 유지하고 있었고, 란투스 휴말로그를 2002년 이후부터 맞고 시작한 후 체지방 증가로 몸무게가 많이 늘었습니다. 오전 강의를 들을 시 기력이 많이 없는 걸 느꼈습니다.	정상 몸무게 유지, 근육량 증가 체지방 감소. 하루 1~2시간 규칙적인 유산소+근육운동으로 이전보다 몸이 더 건강해졌습니다. 당이 고르게 유지되어서 그런지 매사 활기차고, 즐거운 삶을 살고 있습니다.
1형당뇨에 대한 인식 변화	1형당뇨의 관리법에 대해서 많이 무지한 채 살고 있었으며, 어떻게 하면 내 병을 스스로 관리해야 될지 많이 막막했습니다. 남들과 같이 인스턴트, 지방이 많은 음식을 먹고 인슐린 단위를 좀 더 높게 맞으면 그게 옳은 건 줄 알고 아둔한 생각을 많이 했습니다.	카페에서 많은 정보를 얻었으며, 제게 적합한 인슐린 단위를 알고, 규칙적인 운동으로 혈당 관리가 이전보다 훨씬 잘되어서, 정상인과 별반 다름 없이 삶을 즐겁게 살 수 있다는 생각이 듭니다. 부정적인 시각에서 지금은 긍정적인 마인드가 많이 생긴 것 같습니다.

카페 가입 전	카페 가입 후

카페에 올린 글의 일부 발췌

카페 가입 전

제 나이 8살 때 주변에서 아무도 모르던 1형 소아당뇨라는 병명을 알게 되었습니다. 즐겁게 학교에서 뛰어놀고 공부해야 할 나이에, 전 병원 입원실에 여타 다른 환자들과 몇 달을 지내면서 기약 없는 퇴원을 고뇌하게 되었습니다.

아침 일찍 혈당 관리를 하고, 그때 혈당 수치로 인슐린 단위를 책정해서 맞았습니다. 그 당시 1형당뇨에 대한 전반적인 자료와 이해 부족이 많았습니다. 지금 생각해보면 그 당시 주치의 역시 제 병에 대해 그리 크게 알지 못했던 것 같습니다. 1형인 저를 2형인 환자들의 관리법으로 치료를 했으니깐요.

초등학교, 중학교, 고등학교를 거치면서 다른 친구들과 달리 몸도 많이 약했고, 저체중으로 다른 사람이 봐도 건강치 못한 아이로 보였습니다.

대학교 입학 후 좀 더 제 병에 대해서 돌아보는 시간이 많아졌습니다. 이대로 관리하면 합병증에 많이 노출되어 결국 낭떠러지로 떨어지게 되는 게 아닌지 심히 두려웠습니다.

카페 가입 후

카페 가입 후 저는 많은 변화를 겪게 되었습니다. 1차적으로 당뇨, 특히 1형당뇨에 대한 정보를 많이 알게 되어 무지한 저에게 한 줄기 빛과 같은 보탬이 되었습니다. 수박 겉핥기식으로 알았던 정보도 카페에 나온 자료를 통해 좀 더 구체적이고 심도 있게 배울 수 있었습니다. 그리고 나와 같은 병을 가진 이들이 좀 더 밝고 긍정적인 삶을 살아가면서 병을 관리하는 모습을 보니 저 또한 잘할 수 있다는 자신감을 많이 얻게 되었습니다.

일주일 1~2시간 할까 말까 한 운동도 매일 규칙적으로 하게 되었으며, 혈당 또한 노력한 대가만큼 유지가 되었습니다.

하루하루 저혈당 없고, 200 이상 고혈당 없이 과연 내가 혈당 관리를 할 수 있을까 했던 제 걱정이 사라지고, 지금은 그와 근접하게 혈당 관리가 되고 있습니다.

그리고 매사 냉소적인 입장으로 하루를 보내던 제가 한 아름 웃음을 머금고 살아가고 있다는 게 정말 기쁩니다.

현재 저는 26살이고, 당뇨를 18년째 앓고 있습니다. 두렵고 걱정스런 합병증이 조금씩 오고 있지만, 지금과 같이 당뇨 관리를 열심히 해서 합병증 진행 상황도 호전시키고, 제가 하고 싶은 일을 꼭 이루고 싶습니다.

마지막으로 간절히 원하며 꼭 이루어진다는 말을 가슴에 품고 열심히 노력하겠습니다.

란투스 저녁 처방을 아침으로 바꾸고 혈당이 안정된 대표 사례 – 26세, 여자, 본인

	카페 가입 전	카페 가입 후
인슐린 사용 변화	(아침) 초속효성 8 (점심) 초속효성 8 (저녁) 초속효성 6 (취침전) 란투스 20	(아침) 란투스 14 + 초속효성 5 (점심) 초속효성 3 (저녁) 초속효성 5
혈당 수치 변화	2007년 5월 7일 아침공복　257 10~11시　124 점심공복　147 3~4시　117 저녁　168 저녁식후　303 취침전　292	2007년 7월 24일 아침공복　122 10~11시　179 점심공복　115 3~4시　91 저녁　133 저녁식후 취침전　159
혈당 변화	일주일에 2~3번 정도 새벽 4시경에 저혈당(수치 40~50)으로 깼음. 심지어 수치 200에서 자도 50의 저혈당으로 깰 때도 있었음. 혈당이 낮기만 하면 좋은 것인 줄 알고 수치가 70 이하로 내려가기 전까진 아무 조취도 취하지 않음.	혈당이 많이 안정됨. 저혈당의 위험성을 깨닫게 되고 하루의 혈당 흐름을 따라 저혈당을 미리 예방.
신체 변화	혈당이 높을 때가 많으니까 그만큼 지치고 일에 능률이 오르지 않음.	하루 종일 컨디션이 좋아서 정상적인 생활에 무리가 없게 됨. 3개월 정도 지나는 동안 3kg 정도 체중이 빠짐.
1형당뇨에 대한 인식 변화	가입 전에는 혈당이란 예측할 수 없는 막막한 벽과 같이 느껴졌음. 혈당 관리 자체가 고통이었음. 나는 언젠가 합병증으로 고생할 핸디캡을 가진 사람으로서 '병' 얘기만 나오면 누구 앞에서든지 우울해졌음.	혈당 관리가 재미있고 예측할 수 있게 됨. 1형당뇨를 가지고도 얼마든지 건강하게 살아갈 수 있다는 생각으로 바뀌게 됨.
기타	당뇨를 가지고 살아오는 동안 가장 힘들었던 것은 먹고 싶은 것을 먹지 못하는 일이었음. 항상 햄버거, 피자, 기름진 음식 같은 음식이 당겼고, 부모님과 떨어져서 타지에서 혼자 살고 있던 나는 누구의 눈치 볼 필요도 없이 이런 음식들을 자주 사 먹곤 했음. 맛있는 음식이 있을 때는 과식함.	까페에 들어와서 나의 이런 식습관이 완전히 바뀌었음. 잡곡밥, 찌개, 반찬, 과일, 채소 위주로 먹으면서도, 예전에 그렇게 좋아했던 패스트푸드가 전혀 먹고 싶지 않음.

<table>
<thead>
<tr><th></th><th>카페 가입 전</th><th>카페 가입 후</th></tr>
</thead>
<tbody>
<tr>
<td>카페에
올린 글의
일부 발췌</td>
<td>자기 전 혈당이 계속 높아요.
월요일을 보면 식후 2시간쯤에 198 →
한 시간 후 168 → 한 시간 반 후 250으
로
갑자기 치솟는 혈당. -_-
(아무것도 안 먹었는데 ㅠㅠ)
자기 전에 혈당이 높을 때 추가로 애피
드라를 2단위 정도 맞고 자려다가 그냥
잤는데 아무래도 혈당이 높으니까 숙면
을 취하지 못하는 것 같습니다.
충분히 잤는데도 아침에 일어나면 머리
도 무겁고 찌뿌둥 하고….</td>
<td>〈 까페 가입 3 개월 후 바뀐 점들 〉

1) 저혈당에 대하여
저혈당이 얼마나 무서운 녀석인가 알게 되었고, 대비하게 되고 많이 피하게 되었어요. 작은손님의 조언을 따라 떨어지는 100 근처에서 간식을 해주고, 또 예상치 못한 저혈당을 만났을 때는 그냥님의 조언에 따라 왜 왔는지 이유를 찾고 다음부터는 예방하게 되었지요.

2) 착한 음식을 적절하게 먹기
혈당 관리를 하다가 보니 자연스럽게 좋은 음식을 먹게 되더군요. 잡곡밥에 찌개, 반찬, 과일, 채소 위주로 먹어요.
그런데 참 신기한 게 착하게 먹다보니까 가공식품, 패스트푸드가 땡기지 않아요.
예전에는 가만히 앉아 있으면 그런 게 먹고 싶어서 막 손이 떨리곤 할 때가 많았는데.

3) 인슐린 단위
자연스레~ 인슐린 단위도 줄어들게 되네요. 예전에 하루 42단위 정도 맞았는데 요즘엔 25~28 단위 정도 맞고 있어요.

4) 살
ㅋㅋ 빠졌습니다. 지난 5년간 단 1g도 빠지지 않던 살이 카페 가입 후 3개월 동안 2~3kg 정도 빠졌네요.

5) 컨디션
몸이 힘들어서 집중이 안 되고 시간 허비할 때가 많았죠. A1C가 올해 초에 나온 게 13.3%였으니깐 몸이 얼마나 힘들었겠어요. 전반적인 컨디션이 좋으니까 일하는 데 능률도 오르네요. ^^

6) 카페
나와 같은 1형당뇨로 고민하는 카페 식구들과 만나게 되어 너무 좋습니다. 이전에는 혼자서 전전긍긍했는데 같은 병을 가지고 서로 도움을 주고받으며 마음의 평안을 얻고 다같이 건강해지는 모습들이 너무 좋네요.</td>
</tr>
</tbody>
</table>

환자 입장에서의 신중한 처방

1형당뇨인이 경험하는 여러 증상들 가운데 가장 흔하게 겪는 저혈당과 고혈당 상태는 당사자가 아니면 가족조차 이해하기 힘들다. 1형당뇨인들의 저혈당, 고혈당은 그 자체만으로도 몸으로 감당하기 힘들지만, 저혈당과 고혈당이 반복되면 지친 나머지 일상 생활이 어려워지고 장기적으로는 합병증이 일찍 나타날 수도 있다. 바람직한 방법을 통해 혈당 관리가 잘된다면야 건강에 무슨 문제가 있겠는가. 그러나 1형당뇨인 가운데 혈당 관리가 잘되는 경우가 많지 않은 게 현실이다.

적절한 인슐린 요법을 처방받고도 관리를 못 하는 것은 1형당뇨인의 책임이지만, 문제가 많은 인슐린 요법을 처방받았다면 그것은 의사의 책임이다. 건강 관리에 대한 환자의 책임은 적절한 인슐린 처방을 받고 난 다음에나 물을 수 있다. 순서로 보면 의사의 처방이 먼저이지 않은가. 나의 경험과 카페에서의 수많은 사례들을 보면, 문제가 있는 인슐린 처방이 어떤 것들인지 확연히 드러난다.

혈당 관리를 어렵게 하는 인슐린 처방들은 주로 혼합형 인슐린을 처방하거나 중간형 인슐린을 아침 외에도 밤에 처방하거나 란투스를 밤에 처방하거나 세 가지 이상의 인슐린을 처방하는 것들이다. 이런 인슐린 요법들이 현실적으로 혈당 관리를 더욱 어렵게 한다는 점은 앞서 설명한 바와 같다.

흔히 처방되는 인슐린 종류와 인슐린 요법들이 안고 있는 문제점에 대해서는 의학계에서도 이미 인정한 바다. 한 인슐린 처방 지침(외래에서의 인슐린 처방, 가정의학회지 제 27권 제11호 별책 2006.11)에는 중간형 인슐린과 속효성 인슐린의 문제점에 대해 다음과 같이 언급하고 있다.

첫째, 식후 인슐린을 공급하고자 하는 목적으로 사용하는 RI의 작용은 생리적인 인슐린 분비보다 지연되어 나타나고 더 오래 지속된다. 그 결과 식후에 효과적인 혈당 조절이 되지 않아 식후 고혈당이 나타나고 반면에 다음 식전까지도 인슐린 농도가 떨어지지 않고 높은 경우가 있어 저혈당이 빈번히 발생한다. 한편 기저 인슐린을 공급하고자 하는 목적으로 사용하게 되는 NPH 인슐린의 경우는 원하지 않는 인슐린 농도의 과도한 상승이 나타나 역시 저혈당을 유발할 수 있으며, 그 작용 시간이 14~18시간으로 짧아 환자에 따라서는 하루 2회 투여해야 되는 불편함이 있다.

둘째, 똑같은 인슐린을 피하 주사했을 때, 환자에 따라 최고 농도와 작용 시간에 차이가 심하다. 심지어 한 환자에 있어서도 최고 농도와 작용 시간의 차이가 25%까지 다르게 나타나므로 주사한 인슐린의 효과를 예측하기 어렵다.

이 내용 가운데, 중간형 인슐린의 작용 시간이 짧다는 것은 현실과 차이가 있고, 잘못 판단한 것 때문에 하루 2회 투여를 결정하는 것에 대해서는 신중할 필요가 있다. 중간형 인슐린과 속효성 인슐린을 사용하는 인슐린 요법에 대해 같은 글에서 다음과 같은 내용이 이어진다.

현실적으로 24시간 내내 기저 인슐린 치를 일정하게 유지한다든가, 식후 인슐린 농도를 매 식사마다 혈당치에 맞추어 급격히 증가 또는 감소시킨다는 것은 매우 어려울 뿐더러 정상인과 같이 주어진 혈당치에 맞추어 인슐린 농도의 변화를 기대하기는 더욱 어렵다.

인슐린 종류가 많지 않았던 과거에는 중간형 인슐린과 속효성 인슐린을 주로 처방했다. 인슐린의 선택에 한계가 있었던 것이다. 그러나 한정된 인슐린 종류를 어떻게 사용하는지에 따라서 효과도 달라진다. 게다가 지금은 혈당 조절에 좀 더 유리한 인슐린 종류가 많다. 의사들은 단지 혈당을 낮추는 차원이 아니라, 혈당이 고르게 조절되는 것을 1형당뇨 관리의 목표로 해야 한다. 환자도 사람이다. 견디기 힘든 저혈당과 고혈당을 반복하며 삶의 질을 포기할 수는 없는 것이다.

환자 본인과 가족이 할 수 있는 음식 조절과 운동 관리, 심리 문제 등은 환자와 가족에게 맡기더라도 인슐린을 처방하는 것은 의사이므로 인슐린 처방만큼은 현실에 맞게 신중을 기할 필요가 있다. 인슐린 처방 하나로 많은 1형당뇨인들의 인생에 희비가 엇갈릴 수 있다는 점을 기억하라.

의대에서 인슐린 요법에 대해 배운 것과 이론에는 분명히 문제와 한계가 있으므로 실제 현상들에 귀 기울여 환자가 괴로움을 겪지 않을 수 있는 가장 나은 선택을 해주었으면 한다.

환자들에게 중요한 것은 학계에서 인정을 받고 못 받고의 문제가 아니다. 더구나 현재 시행되고 있는 인슐린 요법은 이미 효과가 확인된 것들이다. 바람직한 인슐린 요법의 선택은 환자들의 현실에만 중요한 것이 아니라 의사들의 미래에도 마찬가지로 중요한 문제가 될 수 있다.

적어도 인슐린 처방을 할 때만큼은 환자의 상태에 귀 기울여줬으면 좋겠다. 작은손 카페나 이 책을 참고하는 것도 도움이 될 것이다. 아무리 바빠도 《춤추는 혈당을 잡아라》 4장과 이 책 3장 등 인슐린 주사 요법에 대해 언급한 부분만이라도 참고해주길 바란다. 다른 것말고 환자를 위해 바쁜 의사가 좋은 의사다.

1형당뇨에 대한 교육과 자상한 진료

작은손 카페에서는 1형당뇨와 관련된 거의 모든 것이 얘기되고 있는데, 여기에 병원과 의사에 관한 것도 예외는 아니다. 1형당뇨인의 혈당 상태가 당사자의 의지와 상관없이 엉망이라면 의사에게 명의라는 타이틀이 무슨 소용인가. 환자 상태에 대해 전혀 고려하지 않는 태도를 보이는 의사에 대한 얘기는 모두의 분개와 함께 병원과 의사를 바꾸도록 하는 결론에 이르게 하고, 마음을 다해 환자를 돌보는 의사에 대한 얘기가 오가면 훈훈한 정담과 함께 모두가 가족처럼 고마워한다.

어느 매체에서든 의사들은 당뇨에 대해 얘기할 때, 당뇨에 대해 잘 알아서 환자 스스로 의사가 되어야 하고 스스로 관리해야 한다고 말한다. 1형당뇨에 있어서 당뇨인 스스로 당뇨 관리를 한다는 것은, 혈당에 따라 인슐린 용량을 증감할 수 있어야 한다는 것이 당연히 포함되는 사항이고, 인슐린과 1형당뇨에 관해 교육을 받았거나 잘 알고 있는 경우에는 당뇨 관리에 유리한 인슐린 처방을 요구할 수도 있다는 것을 의미한다.

그러나 당뇨인 스스로의 관리를 말하면서도 어떤 의사는 자신의 처방이 문제가 있는 경우에도 환자나 보호자가 더 나은 인슐린 요법과 용량 변화에 대해 문의하거나 요구를 하면 매우 불쾌한 감정을 드러낸다. 그렇다면 당뇨에 대해 환자 스스로 관리해야 한다고 말하는 것은 언론용일 뿐이란 말인가.

짧은 진료 시간 외의 환자 상태에 대해서도 의사가 책임질 수 있다면, 인슐린은 의사의 영역이라는 일부 의사들의 주장이 이해가 되지만, 현실이 그렇지 않다는 것은 누구나 다 안다.

그래서 종합병원 규모의 병원에서는 대부분 당뇨 교육을 실시하고 있다. 하지만 1형당뇨에 대한 교육 내용은 아직까지는 미흡하다. 내가 세미나를 진행하는 이유이기도 하다. 작은손 카페를 알고 찾아오는 사람들은 매일같이 발생하는 문제들에 대처할 수 있는 길을 찾을 수 있어서 그나마 다행이다.

그러나 그렇지 않은 경우에는 시시각각 변하는 혈당과 갑작스럽게 변하는 몸 상태에 대해 그나마 물어볼 수 있는 것이 진료 시간이지만 의사에게서 친절한 대답을 듣는 경우가 어디 그리 흔한 일인가. 궁금한 것들을 카페에서 해결하는 것도 좋지만, 병원에 가서 돈은 돈대로 내고 말도 제대로 꺼내보지도 못하고 오는 것은 뭔가 잘못 돼도 한참 잘못 됐다.

비싼 돈 들여가며 각종 검사들을 하고 와서도 그 검사 항목들이 무엇을 의미하는지 아는 사람은 많지 않다. 심지어 검사 내용을 들여다보면 합병증을 의심해볼 수 있는 비정상적인 검사 수치가 나왔을 때도 의사가 거기에 대해 전혀 언급하지 않고, 혈당만 얘기하는 경우도 있다.

1형당뇨인에게 신장 질환이나 고혈압 등의 합병증이 있는 경우, 약을 복용하기도 하는데, 약이 어떤 종류의 약이고 어떻게 작용하는지 또는 부작용은 없는지 하는 얘기를 들어본 적이 있는가? 이뇨 작용을 하는 약인데 밤에 복용하라고 처방하는 경우도 많다. 그럴 경우 아침에 복용하라고 처방하면 밤에 안 깨고 편하게 잘 수 있을 것이다. 이러한 것에 대한 배려가 있는가? 다른 진료과에서 약을 처방받아 복용하고 있다면 약들이 상호 작용해서 심각한 부작용을 일으킬 수 있는데도 다른 과에서 처방한 어떤 약을 어떻게 먹는지, 내과 약과 상관이 있는지 없는지 의사가 들려준 적이 있는가?

어떻게 상식적인 것조차 행해지지 않을 수 있냐고? 사실이다. 이 점은 이미 수많은 환자도 알고 의사도 알고 있는 얘기다. 약에 대한 자세한 설명도 있어야 하고, 검사 후 자세한 설명도 해줘야 하고, 이상 수치가 나타나면 해당 진료과로 소견서와 함께 환자를 보내주어야 한다. 그걸 기대하는 것이 무리일까?

심리적인 배려

항상 불친절한 의사만 있는 것이 아니다. 친절한 의사도 많다. 환자의 입장에서 인슐린 치료만이 아니라 운동과 음식의 중요성을 강조하고, 환자의 심리 상태까지 고려해가면서 돌보는 의사들을 보면 고맙기 그지없다.

환자 입장에서는 친절한 의사를 만나는 것도 복이다. 그러나 그런 의사가 생각만큼 많지 않다 보니 의사가 자상하게 대해주면 환자와 보호자 입장에서는 전폭적인 신뢰를 보내기도 한다. 그러다 종종 이런 점을 악용하는 의사를 만나기도 하는데, 인슐린 펌프를 착용하면 당뇨가 완치될 수도 있다고 말하는 등 환자와 부모의 불안한 심리를 이용해 비싼 인슐린 펌프를 착용하게 하는 경우도 있다. 인슐린 펌프를 착용하면 당뇨 관리에 편리한 면은 있지만, 완치된다고 말하는 것은 사기다. 그리고 지금은 인슐린 펌프가 아니어도 더 간편하고 유리한 인슐린 요법도 있다. 비싼 인슐린 펌프를 팔고 나면 병원 수입도 그만큼 늘어나는데 친절하지 않을 이유가 어디 있겠는가. 할인매장 직원보다 백화점 직원이 더 친절한 데는 이유가 있는 것이다.

어린 환자를 둔 부모 입장에서야 늘 자식이 안쓰럽고, 지푸라기라도 잡고 싶은 심정이기에 혹해서 착용하는 경우도 있지만 원하는 결과를 얻은 경우는 거의 없다. 의사야 관리의 책임을 환자와 보호자에게 떠넘기면 그만이지만, 환자의 입장에서는 억울할 수밖에 없다. 매일같이 절실한 상태에 있는 1형당뇨인들이 무슨 돈줄인가?

다른 병도 마찬가지겠지만, 1형당뇨인과 그 가족이 당뇨로 인해 느끼는 당혹감과 어려움을 생각한다면, 의사들이 환자와 보호자의 입장에서 진료할 필요가 있다. 임상 경험이 짧다면 적극적으로 공부해야겠지만, 전문적인 지식을 가진 사람이라면 너무도 잘 알 수 있는 사실들에 대해 환자와 보호자에게 쉽게 설명하는 것이 그리 어려운 일은 아닐 것이다.

환자가 자신의 병에 대해 잘 아는 것이 결코 의사의 권위를 해치는 것은 아니다. 때로 환자가 자기 병에 대해 더 잘 알 수도 있다. 사실 자기 몸을 제일 잘 아는 것은 자신일 수밖에 없지 않은가. 1형당뇨인과 가족이 1형당뇨에 대해 잘 알면 알수록 관리는 잘된다. 그렇게 된다면 의사로서도 보람된 일이 아닐까?

의사와 마찬가지로 환자의 부모에게도 권위가 필요하다

1형당뇨의 경우만이 아니라 누구나 병원에서 흔히 겪는 일이지만, 의사가 환자에게 반말을 내뱉는 경우도 허다하다. 의사가 환자에게 꼭 반말을 해야 의사의 권위가 서거나 권위가 생겨서 치료가 더 잘되기라도 하는 것일까?

실제로, 의사의 권위가 있어야 그 권위를 믿고 따르는 환자의 치료 경과가 훨씬 좋다고 한다. 그러나 권위는 상대방이 인정하고 받아들일 때 성립될 수 있다. 의사의 권위가 반말에서 나오는 것은 아니다. 의사의 권위는 환자에 대한 관심과 적절한 처방, 그에 따른 치료의 효과에서 나오는 것이다. 의사가 환자나 보호자에게 반말부터 내뱉는 것은 상대를 온전한 인격체로 보지 않기 때문이다. 의사가 온전한 인격체를 가진 사람인 것과 마찬가지로 환자도, 보호자도 똑같은 사람이다. 인격과 인격이 만났을 때라야 신뢰 관계는 형성된다. 너무 당연한 말이지만, 온전한 인격체로 성장하지 못한 사람들이 하도 많아서 당연한 소리를 하지 않을 수가 없다.

우리나라에 1형당뇨가 있은 지 수십 년이 지났기 때문에 이제는 성인이 된 1형당뇨인도 많지만, 계속해서 늘어나고 있는 1형당뇨 환자는 성인보다는 어린이와 십 대가 많다. 어린 1형당뇨 아이나 십 대를 데리고 부모가 병원을 찾았을 때, 의사가 어린 자녀 앞에서 부모에게 반말을 해대면, 그 부모는 자식과의 관계에서 귀중한 것을 잃게 된다. 의사의 권위만 있는가? 부모의 권위도 있는 법이다.

부모 중에는 의사보다 나이가 많은 사람들도 많다. 젊은 의사가 십 대나 어린아이의 부모에게 함부로 말할 때, 자녀의 심정은 복잡해진다. 어린아이의 복잡한 심경 가운데에는 부모의 말을 무시해도 좋다는 의식도 생길 수 있다. 특히 민감한 십 대의 경우에는 정도가 더 심할 수 있다. 이렇게 되면 병원이 아닌 집에서 주로 관리가 이루어지는 1형당뇨의 관리가 제대로 이루어지기 어렵다. 이것은 꼭 나이만의 문제가 아니다.

아무리 무식한 부모라 해도 환자 보호자의 입장에 선 부모의 궁금증과 의견은 존중되어야 마땅하다. 의료 지식에 대해서는 당연히 의사보다 환자의 부모가 더 많이 알 수 없다. 그러나 매일의 아이 상태에 대해서는 부모가 더 잘 알고 있다. 그리고 이제는 내 책과 작은손 카페에서 배운 1형당뇨인과 부모들이 적어도 1형당뇨 관리에 대해서만큼은 어떤 의사들보다 더 잘 안다.

의사는 힘든 공부와 수련을 마치고 전문적인 지식을 가지고 있으니 환자나 보호자는 의사보다 많이 알 수도 없고, 때로는 진짜로 무식할 수도 있다. 우리나라에 1형당뇨에 대해 알고 있는 사람이 과연 몇 사람이나 될까. 의사라 해도 1형당뇨가 무엇인지 모르는 경우는 또 얼마나 많은가. 또 안다고 해도 1형당뇨를 성공적으로 관리하도록 이끌어주는 의사는 몇 명이나 될까.

그러므로 1형당뇨에 대해 모르거나 배우지 못해 무식하다고 무시하지 말라. 전문의 이름을 달고 1형당뇨를 모른다는 것은 더욱 부끄러운 일이다. 의사도 언제든지 환자의 입장이 될 수 있고, 자식을 둔 부모일 수도 있다. 똑같은 인간인 것이다. 똑같은 인간의 마음으로 상대방을 헤아리는 일은 그리 어려운 일이 아닐 것이다.

의사가 어린 환자의 부모에 대해 존중하는 마음으로 진료에 임한다면, 결과적으로 상대방을 존중하는 마음을 가진 의사의 마음도 밝아지

고, 부모는 의사를 더욱 존경하고 신뢰하게 되며 그때 의사의 권위도
더 커진다. 자식은 부모에 대해 자부심을 느끼면서 부모의 의견을 잘
따르게 되어 부모와 아이가 당뇨를 관리하는 데 훨씬 수월해질 것이다.

인슐린 주사 요법 갈아타기

4

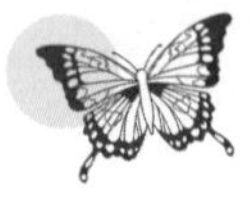

더한 불행,
덜한 불행

거추장스러운 습관을 못 버리는 사람들

대개의 사람들이 자신에게 익숙한 것을 쉽게 바꾸지 않는다. 낯설고 새로운 것에 대한 두려움과 함께, 당장 실행에 옮기는 것이 버겁게 느껴지기 때문이다. 그리고 당면한 문제의 중요성을 어디에 두느냐 하는 관점에 따라 변화는 쉽게 일어나지 않을 수 있다.

사람의 습관은 무서운 것이어서, 어떤 사람들은 문제가 많은 인슐린 요법으로 좋지도 않은 혈당 상태를 매일 몸으로 겪고 눈으로 확인하면서도 자신의 인슐린 요법에 문제가 있을 거라고 생각하지 못하고 그냥 지낸다. 또 어떤 사람들은 병원에서 의사가 처방해준 인슐린 용량 그대로를 매일 똑같이 사용하면서 혈당이 높건 낮건 아무 조치를 취하지 않고 몇 년씩 지내기도 한다.

혈당이 높거나 낮거나 당장 문제가 생기지 않을 수도 있지만, 혈당 이상 문제가 지속될수록 우리의 혈관은 그만큼 망가져서 '어느 날 갑자기' 실명 상태가 되거나 신장이 망가지는 등의 합병증을 얻게 된다. 그러나 사실은 '어느 날 갑자기'가 아니다. 문제를 일정 기간 스스로 키워 온 것이다.

행복이 무엇인지 모르는 불행한 사람은 겪고 있는 불행보다 덜 불행해지면 그것이 행복인 줄 안다. 마찬가지로 혈당이 심하게 오르내리는 사람은 오르내리는 혈당의 중간에서는 그것이 이로운지 해로운지, 얼마나 해로운지를 알기 어렵다. 어느 날 혈당 상태가 조금 나아지면 그저 좋아할 따름이다.

돌이킬 수 없는 합병증을 막고, 활기차게 생활하기 위해서는 습관을 벗어버릴 필요가 있다. 혹시 규칙적으로 생활하고, 좋은 음식을 먹고, 운동도 하고 열심히 관리하려 하는데도 혈당 조절이 어렵다면 지금 쓰고 있는 인슐린 요법에 어떤 문제가 있는지 살펴보아야 한다.

혈당 조절이 정말 잘되고 있는 것일까

무거운 짐을 지고 가는 사람들은 시시때때로 고통을 느끼면서도, 익숙해지고 나면 그 짐이 얼마나 거추장스러운지 잊는다. 혈당이 조절되기 어려운 상황에 놓여 있으면서도, 가끔 혈당을 측정해보고 혈당이 좋다고 말하는 사람들이 있다.

그러나 혈당이 얼마나 잘 조절되고 있는지 알려면, 의사의 권고대로 하루에 네 번만 혈당을 측정해서는 상태를 정확히 파악할 수 없다. 하루 네 번의 혈당 측정은 보통 식전 또는 식후에 하게 되는데, 이 시간대의 혈당이 잘 나왔다고 해도 다른 시간대의 혈당까지 좋은 것은 아니다. 어떤 사람들은 평소의 혈당 측정은 생략한 채, 당화혈색소가 6%대가 나왔으니 잘 나온 것 아니냐고도 한다.

하루 네 번의 혈당 측정과 당화혈색소로는 혈당을 체크하는 순간 외의 다른 시간대의 혈당을 알 수 없다. 여러 차례 설명한 바와 같이 혈당의 기복이 크면 하루 네 번 측정을 하고 당화혈색소가 정상 범위로 나왔어도 혈당 조절이 잘되고 있다고 속단하기에는 이르다. 혈당 측정을 자주 하지 않으면서, 혈당을 고르게 유지한다는 것은 매우 힘들다.

나아가 혈당 측정기에 나타난 수치가 정상 범위에 가깝게 유지되는 경우라도 그것이 운동 관리와 건강한 음식 섭취 등의 적절한 방법으로 만들어진 혈당인지 그렇지 않은지도 살펴볼 필요가 있다. 혈당 측정기에서 정상처럼 보이는 혈당이 실제로는 정상이 아닌 경우가 많기 때문이다. 이에 대해서는 《인슐린 건강학》에서 강조하고 있는 인슐린의 양면과 정상 혈당의 의미, 그리고 '정상 혈당 뒤에 가려진 진실'을 꼭 참고하기 바란다.

음식 관리와 규칙적인 운동을 하는 등 혈당 조절에 유리한 여러 조건이 다 갖춰져 있고, 갖은 노력을 해도 성과가 나지 않는 경우도 있다. 이럴 때는 자신이 행하고 있는 인슐린 주사 요법을 점검해보아야 한다. 운동과 음식 관리를 적극적으로 하기 전보다 혈당은 조금 더 나아질 수 있지만, 문제가 많은 인슐린 주사 요법을 시행하고 있으면, 하루 7~10회의 혈당 측정을 통해서 자신이 사용하는 인슐린 주사 요법의 한계를 눈으로 확인하는 과정이 필요하다.

《춤추는 혈당을 잡아라》와 앞 장에서 언급한 인슐린 주사 요법들의 한계 때문에 혈당 조절에 어려움을 느끼는 사람이라면, 이번 장에서 얘기하는 인슐린 주사 요법을 바꾸는 방법을 시도해보기 바란다.

인슐린의 안전성이란 말에 숨은 의미

1형당뇨인이 좀 더 안정된 혈당을 위해 인슐린 주사 요법을 바꾸려고 하는데도 의사가 안전성 운운하며 인슐린을 바꿔 처방해주지 않는 경우도 있다.

예를 들면, 속효성 인슐린 대신 초속효성 인슐린을 처방해달라고 해도 처방해주지 않는 경우도 있고, 대표적으로 혼합형 인슐린이나 중간형 인슐린을 란투스나 드레시바 또는 투제오로 바꿔달라고 해도 6세 미만 어린이에 대한 안전성이 입증되지 않았다고 처방해주지 않는 경우도 있다.

약의 안전성이 입증되어 사용 허가가 나기까지의 과정을 이해하면 우리가 사용하는 인슐린의 안전성에 대한 이해에 도움이 될 것 같다. FDA 승인과 의사의 처방이 당신의 생명을 100% 지켜주는 것은 아니라는 메시지를 담은 《처방약에 의한 죽음Death by Prescription》을 쓴 레이 스트랜드 박사는 이 책에서 제약회사와 FDA와 의회 사이에 어떤 일들이 있었는지 자세하게 밝히고 있다.

처음 FDA에서 약의 사용 승인이 나기까지는 너무 긴 시간이 걸렸다. 1992년 이전에는 약품 개발에서 승인까지 걸리는 시간이 평균 12년이었다. 제약 회사가 연구 개발에 투자한 엄청난 자금을 회수하려면, 제약 회사는 최대한 빠른 시간 안에 신약의 특허를 확보해야 한다. 특허 기간은 대략 20~22년이다. 하지만 신약 승인 과정이 길기 때문에, 대개 신약 특허권이 FDA의 승인을 받은 뒤로 7~10년 동안만 유효하다. 이 때문에 제약 업계는 투자 비용을 줄이고 신약 승인 과정을 더 쉽고 빠르게 하는 방법을 찾기 위해 FDA와 의회를 압박한다.

그러나 승인 과정이 빨라지려면 거기에 필요한 재원과 인력을 충당해야 한다. 그만큼 비용이 많이 발생하는 것이다. 더구나 급한 환자 입장에서는 신약 승인이 빠를수록 좋을 것이다. 그래서 국민의 열렬한 지지와 FDA의 강력한 지원으로, 의회는 1992년에 지금까지도 강력한 영향을 미치고 있는 '전문 의약품 승인 신청자 비용 부담법'을 통과시켰다. 인슐린도 바로 이 전문 의약품에 해당한다. 이 법안 통과로 FDA는 제약 회사에 신약 사용 승인에 드는 비용인 '신청자 비용'을 청구할 수 있게 됐다.

처음에는 정부 지원금만으로 운영되다가 법안이 통과된 후 FDA 전체 예산의 50%에 육박하는 자금이 제약 회사에서 지원하는 신청자 비용으로 충당된 것이다.

신청자 비용 부담법이 통과된 이래 신약 승인 신청을 제출한 때부터 승인서를 받을 때까지 기간이 평균 12개월로 단축되었고, 긴급 승인을 요청한 경우에는 평균 12개월에서 6개월로 줄어들었다.

여기에 많은 비판이 따랐다. 워싱턴 D.C.의 '퍼블릭 시티즌'이라는 비정부기구의 보건 연구 그룹 이사이자 의학박사인 시드니 울프는 "신약 평가는 매우 중요하기 때문에 '신청자 비용'에 맡겨두어서는 안 된다. FDA의 신약 사용 승인 과정을 제약 업계가 경제적으로 뒷받침하는 것은 경찰이 범죄자에게 면죄 비용을 지불하게 하는 것과 같다"고 주장했다. 비판하는 다른 사람들도 FDA가 제약 산업의 자본에 의존하는 것은 기관의 독립성과 객관성을 축소시킬 수 있다고 지적했다.

결과적으로 신약 사용 승인 기간이 크게 단축되었지만, 이 검은 커넥션으로 약품 안전 기준이 떨어졌고, 심각한 부작용을 초래하는 약들이 승인되는 일도 많아졌다. 까다롭기로 소문난 FDA의 승인이 난 약이라고 해서 누구도 안전성이 100% 입증되었다고 장담하기는 힘들어진 것이다.

국내 식약청에서 약의 사용 승인이 이루어지는 것은 다른 나라와 동시에 이루어지기도 하지만, 대체로 미국 FDA의 기준을 따르기 때문에 사용 승인이 미국보다 조금 늦게 이루어지는 편이다.

그런데 문제는, 전세계적으로 대부분의 약이 6세 미만 어린이와 임산부에게 임상시험이 허용되지 않는다는 점이다. 이것은 윤리적인 차원에서 어린이와 임산부에게 위험이 나타날 확률이 일반 성인보다 훨씬 높기 때문이다.

다만, 유아, 어린이에게는 성인이 사용할 수 있는 약의 용량을 조절해서 처방할 수 있다. 의사가 그 경과를 관찰하고 상태에 따라 용량을 가감하는 게 최선인 셈이다.

인슐린 처방도 예외가 아니다. 다만 환자 상태에 따라 인슐린 사용 방법과 용량 가감이 제대로 안 되어서 그렇지 6세 미만 아이에게 안전성이 입증되어 사용이 허가된 인슐린은 정확히 없는 것도 아니고 있는 것도 아니다. 확인을 위해 식품의약품안전처(이하 식약처)의 생물의약품 본부 재조합의약품팀과 의약품본부 임상관리팀 두 곳에 문의한 결과, 어린이와 임산부에 대한 사용 승인 여부에 대해 단정적으로 말하기 어렵다고 답했다.

사용 승인이 별도로 있거나, 인슐린의 임상시험이 한 번이라도 있거나, 별도의 사용 승인이 없어도 인슐린 사용설명서에 임산부나 어린이의 사용에 대한 설명이 나와 있으면 사용할 수 있다고 한다. 사용 설명이 있다는 것은 임상시험 경험이 있다는 뜻이라고 한다. 사용 승인에는 임상시험이 꼭 필요하지만, 임상시험을 했다고 해서 꼭 사용 승인이 된 것은 아니라고 한다. 또 사용 승인이나 사용 설명이 없어도 경험에 의해 '의사의 판단에 따라 처방할 수 있다'고도 한다. 이때 '책임은 의사에게 있다'는 말도 덧붙였다.

흔히 사용하고 있는 휴말로그의 경우에는 국내에서 어린이에 대한 임상시험이 딱 한 번 있었던 것으로 기록되어 있다고 한다. 그리고 약의 사용 설명서에 '임부 및 수유부에 대한 투여'와 '소아에 대한 투여' 시 주의할 사항이 명기되어 있으면, '사용 승인이 없어도 사용할 수 있다'는 뜻이라고 한다. 그런데 이렇게 '사용할 수 있다'고 해서 또 '안전성이 입증되었다'고 말할 수 있는 것은 아니란다.

란투스는 어떨까. 란투스 사용 설명서에는 '6세 미만의 소아에 대한 이 약의 사용 경험은 제한적이다'라고 적혀 있다. 식약처 담당자는 '제한적'이라는 의미를 설명해줬다. '임상 경험이 없다'는 뜻이란다. 임상 경험이 없으면 사용하지 못하느냐고 묻자, '안 되는 것은 아니고 의사의 판단에 따라 사용할 수 있다'고 한다.

1형당뇨 어린아이들이 이미 많이 사용하고 있는 혼합형 인슐린, 중간형 인슐린, 속효성 인슐린, 초속효성 인슐린도 있는데 이 인슐린들보다 더 저혈당 발현이 훨씬 적은 란투스에 대해 '안전성이 입증되지 않아 처방할 수 없다'는 말은 '약효에 대해서는 알지만 법적으로 책임지고 싶지 않으니 처방하지 않겠다'는 뜻이다.

혼합형 인슐린, 중간형 인슐린, 속효성 인슐린, 초속효성 인슐린의 수많은 종류 가운데 임산부와 6세 미만 어린이에게 안전성이 입증된 인슐린이 어떤 게 있을까?

어린이에 대한 안전성이 확립되지 않았다는 이유로 환자가 요구하는 인슐린을 처방해주지 않는 것은 알고 보면 인슐린의 안전성 때문이라기보다 인슐린의 효과에 대한 책임 여부와 관계가 있다. 아니면 환자, 특히 어린 환자의 상태를 관찰해야 하는 의사가 의무를 질 것인지, 지지 않을 것인지 하는 문제와 관계가 있다.

약에 있어서, '사용 가능하다'고 하는 것이 곧 '안전하다'는 말과 똑같은 의미는 아니다. 특히 인슐린은 1형당뇨인에게 꼭 필요하기 때문에 부작용을 무릅쓰고 사용하는 것일 뿐이다. 선택의 여지가 없는 것이다. 모든 종류의 인슐린은 부작용이 있을 수 있다. 굳이 인슐린의 안전성을 따진다면 상대적으로 측정할 수 있을 뿐이다. 과연 저혈당과 고혈당을 부르는 인슐린이 더 안전하다고 할 것인가, 안정된 혈당 상태를 유지시켜주는 인슐린이 더 안전하다고 할 것인가.

지속형 인슐린을 가저 인슐린으로 사용하면서 식사 때마다 초속효성 인슐린을 사용하는 것이 아이들에게 힘들 것이라고 말하는 것은 편견일 수 있다. 어린 나이부터 란투스를 기저 인슐린으로 한 다회 요법을 실시하는 경우를 보면, 훨씬 건강한 상태로 잘 지낸다. 어릴수록 혈당 관리가 잘되어야 성장에 지장이 없다. 저혈당과 고혈당을 반복하는 것보다 식사 때 주사를 맞고 안정된 혈당을 유지할 수 있어야 컨디션도 훨씬 좋고, 합병증 발병 가능성도 줄어든다. 아이들이 힘들 것이라고 지레 편견을 갖고 안정된 혈당을 포기할 것인가, 주사 횟수를 줄이는 대신 불안정한 혈당 상태로 지낼 것인가는 신중히 고려할 필요가 있다.

어린 환자의 인슐린 사용에 대해서는 안타깝지만, 부모의 결심이 가장 중요한 것 같다. 아이의 혈당 조절에 꼭 필요하다면 부모가 책임질 것을 확실히 밝히고 처방받을 수도 있다. 그러나 이보다 먼저 인슐린의 안전성에 대한 기준이 다시 확립될 필요가 있다. 이를 위해 법적인 책임 회피가 일어나는 일이 없도록, 그리고 환자가 더 안전한 인슐린을 사용할 수 있도록 하루 빨리 임상시험이 이루어져야 할 것이다.

인슐린 요법 변화에 대한 기대

바람직한 인슐린 요법이란

한 병원 안에서 인슐린 요법을 바꾸는 경우는 그리 흔치 않다. 혈당이 매우 불안정한 상태로 처음 입원한 환자가 아니라면, 대개의 의사들이 환자의 상태와 상관없이 자신이 처방해온 인슐린 요법을 고집하기 때문이다. 또 같은 환자가 병원에 가도 병원마다 인슐린 처방이 다르다. 다른 환자도 아니고 같은 환자에 대해 인슐린을 다르게 처방한다는 것은 그만큼 1형당뇨인의 실상을 고려한 인슐린 주사 요법에 대한 현실적인 연구가 없다는 것을 증명하며 체계가 잡혀 있지 않다는 뜻이다.

란투스 정보를 접하고 저희 지역 내의 이 병원 저 병원 사방팔방 알아보던 중 한 병원 선생님을 설득해보려고 '서울에서는 란투스를 사용하시는 분들이 많고 써보니 좋다고 하더라. 이후라도 란투스 처방해주실 계획은 없으시냐'고 여쭤보니, "즈그들이야 좋겠지. 우린 란투스 안 한다!"고 잘라 말하시더군요.

'즈그들'이란 말에 두말 않고 바로 나왔습니다. 환자를 동떨어진 세상의 '즈그들'로 생각하시는 분인데, 무슨 말을 더 하겠습니까.

— 작은손 카페 중에서

환자의 입장에서는 인슐린에 대해 공부하고 적극적으로 인슐린 처방에 대해 의사와 의견을 모을 필요가 있다. 그러나 만약 의사가 혈당 조절이 어려운 요법을 고집한다면, 환자 스스로 공부하고 병원을 바꾸거나 주치의를 바꿔서 인슐린 요법을 바꾸어야 한다.

중간형 인슐린과 속효성 인슐린, 또는 초속효성 인슐린이 고정된 비율로 섞여 있는 혼합형 인슐린은 먹고 자고 활동하는 인간의 생활 패턴을 무시한 약이기 때문에 혈당을 조절하기가 가장 나쁘다. 그밖에도 흔히 쓰이는 문제 있는 인슐린 주사 요법도 많으나, 아직까지도 문제 있는 처방이 계속되는 것은 환자에게 하루 종일 나타나는 혈당 상태를 모르기 때문이다.

환자의 내원으로 의사가 환자 상태에 대해 알 수 있는 것은 지극히 제한적이다. 검사시 당화혈색소 수치로 알 수 있는 것은 평균 혈당치일 뿐이지 혈당의 기복이 얼마나 심했는지는 알 수 없다. 만약 혈당 측정 기록을 가져왔다고 하더라도 성실하게 체크를 한 경우라도 대개 하루 네 번 체크한 혈당 기록을 가져온다. 혈당 변화가 심한 1형당뇨인의 24시간 혈당을 관찰하지 않고서는 하루 네 번 체크한 기록만 가지고 환자의 상태를 안다는 것은 무리다. 환자가 직접 작성해온 혈당 기록만으로도 상태를 아는 데 한계가 있는데, 혈당 기록 없이 병원에서의 검사 결과 아침 공복시의 혈당과 식후 2시간 혈당만을 보고 인슐린 용량을 정하는 것도 문제다.

병원에 입원을 한 경우라도 지금처럼 혈당을 네 번 정도 체크해서 알 수 있는 1형당뇨인의 혈당 상태는 극히 일부분에 지나지 않는다. 네 번 혈당 측정을 해서 나온 혈당이 정상 범위에 가깝다면 혈당이 좋다고 말할 수 있을까? 일부 의사들은 당화혈색소와 하루 네 번의 혈당 결과만 가지고 이 정도면 혈당이 좋으니 인슐린 처방은 완벽하다고 판단한다. 그러나 그게 다는 아니다. 그밖의 혈당도 봐야만 한다. 혈당 변화가 심한 1형당뇨인의 혈당은 24시간 내내 중요하지 않은가. 그런데도 이것을 가지고 인슐린 처방에 따라 인슐린 주사 요법을 선택하고 주사 용량을 정하는 것은 무리가 있을 수밖에 없다.

카페에 인슐린 용량에 대한 질문이 올라오면 이제는 사람들이 자연스럽게 어떻게 먹고, 언제 운동하고, 주사는 언제 맞고, 혈당은 어땠는지 물어본다. 이렇게 의사도 환자에게 어떻게 생활하고 있는지, 혈당은 시간대별로 어떻게 변하는지를 묻는다면, 각각의 인슐린 주사 요법에 어떤 문제가 있는지, 어떤 주사 요법이 유리한지, 인슐린 용량은 어느 정도가 적정한지 아주 분명하게 보일 것이다.

바람직한 인슐린 요법이란, 사람의 생활 환경을 최대한 고려한 요법이다. 인슐린 주사에 식사와 운동을 비롯한 사람의 행동과 생활 패턴을 맞추는 것이 아니라, 사람의 생활에 인슐린 주사를 맞출 수 있어야 한다. 그렇다고 해서 과자, 인스턴트 식품, 정크푸드 같은 것들을 함부로 먹고, 운동도 하지 않으면서 혈당에 따라 인슐린을 맞추라는 얘기는 아니다. 그 부작용은 오히려 매우 심각하다. 올바른 인슐린 사용에는 고른 영양이 갖춰진 자연식으로 푸짐하게 먹는 식사와 규칙적인 운동이 전제된다. 바람직한 식사와 운동이 전제된 다음에 인슐린을 사람의 생활에 맞출 수 있어야 한다. 인간의 행동과 생활에 인슐린을 맞출 수 있는 요법이라면 건강한 사람의 몸에서 정상적으로 인슐린이 작용하는 원리와 가장 가까워질 수 있다.

인슐린 요법을 바꿀 때 필요한 전제

인슐린 주사 요법이 바뀐다고 혈당이 완벽하게 조절될 것이라고 생각하는 것은 아주 큰 착각이다. 인간의 행동과 생활에 무조건 인슐린을 맞추는 것이 완전한 혈당과 건강을 보장해주는 것은 아니다. 불량식품을 마음대로 먹고 운동을 하지 않는 생활에 인슐린을 맞춰 고른 혈당을 유지한다고 해서 혈당이 조절되는 것은 아니다. 시간이 지나 합병증이 안 나타나는 것도 아니다. 완전한 혈당을 바란다면, 우리 몸과 음식과 운동과 심리 등 혈당에 영향을 미칠 수 있는 모든 것을 고려해야 하며, 아는 대로 실천해야만 한다.

건강하게 살고 싶으면 방종한 생활을 해서는 안 된다. 생활에 절제가 필요한 것이다. 쉽고 간단하게 버튼을 눌러 인슐린을 주입하는 인슐린 펌프를 사용하면, 먹고 싶은 음식의 유혹이나 편안하게 드러눕고 싶은 유혹에 빠지기 쉽다. 그래서 절제된 생활로부터 쉽게 멀어진다. 물론 의지가 굳은 사람이라면 인슐린 펌프가 썩 훌륭한 도구가 될 수도 있지만, 인슐린 펌프를 달고도 많은 이들이 혈당 조절에 실패하거나 합병증으로 고생하는 것을 보면 편한 것이 꼭 좋은 것만은 아니라는 생각이 든다.

이런 점에서 지속형 인슐린이나 장기 지속형 인슐린을 사용하는 다회 인슐린 주사법은, 효과는 인슐린 펌프만큼 안정적이면서도 피부 감염이나 기계 고장, 도관의 폐쇄에 의한 고혈당, 인슐린 과다 주입으로 인한 치명적인 저혈당 등 인슐린 펌프가 갖는 문제점 없이 혈당을 안정적으로 관리할 수 있는 가장 좋은 방법이다. 게다가 운동과 식이요법을 함께 실행하면 안정적인 혈당 관리를 할 수 있다.

혈당을 조절하는 데 유리한 인슐린 주사 요법들은 분명히 있지만, 혈당 조절에 유리한 인슐린 주사 요법이 효과를 보기 위해서는 반드시 규칙적인 생활, 바람직한 식사 관리, 꾸준한 운동이 전제되어야 한다. 이 전제 없이는 아무리 좋은 인슐린이라고 해도 효과를 볼 수 없다.

인슐린 요법을 바꾸는 방법

인슐린 요법이 효과를 발휘하기까지

똑같은 노력을 기울여도 성과가 나지 않는 인슐린 요법이 있고, 노력한 만큼 결실을 맺을 수 있는 인슐린 요법이 있는데 여기에는 몇 가지 단서가 붙는다. 의사가 처방한 인슐린 주사 요법에 대해서 그 권위에 복종하지 말고, 당사자의 혈당을 먼저 생각해 보호자나 당사자가 선택을 주도하라는 점이다.

또 혈당 관리나 건강 관리는 인슐린이나 기계가 하는 게 아니라 사람이 주체가 되어야 한다는 것이다. 사람이 주체가 되어 건강을 관리하려면, 음식에 대한 지식, 인슐린 다루는 법, 운동, 활동에 대한 습관을 쌓아가야 한다. 이런 과정은 인슐린 주사 요법 못지 않게 매우 중요하다. 이런 것들이 병행되지 않는다면, 어떤 인슐린 요법을 쓰든 혈당의 안정과 건강을 보장받기 힘들다.

인슐린 주사 요법을 바꾼다고 해서 당장 기대하는 혈당이 나오는 것은 아니다. 새로운 인슐린 요법이 우리 몸에 적응하는 데는 약간의 시간이 필요하다. 처음 고혈당 혼수로 입원해서 혈당을 정상 범위로 낮출 때까지 시행착오를 거쳐가며 일정한 시간이 필요한 것처럼, 인슐린 주사 요법을 바꿀 때도 마찬가지다.

인슐린 주사 요법을 바꾸었을 때 효과를 제대로 발휘하는 데 시간이 필요한 것은, 첫째로 자기에게 맞는 인슐린 용량을 찾는 데 시간이 필요하기 때문이고, 둘째로 처음부터 적정 용량으로 시작했더라도 우리 몸이 반응하고 적응하는 데 시간이 필요하기 때문이다.

인슐린 요법을 바꾸기 위해서는 집에서 스스로 할 수도 있고, 병원에 입원해야 할 경우도 있다. 인슐린의 특성과 음식, 운동 등과의 상관 관계에 대해 잘 알고 있고, 혈당 조절을 의도한 대로 잘 해왔다면 병원에 가지 않고도 혼자서 인슐린 요법을 바꿀 수 있다.

그러나 보여지는 혈당에 대해 왜 그렇게 나왔는지 원인이나 인슐린과 음식과 운동과 혈당의 상관 관계를 모른다면, 또한 혈당이 의도한 대로 나오지 않거나 안정적으로 조절할 자신이 없는 경우라면, 입원해서 인슐린 요법을 바꾸고 당뇨에 대한 교육도 받고 혈당을 안정시킨 다음에 퇴원하는 것이 좋다. 자신이 사용하던 인슐린 요법으로 혈당 관리에 실패했다면 새로운 인슐린이라고 해서 크게 달라질 것은 없다.

인슐린 요법을 바꾸고 나면

한계가 있고 문제가 많은 인슐린 요법은 바뀌어야 한다. 혈당 관리에 보다 유리한 요법을 선택하는 것이 몸에 훨씬 이롭다. 그러나 혈당 조절에 유리한 요법이라고 해도, 인슐린 요법을 바꾼 것만으로는 혈당이 잡히지 않는다. 혈당 조절은 인슐린 요법 말고도 인슐린을 다루는 사람의 생활 방식에 영향을 많이 받기 때문이다.

인슐린 종류를 바꾸거나, 기저 인슐린 용량이 변하거나 기저 인슐린의 투여 시간에 변화가 생기면 혈당이 안정을 찾기까지 일정한 시간이 필요하다. 우리 몸이 새로운 인슐린 요법에 적응하는 데는 대개 3~4일에서 1주일 정도가 걸린다. 그러므로 인슐린 요법을 새로 바꾸었는데도 원하는 혈당이 나오지 않는다고 해서 인슐린 용량을 시도 때도 없이 수시로 변경하면 적정 용량을 찾을 때까지 시간이 더 걸리게 된다.

인슐린 요법을 바꿀 때는 가능하면 식사와 운동 등 모든 생활을 일정한 환경으로 만든 상태에서 바꿔야 한다.

지속형 인슐린, 장기 지속형 인슐린 같은 기저 인슐린의 용량은 처음 바꿀 때의 용량을 2~3일 정도 유지하고, 불규칙한 혈당에 대해서는 초속효성 인슐린의 용량 가감으로 조절을 시작한다. 초속효성 인슐린의 용량 또한 저혈당일 때나 250mg/dl이 넘는 고혈당이 나오는 등 혈당이 불규칙할 때를 제외하고, 생활 속에서 혈당에 영향을 미칠 수 있는 변수들을 고려하여 하루나 이틀 단위로 바꾸도록 한다.

환자가 전에 처방받았던 인슐린과 다른 인슐린으로 처방해주기를 요청했을 때 들어주지 않는 의사도 있고, 들어주더라도 용량이라든가 시간 등의 주사 방법을 전혀 설명해주지 않는 의사도 있다. 그렇다고 길이 없는 것은 아니니 작은손 카페에 문의하고 가능하면 자신의 혈당 관리에 유리한 방법을 찾아나서도록 하자.

다음에 제시하는 인슐린 요법을 바꾸는 방법들은 모두 기존의 방법보다 혈당 조절에 더 유리한 요법으로 바꾸는 방법들이다. 나 스스로 이미 겪었고 많은 1형당뇨인들에게 권하여 실행한 이들이 모두 효과를 본 방법들이다.

혼합형 인슐린에서 중간형 인슐린으로

혼합형 인슐린은 미련 없이 버려라

앞서 바람직한 인슐린 요법에 대한 기준을 얘기한 대로, 고정된 비율

로 각기 다른 인슐린이 섞여 있는 혼합형 인슐린은 우리의 생활에서 일
어나는 변화를 따라갈 수 없다. 고정된 인슐린 비율과 자신의 혈당 상
태가 딱 맞아떨어지는 일은 흔하게 일어날 수 있는 상황이 아니다.

혼합형 인슐린 안에 속효성 인슐린이 들어 있든, 초속효성 인슐린이
들어 있든, 그리고 몇 대 몇의 비율로 되어 있든, 혼합형 인슐린으로 혈
당을 조절한다면, 당신은 기준을 중간형 인슐린의 효과에 둘 것인가,
(초)속효성 인슐린의 효과에 둘 것인가? 중간형 인슐린의 효과에 기준
을 두면 속효성 인슐린의 효과에 영향이 있어 속효성 인슐린이 적정하
게 작용할 수 없고, 속효성 인슐린의 효과에 기준을 두면 중간형 인슐
린이 적정하게 작용할 수 없다. 어떠한 경우라도 두 장단을 동시에 맞
출 수 없다. 그렇다고 어느 한 장단에 맞춰서도 안 된다. 우리의 혈당은
24시간 내내 중요하기 때문에 어느 한순간의 혈당이라도 포기할 수 없
는 것이다.

애초에 시력에 이상이 있는 사람이나 시각 장애인을 위해 나온 혼합
형 인슐린이 시력에 문제가 없는 사람에게까지 필요한 것은 아니다. 설
령 시력에 문제가 있다 하더라도, 가족이나 주변 사람의 도움을 받아서
인슐린은 자기에게 필요한 정도를 그때그때 상황에 맞게 써야 한다. 선
진국에는 이미 시각장애인을 위해 두 가지 인슐린을 자신에게 알맞게
혼합할 수 있도록 소리로 알려주는 보조기구들도 나와 있다.

혼합형 인슐린을 중간형 인슐린으로 바꾸는 방법

혼합형 인슐린에서 중간형 인슐린으로 바꿀 때는 중간형 인슐린과
함께 초속효성 인슐린을 처방받아 사용해야 한다. 속효성 인슐린도 안
된다. 이왕 바꾸는 거라면 속효성 인슐린보다 더 저혈당 발현율이 낮은
초속효성 인슐린이라야 한다. 속효성 인슐린은 약효가 강력할 뿐만 아
니라 불필요할 만큼 지나치게 약효 지속 시간이 길어 초속효성 인슐린

보다 훨씬 강도가 센 저혈당을 자주 일으키는 문제가 있다.

혼합형 인슐린을 사용한 경우에는 대개 아침저녁으로 하루 2회 투여하는 방법이 가장 많이 시행되어 왔다. 기존에 혼합형 인슐린을 하루 두 번 사용했다면, 혼합형 인슐린 하루 총량의 70%를 아침에 투여하는 중간형 인슐린 용량으로 정해 조절을 시작한다. 중간형 인슐린의 용량은 오후 4시경의 혈당을 기준으로 이틀 내지 사흘 동안 경과를 지켜본 다음에 가감하도록 한다.

혼합형 인슐린에 초속효성 인슐린이나 속효성 인슐린이 20%, 25%, 30% 등 어떤 비율로 섞여 있든 아침에 중간형 인슐린과 함께 투여하는 초속효성 인슐린의 용량은 아침에 투여하던 혼합형 인슐린 용량의 25%로 정해서 조절을 시작한다. 초속효성 인슐린은 아침 식후 혈당을 기준으로 용량을 증감하되, 매일 변경할 수 있다. 중간형 인슐린의 용량이 고정될 때까지는 초속효성 인슐린의 용량도 변할 수 있다.

음식 조절과 규칙적인 운동을 함께 시행하는 정상적인 방법으로 혈당을 조절한다면, 초속효성 인슐린은 아침에 한 번으로 족하고, 점심 때는 불필요하며, 저녁에는 혈당에 따라 필요한 경우도 있고, 필요하지 않은 경우도 있다.

저녁 식후 혈당이 올라가는 추세에 있는 250mg/dl 이상이라면 초속효성 인슐린이 필요할 수도 있으나, 250mg/dl이라도 내려가는 경우거나 그보다 낮은 혈당이라면 초속효성 인슐린을 사용하기보다는 식후 산책 정도의 가벼운 운동으로 혈당을 조절하는 편이 좋다. 저녁 식후 혈당이 200mg/dl 이상으로 비교적 높은 편에 속할 때 초속효성 인슐린을 사용하는 경우보다, 운동으로 혈당을 조절했을 때 다음날 아침까지의 혈당이 더 안정적이기 때문이다.

혼합형 인슐린을 하루 한 번만 투여해온 경우라면, 혼합형 인슐린 용량의 80%를 중간형 인슐린 용량으로 정해 조절을 시작한다. 중간형 인슐린 용량의 증감과 초속효성 인슐린 용량의 결정, 증감은 하루 두 번 혼합형 인슐린을 사용하다가 중간형 인슐린으로 바꾸는 방법과 같이 시행한다.

혼합형 인슐린에서 란투스로

1형당뇨와 인슐린에 대한 미미한 연구

국내 1형당뇨 인구가 적어서일까. 1형당뇨와 실제 인슐린 치료 효과에 관한 연구는 미미하다. 연구가 되어 있지 않고 실제 치료에도 적용하지 못하는 실정이다 보니 의사들은 심각한 저혈당과 고혈당을 초래하는 혼합형 인슐린을 아무렇지도 않게 처방한다.

근래 1형당뇨와 인슐린 치료 효과에 대한 연구가 조금씩 이루어지는 듯한 반가운 소식도 있다. 아이러니컬하게도 혼합형 인슐린을 주로 처방하는 세브란스 병원에서 최근 혼합형 인슐린과 란투스를 단순 비교한 연구 결과가 발표되었다. 단순 비교라고 한 것은 여기에 인슐린 종류와 요법만 바꿨을 뿐 식사, 운동, 심리 등의 요인들을 함께 실험 조건에 넣지 않았기 때문이다. 그나마 이렇게라도 연구가 이루어진 것을 다행이라고 생각한다.

연세대학교 의과대학 소아과학교실, 세브란스 어린이병원, 내분비연구소에 소속된 의사들이 〈1형당뇨병을 가진 소아와 청소년에서 란투스 치료의 혈당 조절에 대한 효과(Korean Journal of Pediatrics Vol. 50. No. 6. 2007)〉라는 제목으로 발표한 논문에는 서론에서부터 저혈당의 위험 사실을 다음과 같이 언급하고 있다.

1형당뇨병 환아에서 저혈당은 인슐린 치료의 주된 문제이다. 이는 소아 연령에서 아직 뇌가 발달중이고 저혈당 손상에 취약하기 때문이다. Rovet와 Ehrlich는 5세 이전에 발병한 1형당뇨병 소아에서 미세 운동 능력과 지속적인 주의력 집중이 의미 있게 감소되었다고 보고하였다.

이 문장을 뽑아내기 위해 참고한 자료를 보니 해외에서 이미 2000년과 1999년에 발표된 내용이다. 그동안 국내에서는 왜 1형당뇨인이 매일같이 겪는 저혈당에 주의하지 않았을까.
논문 내용은 계속 이어진다.

조기에 발병한 1형당뇨병 소아에서 지능이나 학업 수행 능력이 감소되었다는 연구 결과도 있었다. 이와 같은 결과들은 확실하지는 않지만, 소아 연령에서 반복적인 저혈당에 의한 뇌손상에 의한 것으로 생각된다.

이 연구 결과는 이미 해외에서 1985년에 발표된 내용이다. 저혈당에 주목하지 않은 채로 적어도 20년의 세월을 허비한 것이다.
논문의 서론은 이렇게 이어진다.

이상적인 인슐린 치료는 생리적인 분비와 유사하게 기저 인슐린과 식후 고혈당에 맞춰서 식전에 (초)속효성 인슐린을 투여하는 것이다. (중략) 소아 및 청소년에서 란투스의 치료 효과에 대한 연구는 미미하다.

이 연구는 1형당뇨로 진단받은 지 1년 이상 경과했고, 하루에 혼합형 인슐린을 2회 투여 받았다가 란투스로 6개월 이상 치료받은 20세 미만의 소아 및 청소년 25명을 대상으로 했다.
이 연구 논문에서 내린 결과와 결론은 다음과 같다.

란투스 치료 6개월 후, 저혈당 빈도가 월간 15.1회에서 7.6회로 50% 감소하였으며, 특히 야간 저혈당 빈도는 월간 6.7회에서 2.5회로 67% 감소하였다. 당화혈색소는 란투스 치료 6개월 후 9.3%에서 8.7%로 감소하였다. 24시간 혈당 검사에서는 란투스를 사용하는 군에서 아침 식후 30분, 60분, 90분, 120분에서의 혈당이 혼합형 인슐린을 사용하는 군보다 유의하게 낮았고, 24시간 평균 혈당은 란투스 사용군이 164.1±78.2mg/dl로 혼합형 인슐린 사용군의 211.5±108.7mg/dl보다 유의하게 낮았다. 1형당뇨병 소아 및 청소년에서 란투스와 휴말로그의 병합 치료는 혼합형 인슐린과 비교하여 혈당 조절에 보다 효과적이고, 특히 야간 저혈당 감소에 유효한 것으로 생각된다.

이 연구는 25명밖에 되지 않는 어린이와 청소년을 대상으로 단순하게 비교했을 뿐이지만, 작은손 카페에서는 이 책이 처음 나온 2007년에 이미 이와 같은 결론에 도달해 있었다. 2007년의 이 연구 결과는 란투스 투여를 저녁에 한 것이어서 더 좋은 결과를 얻기 힘들었을 것이다. 카페에서는 저녁이나 밤에 란투스를 사용하지 않고 아침에 사용해서 야간 저혈당 발생을 크게 줄였으면서도 전체적으로 안정된 혈당을 유지하고 있다. 인슐린 요법을 스스로 선택하고 식이요법과 운동과 심리 안정에 힘쓰고 있는 카페 식구들은 혈당 기복이 적은 안정된 상태에서 당화혈색소 6%대를 유지하고 있다.

아직까지도 카페에 가입하는 많은 사람들이 처음에 혼합형 인슐린 처방을 받고 들어온다. 국내 연구 결과를 발표하고 난 지금도 왜 혼합형 인슐린을 처방하고 있는지 궁금하다.

혼합형 인슐린을 란투스로 바꾸는 방법

혼합형 인슐린에서 란투스로 바꾸는 것은, 가장 조절이 힘든 인슐린을 쓰다가 가장 쉽고 몸이 편한 인슐린으로 바꾸는 셈이다. 혈당 기복을 가장 심하게 일으키는 인슐린에서 혈당 기복을 가장 많이 줄여줄 수 있는 인슐린으로 바꾸는 것이니 말이다. 혼합형 인슐린 사용으로 혈당 예측이 어렵고, 저혈당과 고혈당을 반복하다가 란투스와 초속효성 인슐린을 사용하면 변하는 혈당을 쉽게 예측할 수 있고, 혈당이 안정적이어서 그 효과에 놀랄 것이다.

혼합형 인슐린에서 란투스로 바꾸는 경우, 기존에 혼합형 인슐린을 하루 두 번 투여했을 때는 하루 전체 총량의 60%를 란투스 용량으로 정해 조절을 시작한다. 이때 란투스는 반드시 아침에 일어나서 하루 한 번만 일정한 시간에 맞도록 한다. 이후 란투스의 용량은 아침 공복 혈당 100~140mg/dl을 기준으로 증감하도록 한다. 경우에 따라 일시적으로 나타나는 혈당이라면 기준 범위의 상한선을 좀 더 높게 잡을 수도 있다. 예를 들어 160mg/dl이라는 혈당이 아침 식전에 나왔다고 바로 란투스 용량을 늘리는 것보다 다른 요인을 교정해본 다음에 용량을 결정하는 것이 바람직하다.

초속효성 인슐린은 아침에 투여하던 혼합형 인슐린 용량의 30%를 아침에 투여하는 초속효성 인슐린의 용량으로 하고, 점심에 필요한 초속효성 인슐린 용량도 아침과 같은 용량을 쓴다. 저녁에는 아침에 투여하던 혼합형 인슐린 용량의 20%를 초속효성 인슐린 용량으로 정해 조절을 시작한다. 매 식후 혈당을 기준으로 초속효성 인슐린 용량을 증감한다.

초속효성 인슐린의 아침 투여 용량은 란투스 용량과의 관계를 지켜보고 결정하도록 한다. 지속적으로 아침 공복 혈당이 정상 범위에서 일정하게 나온다면 란투스 용량이 정해진 것으로 보고, 란투스 용량이 정해진 상태에서는 아침 공복 혈당이 180mg/dl 이상이라도 란투스 용량을 늘리지 말고, 전날 저녁부터 밤까지의 혈당 변화를 관찰해 음식 조절과 운동으로 혈당을 조절하도록 한다. 아침 공복 혈당이 180mg/dl 이상으로 높을 때는 아침 식사 때 필요한 초속효성 인슐린 용량을 늘려 평소 아침에 맞던 초속효성 인슐린 용량보다 0.2단위, 혹은 0.5~1단위 늘려 맞도록 한다.

초속효성 인슐린은 거의 맞자마자 효과가 나타나므로, 식전 혈당을 꼭 체크해서 혈당이 약 140mg/dl인 것을 기준으로 삼아 혈당이 140mg/dl 이상이거나 올라가고 있는 140mg/dl이면 식사 직전에, 혈당이 140mg/dl 이하거나 내려가고 있는 140mg/dl이면 식사 직후에 초속효성 인슐린을 맞는다.

기존에 혼합형 인슐린을 하루 한 번 투여해서 혈당을 조절해왔을 때도, 어떤 비율의 혼합형 인슐린을 써왔든 기존 투여량의 60%를 란투스 용량으로 정하여 조절을 시작한다. 기존 혼합형 인슐린의 조절 기준을 속효성 또는 초속효성 인슐린의 효과에 두었는지, 중간형 인슐린의 효과에 두었는지에 따라 란투스로 바꾸었을 때 초속효성 인슐린의 용량은 아침, 점심, 저녁의 비율이 달라질 수 있다. 초속효성 인슐린은 혼합형 인슐린 투여량의 20%, 10~20%, 10%의 용량으로 아침, 점심, 저녁에 투여하기 시작한다. 마찬가지로 식후 혈당과 식사 내용에 따라 증감하도록 한다.

중간형 인슐린 하루 2회 투여에서 아침 1회 투여로

중간형 인슐린을 하루 두 번 맞는 사람이 맨 처음 할 일

중간형 인슐린을 하루에 두 번 이상 쓰면, 혈당 예측이 어려워 결과적으로 혈당 조절에 성공하기 힘들다.《춤추는 혈당을 잡아라》4장 인슐린 주사 요법 100% 활용하기에 나오는 '인슐린 사용을 단순화하라'에서 이미 지적한 대로 이벤트가 언제 어떻게 일어날지 알 수 없고, 저혈당도 예측하지 못한 때 일어나기 쉽다. 게다가 중간형 인슐린을 저녁 또는 밤에 맞는 경우에는 새벽에 저혈당을 겪을 확률이 높다.

중간형 인슐린을 하루에 두 번씩 맞던 사람들이 저녁에 맞던 것을 맞지 않고 아침에만 맞음으로써 두 번 맞을 때보다 혈당을 안정적으로 유지하고 있는 예가 많다. 물론 음식에 주의하고 규칙적으로 운동하는 것을 실천하는 경우다.

중간형 인슐린을 하루 두 번 맞는 사람들이 카페에 처음 들어와 날뛰는 혈당을 안정시키기 위해 맨 처음에 하는 일이 저녁에 중간형 인슐린을 빼는 일이다. 처음에는 모두가 저녁에 중간형 인슐린을 빼라고 하면, '이거 의사가 이렇게 처방했는데, 빼도 될까, 괜찮을까' 망설인다. 저녁 중간형 인슐린 용량을 차츰 줄이는 사람이 있는가 하면, 저녁에 중간형 인슐린을 빼라는 얘기에 바로 빼버린 경우도 있다. 몇 년 동안 새벽에 저혈당에 시달려 잠도 못 자며 고생을 해오던 카페 식구 한 분은 저녁 중간형 인슐린을 얘기를 듣는 즉시 빼버렸고, 단번에 혈당 조절에 성공했다. 물론 단번에 혈당 조절에 성공한 것이 중간형 인슐린만 빼서 성공한 것만은 아니다. 평소에 식사 조절과 규칙적인 운동을 해왔고 인슐린에 대해서도 어느 정도 알고 의식적으로 노력했기 때문에 가능했던 것이다. 이런 사람일수록 빠르게 적응한다.

처음에 저녁 중간형 인슐린을 빼라고 하면 망설이기는 하지만, 저혈당과 불규칙한 혈당 때문에 워낙 힘들어하던 터라 용량을 줄여가며 결국 빼기는 뺀다. 물론, 저녁에 중간형 인슐린을 생략한 사람들은 모두 그 뒤로 저녁에 중간형 인슐린을 맞을 때보다 새벽 저혈당은 훨씬 줄어들고 낮 동안의 혈당도 안정을 찾는다.

저녁에 맞던 중간형 인슐린을 빼고 혈당이 더 흐트러지거나 아침에 고혈당 상태로 일어나는 경우도 있다. 이런 경우는 대개 아침에 맞는 중간형 인슐린과 나머지 초속효성 인슐린 용량을 못 맞췄거나, 음식과 운동이라는 변수를 고려하지 않은 경우다. 음식에 주의하지 않고, 운동이 생략되었다면 중간형 인슐린을 밤에도 쓰는 것이 차라리 나을 수도 있다.

그러나 장기적으로 보았을 때 음식과 운동을 고려하지 않고 인슐린만으로 혈당을 조절한 경우에는 이른 시기에 합병증이 발병할 수 있다는 점을 기억해야 한다. 겨우 하루 네 번밖에 혈당 측정을 하지 않으면서 지금 혈당이 좋다고 말하는 것은 경솔해 보인다. 혈당 좋은 것과 건강하다는 것이 항상 일치하는 것은 아니다. 좀 더 길게 볼 필요가 있다.

카페에서나 내가 쓴 책들에서 얘기하는 모든 혈당 관리 방법은 자연에서 얻을 수 있는 재료로 만든 평범한 밥상, 고른 영양이 갖춰진 식단 구성과 규칙적인 운동, 심리적인 안정이 항상 전제되어 있다. 인슐린에 대해 얘기하고 있더라도 다른 요소들이 제대로 이루어질 때를 전제하고 있다는 점을 잊지 말아야 한다. 이 모든 당뇨 관리의 요소들은 서로 맞물린 톱니바퀴 같아서 어느 것 한 가지라도 빠지면 금세 혈당에 표가 난다.

그럼에도 불구하고 음식에 주의하지 않고 먹고 싶은 대로 먹고, 운동하기 싫어하고, 주로 인슐린으로 혈당을 조절하면서 합병증이 오지 않을 거라고 자신하는 사람은 다음에 소개하는 방법을 굳이 따를 필요가 없다.

중간형 인슐린을 하루 2회에서 1회 투여로 바꾸려면

저녁에 맞던 중간형 인슐린을 빼고, 아침에만 맞으려면 저녁에 맞는 중간형 인슐린을 맞지 않는 것이 전부가 아니라 저녁에 맞던 중간형 인슐린 용량의 50~80%를 아침에 맞는 중간형 인슐린 양에 합하여 맞아야 한다. 경우에 따라서는 저녁 인슐린 용량 전부가 하루 총량에서 다 빠지는 것이 적합한 용량일 때도 있다.

아침 인슐린에 일정한 용량 대신 저녁에 맞던 중간형 인슐린 용량의 50% 내지 80%, 또는 0%라고 말하는 것은, 저녁에 중간형 인슐린을 맞던 사람의 혈당이 일정했다고 하더라도 저녁 인슐린 때문에 결과적으로 인슐린 용량이 지나쳐 생기는 저혈당에 대한 반동으로 혈당을 올리는 기관들의 영향과 그 기능 정도에 따라 달라지기 때문이다.

카페에서의 사례를 보면, 어떤 사람은 저녁에 맞던 인슐린을 통째로 빼내고 아침에 추가 주사 없이도 혈당이 유지되는 경우도 있다. 이 경우에 속했던 이는 저녁 주사를 빼고도 혈당이 그대로 유지되자, '그동안 맞았던 인슐린은 모두 어디로 갔을까?' 하고 어이없어했다. 어디로 가기는! 모두 살로 갔지. 인슐린 용량이 많을 때 유지하던 혈당이 인슐린 용량을 줄이고 나서도 유지되고 있다면, 이는 인슐린 용량이 과도했다는 뜻이다. 인슐린 용량이 과도하면, 우리 몸은 혈당의 균형을 위해 혈당을 올리는 기관들을 작동시킨다. 아드레날린, 코티졸, 성장 호르몬 등이 분비되어 간에 저장되어 있던 글리코겐을 글루코스로 바꾸어 혈액 속으로 내보내 혈당을 올리는 것이다. 이 과정이 오랜 기간 지속되면 결국 혈당을 올리는 기관들이 무리한 나머지 제 기능을 못하게 되어 정작 급격한 저혈당에 빠질 때처럼 위급할 때 혈당을 올리지 못해 사망하는 등 치명적인 결과를 맞을 수도 있다.

저녁 중간형 인슐린을 뺀 첫날과 다음날

저녁에 맞던 중간형 인슐린을 빼는 첫날에는 다음날 아침 공복에 고혈당이 될 수 있으므로 주의해야 한다. 첫날 저녁 중간형 인슐린을 뺄 때는, 그날 저녁 식후 혈당의 추이를 지속적으로 관찰할 필요가 있다. 저녁에 속효성 인슐린이나 초속효성 인슐린을 맞았든 맞지 않았든 이

날 저녁에는 속효성 인슐린이나 초속효성 인슐린을 써야 한다. 가능하면 초속효성 인슐린을 쓰는 게 좋다.

저녁에 속효성 또는 초속효성 인슐린을 안 썼던 경우라면, 저녁에 중간형 인슐린을 뺀 후 저녁 식후 혈당을 시간마다 자기 전까지 체크하여 혈당이 계속 오르는 추세라면 초속효성 인슐린을 써야 한다. 속효성이나 초속효성 인슐린을 계속 써왔던 사람이라면 저녁 중간형 인슐린을 빼고, 저녁 식전 혈당에 따라 식전이나 식후에 평소처럼 속효성이나 초속효성 인슐린을 써라. 자기 전까지 혈당 추이를 보고 식후 2시간이 지나 3시간째부터 혈당이 상승한다면 속효성 또는 초속효성 인슐린 최소량을 추가 주사한다.

다음날 아침 중간형 인슐린의 용량은 기존 아침에 맞던 용량에다가 저녁에 맞던 용량의 50%를 더하여 주사한다. 이날 하루는 혈당의 변화를 잘 관찰해야 하는데, 식전 혈당은 물론 식후 혈당은 시간마다 하고, 시간마다 체크하는 것이 힘들다면 적어도 2시간에 한 번씩 체크하도록 한다.

특히 다음 세 번의 타이밍은 놓치지 말아야 한다. 오후 3시부터 저녁 식사 전까지의 혈당과 새벽 3시, 다음날 아침 공복 혈당은 반드시 체크해야 한다. 늦은 오후 시간에 중간형 인슐린의 피크타임이 찾아오고, 새벽에 코티졸 분비가 줄어들 때 저혈당의 위험이 있거나 밤 시간 혈당이 높을 때 새벽에도 혈당이 높은 채로 유지될 수 있으며, 다음날 아침 공복에 교감신경의 작용과 함께 코티졸 분비의 증가로 고혈당이 될 수 있다. 이 세 번의 타이밍이 다음날 아침의 중간형 인슐린 용량을 가감하는 기준이 된다. 이 세 번 모두 중요한데, 오후 혈당으로 중간형 인슐린 용량을 1차로 가늠할 수 있다. 아침 혈당은 새벽 혈당에 따라 정상적인 리듬을 탄 혈당이 될 수도 있고, 새벽 저혈당일 때는 반동 현상으로 인해 불규칙하게 나올 수도 있다.

인슐린 요법과 용량의 변화에 따라 몸이 적응하는 기간도 필요한데, 보통 3일 내지 1주일가량 걸린다. 2주 이상 걸리는 사람도 있는데, 너무 오래 걸리는 경우는 몸이 적응하는 기간이라기보다 혈당 조절에 익숙하지 않아서 그렇다. 이 기간 동안 혈당이 다소 불규칙하게 나오더라도 착하게 식사하고 규칙적으로 운동을 하면 곧 안정적인 혈당을 기대할 수 있다.

이 기간 안에 적정한 중간형 인슐린 용량을 찾아야 하는데, 인슐린 용량을 증감할 때는 십 대와 성인은 2단위씩 늘리거나 줄여야 한다. 유아와 십 대 초반의 어린아이들은 1단위씩 증감하는 것이 안정적인 혈당에 유리하다.

어떤 사람들은 혈당이 높거나 낮다고 한꺼번에 중간형 인슐린 용량을 늘리거나 줄이는데 이런 행동은 삼가야 한다. 적정 인슐린 용량을 찾기 전까지는 우리 몸이 인슐린의 변화나 용량에 적응하기 전이라 혈당이 불규칙하게 나타날 수 있기 때문에 이 기간에 갑작스럽게 인슐린 용량을 큰 폭으로 바꾸면 적정 용량을 찾기가 더 어렵다.

속효성 인슐린에서 초속효성 인슐린으로

속효성 인슐린보다 저혈당 발현율이 낮은 초속효성 인슐린

아직까지도 많은 인슐린 사용자들이 의사의 처방에 따라 속효성 인슐린을 사용하고 있다. 1형당뇨인이나 그 가족이 처음 인슐린을 처방받을 때는 인슐린에 대해 잘 알지 못하는 경우가 대부분이므로, 이때의 인슐린 처방에 대한 책임은 절대적으로 의사에게 있다.

혈당 조절에 유리한 인슐린을 놔두고 상대적으로 혈당 조절이 불리한 인슐린을 일방적으로 처방받는 것이다. 속효성 인슐린을 처방받는 것도 이러한 경우의 하나다. 과거, 초속효성 인슐린이 나오기 전만 해도 속효성 인슐린은 수십 년 동안 중간형 인슐린만으로 혈당 조절이 어려운 환자들에게 도움이 됐지만, 그 도움만큼 저혈당이라는 부작용도 심각할 만큼 안겨줬다. 속효성 인슐린이 안고 있는 문제에 대해서는 의학계에서 인정하고 있다. 인슐린 처방 지침(외래에서의 인슐린 처방, 가정의학회지 제27권 제11호 별책 2006. 11.)에는 속효성 인슐린에 대한 문제를 다음과 같이 지적하면서 초속효성 인슐린으로 대체할 것을 권고하고 있다.

피하 주사한 인슐린의 혈중 농도와 작용 시간이 생리적인 인슐린 분비와 차이가 있다. 즉, 식후 인슐린을 공급하고자 하는 목적으로 사용하는 RI의 작용은 생리적인 인슐린 분비보다 지연되어 나타나고, 오랜 시간 더 지속된다. 그 결과 식후에 효과적인 혈당 조절이 되지 않아 식후 고혈당이 나타나고 반면에 다음 식전까지도 인슐린 농도가 떨어지지 않고 높은 경우가 있어 저혈당이 빈번히 발생한다. (중략) 피하 주사한 인슐린은 간 문맥계를 거치지 않고 곧바로 흡수되어 전신 순환으로 들어감으로써 말초에서는 고 인슐린 혈증을 유발할 수 있고, 반면에 간에서의 농도는 생리적인 농도 이하로 유지되게 된다. 말초의 고 인슐린 혈증은 소위 인슐린 저항성 증후군의 원인이 되어 이로 인해 대사증후군의 각 구성 요소에 악영향을 미칠 수 있는데, 혈당 조절을 위한 과도한 인슐린 사용으로 인한 비만의 진행, 고혈압과 심혈관 질환의 증가의 위험성에 대해 주의해야 한다. 이상과 같은 문제점을 해결하기 위하여 인슐린 분자의 특정 부위를 다른 아미노산으로 치환함으로써 기존의 인슐린 제제와 다른 인슐린 유도체insulin analogue들이 개발되었다. 새로운 인슐린들은 피하 주사 후 그 흡수 속도를 조절함으로써 최대 농도와 작용 시간을 크게 개선

시켰으며, 인슐린 치료의 부작용으로 나타나는 저혈당의 빈도를 감소시
킨 것이 특징이다.

이렇게 해서 나오게 된 것이 바로 초속효성 인슐린이다.

모 유명 병원의 당뇨 명의로 소문난 어떤 의사는 속효성 인슐린이 초
속효성 인슐린보다 나온 지가 훨씬 더 오래됐으니 그만큼 안전성이 입
증된 것이라고 말하기도 한다. 과연 그럴까? 사망까지 가지 않으면 안
전한 것인가? 의약 산업의 발달은 눈부실 정도다. 날이 갈수록 과거 약
의 단점을 보완해 점점 더 좋은 약이 나오고 있다. 초속효성 인슐린이
나오게 된 것도, 속효성 인슐린의 강한 약효와 오랜 약효 지속 시간으
로 인한 저혈당이 너무 빈번해서 그 점을 보완하여 나온 것이다.

아직 겪어보지 않은 사람만 모를 뿐, 이 점은 실제로 인슐린을 사용
하고 있는 사람들 모두가 몸으로 알고 있다. 오히려 초속효성 인슐린은
빠른 시간 안에 작용하기 때문에 식후 혈당을 조절하기가 더 쉽다.

속효성 인슐린에서 초속효성 인슐린으로 바꾸더라도 처음에는 용량
은 바꿀 필요 없이 속효성 인슐린과 같은 용량으로 투여하도록 한다.
속효성 인슐린을 아침에 한 번 맞았든 아침저녁으로 맞았든 상관없이
같은 용량으로 시작한다.

단, 일반적으로 속효성 인슐린을 밥 먹기 30분 전에 투여했던 것과
달리 초속효성 인슐린은 약효가 즉시 나타나므로 혈당 상태에 따라서
식사 직전이나 식사 직후에 투여하도록 한다. 혈당이 140mg/dl 이상
이거나 올라가는 추세라면 식전에 맞도록 하고, 혈당이 140mg/dl 이
하거나 내려가는 추세라면 식후에 맞는 것이 좋다. 혈당의 추이에 따라
반드시 140mg/dl이 기준이어야 하는 것은 아니다. 이보다 약간 높거
나 낮을 땐, 개인의 사정이나 음식의 종류 등을 고려해 적당한 시간을
선택하면 된다.

중간형 인슐린 사용시 초속효성 인슐린의 투여 시간에 대한 더 자세한 내용은 《춤추는 혈당을 잡아라》 4장 인슐린 주사 요법 100% 활용하기에 나오는 '중간형 인슐린을 기저 인슐린으로 사용할 때'를 참고하라.

중간형 인슐린에서 란투스로

주사 횟수가 우선인가, 혈당 안정이 우선인가

1형당뇨인이 발병 후 처음부터 가장 많이 처방받는 인슐린이 중간형 인슐린이다. 병원마다 모두 처방이 다르지만, 중간형 인슐린 사용에 대해서는 역사도 길고 임상 사례도 풍부하며 이에 대한 처방 지침과 관련 논문이 많기 때문인 듯하다.

그러나 아직까지 란투스에 대해서는 국내 임상 자료가 빈약해 이에 관한 변변한 지침과 자료 또한 거의 없다. 믿어지지 않겠지만 의사 중에는 란투스가 무엇인지 모르는 의사도 있고, 취급하지 않는 병원도 많으며, 경험이 없어서 처방하지 않는 경우도 있다.

또 몇몇 의사들은 란투스가 좋기는 하지만, 성인이 아닌 어린이들에게는 하루 네 번의 주사가 심리적으로 큰 부담이 될 수 있어서 처방하지 않는다고도 한다. 이 점은 1형당뇨 아이 자신이나 부모 입장에서도 크게 다르지 않다. 성인의 경우에도 마찬가지로 주사 횟수에 부담을 느끼는 사람도 있다.

그러나 중간형 인슐린을 사용하다 보면, 온통 혈당 조절에 매달리고도 만족할 만한 결과를 보기란 여간해서는 쉽지 않다. 물론 주사 횟수와 편리라는 측면에서는 혼합형 인슐린도 빠질 수 없지만, 결과는 가장 나쁘다. 작은손 카페에서도 중간형 인슐린으로 할 때까지 해보고 란투스와 초속효성 인슐린 주사 요법으로 바꾸는 사람들도 많고, 아직 중간형 인슐린을 오래 사용해서 누구 못지 않게 혈당을 조절하는 능력이 있으면서도 중간형 인슐린의 한계를 피부로 느끼고 어느 시점에 가서 인슐린 주사 요법을 바꾸려고 예정하고 있는 사람들도 있다.

중간형 인슐린과 초속효성 인슐린으로 혈당을 조절하다가 조절이 원만하지 않을 때는 초속효성 인슐린을 추가로 주사하는 일이 많아진다. 철저하게 조절하는 경우에는 초속효성 인슐린의 추가 주사 횟수가 많지 않지만, 혈당 조절을 소홀히 하거나 서투른 사람들은 추가 주사하는 일이 잦다. 이렇게 추가 주사 횟수가 많다면 더욱더 인슐린 주사 요법을 바꿀 필요가 있다.

작은손 카페에서, 문제가 많은 인슐린 요법으로 노력한 만큼 결과가 나오지 않아 오래 고생한 사람일수록 인슐린 주사 요법을 바꿨을 때 만족도도 높다. 이런 만족도를 위해서는 아니지만, 여태까지 중간형 인슐린을 기저 인슐린으로 사용하는 것은 인슐린 치료의 기본이 되어 왔다. 최근까지 국내에서 기저 인슐린으로 사용할 수 있는 것이 중간형 인슐린밖에 없었기 때문이다. 중간형 인슐린을 사용하면서 인슐린과 음식, 운동과의 상관 관계를 깨닫고, 인슐린의 용량 조절을 할 수 있는 능력이 길러진 사람은 인슐린 주사 요법을 바꾸더라도 성공할 확률이 그만큼 높다.

물론 지금은 중간형 인슐린을 기저 인슐린으로 사용하는 것만이 인슐린 치료의 기본이라고 할 수는 없다. 중간형 인슐린은 인슐린 농도가 균일하지 않아 피크타임이 나타나는 것도 일정하지 않기 때문에 인슐린 효과와 혈당을 예측하기 어렵다. 그리고 피크타임이 길어서 저혈당이 심하게 나타난다. 인슐린 치료를 하는 한, 변할 수 없는 관점은 생체 리듬에 가장 적합한 인슐린 주사 요법이 기본이 되어야 한다는 것이다.

주사를 여러 번 맞는 것은 처음에는 누구에게나 부담이 될 수 있다. 혈당 관리를 하면서 편리를 위해 주사 횟수를 우선시할 것인가, 혈당의 안정을 우선시할 것인가는 자신이 선택해야 할 몫이다. 심리적인 부담을 떨쳐버리지 못하면서까지 힘들게 인슐린 주사 요법을 바꿀 필요는 없다. 주사 횟수로 인해 스트레스까지 받는다면, 이 또한 혈당에 영향을 미칠 수도 있다. 직접 맞기 전까지는 심리적으로 부담이 될 수 있다.

주사 바꾸기 전

개인적으로는 믹스된 인슐린(휴말로그 25/75나 노보디스크믹스 같은 것)이 몸에 잘 맞고, 혈당 잡는데도 좋은 것 같은데. 카페에 올라온 글들 보니까, 대부분 믹스된 인슐린은 안 좋다는 의견이 많더라고요. 제 생각에는 혈당 등락이 심하고, 또 저혈당 우려 때문에 그런 것 같은데요.
주사를 하루 4회씩 맞는 것은 절대 무리고(집에만 있다면 가능하겠지만, 아침에 나가 밤에 들어옵니다). 아침 1회, 저녁 식전 1회 정도로 맞고 싶은데, 그렇다면 휴말로그 25/75 믹스를 하루 두 번 맞는 게 어떨까요?

주사 바꾼 후

믹스를 고집하다가 결국 란투스와 휴말로그로 바꿨습니다. 1주일 정도 되었는데, 뭐 주사 맞는다는 게 렌즈 끼는 거랑 비슷하네요. 적응되니까 아무렇지도 않아요.

— 작은손 카페 중에서

그러면서도 또 한편으로 생각해볼 수 있는 것은, 어린아이들이 발병 전 주사를 맞지 않았을 때로부터 주사를 맞아야만 하는 상황으로 바뀐 변화를 받아들이는 것과 마찬가지로, 인슐린 주사 요법을 바꾸더라도 부모의 역할과 혈당의 변화와 시간의 흐름에 따라 아이들도 상황을 받아들이고 적응한다는 것이다. 발병 후 처음 인슐린 주사를 맞기 시작했을 때는 주사가 부담스럽지만, 시간이 지날수록 익숙해지는 것과 마찬가지로 인슐린 주사 요법을 바꿀 때도 적응하면 아무렇지 않게 된다.

혈당을 체크하고 주사를 맞는 것에 대한 아이들의 반응은 집집마다 다르다. 이것은 부모가 어디에 중점을 두느냐에 따라 다른 것 같다. 중요한 것은 혈당 조절에 유리한 인슐린 주사 요법에 일찍 적응할수록 예측하기 힘든 혈당으로부터도 한시름 놓을 수 있고, 몸도 편해지고, 길게는 합병증의 예방에도 도움이 된다는 사실이다.

중간형 인슐린에서 란투스로 갈아타는 방법

중간형 인슐린을 하루 한 번 맞고 속효성, 또는 초속효성 인슐린을 함께 쓰다가 란투스와 초속효성 인슐린으로 바꾸려는 경우, 먼저 중간형 인슐린과 속효성, 또는 초속효성 인슐린 모두 합하여 하루 맞던 인슐린 전체 총량의 70%를 란투스 용량으로 정해 조절을 시작한다. 이때, 란투스는 반드시 아침에 투여하도록 한다. 이후로 란투스 용량은 아침 식전 혈당 100~140mg/dl을 기준으로 정하고, 이보다 높거나 낮을 때는 2~3일 지켜보고 나서 1~2단위씩 증감하도록 한다.

이제까지 아침에 맞던 속효성, 또는 초속효성 인슐린 용량을 아침 초속효성 용량으로 정한다. 처음에는 점심과 저녁에도 같은 용량의 초속효성 인슐린을 투여하고, 식전과 식후 혈당 변화를 살펴본다.

다음날부터는 식후 1시간에서 2시간 사이의 혈당이 120~160mg/dl 정도가 되도록 초속효성 인슐린 용량을 가감한다. 식후 2시간 혈당이 내려가는 추세에 있는 100~140mg/dl 내외라면 곧 저혈당이 된다는 신호이므로, 이후의 상황까지 고려하여 우유나 과일 등 0.5~1교환단위, 또는 활동량에 따라 2교환단위 정도로 약간의 간식을 하는 게 좋다.

조절을 해나가면서 식이요법과 규칙적인 운동을 병행한다면, 대체로 초속효성 인슐린은 아침에 제일 많이 필요하게 되고, 점심은 아침보다 양이 줄고, 저녁에는 더 줄어드는 패턴이 나타난다.

중간형 인슐린을 하루 두 번 맞았을 때 아침에 맞은 중간형 인슐린 용량이 저녁에 맞은 중간형 인슐린 용량에 비해 7:3 비율 이하라면, 아침에 맞았던 중간형 인슐린 용량에 10%를 더한 용량을 란투스 용량으로 정해 조절을 시작한다.

아침에 맞은 중간형 인슐린 용량이 저녁 중간형 인슐린 용량과 비교했을 때 비율이 7:3 비율에서 7 이상이라면 란투스 용량은 아침에 맞은 중간형 인슐린 용량 그대로 적용해서 조절을 시작하도록 한다.

규칙적인 운동과 음식 조절을 실천하는 것을 전제로 했을 때, 기존에 중간형 인슐린을 한 번 썼든 두 번 썼든 란투스로 바꾸고 나면 혈당이 안정을 찾으면서 인슐린의 총 필요량이 감소하는 경향이 있다.

란투스 투여시 초속효성 인슐린 용량을 정하는 방법에 대해서는《춤 추는 혈당을 잡아라》4장 인슐린 주사 요법 100% 활용하기에 나오는 '란투스를 기저 인슐린으로 사용할 때'를 참고하라.

인슐린 펌프에서 란투스로

초속효성 인슐린보다 안정적인 란투스

당뇨 아닌 사람들의 경우에는, 몸에 음식물이 들어오면 그것을 소화, 흡수하여 에너지로 전환하기 위해 인슐린이 분비되고, 잠잘 때처럼 음식물이 들어오지 않을 때라도, 신체 활동뿐 아니라 뇌의 활동을 위해 간에서 당이 만들어져서 혈당을 올리는데, 올라가는 혈당을 조절하기 위해 적은 양의 인슐린이 분비된다. 인슐린 주사 요법으로 가장 큰 효

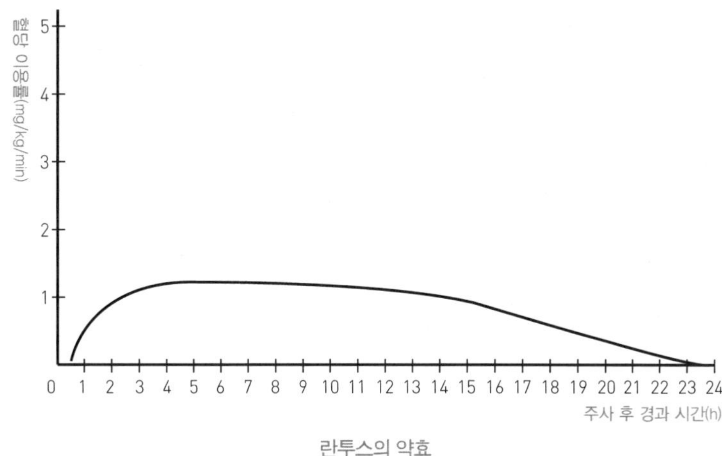

란투스의 약효

과를 보려면 이런 인간의 자연적인 반응과 거의 같은 정도로 인슐린 작용을 할 수 있는 요법을 선택해야 한다.

지속형 또는 장기 지속형 인슐린을 기저 인슐린으로 사용하는 다회요법은 생체리듬에 가장 적합한 인슐린 주사 요법이다. 이런 점에서 인슐린 펌프가 생체리듬에 적합한 점은 지속형 인슐린을 기저로 사용하는 다회요법 못지 않다. 두 가지 요법이 거의 같은 원리로 효과를 나타내지만, 우리 카페에는 인슐린 펌프를 쓰다가 란투스로 바꾼 케이스가 많다.

인슐린 펌프를 쓰면서 나타나는 여러 부작용 가운데 부차적인 것들 말고도 인슐린 특성 때문에 심한 저혈당을 자주 겪기 때문이다. 이론적인 면을 정밀하게 분석해 따져 들어가거나 실제 효과를 보아도 란투스와 초속효성 인슐린을 함께 쓸 때의 혈당 조절이 더 안정적이다. 이것은 초속효성 인슐린과 란투스의 약효가 발현되는 특성의 차이에서 비롯된다.

인슐린 펌프(인슐린 주입기)를 사용해 초속효성 인슐린을 지속적으로 주입하면 아무리 미세한 용량이라고 해도 수많은 인슐린 피크들의 연속이어서, 마치 자갈길을 지나갈 때처럼 혈당이 작은 폭으로 요동친다. 저혈당 수준도 란투스에 비해 상대적으로 심하다. 이것이 초속효성 인슐린의 한계다.

반면, 란투스는 인슐린 피크 없이 처음부터 끝까지 안정적이다. 란투스의 효과는 잘 포장된 평탄한 도로를 정속으로 주행하는 것과 같다. 인슐린 피크가 없다는 것이 저혈당이 일어나지 않는다는 뜻과는 다르지만, 인슐린 피크가 없으면 갑작스럽게 혈당이 떨어지는 일이 드물고 혈당이 어떻게 변해갈지 예측을 할 수 있다.

1형당뇨인의 인슐린 펌프 사용 효과는 인슐린 저항성을 가지고 있는 2형당뇨인들의 몸이 높은 혈당을 유지하려는 경향이 있는 상태에서 인슐린 펌프로 초속효성 인슐린을 주입하여 비교적 안정된 혈당을 유지하는 것과는 큰 차이가 있다. 만약 인슐린을 사용하는 2형당뇨인이 인슐린 저항성을 부르는 요인들을 찾아 없애면, 이 차이를 실감할 것이다.

인슐린 저항성이 있는 1형당뇨인은 많지 않을 뿐만 아니라 때로는 혈당을 올리는 기관들이 제대로 작동하지 않는 경우도 많아서, 저혈당을 심하게 겪는 것이다.

란투스로 바꿀 때의 용량 조절

인슐린 펌프에서 기저 인슐린으로 쓰던 초속효성 인슐린은 피크가 있고 약효가 강력하기 때문에 란투스로 바꿀 때는 기저 인슐린이 되는 란투스 용량을 인슐린 펌프에서의 하루 기초량보다 처음에 약 10~20%가량 더 늘리거나 같은 용량으로 조절을 시작해야 한다.

인슐린 펌프를 썼을 때 하루 기초량으로 몸무게 1kg당 0.5단위 이상을 썼다면 란투스로 바꿀 때 20%가량을 늘려서 조절을 시작할 수 있고, 몸무게 1kg당 0.5단위 이하를 썼다면 란투스로 바꿀 때 10%가량을 늘려서 조절을 시작한다.

식사 때나 간식 때 펌프로 주입하던 인슐린 용량은, 란투스를 쓸 때도 똑같은 초속효성 인슐린을 사용하기 때문에 같은 용량으로 하되, 란투스를 쓸 때는 식사 때만 초속효성 인슐린을 사용하는 것을 원칙으로 한다.

인슐린 펌프는 기저 인슐린으로 사용하는 초속효성 인슐린 용량이 적은 편이기 때문에 간식을 할 때 종종 인슐린을 주입해야 한다. 특히 인슐린 저항성이 있는 2형당뇨인은 인슐린을 추가로 주입해야 하는 경우가 많다.

그러나 란투스를 기저 인슐린으로 사용할 때는 식간에 저혈당을 미리 막는 차원에서 약간의 간식을 꼭 해줘야 한다. 물론 저혈당을 미리 막는 차원이기 때문에 많이 먹지 않는 한 추가 인슐린 투여는 필요 없다.

저녁에 맞던 란투스를 아침으로

생체리듬을 따르라

병원에서 란투스를 처방할 때 많은 의사들이 저녁에 맞는 것으로 처방해서 새벽에 저혈당으로 고통받는 1형당뇨인이 매우 많다. 란투스를 저녁에 맞는 것으로 처방받은 사람 가운데 카페에 새로 들어온 회원들이 있다. 이들에게 아침 시간으로 주사 시간을 바꾸라고 권하면 그 이유를 바로 이해하고 바로 바꾸는 사람이 있는가 하면, 어떤 사람들은 새벽에 저혈당으로 고생을 하면서도 의사가 처방했기 때문에 시간대를 옮기지 않다가 새벽에 저혈당을 계속 겪고 나서야 바꾸는 경우도 있다.

란투스를 쓰지 않다가 란투스로 인슐린을 바꾸는 경우에도 병원에서 저녁에 처방했다고 어떡하냐고 하는 사람이 있는가 하면, 카페에서 이미 충분히 이해하고 병원에 가서, 병원에서 저녁에 처방했는데 속으로는 웃으면서 '그거 아닌데' 하면서 "네" 하고 받아와서 아침에 맞는 현명한 사람도 있다.

란투스를 저녁에 맞으면 새벽마다 저혈당으로 고생하는데, 왜 의사들은 굳이 저녁에 맞으라고 처방하는 것일까?

알고 보니 어이없는 데 이유가 있었다. 란투스를 만든 사노피-아벤티스 사 측으로부터 란투스에 관한 연구 결과가 실린 자료를 받아보았다. 사노피-아벤티스 사에서 제공한 자료에는 란투스의 약효가 아침에 맞으나 낮에 맞으나 저녁에 맞으나 똑같은 것으로 나와 있었다. 거기다 뒤이어 저녁 때 투여했을 때만 유효하다고 표기하고 있었다. 이것은 일부 인슐린 저항성이 심한 2형당뇨인들에게는 유효할지 몰라도 1형당뇨인들에게는 결코 유효하지 않을 뿐만 아니라, 매우 심각한 결과를 낳는다.

문제는 제약회사에서 제공한 연구 결과 자료를 의사들이 무비판적으로 받아들이고 있다는 데서 심각해진다.

사노피-아벤티스 사 측의 약효에 대한 연구 결과가 틀린 것만은 아니다. 란투스는 언제 어느 시점에 맞으나 약효에는 당연히 변함이 없다. 그러나 사람 몸에서 나타나는 혈당에는 변화가 있다. 고려해야 할 것이라고는 오직 사람의 라이프 사이클이다. 사람의 활동을 고려하지 않고 함부로 약을 처방하면 똑같은 약이라도 역효과를 볼 수 있다. 생각해보라. 사람이 하루 8시간을 자는데, 밤에 자면서 무엇을 얼마나 먹겠는가? 먹는 것도 없이 뇌에서의 당 소비는 많아지고, 새벽녘에는 코티졸 분비가 줄어들어 혈당이 떨어지는 요인들이 많아지는데, 거기에다가 저녁에 인슐린을 맞게 되면 저혈당을 겪는 것은 어찌 보면 당연하다. 또 아침이 되면서 교감신경의 작용과 함께 코티졸 분비가 늘어나 혈당이 올라갈 뿐만 아니라, 새벽에 저혈당에 빠졌었다면, 저혈당에 대한 반동 현상으로 아드레날린이 분비되어 혈당은 더욱 올라간다. 새벽에 심한 저혈당이 일어난다면 생명에 지장이 있을 만큼 심각하게 위험하고, 심한 저혈당이 아니라 가벼운 저혈당이라면 아침에 코티졸 분비 증가와 저혈당에 대한 반동 현상으로 혈당은 오르게 된다.

란투스의 약효가 아무리 피크타임이 없다 해도, 저녁이나 밤에 맞으면 공복이 지속되는 새벽에 저혈당 상태로 향하는 것은 당연한 결과다.

의사들은 외국에서는 밤에도 란투스를 맞고, 심지어는 아침저녁으로 하루 두 번 맞는다고도 쉽게 말하지만, 이것은 하나는 알고 둘은 모르는 위험한 생각이다.

외국에서 인슐린을 그렇게 쓴다고 그것이 다 옳은 것은 아니다. 그렇다고 외국에서 모두 그렇게 하는 것도 아니다. 경험 많고 환자 우선으로 생각하는 선진국에서는 란투스를 맞고 있던 환자에게 의사가 먼저 언제 맞는지를 물어봐서 그대로 처방해준다.

이걸 생각해보자. 혈당이 정상인 사람이 심근경색이라든가, 동맥경화, 고혈압, 신장 질환 등 심각한 병에 왜 걸리는 것일까? 일부 무책임한 의사와 게으른 환자들이 생각하는 것처럼 혈당 하나만 잡기 위해 식이요법과 운동 없이 인슐린에만 의존한다면, 혈당을 어찌어찌 정상 범위로 유지한다 해도 합병증까지 막지는 못할 것이다. 인슐린이 혈관에 떠다니는 니코틴과 콜레스테롤까지 청소해주지는 않기 때문이다.

인슐린이 먼저 개발되고 그것을 먼저 사용하는 서양의 경우를 보자. 그들의 음식은, 특별하게 신경 쓰지 않는 한 한국 음식과 비교하면 매우 불량하다고 말할 수 있다. 고기와 기름진 음식, 인스턴트 식품과 가공식품을 주식으로 하는 그들에게 인슐린이 더 필요한 것은 사실이다. 많은 지방 섭취 때문에 높은 혈당이 지속되므로 저녁에 란투스가 필요하기도 할 것이다. 그러나 전통적인 한국 음식 환경에서 그럴 일은 매우 희박하다.

환자의 건강을 우선으로 생각하는 의사라면, 식단 개선에 대한 처방을 먼저 내리고 거기에 맞게 적절한 인슐린을 처방해야만 한다. 식단 개선에 대한 권고 없이 인슐린만 처방한다면 '어서 합병증에 걸리십시오' 하는 주문이나 다름없다. 식단을 개선해서 현미밥이나 잡곡밥을 먹고, 적절한 단백질이 들어간 반찬, 채소, 나물 위주의 한국 음식처럼 바꾼다면 란투스를 하루에 두 번씩 맞아야 할 이유도 없고, 저녁에 맞아야 할 일도 없다. 물론 합병증의 위험도 그만큼 감소한다.

의사들이 환자에게 인슐린을 처방할 때는 '내 몸 아니니 몰라' 하지 말고, 환자의 건강에 심각한 위협이 될 수 있다는 점을 기억해 란투스는 꼭 아침에 처방하기를 바란다.

란투스 주사 시간을 저녁에서 아침으로 바꾸는 방법

저녁에 란투스를 맞았다가, 주사 시간을 아침으로 변경하려면 다음과 같이 용량을 조절하여 시간대를 바꿀 수 있다.

시간대를 바꾸기 위한 첫날에는, 이날 저녁 식사에서만 단백질과 지방 섭취를 50%가량 줄이도록 한다. 이것은 이후 란투스 용량을 줄일 것에 대한 대비이다. 저녁 식단에서 단백질과 지방을 줄이면 섭취 칼로리가 혈당에 장시간 영향을 미치는 것을 줄일 수 있다.

저녁 식후의 혈당은 혈당 상태를 봐서 식전이나 식후에 초속효성 인슐린으로 조절하고, 간식은 혈당에 따라 섭취 여부를 결정하되, 내려가는 추세에 있는 140mg/dl 이하의 혈당에서만 주스 반 잔 내지 한 잔 정도의 간식만 한다. 저녁에 맞던 란투스 용량의 약 30%를 저녁에 맞도록 한다. 예를 들어, 저녁에 란투스를 20단위를 맞았었다면, 바꾸는 첫날 저녁에는 6단위만 맞는다.

다음날 아침에는 그동안 저녁에 맞던 란투스 용량의 80%를 투여한다. 20단위를 맞던 사람은 16단위를 맞으면 된다. 하루 동안 식전, 식간, 식후 혈당을 체크해서 저혈당에 대비하고, 혈당이 올라가고 있으면서 250mg/dl 이상일 때는 초속효성 인슐린으로 대처한다.

셋째 날 아침부터는 원래 맞던 용량 그대로 맞도록 한다. 원래 맞던 용량대로 란투스를 투여한 다음부터는 생활을 최대한 규칙적으로 하고, 다음날 아침 공복 혈당을 약 2일, 또는 3일 정도 지켜본 후 공복 혈당이 100~140mg/dl에 이를 때까지 란투스 용량을 증감하면 된다.

다른 기저 인슐린에서 장기 지속형 인슐린으로

규칙적인 생활이 우선이다

새로운 약, 새로운 기계가 등장할 때마다 보수적인 사람들은 기존의 것을 고수하려는 경향을 보이고, 어떤 사람들은 새로운 약이나 기계가 마치 모든 문제를 해결해줄 것처럼 호들갑을 떤다. 란투스가 처음 나왔을 때 어떤 사람들은 사용을 고려하지 않거나 어떤 사람들은 반신반의했고, 어떤 사람들은 란투스만이 정답인 것처럼 주장하기도 했다. 그러나 실제 사용하면서 인슐린으로는 무엇을 할 수 있는가를 확인했을 것이다.

사물에 대한 인식은 개인의 성향에 따라 차이가 있지만, 그 외에도 제약회사나 제조사의 마케팅과 광고의 영향이 커 보인다. 무조건 배격하거나 무비판적으로 마케팅에 휩쓸리기보다, 최신의 것이라고 무조건 좋은 것이 아니라 그것을 비판적으로 보고 현실을 고려하여 접근할 필요가 있다.

최근 기저 인슐린으로 새롭게 등장한 트레시바와 투제오는 신약답게 장점도 있지만, 1형당뇨인이 사용하기에는 단점도 함께 존재한다. 이 기저 인슐린을 사용하면 혈당 문제에서 벗어날 것이라는 기대는 일찌 감치 접어두는 것이 좋다. 1형당뇨인에게는 저혈당의 발현을 감소시켜 주지 못하는 장기 지속형 인슐린을 아침 고혈당 때문에 사용해야 하는 지는 선택의 문제다.

사노피-아벤티스의 투제오에 대한 소개 내용에는 투제오의 많은 장점들이 나열되어 있다. 그중에는 1형당뇨에는 해당되지 않거나 상관없는 것들도 있다. 이를 테면 체중에 대한 영향이 적다든지 심혈관계 질환에 대한 안전성에 대한 내용은 당뇨 전단계와 초기 2형당뇨인 대상의 임상 결과지 1형당뇨인에 대한 것은 아니다.

장기 지속형 인슐린은 사용에 있어서 편리한 점도 늘어났다. 란투스와 같은 단위일 때 투제오는 용액의 볼륨이 1/3로 줄었고, 기존 란투스 버튼을 누를 때보다 5배 적은 힘이 들며, 주사 후 기다리는 시간이 5초로 단축되었다.

장기 지속형 인슐린의 편리함으로 내세우는 주사 시간의 유연성은 눈에 띈다. 투제오는 약효 지속 시간이 36시간 이상으로 길기 때문에 꼭 정해진 시간이 아니어도 투여 시간을 유연하게 할 수 있다. 사노피-아벤티스에서 안내하는 바로는 앞서 주사한 시점에서 24시간 앞뒤로 3시간 사이에 주사할 수 있다. 이 점은 트레시바 또한 가지고 있는 장점 중의 하나다. 정해진 투여 시간 3시간 전이야 기존의 지속형 인슐린도 가능하다. 그런데 기저 인슐린의 주사 시간이 일정하게 정해진 투여 시간 3시간 후까지 가능하다는 것은 아침 고혈당에 대한 걱정을 줄이고 여유 있게 대처할 수 있는 유연성이다. 규칙적으로 생활하고 정해진 시간에 주사하는 것이 가장 좋으나, 휴일 아침에 늦잠을 자고 싶을 때 혈당을 포기하지 않고도 그것이 가능해졌다.

약효 지속 시간만 놓고 보면 매우 편리해졌다. 그러나 인슐린의 적은 용량에 민감하게 반응하는 1형당뇨인은 장기 지속형 인슐린을 사용할 때 전날 맞은 기저 인슐린과 당일 맞는 기저 인슐린의 약효가 겹치는 시간대에 대해서 충분히 고려해야 한다. 어느 날 평소보다 3시간 늦게 기저 인슐린을 맞았다가 다음날 평소처럼 정해진 시간에 주사를 맞는다면, 전날 3시간만큼 밀린 기저 인슐린의 약효는 약효가 끝나는 시점을 기준으로 보았을 때, 원래는 끝나는 시점에 가까워질수록 약효가 약해져야 하는데, 3시간 밀린 만큼 강한 약효를 유지한다. 그래서 다음날 정해진 시간에 기저 인슐린을 맞으면서 인슐린 약효가 더 강하게 작용한다는 것을 기억해야 한다. 이것을 잊고 있으면 영문도 모른 채 '갑작스런' 저혈당을 맞을 수 있다. 사실은 이때의 저혈당은 갑작스러운 게 아니라 인슐린 작용 곡선을 이해하면 예상할 수 있는 결과다. 그러므로 될수록 일정한 시간에 장기 지속형 인슐린을 맞는 것이 좋다.

다른 기저 인슐린에서 장기 지속형 인슐린으로 바꾸는 방법

중간형 인슐린이나 지속형 인슐린인 란투스, 레버미어 등을 기저 인슐린으로 사용하다가 트레시바나 투제오 같은 장기 지속형 인슐린으로 기저 인슐린을 바꾸는 방법은 비교적 간단하다. 중간형 인슐린인지 지속형 인슐린인지의 여부를 떠나서 하루 두 번 투여를 해왔는지, 하루 한 번 투여를 해왔는지에 따라서 장기 지속형 인슐린 용량을 결정한다.

먼저 인슐린을 처음 사용하는 경우에 장기 지속형 인슐린의 용량은, 몸무게 55~80kg을 기준으로, 몸무게 1kg당 0.2단위를 사용한다. 몸무게가 더 적게 나가거나 체지방 비율이 높은 경우에는 이보다 덜 사용하거나 더 사용할 수 있다.

기존에 중간형 인슐린이나 지속형 인슐린을 기저 인슐린으로 사용하면서 하루 한 번 주사했을 경우에는, 기존 기저 인슐린 용량과 같은 양으로 장기 지속형 인슐린 용량을 투여한다. 인슐린 종류를 바꾸어 사용할 때, 인슐린 제제의 특성 변화 및 환경 여건의 영향으로 용량이 처음부터 바로 들어맞지 않을 수도 있다. 장기 지속형 인슐린으로 변경하여 용량을 정할 때는 처음 2~3일 정도의 추이를 보고 1~2단위씩 용량을 증감할 것을 고려해야 한다.

기존에 중간형 인슐린, 또는 란투스나 레버미어를 하루 2회 사용한 경우, 장기 지속형 인슐린의 용량은 이전에 사용했던 기저 인슐린의 하루 총 용량의 80%를 장기 지속형 인슐린의 처음 용량으로 정하여 투여한다. 마찬가지로, 2~3일간의 혈당 추이를 보고 1~2단위씩 용량을 증감한다.

1형당뇨인이 장기 지속형 인슐린으로 기저 인슐린을 바꾸고 나서부터는 오전 시간 동안의 혈당을 1시간 간격으로 측정하여 저혈당 발생 여부를 확인해야 한다. 하루 전체의 혈당, 특히 식간, 공복 등의 혈당을 보고 기저 인슐린 용량의 가감을 결정하고, 주로 오전 시간에 저혈당이 있다면, 기존 기저 인슐린을 사용할 때 투여했던 초속효성 인슐린 용량을 오전에 줄이도록 한다.

인슐린은 그것을 쓰는 '사람'에게 달려 있다

성공적인 인슐린 치료에는 항상 전제가 따른다

혼합형 인슐린에서 중간형 인슐린으로, 속효성 인슐린에서 초속효성 인슐린으로, 중간형 인슐린에서 란투스로, 인슐린 펌프로 다른 기저 인슐린에서 장기 지속형 인슐린 등으로 인슐린 요법을 바꾸면 대부분의 사람들이 혈당이 순식간에 아주 많이 좋아지리라고 기대한다. 특히 인슐린 펌프 광고는 마치 당뇨를 완치시킬 것처럼 얘기하기 때문에 많은

1형당뇨인과 가족은 인슐린 펌프 하나면 모든 걸 해결할 수 있을 것이라고 기대한다.

물론 더 나은 인슐린 주사 요법으로 바꾸면 혈당을 조절하기에는 유리하지만, 거기에는 언제나 음식 관리와 꾸준한 운동 등 기본과 원칙에 충실해야 한다는 전제가 따른다. 혈당 유지에 관여하는 요소가 인슐린만이 아니기 때문이다.

인슐린 치료 방법은 다양하다. 인슐린 요법은 과거보다 현재 나오는 것들이 분명히 효과가 우수하다.

혼합형 인슐린과 중간형 인슐린을 하루 두 번 쓰는 요법은 권할 만하지 않으니 논외로 하고, 중간형 인슐린 하나로 조절하는 경우, 중간형 인슐린과 속효성 인슐린으로 조절하는 경우, 중간형 인슐린과 초속효성 인슐린으로 조절하는 경우, 지속형 인슐린과 초속효성 인슐린으로 조절하는 경우, 초속효성 인슐린이 들어간 인슐린 펌프로 조절하는 경우 등이 주로 쓰이는 인슐린 요법이다. 상대적으로 지속형 인슐린이 인슐린 펌프를 쓰는 것이 혈당 조절하는 데 훨씬 쉽다. 물론 둘 다 장단점이 있다.

지속형 인슐린을 쓰면 꼭 식사 때 초속효성 인슐린을 써야 하므로 주사 횟수가 많다는 부담감을 가질 수 있지만, 곧 익숙해지면 간편하고 혈당이 매우 안정적인 요법이다.

인슐린 펌프를 쓰면 다회요법 쓸 때처럼 수시로 인슐린을 주입한다는 것이 같지만, 주사 대신 기계를 달고 바늘을 항상 꽂고 있다는 점이 다르다. 인슐린 펌프는 다른 주사 요법에 비해 비용 부담이 크다는 것과 항상 바늘을 꽂고 있어야 한다는 점, 그래서 피부에 염증이 생길 수 있다는 점, 드물게 기계 이상으로 인슐린이 과다 주입이 되거나 라인이 막혀 인슐린 주입이 안 되는 경우도 있지만, 이런 점을 미리 알고 쓴다면, 혈당을 비교적 안정적으로 유지할 수 있는 요법이다.

그러나 중간형 인슐린이라든지 속효성 인슐린이라든지 초속효성 인슐린의 특성을 잘 알고 있다면 중간형 인슐린 하나만으로도 조절이 가능하다. 그러나 이것이 항상 가능한 것은 아니고, 1형당뇨 발병 초기에 췌장 기능이 완전히 상실되지 않은 상태에서 식사 조절과 운동, 인슐린 주사 시간과 양의 적절한 이용 등이 함께 이루어질 때 비로소 가능한 방법이다. 혈당을 아주 고르게 유지하기에는 한계가 있다.

무엇을 사용하는가보다 어떤 사람이 사용하는가가 중요하다

당뇨 유병 기간이 길어지면 길어질수록, 또 생활이 불규칙해질수록, 또 성장함에 따라 세상을 알고 커지는 심리적 부담감이 더해질수록 중간형 인슐린 하나만으로는 힘들어진다. 어느 누구라도 인슐린 요법만으로 당뇨 관리를 하는 사람은 없고, 누구도 가능하지 않은 얘기다. 꼭 필요한 것은 작은손 카페에서 늘 강조하는 대로 인슐린과 더불어 올바른 식사와 규칙적인 운동과 마음의 평화다.

이것은 당뇨가 아니어도 인간의 성숙과 관련된 이야기다. 바꾸어 생각해보면, 당뇨 발병은 삶을 어떻게 살아야 할지 알 수 있는 기회라고도 할 수 있다.

우리나라 교육을 생각해보았는가. 많은 이들이 학교 교육에 문제가 있다고 생각한다. 제도에도 문제가 있다. 여러 가지 문제, 분명히 있다.

《작고 단단한 행복》이라는 책을 쓴 작가 조은일은 한 잡지 인터뷰에서 이런 얘기를 했다. 다들 학교 교육과 제도 탓을 하면서도, 이웃에서 모두들 하니까 따라하는 게 도대체 말이 되느냐고. 왜 남 탓은 하면서 자기 자식 개성은 하나도 살려주지 못하냐고. 초등학교 다니는 어릴 때는 모두가 피아노 치면서 대학 가서, 가정 이루고서 피아노 치는 놈은 왜 없냐고. 나이 들어서도 하고 싶은 걸 하면서 즐기면서 살 수는 없냐고.

공공장소에서 난리 치는 애들을 보면 부모를 그대로 닮았음을 금방 알 수 있다. 교육 문제만 놓고 봐도 당장 성적 올리기에 급급하고 점수 잘 따오면 "아이고 내 자식"이라는 말이 절로 나오고 흐뭇해하는데, 결국 길게 보면 애가 커서 어찌 살아야 하는지도 모르는 지경에 이르러 애 인생은 사라지고, 부모도 애들 교육비 대느라고 뼈 빠지게 일만 해서 부모 인생도 사라지고 없더라는 얘기다.

여러분도 아이 혈당을 수시로 지켜보면서 속상할 때가 많지 않은가?

부모 입장이라면 아이 건강과 함께 놓치지 말아야 할 것이 아이를 사람 만드는 지고한 숙제 아닐까. 정말 건강을 생각한다면, 부모의 모범이 첫째일 것이다. 1형당뇨 가족에게는 그 모범 중에 중요한 것이 건강이란 무엇인지, 어떻게 해야 건강할지 공부해야 한다는 점이다.

인슐린으로 혈당 잡기에 급급하지 말라. 혈당 잡기로 치면 인슐린을 남용하기 쉬우니까 말이다. '누우면 죽고 걸으면 산다'고 하지 않던가. 내 경험으로는 그게 진실이다.

인슐린을 많이 쓰기는 쉽다. 반대로 손수 음식을 장만하고, 절제하면서 먹고, 규칙적으로 운동하는 건 어려울 수도 있다. 그 가치를 알기 전까지는. 먹고 싶은 것을 다 먹고, 힘들지 않으려고 운동 안 하거나 덜 하면서 인슐린으로 혈당을 유지하는 것이 삶의 질이 향상되는 길일까?

음식과 운동에 가장 큰 역점을 두지 않고 인슐린에 주로 의지해서 혈당을 유지하면 당장 어떤 일이 일어나지는 않는다. 하지만 점차 살이 찌고 체지방이 늘어나면서 콜레스테롤 수치도 올라가고 비만이 올 것이다. 결국 인슐린은 점점 더 많이 필요해지고 점차 혈관 합병증이 오기 시작한다. 그때가 되면 이미 늦은 것이 한두 가지가 아니다.

눈앞의 혈당에만 사로잡히면 장기적으로 보았을 때 더 중요한 건강을 놓치기 쉽다. 쉽고 편한 것이 오히려 건강에는 해롭다는 점을 기억하라. 도구는 사용하는 사람에 달려 있다. 도구는 도구일 뿐이다. 건강 관리는 사람이 하는 것이지 기계나 약이 하는 것이 아니다. 인슐린은 결코 똑똑하지 않다. 아무리 좋은 인슐린이라 해도 말이다. 그것은 쓰는 사람이 어떻게 쓰느냐에 달려 있는 문제일 뿐이다.

자전거 동호회에서 있었던 얘기다. 다른 분야에서도 마찬가지겠지만, 자전거 타는 사람들은 좋은 자전거를 보면 무지 탐낸다. 그래서 어떤 사람이 자전거를 비싼 돈 주고 업그레이드해야 할지 고민하는 말을 하니까 다른 이가 "자전거 업그레이드보다 엔진(심장과 다리)을 업그레이드해야지" 했단다. 그렇잖으면 3백만 원짜리 자전거 타고 십만 원짜리 철티비도 못 쫓아가서 헉헉댈 테니까.

5

인슐린의
오용과 남용

무지가 초래하는
위험한 시도

지방과 함께 잃게 되는 것

당뇨에 대해서, 혈당에 대해서, 인슐린에 대해서 물론 잘 모를 수 있다. 잘 모른다면 처방에 따르고 원칙이라도 지켜주면 덜 위험할 텐데 잘못 알고 있거나 지엽적인 지식만 습득해서 위험천만한 지경까지 가는 경우도 있다.

1형당뇨의 경험이 쌓이다 보면, 경험을 잘못해서든 잘못된 지식을 들어서든 자신의 몸을 상대로 위험한 시도를 하는 사람들이 있다. 십 대 이후로 특히 날씬한 몸매를 원하는 여성들이 관심을 크게 보이는 다이어트는 방법 중에는 건강에 치명적인 것들도 있다.

인슐린 주사가 필수인 1형당뇨인들 가운데, 아직 철없는 어떤 이들은 살을 빼기 위해 인슐린 주사를 자주 거르기도 한다. 인슐린 주사를 맞지 않고 고혈당이 되면 우리 몸에 에너지가 되는 당이 사용되지 못하고 다른 영양소들과 함께 소변으로 모두 빠져나간다. 삼투압성 이뇨작용으로 수분과 전해질이 빠져나가면 탈수 상태가 되고 지방 분해가 증가된다. 이렇게 되면 체중은 매우 빠른 시간 안에 빠지게 되고, 이 상태가 지속되면 피골이 상접한 모습까지 가는 건 시간 문제다.

이런 방법으로 체중이야 줄겠지만, 고혈당 상태가 지속되면 치명적인 합병증이 찾아오는 것은 순식간이다. 400~500mg/dl이 넘는 혈당을 방치하면 당뇨병성 케톤산혈증이 나타나 응급 상황이 된다. 고혈당으로 지방 분해가 야기되어 많은 지방산이 유리되고 유리된 지방산은 간에서 케톤체로 전이되어 케톤산혈증이 나타나는 것이다. 정도가 지나치면 혼수 상태에 빠지고, 응급 조치가 바로 필요하지만, 적절한 응급 조치를 하고도 환자의 5% 이상이 사망한다.

케톤산혈증과 같은 응급 상황 말고도, 정상적인 관리에서는 나타나지 않거나 몇십 년 후에나 찾아올 수 있는 합병증 발병도 고혈당 상태가 지속되거나 반복적으로 나타나면 급속하게 앞당겨진다. 300mg/dl 이상의 혈당이 30분 이상 지속되면, 혈관이 손상되기 시작하고 몸의 여기저기에서 염증 반응이 나타난다. 피부가 민감한 사람은 여드름 같은 화농이 생기고, 혈관 내에 떠다니는 당의 증가로 혈관 벽에 상처가 빠른 속도로 진행되면서 혈관이 막히거나 터질 수 있는 환경에 놓이게 된다.

고혈당 상태가 반복적으로 지속되면, 시력을 잃을 수 있는 당뇨망막이 빠르게 진행되고, 신장에 모여 있는 미세한 혈관들도 높은 농도의 당을 더 감당하지 못해 파괴되기 시작하여 마침내는 돌이킬 수 없는 지경에 이른다.

혈당이 높으면 살이 빠진다고만 아는 것은 반쪽 지식이다. 지식이 주인을 잘못 만나면 남에게는 폭력, 자기 몸에 대해서는 자학이 된다. 혈당이 높으면 살이 빠질 뿐만 아니라 내 몸도 망가진다는 것을 함께 알면 반쪽 지식보다 좀 더 아는 것이다.

왜곡된 방법을 쓰면서까지 쉽게 살을 빼려는 것은 미디어와 사회의 편견이 만들어낸 병든 가치관에 휩쓸리는 탓도 있지만, 그보다 더 근본적인 것은 그런 병든 가치관에 휩쓸릴 정도로 주체성도 갖지 못한 이들의 미성숙과 판단 능력 상실 때문이다.

섹시함을 바라는가? 그러나 세상 어떤 사람도 말라깽이에 피골이 상접한 병약한 모습을 보고 섹시함을 느끼지 않는다. 사람들에게 매력을 느끼게 하는 것은 건강한 육체가 발산하는 에너지다.

엉뚱한 인슐린을 쓰는 경우

혈당 조절에 불리하다면 약물 오용에 해당한다

처음에 1형당뇨인은 자신의 의지와 상관없이 인슐린을 처방받는다. 하지만 꼭 기억해야 할 것은, 인슐린은 단지 당뇨 전문가로 알려진 의사가 처방했다고 해서 1형당뇨인의 혈당을 안정시켜주지는 않는다는 사실이다. 모든 인슐린에 대한 사용 경험과 혈당 조절 사례들은 인슐린에도 분명히 혈당 조절에 유리한 것이 있고 불리한 것이 있음을 증명한다.

일반적으로 많이 처방되는 혼합형 인슐린과 중간형 인슐린의 하루 2회 주사 처방은, 하루 동안 변하는 혈당을 관찰해보면 나타나는 불안정한 혈당으로 혈당 조절에 얼마나 불리한지 금방 알 수 있다. 이 두 가지 경우 외에도 혈당 조절을 아예 힘들게 만들어버리는 인슐린 처방은 매우 많다.

1형당뇨인 스스로 경험하고, 의식하고, 공부해서 안다면 자신의 혈당을 안정적으로 유지하기에 유리한 인슐린을 처방해달라고 요구할 수 있지만, 그러기 전까지는 의사가 처방해준 인슐린 주사 요법을 그대로 시행하는 것이 현실이다. 의사가 처방해준 인슐린 주사 요법이 다행히 혈당 조절에 유리한 인슐린 요법이라면 상관없지만, 혈당 조절에 불리한 주사 요법이라면 그 피해는 고스란히 1형당뇨인 자신이 입을 수밖에 없다.

혈당 조절에 불리한 인슐린 주사 요법들은 1형당뇨인이 혈당을 조절하기 위해 들이는 피나는 노력을 무색케 한다. 인슐린과 혈당과의 관계를 알아서 1형당뇨인 스스로 인슐린 주사 요법과 용량을 조절할 수 있는 사람들을 제외하면 꽤 많은 1형당뇨인들이 처음에 받은 의사의 처방 그대로 몇 년이고 계속 사용한다. 이런 사람들은 오랜 기간 혈당 조절이 안 되고 있으면서도 의사가 처방했고, 의사는 1형당뇨는 원래 그렇다고 하니 인슐린 효과가 원래 그렇고 혈당이라는 것도 원래 그런 줄 알고 긴 세월 고생하다가 정말 10년 안에 합병증을 얻기도 한다.

혈당을 조절하는 데 불리한 인슐린 주사 요법들은 고혈당까지는 부분적으로 어떻게 막아보기는 하지만, 1형당뇨인을 저혈당에 무방비 상태로 내몬다. 저혈당과 고혈당의 반복은 사람을 금방 지치게 하며 장기적으로는 합병증을 빠른 시간 안에 부른다.

엉뚱한 인슐린을 사용해서 불규칙한 혈당 상태로 몇 년을 버티는 것을 두고 괜찮다고 말할 수 있는 사람이 아무도 없어야 하지 않을까. 문제는 그것을 괜찮다고 말하는 사람이 의사뿐이라는 사실이다. 지금 당장 어떻게 되지 않는다고 해서 괜찮다고 말하는 사람은 무책임한 사람이다. 불안정한 혈당 상태로 당장 어떻게 되지는 않지만, 그대로 몇 년의 시간이 지나면 의사들이 쉽게 확언하는 것처럼 합병증이 '반드시' 올 것이다. '5년, 10년, 20년 안에 반드시 합병증이 온다'고 말하기 전에 불안정한 혈당 상태를 일으키는 인슐린을 처방하지 않는 것이 순서가 아닐까.

인슐린
과다 사용의 위험

인슐린 양이 많아도 혈당이 올라갈 수 있다

혈당 조절을 잘한다고 하면서도 고르게 조절하지 못하는 경우를 보면 대개 인슐린을 불필요하게 많이 사용하는 경우다.

기본적으로 인슐린을 많이 쓰면 혈당이 내려간다고만 알고 있기 때문에 사람들은 흔히 혈당이 높으면 그것을 낮추려고 자꾸 인슐린 용량을 늘린다. 하지만 많은 인슐린 용량 가운데 실제로 우리 몸에서 혈당을 낮추기 위해 사용하는 양은 투여한 인슐린보다 적을 때가 많다.

인슐린 용량을 늘리면 혈당이 내려간다고만 아는 것은 절반의 진실이다. 인슐린 용량이 늘어나면 처음에는 분명히 혈당이 내려간다. 그러나 그 다음이 문제다. 우리 몸은 항상 균형 잡힌 상태를 유지하려고 한다. 그래서 혈당을 내리는 호르몬이 존재하는 것과 마찬가지로 혈당을 올리는 호르몬도 존재하는 것이다. 1형당뇨인의 췌장에서 혈당을 내리는 기능은 상실되었지만, 췌장의 한편에 있는 알파세포에서는 혈당을 급속도로 올리는 글루카곤이 나온다. 뇌하수체에서는 부신피질 자극 호르몬과 성장 호르몬이, 아드레날 외부 샘에서는 코티졸이, 아드레날 내부 샘에서는 아드레날린이 분비되어 혈당을 올린다.

인슐린 과다 사용으로 혈당이 내려가면, 우리 몸에서는 저혈당을 스트레스로 인식하고 스트레스 상황에서 벗어나기 위해서 혈당을 올리는 호르몬인 아드레날린과 코티졸을 분비해 간에 저장되어 있던 글리코겐을 글루코스 형태로 바꿔 혈액 내로 방출해 혈당을 올리는 것이다. 이것이 인슐린 용량이 불필요하게 많을 때 우리 몸에서 반복적으로 일어나는 현상이다. 흔히 '저혈당 반동 현상'이라고 말한다.

이러한 현상은 인슐린 용량이 많을 때뿐만 아니라, 운동을 지나치게

많이 해서 근육에서 당 소비가 많아져 혈당이 내려갔을 때도 똑같이 일
어난다.

단, 운동을 했을 때 나타나는 현상은 인슐린만 많이 맞았을 때와 다
른 결과를 보인다. 운동 중에 저혈당이 되었다가 다시 혈당이 올라갔다
고 해도 운동의 영향으로 운동 후 혈당이 많이 올라가지 않고 꾸준하게
유지되다가 저혈당이 되기 때문에 자칫 적정한 인슐린 용량을 찾기 어
렵다. 운동을 매일 하는 조건이라면 일정 선까지 용량을 줄여봐야 인슐
린의 적정 용량을 찾을 수 있다. 혈당이 유지되는 선까지 인슐린 용량
을 계속 줄여야 한다.

이 현상을 모르고 있으면, 인슐린을 많이 사용하고 저혈당이었다가
다시 혈당이 올라가는 과정을 못 보고 불필요하게 인슐린만 계속 사용
하게 된다.

인슐린 양이 많아 혈당이 올라가는 현상은 운동을 하지 않을 때 특히
더 심하다. 근육에서 소비할 수 있는 당이 소비되지 않은 채로 남아 있
기 때문이다. 그래서 운동으로 당을 소비하는 대신 혈당을 인슐린 주사
로 조절하려다 보면 높은 혈당을 내리기 위해 인슐린 용량은 점차 늘어
난다. 인슐린 용량이 많아지면서 종종 저혈당 반동 현상을 겪거나 저혈
당 반동 현상을 겪지 않고 혈당을 유지하는 경우 모두 인슐린의 역할로
에너지로 사용되고 남은 당은 고스란히 지방으로 저장된다.

그러므로 안정적으로 혈당을 유지하면서 자신에게 적정한 인슐린 용
량을 찾기 위해서는 되도록 단순한 형태의 인슐린 주사 요법을 시행하
는 것이 큰 도움이 된다. 중간형 인슐린을 아침저녁으로 맞았다면 저녁
중간형 인슐린을 완전히 빼버리는 것이 혈당을 안정적으로 조절할 수
있는 방법이다. 이것은 인슐린 작용의 특성이기도 하지만 이 이유 외에
도 인슐린 용량이 불필요하게 많기 때문이기도 하다.

저녁에 중간형 인슐린을 생략할 때는 아침에 투여하는 중간형 인슐

린 양을 늘려야 하는 사람도 있고, 아침 중간형 인슐린 용량을 종전 그대로 유지하는 사람도 있다. 저녁 중간형 인슐린을 빼고, 종전 아침 인슐린 용량을 그대로 적용하면서도 혈당이 유지되는 경우라면 더더욱 인슐린 용량이 많았던 경우다.

기저 인슐린을 아침에 한 번 쓰고 자신에게 적정한 용량을 찾을 때까지 혈당을 유지하는 선에서 인슐린 용량을 계속 줄여나가라.

더 좋은 방법은 인슐린 용량을 줄이기에 앞서 속효성 인슐린을 초속효성 인슐린으로 바꾸고, 기저 인슐린으로 중간형 인슐린 대신 지속형 인슐린, 또는 장기 지속형 인슐린을 사용하는 것이다.

피크타임의 또 다른 의미

지금까지 인슐린의 주사 단위를 기준으로 한 인슐린 과다 사용에 대해 말했다면, 이번에는 또 다른 과다 사용의 경우를 살펴보고자 한다. 바로 피크타임에 대한 얘기다.

이제는 많은 이들이 란투스를 기저 인슐린으로 사용하고 있는데, 아직도 많은 이들이 중간형 인슐린이나 속효성 인슐린으로 고생하고 있다. 지속형 인슐린인 란투스의 출현으로 예측 가능하고 안정적으로 혈당을 관리하는 것이 좀 더 수월해졌다. 이제는 트레시바, 투제오 등의 장기 지속형 인슐린이 개발되어 아침 고혈당을 줄이고 더욱 안정적인 혈당 관리를 기대할 수 있게 되었다.

그러나 여전히 혼합형 인슐린 또는 중간형 인슐린을 처방받는 경우가 많아 이들 인슐린에 어떤 문제가 있는지를 좀 더 자세히 살펴보려 한다. 란투스와 레버미어, 트레시바와 투제오는 주사 후 점점 약효가 강해지면서 완만한 약효 곡선을 그리며 24시간 내외에서 36시간, 42시간까지 약효가 지속된다. 처음 주사 후 약효가 강해지다가 마지막에 점점 약효가 약해지기는 해도 눈에 띄는 피크타임이 존재한다고 말하기 어려우므로 이 자리에서는 이들 지속형 인슐린과 장기 지속형 인슐린을 제외한, 중간형 인슐린과 속효성 인슐린, 초속효성 인슐린의 피크타임에 대해서 다루겠다.

아직도 중간형 인슐린이나 속효성 인슐린을 사용하고 있다면 이제부터 설명하는 내용을 읽고 왜 인슐린을 바꾸고 올바른 인슐린 요법을 실시해야 하는지 이해하고 실천했으면 좋겠다. 지속형 인슐린이나 장기 지속형 인슐린과 초속효성 인슐린을 사용하고 있거나 사용할 예정이라면, 그게 좋다고 해서 사용하지 말고, 중간형 인슐린이나 속효성 인슐린이 왜 좋지 않은지, 지속형 또는 장기 지속형 인슐린과 초속효성 인슐린을 왜 사용해야 하는지 정확하게 알고 사용하면 혈당 관리를 훨씬 더 잘할 수 있다. 지속형 또는 장기 지속형 인슐린으로 바꾼다고 해서 무조건 혈당 관리가 되는 것은 아니다. 알고 사용해야 한다.

일반적으로 알고 있는 인슐린 제제의 피크타임이 갖는 첫 번째 의미는 일정 시간 약효가 강하게 작용한다는 것이다. 기저 인슐린과 함께 가장 많이 사용하는 초속효성 인슐린은 주사 후 5~15분 이내에 작용을 시작해서 주사 후 약 1시간가량 경과해서 약효가 강하게 발휘되는 피크타임이 시작되어 약 1~2시간 피크타임이 이어진다. 그로부터 시간이 지나 주사 후 약 4시간가량 지나면 약효가 소멸된다. 주사량과 기타 요인들에 따라 약효 시간에는 약간의 차이가 있을 수 있다.

과거에 사용했던 속효성 인슐린은 주사 후 30분 내지 1시간이 지나면서 약효가 나타나기 시작해서 주사 후 약 2시간부터 4시간 사이에 약효가 가장 강하게 나타나는 피크타임이 있다. 초속효성 인슐린의 피크타임에 비하면 최소한 두 배 이상의 피크타임이다.

중간형 인슐린은 주사 후 1시간가량부터 약효가 나타나기 시작해서 대략 주사 후 6~12시간 사이에 피크타임이 나타난다.

약효가 강하게 나타난다는 것은 체내에서의 인슐린 농도가 높아진다는 것을 뜻한다. 피크타임일 때, 실제 체내에서의 인슐린 농도는 상대적으로 높아진다.

인슐린 약효 시간과 피크타임에 대한 이해를 돕기 위해 설명을 덧붙여본다. 인슐린이라는 호르몬은 하나지만, 주사 제제로 만들어진 인슐린은 종류가 다양하다. 그러나 피크타임이 있는 초속효성 인슐린이나 속효성 인슐린, 중간형 인슐린은 서로 많이 다른 인슐린인 것 같지만, 기본은 속효성 인슐린에서 출발한다.

속효성 인슐린을 피하에 주사하게 되면 다음의 그림처럼 피하지방에서 육중합체hexamer를 형성하고, 시간이 지남에 따라 이중합체dimer, 모노머monomer의 인슐린 단일체의 형태가 되어서야 비로소 모세혈관을 통해서 빠르게 확산되어 혈액을 타고 표적기관인 간, 지방, 근육 등으로 이동하여 인슐린으로 작용하게 된다.

초속효성 인슐린의 경우, 피하주사시 모세혈관을 통해 확산되는 속도를 빠르게 하기 위해서 속효성 인슐린의 분자구조에서 인슐린으로 작용하는 부위는 그대로 두고 분자 간 결합력을 결정하는 부위의 아미노산을 치환하여 피하주사시 분자 간 결합력을 약화시켜 주사하는 즉

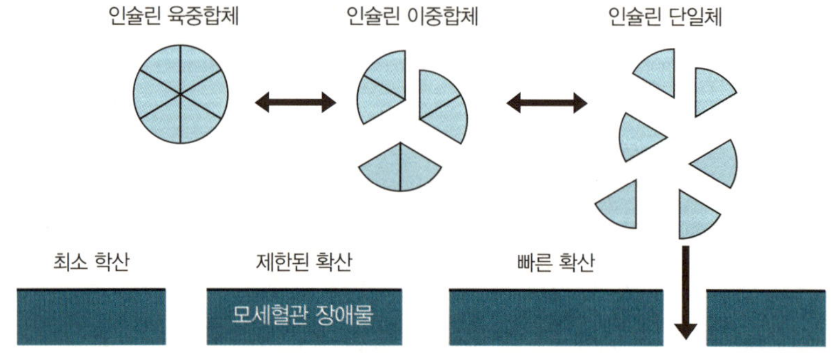

인슐린 확산

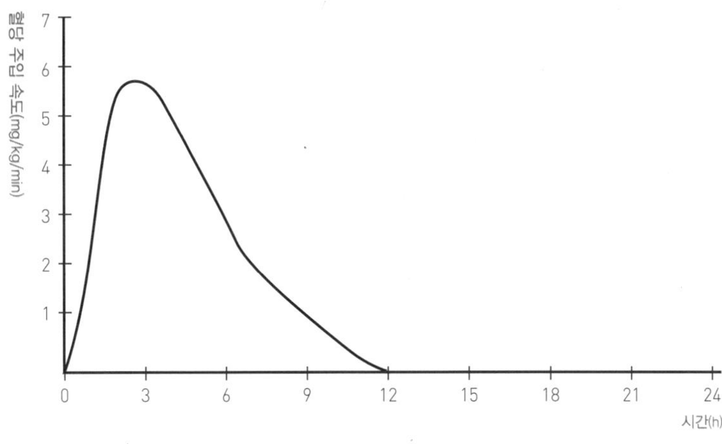

속효성 인슐린 피크타임: 2~4시간

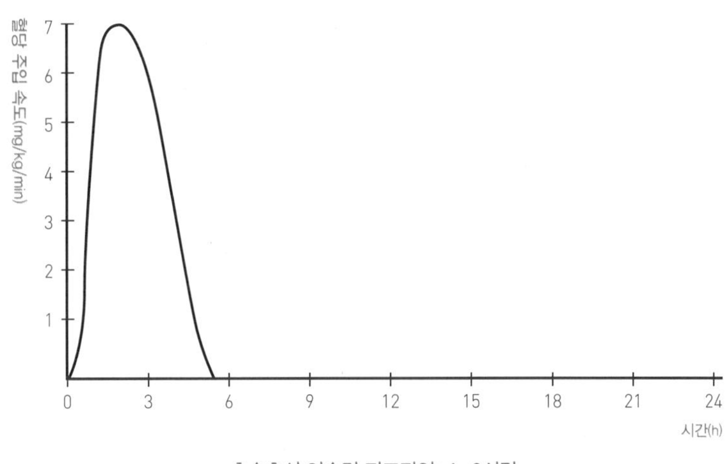

초속휴성 인슐린 피크타임: 1~2시간

시 모노머 형태로 모세혈관을 통한 확산을 빠르게 하여 흡수시간과 작용시간을 조정한 제제다.

중간형 인슐린NPH은, 속효성 인슐린에 neutral protamine hagedon 이라는 단백질을 결합시켜 피하주사시 확산되는 속도를 속효성 인슐린 보다 늦어지도록 조정한 제제다.

즉, 속효성 인슐린에서 아미노산을 치환하거나 특정 단백질을 결합시켜 피하주사를 했을 때 피크타임을 조정하고 약효 지속시간을 조정하게 되는 것이다. 그러나 그 차이는 매우 큰 결과를 낳는다.

이상 설명한 것은 피하주사일 때만 유효한 약효다. 이것이 피하주사가 아니라 정맥주사가 되면 얘기가 달라진다. 이들 인슐린들의 1단위가 체내에 흡수되어 나타나는 활성은 같은 기본 원리이므로, 응급상황에서 인슐린을 정맥주사할 때, 속효성 인슐린 10단위와 초속효성 인슐린 10단위를 피하주사가 아닌 정맥으로 투여하였을 경우, 두 인슐린이 나타내는 작용발현 시간과 효과는 같다.

따라서 응급상황에서는 정맥주사를 하게 되는데, 이때 피하주사할 때의 과정을 거치지 않으므로, 속효성 인슐린을 사용하든 초속효성 인슐린을 사용하든 똑같은 효과가 나타나게 된다. 즉, 정맥 투여시 즉시 효과가 나타나고, 곧바로 최대 피크에 도달하며, 체내에서 급격히 대사되기 때문에 약효가 빨리 사라진다.

초속효성 인슐린의 하나인 애피드라를 가지고 피하주사 했을 때와 정맥주사 했을 때를 비교한 임상 논문 자료를 보면 아래 그래프와 같이

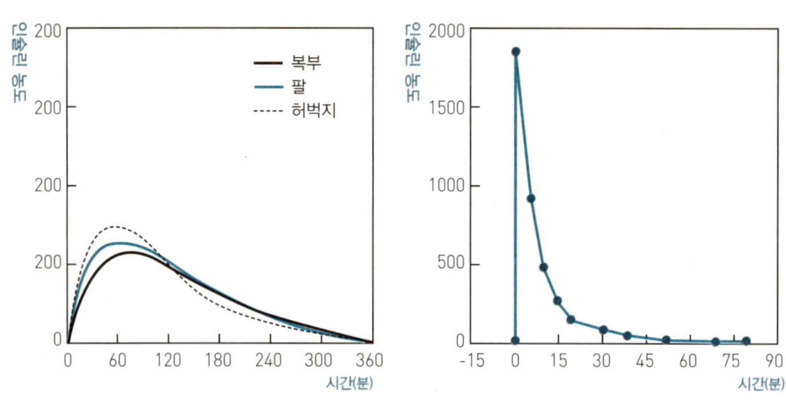

초속효성 인슐린 농도 변화

인슐린 농도 변화가 어떻게 변하는지 이해할 수 있다.

왼쪽 그림이 애피드라 피하주사시 인슐린 농도-시간 그래프이고, 오른쪽 그림이 애피드라 정맥주사시 인슐린 농도-시간 그래프다.

여기까지는 학계에 이미 다 알려진 내용이다. 그러나 인슐린 주사를 매일 맞는 입장에서 우리는 우리 몸에서 느끼고 몸이 말하는 바에 귀기울여보면 피크타임이라고 하는 것이 단지 인슐린 농도가 높아져 약효가 강하게 나타나는 것이 전부가 아님을 알게 된다. 인슐린 치료 실제에 관한 얘기다. 일정 시간 약효가 강하게 작용한다는 것의 또 다른 의미는 피크타임 동안, 주사된 단위수보다 인슐린 용량이 실제로는 훨씬 많아진다는 점이다.

우리가 보는 인슐린 약효 그래프는 단지 하나의 곡선이 아니다. 인슐린의 실제 약효는 곡선 아래 부분을 모두 차지하고 있는 전체 면적이다. 이 면적은 다시 말하면 인슐린의 용량을 나타낸다.

이를 속효성 인슐린과 초속효성 인슐린을 비교하여 설명하면 그 차이는 더욱 확연해진다. 같은 단위의 인슐린을 피하주사했을 때 속효성 인슐린은 초속효성 인슐린에 비해 훨씬 더 많은 양을 맞는 것과 같다.

예를 들어 속효성 인슐린 5단위와 초속효성 인슐린 5단위는 똑같은 단위 같지만, 그래프를 통해서 그 면적을 살펴보면 속효성 인슐린은 초속효성 인슐린보다 피크타임두 2배 이상 길고 약효 지속시간두 2배 가까이 길어서 곡선 아래에 차지하는 면적은 속효성 인슐린이 훨씬 크게 나타난다. 이것을 좀 더 이해하기 쉽게 단순하게 같은 단위를 정사각형 면적으로 계산해보면, 속효성 인슐린이 초속효성 인슐린에 비해 피크타임이나 시간이 2배 이상 많다고 해서 같은 5단위일 때 속효성 인슐린이 초속효성 인슐린보다 10단위만큼 많은 것이 아니라, 면적으로는 초속효성 인슐린이 5×5=25단위일 때, 속효성 인슐린은 늘어나는 약효시간과 피크타임만큼, 즉 10×10=100단위만큼 많아지는 것이다.

그러나 실제로 우리 몸에서 작용하는 것은 단순하게 평면상의 면적이 아니라 입체적으로 작용한다. 면적이 부피가 되면 그 차이는 더욱 커진다. 또한 여기에서 그치지 않고 인슐린이 체내에서 단독으로 작용하는 것이 아니라 다른 호르몬들과 유기적으로 작용을 하기 때문에 인슐린 제제의 피크타임이 길고 작용시간이 길어지면 우리 몸에서 불필요하게 항인슐린 호르몬들이 중노동을 하게 되고, 이것이 지속되면 끝내 감당 못하는 결과를 초래하게 되는 것이다.

마찬가지로 중간형 인슐린의 피크타임은 훨씬 길고 작용 시간도 하루이기 때문에, 우리 몸에서 받아들이기로는 같은 단위의 초속효성 인슐린은 물론 속효성 인슐린에 비해 훨씬 많은 양이 된다. 작용시간이 비슷한 란투스와 비교해도 마찬가지다. 같은 단위의 인슐린이라고 하더라도 중간형 인슐린은 란투스에 비해서 몇 배나 많은 인슐린을 사용하게 되는 것이다.

그래서 훨씬 많은 인슐린을 사용하면서도 다른 호르몬들에 영향을 크게 미치기 때문에 혈당 조절이 어렵고, 우리 몸도 감당하기 어려워지는 것이다. 또한 중간형 인슐린과 속효성 인슐린을 사용하면 저혈당 발현 빈도가 높고 저혈당 수준도 란투스와 초속효성 인슐린을 사용할 때에 비해서 엄청나게 빠르고 심각하게 나타나는 것이다.

2형당뇨든 1형당뇨 초기든 중간형 인슐린과 속효성 인슐린을 사용하면서 혈당 조절이 된다고 말하는 것은, 건강한 방법으로 혈당을 관리하는 경우 외에는, 아직 기능하고 있는 췌장에서 생산되는 인슐린의 분비 조절 기능과 과기능하고 있는 항인슐린 호르몬의 영향으로 만들어지는 것이지 정상적으로 혈당 조절이 잘되는 것이 결코 아니다.

1형당뇨인의 실제가 이런데도 불구하고, 여전히 중간형 인슐린을 하루 두 번 맞도록 처방하고, 속효성 인슐린을 고집하며 그것도 모자라 혼합형 인슐린을 처방하는 의사들은 정말이지 스스로 자격에 대해 물어야 한다.

결론적으로, 피크타임은 약효가 강하게 나타나는 시간을 의미할 뿐만 아니라, 같은 단위의 인슐린이라 하더라도 피크타임이 긴 인슐린은 피크타임이 짧은 인슐린에 비해서 몇 배나 많은 인슐린을 사용하는 셈이라는 점을 꼭 기억하기 바란다.

인슐린 남용과 과다 사용의 위험

저혈당을 수시로 겪고도 인슐린 요법이나 용량을 안 바꾸고, 처방 그대로를 착실하게 지키는 사람들이 있다. 혈당 조절에 유리한 인슐린 주사 요법을 선택하고 혈당 상태에 따라 인슐린 용량을 조절하는 것은 인슐린 주사 관리의 기본이다. 카페에서 활동하는 사람들 가운데 혈당을 적극적으로 조절하려는 사람들은 모두 이 기본 관리를 실천하고 있다.

기본이라고 말할 수 있는 만큼 그 필요성만 인식하면 이는 그리 어려운 일이 아니다. 정작 더 큰 문제는 스스로 인슐린 치료 관리를 하면서 의도적으로 인슐린을 오용하거나 남용한다는 데 있다.

어떤 아이들은 음식을 더 먹기 위해서, 또는 먹고 싶은 것을 먹기 위해서 차려진 음식을 먹지 않거나 인슐린 주사를 더 맞아서 일부러 저혈당을 만들기도 한다. 또 어떤 사람들은 마음껏 먹고 나서 인슐린으로 해결하면 된다고 생각한다.

인슐린을 과다 사용하는 경우는 규칙적인 생활에 적응하지 못하거나 음식의 유혹에 못 이기거나 심각한 합병증에 대한 인식이 부족하거나 하는 등의 습관, 심리, 인식의 문제를 동시에 안고 있다.

인슐린 과다 사용의 부작용은 심각하다. 단기적으로는 저혈당 노출이 그만큼 많아지는 데서부터 장기적으로는 비만, 합병증, 암 발생 등에 이르기까지 다양하다.

저혈당 증상은 사람에 따라 약간의 차이는 있지만, 가볍게는 혈당이

90~80mg/dl 근처까지 내려가면 배고픈 증상이 나타나고, 70mg/dl대에 이르면 뇌에 당 부족 현상이 일어나면서 혈당을 올리는 기관에서 항인슐린 호르몬들이 나와 혈당을 올린다. 인슐린 저항성이 있거나 간에 저장된 글리코겐이 많거나 체지방이 많은 경우, 혈당이 90mg/dl 근처에서 저혈당 반동 현상이 나타날 수도 있다.

항인슐린 호르몬들의 작용이 듣지 않을 만큼 인슐린 주사 용량이 많아 혈당이 60mg/dl대에 이르면 스트레스 현상이 심해지고 자율신경으로부터 경고 증상이 나타나 식은땀이 나고, 가슴이 뛰고, 떨리고, 배가 고프고, 불안해진다. 혈당이 55mg/dl 정도에 이르면 심한 뇌신경장애가 나타나고, 시력에 문제가 생겨 사물을 분간하기 힘들고, 초점이 흐려지고, 집중력이 떨어지고, 정신이 혼미해져 말도 제대로 하기 힘들어진다. 혈당이 40mg/dl 이하가 되면 기운을 잃고 잠에 빠지게 되고, 30mg/dl 이하로 떨어지면 혼수 상태에 이르며 20mg/dl 이하로 떨어지면 간질과 비슷한 상태를 보이고, 이 상태가 지속되면 영구적인 뇌 손상을 입거나 심장이 멈추거나 사망하기도 한다.

마음껏 먹고 인슐린 주사로 해결하는 사람들은 인슐린 사용에 좀 더 신중할 필요가 있다. 고칼로리와 당분이 많은 음식을 먹고 인슐린 주사로 혈당을 유지하게 되면, 신체 활동으로 소모되지 않고 남은 혈당이 인슐린에 의해 모두 지방으로 바뀌어 저장되면서 결국 비만이 된다. 이 과정이 지속적으로 반복되면 고지혈증이 생기고, 고지혈증은 고혈압과 동맥경화를 부르며, 그것은 결국 심장병, 뇌졸중의 원인이 된다.

이 진행을 막는 방법은 인슐린에 대한 의존을 줄이고 식단을 개선하고 몸을 움직이는 방법밖에 없다.

모든 호르몬은 인체 내 모든 장기들이 서로 조화하면서 정상적으로 활동할 수 있도록 항상 일정한 상태를 유지하도록 돕는다. 그래서 병이 나지 않은 한, 호르몬은 적게 분비되어야 할 때 적게 분비되고 많이 필요할 때 많이 분비된다. 호르몬이 필요와 달리 모자라거나 넘칠 때마다 항상 건강에 이상이 생긴다. 어렸을 때는 많이 분비되던 호르몬이 나이 들어 줄어드는 것도 자연스러운 노화의 신호일 뿐, 주사 등으로 호르몬을 일부러 늘리게 되면 심각한 부작용을 겪는다. 치료 목적이 아닌 한 호르몬은 함부로 사용해서는 안 되는 것이다.

예를 들면, 호르몬 가운데 디하이드로에피안드로스테론DHEA은 나이가 들어감에 따라 점차 줄어든다. DHEA는 성 호르몬의 전구 물질로, 부신에서 분비되어 여성 호르몬인 에스트로겐과 남성 호르몬인 테스토스테론으로 전환된다. 나이 들어서 생기는 DHEA의 감소는 이상 증상이 아니라 자연스러운 노화의 신호일 뿐이다. 그런데 어떤 사람들은 노화를 막겠다는 욕심으로 DHEA를 인위적으로 조절하려고 한다. 남성에게는 활성도가 강한 테스토스테론으로, 여성에게는 에스트로겐으로 바뀌는 DHEA는 남성의 전립선암과 여성의 유방암을 일으킬 위험이 있다.

마찬가지로 치료 목적으로 사용하는 인슐린도 지나치게 사용하면 심각한 부작용을 낳을 수 있다. 인슐린 사용은 잘못 사용하면 단순히 혈당만의 문제에서 그치지 않는다.

인슐린을 사용하는 모든 1형당뇨인에게 달가운 소식은 아니지만, 인슐린의 과다 사용이 암세포의 생장을 촉진한다는 연구 결과도 있다. 의학자들 사이에서는 '인슐린은 종양세포의 비료'라는 주장이 정설로 받아들여지고 있다.

리처드 헬러는 자신의 저서 《탄수화물에 중독된 아이들Carbohydrate Addicted Kids》에서 고인슐린증과 암세포의 연관성에 관한 연구 논문들을 소개하며 일반인들의 다량의 당분 섭취가 인슐린을 과다하게 분비하게 하고 이 고인슐린증이 암세포의 생장을 촉진한다고 설명하고 있다.

국제암연구회장인 이탈리아의 실비아 프란체스카 박사팀은 의학전문지 〈랜싯Lancet〉에 과도한 당분이 함유된 음식 섭취가 암세포의 생장을 촉진한다는 연구 결과를 발표했는데, 과량의 당 함유 식품이 고인슐린증을 유발하기 때문이라는 것이다. 이것만 보면 인슐린보다는 불량식품 자체가 안고 있는 문제가 암을 유발하는 근본적인 원인인 것처럼 보인다. 물론 식품에 함유된 각종 유해 첨가물들의 영향도 무시할 수 없다.

그러나 텍사스 대학 암센터의 스테펜 허스팅 박사팀이 동물 실험을 통해서 인슐린 주사에 의해 유방암세포의 생장이 크게 항진되는 현상을 확인했다고 발표했는데, 이 내용을 그대로 받아들인다면 우리 몸에서 불필요하게 넘쳐나는 인슐린이 암세포의 생장에 관여한다는 학설과 연구 결과를 도외시하기는 어려울 것 같다.

인슐린을 과도하게 사용했을 때 나타날 수 있는 부작용이 이 정도로 심각하다면, 인슐린 주사를 매일 맞아야 하는 1형당뇨인 가운데는 인슐린 주사 자체에 대해 걱정하는 사람도 있을 것이다. 그러나 이런 부작용들은 일반인에게서는 과도하고도 무절제한 음식 섭취 때문에 나타날 수 있는 현상이고, 1형당뇨인에게는 인슐린 주사만 믿고 함부로 먹어대다가 장기간 인슐린을 남용한 결과로 나타날 수 있는 현상이다. 그래서 1형당뇨인은 인슐린 주사 사용에 더욱 신중을 기해야 하는 것이다. 무엇이든 지나치면 탈이 나는 법이다.

1형당뇨인의
인슐린 저항성

2형당뇨와 인슐린 저항성

당뇨는 2형당뇨든 1형당뇨든 원인은 다르지만, 치료 방법에는 생활 습관을 바로잡아야 한다는 공통점이 있다.

2형당뇨를 생활습관병이라고 하는 데는 타당한 이유가 있다. 생활 습관은 다름 아니라, 매일의 식생활과 매일의 활동이다. 매일의 식생활과 신체 활동이 정상적으로 이루어지지 않으면 병이 생기는 것이다. 1형당뇨는 비록 생활 습관으로 인해 생긴 것은 아니지만, 잘 관리하려면 규칙적인 생활 습관이 충분히 뒷받침되어야 한다.

섭생과 운동은 병행되어야 정상인데, 그중에서도 섭생은 운동보다 앞서는 근본이다. 건강한 사람들에게 췌장은 몸 안에 들어오는 음식물에 직접적으로 반응하기 때문이다.

모든 당뇨병은 췌장 이상에서 오는 병이다. 췌장은 인슐린 호르몬을 분비하는 장기다. 인슐린은 당분이 체내에 들어오면 분비된다. 그런데 당분이 너무 많이 들어오면 췌장에서 인슐린을 그만큼 많이 분비해야 한다. 다시 말해 췌장의 노동 강도가 세지는 것이다. 지속적으로 당분이 체내에 과다하게 들어오면 췌장은 혹사당하는 꼴이 된다.

췌장에도 휴식이 필요하다. 그런데 고된 시간이 지속되면 췌장이 병들게 된다. 병든 췌장은 인슐린 분비를 제때 하지 못한다. 이것이 일반적인 당뇨병의 시작이다. 췌장의 인슐린 분비 능력을 가늠하는 C-펩타이드 수치가 떨어지고 상대적으로 혈당과 당화혈색소 수치가 오르게 된다. 참고로, 다른 경우지만 과로와 같이 몸에 무리되는 상태가 되어도 C-펩타이드 수치가 떨어지기도 한다.

시작 단계에 있는 사람들은 췌장을 조금만 쉬게 해주어도 정상 회복이 빠르다. 중요한 것은 췌장을 쉬게 하는 방법이다. 췌장이 약하기 때문에 췌장의 역할을 나누어서 해줄 그 무언가가 필요한데, 그것이 바로 올바른 음식 섭취와 운동이다.

2형당뇨 초기 단계에 있는 사람 가운데 어떤 사람은 혈당이 높아서 인슐린 주사를 맞다가 나름대로 생각이 있어서 주사를 맞지 않았더니 혈당이 다시 정상으로 돌아왔다면서, 인슐린 주사가 몸의 자생력을 떨어뜨리는 것 아니냐고 묻기도 하는데, 그것은 아니다. 이런 경우는 정확히 2형당뇨이고, 그 사람의 생활 습관 중에 평소 음식 섭취에 문제가 있었던 것으로 보인다. 다만 약한 췌장이 무리를 하고 있을 때, 인슐린 주사로 인슐린을 보충해주어서 췌장이 잠시 무리를 하지 않을 수 있었던 것이고, 동시에 혈당 조절을 위해 생활에 주의를 기울였기 때문에 일시적으로 정상 범위로 혈당이 유지된 것이다. 그러나 이런 사람들도 생활이 흐트러지면 또다시 약한 췌장이 무리를 하게 되고 당뇨는 계속 진행된다.

오랜 기간 주사를 계속 맞아온 사람도 엄격하고 꾸준하게 관리하면 주사량은 줄어든다. 이런 현상은 인슐린이 중독성이 있는 약물이 아니라는 증거다. 중독성이 있다면 갈수록 주사량이 늘어날 텐데 말이다. 그런데 갈수록 주사량이 늘어나는 것과 연관해서, 종종 사람들은 인슐린 저항성이 인슐린 주사량이 늘어나기 때문에 생기는 게 아니냐고 의문을 제기한다.

C-펩타이드 수치는 정상인데 인슐린을 맞아요?

인슐린 저항성은 2형당뇨의 주요 발병 원인으로 알려져 있지만, 발병 후 2형당뇨와 1형당뇨 모두에게 나타날 수 있는 현상이다. 인슐린 저항성에 대해 사람들이 오해하고 있는 부분이 있다. 인슐린 주사를 맞으면 인슐린 저항성이 생긴다고 생각한다는 점이다. 물론 인슐린 주사를 많이 맞으면 인슐린 저항성이 생길 수 있다.

특히 인슐린 저항성을 가진 2형당뇨인은 인슐린 주사를 함부로 사용하다가는 심장병으로 사망할 수도 있다. 2형당뇨의 두 가지 원인인 인슐린 저항성과 인슐린 분비 결함 가운데 우리나라 2형당뇨인의 70%가 인슐린 저항성을 겪고 있다. 최근에는 공격적인 인슐린 요법이라고 해서 인슐린 투여를 통해 췌장의 휴식을 돕는다는 그럴 듯한 이유를 들어

2형당뇨인에게 정밀 진단 없이 인슐린 주사를 맞게 하거나 인슐린 펌프를 착용하게 하는데, 인슐린 저항성을 겪고 있는 2형당뇨인이 인슐린 주사를 함부로 사용하면 혈중 인슐린 농도가 더 높아져 결과적으로 인슐린 저항성만 더 키우는 셈이다. 인슐린 저항성의 증가는 관상동맥 질환 등 심장병을 유발하는 직접적인 위험인자로 작용해 심장병을 일으킬 확률이 높아진다.

인슐린 주사와 인슐린 저항성에 대해서는 좀 더 엄밀하게 관찰해볼 필요가 있다. 인슐린 저항성은 인슐린 주사를 많이 맞아서라기보다 인슐린이 많이 필요할 수밖에 없는 환경에 놓여 있는 것이 더 앞선 원인이라고 하는 것이 더 정확하며 근본적인 해결책을 제시하는 길이 될 것이다.

인슐린 주사를 왜 많이 맞아야 할까. 단순 칼로리를 오버해도 인슐린을 많이 맞아야 하지만, 정크푸드, 중국 음식 같은 고열량 음식, 인스턴트 식품 등을 섭취하면 자연식을 많었을 때 요구되는 인슐린 양보다 훨씬 많은 양의 인슐린을 필요로 한다. 담배를 피워도 인슐린 요구량은 늘어난다.

이 상황에 놓이게 되면 당뇨병을 가진 사람들은 인슐린 저항성을 체감하게 된다. 심지어 어떤 1형당뇨인은, "이제는 더 이상 인슐린 주사가 몸에 들질 않나 봐요" 하고 하소연하기도 하고, 어떤 2형당뇨인은 "운동을 이렇게 열심히 하는데도 저는 인슐린 저항성 때문에 혈당도 잘 안 내려가고, 주사도 계속 맞아야 돼요. C-펩타이드 수치가 전보다 줄었는데, 이러다 췌장의 기능을 영원히 상실하는 것은 아닐까요?" 하고 걱정하기도 한다.

그러나 운동이 좋기는 하지만, 운동을 많이 하는 것만으로 인슐린 저항성이 없어지지는 않는다. 다른 무엇보다도 인슐린 저항성을 불러오는 요소를 제거하는 것이 순서다. 모두 너무나 잘 아는 것처럼, 많은 체지방, 담배, 고칼로리의 정크푸드와 인스턴트 식품, 기름에 오랫동안 가열된 음식, 설탕과 식품첨가물이 잔뜩 들어간 과자, 음료수 등이 인슐린 저항성을 불러온다. 이런 음식들은 우리 몸속에서 호르몬 분비 기능을 교란시킨다. 이런 담배나 불량식품들을 생활에서 하나하나 제거해보라. 1형당뇨인은 인슐린 투여량이 줄어들 것이고, 인슐린 주사를 맞는 2형당뇨인은 곧 인슐린을 맞지 않아도 혈당 조절이 될 것이다.

1형당뇨인의 인슐린 저항성

인슐린 저항성이라는 말은 주로 2형당뇨에서 얘기되지만, 혈당에 문제가 있는 한 1형당뇨도 예외는 아니다.

호르몬학에서 얘기하는 호르몬 감소의 원리에 따르면, 인슐린을 과다하게 사용하는 것은 더 큰 문제를 만들어낸다. 호르몬이 지나치게 많이 분비되면 우리 몸에서 균형을 이루기 위해 그 호르몬 수용체의 수를 줄여 호르몬이 하는 일을 억제시킨다.

인슐린은 혈당을 낮추는 역할뿐 아니라 단백질을 형성하는 역할도 한다. 그런데 인슐린을 과다 사용하게 되면, 단백질 형성 억제제가 새로운 단백질 형성을 방해해서 인슐린 수용체를 만들지 못하도록 한다. 오히려 인슐린 수용체의 수를 줄여버리는 것이다.

인슐린 주사를 맞는 1형당뇨인이 운동도 하지 않고 음식 섭취하는데 절제도 하지 않아 인슐린 주사를 너무 많이 맞게 되면, 인슐린 수용체는 오히려 줄어든다. 우리 몸에 인슐린이 너무 많아 인슐린 수용체가 줄어드는 것은, 위험한 상황을 막기 위한 우리 몸의 방어 작용이다. 인슐린이 많은데도 인슐린 수용체가 줄어들지 않고 세포에서 인슐린과 당을 있는 대로 다 받아들이면 뇌와 신경세포는 당 부족으로 파괴되고, 혈당이 심하게 떨어져서 죽을 수도 있다. 인슐린 수용체의 수가 한정되어 있는데 지속적으로 인슐린이 많이 들어오니까 오히려 인슐린 수용체의 수를 감소시켜 심한 저혈당 위험을 막으려는 자연스러운 방어 반응이다.

식사를 조절하지 않고, 운동도 게을리하면서 인슐린 주사로만 혈당을 조절하게 되면, 인슐린은 당을 지방세포에 차곡차곡 저장한다. 인슐린 주사량이 많을수록 살이 찌는 한편에서는, 지방세포에 있는 인슐린 수용체의 수가 감소하여 인슐린의 작용이 제대로 이루어지지 않게 되는 것, 이것이 바로 인슐린 저항성이다.

인슐린 저항성은 인슐린 수용체의 수가 감소하는 문제뿐 아니라, 많은 양의 인슐린 자극으로 인해 지방세포와 근육세포에 문제가 생긴 것이기도 하다. 세포벽을 통해 당이 들어오고 나가야 하는데 문제가 생겨 당이 제때 세포 안으로 들어가지 못하는 것이다. 두 가지 다 인슐린의 과다 사용에서 비롯되는 문제다. 인슐린의 과다 사용은 식사를 조절하지 않고 운동을 하지 않는 데서 비롯된다.

인슐린 감수성을 높여라

인슐린 저항성이 높으면 공복시간에서 혈당을 너무 많이 만들어 내보내 고혈당이 된다. 또 식후에 간에서 당 흡수를 제대로 못 해도 고혈당이 된다. 근육세포와 지방세포 벽의 인슐린 수용체가 인슐린을 받아들이지 않아 당이 세포 안으로 들어가지 못해 혈당이 올라간다. 당이 있으면서도 세포는 굶주리는 셈이다.

인슐린 감수성이 높으면 간은 문제없이 당을 흡수해 저장하고, 공복에 간에서 혈당 만드는 것을 억제한다. 근육세포와 지방세포에 있는 인슐린 수용체 역시 세포 안으로 인슐린과 당을 문제없이 잘 받아들인다. 이렇게 되면 인슐린 요구량은 현저하게 줄어든다. 인슐린을 적게 사용하면서도 혈당을 안정적으로 유지할 수 있고, 건강한 생활 습관으로 합병증도 예방할 수 있는 것이다. 인슐린 감수성이 높으면 필요한 에너지를 필요한 만큼 쓸 수 있으므로 활력 넘치는 생활을 할 수 있다.

인슐린 감수성을 높이려면 혈당 조절을 하는 데 인슐린 주사에만 의존하지 말고 당지수가 낮고 영양을 골고루 갖춘 자연식과 규칙적인 운동을 통해 근육으로 당 소비를 많이 하는 것이 가장 좋다.

비만과
다이어트

비만은 인슐린만의 문제가 아니다

1형당뇨인 치고 비만한 사람은 그리 많지 않다. 역시 나쁜 생활 습관 때문에 당뇨가 생긴 것이 아니기 때문일 것이다. 그러나 1형당뇨인 중에는 당뇨 발병 후 생활 습관이 나빠서 체중이 많이 늘어난 경우가 종종 있다. 이런 사람들은 대개 혈당 조절을 주로 인슐린에만 의존하고, 운동은 하지 않고, 먹는 것을 마음대로 먹는 경향이 있다.

음식을 많이 먹고, 운동을 하지 않으면서 혈당을 조절하려면 그만큼 많은 인슐린이 필요하다. 인슐린만으로 혈당 조절을 하려 할 때 생기는 문제 중 하나가 비만이다. 높은 칼로리의 음식을 섭취하고 당 함량이 많은 음식을 먹고 나서 혈당을 조절하기 위해 인슐린 용량을 늘릴 때 비만이 된다. 충분한 양의 인슐린이 음식으로 들어온 당을 세포 속으로 끌고 들어가 살이 찌는 것이다. 비만으로 체지방량이 많아지면 인슐린 수용체의 감소와 인슐린 저항성으로 인슐린 요구량은 더 많아진다. 따라서 운동을 통해 체지방을 줄이지 않는다면 이 악순환은 계속될 것이다.

1형당뇨인이 사용하는 인슐린에는 종류가 많지만, 그것은 약효 지속 시간이나 효과에 따른 구분일 뿐, 종류를 막론하고 모든 인슐린은 살을 찌게 할 수 있다. 인슐린을 맞는다고 다 살이 찌지는 않지만, 식이요법과 규칙적인 운동에도 불구하고 과도한 양을 사용하면 그만큼 살이 찔 확률은 크다. 인슐린을 과도하게 사용했을 때 생기는 문제는, 먹은 만큼 인슐린이 당을 지방으로 축적시킨다는 것과, 과도한 인슐린으로 저혈당이 되었을 때 분비되는 코티졸이 지방 저장을 더욱 증가시킨다는 점이다.

2005년, 저널 〈네이처Nature〉 지에 실린 한 연구 결과에 따르면, '지속적으로 인슐린 농도가 높으면 베타 아드레날린성 수용체가 지방세포에서 지방 분해를 자극하는 효소인 단백질 키나아제A를 활성화시키는 것을 차단한다'고 한다. 이것은 쉽게 말해, 많은 양의 인슐린이 지방을 줄이는 것을 어렵게 하고 비만의 악순환을 부른다는 뜻이다.

작은손 카페에는 종종 이런 질문이 올라온다.

"식이요법도 하고 운동도 하는데 살이 빠지지 않으니 스트레스가 엄청납니다. 원래 인슐린을 맞으면 살이 찐다고 하는데 정말 그런가요? 어떻게 하면 체중을 줄일 수 있을까요?"

인슐린은 비만에 깊이 관여하지만, 비만이 반드시 인슐린만의 문제는 아니다. 인슐린을 많이 맞는다고 살이 찐다는 단순한 얘기가 아니다. 간단한 예로 인슐린을 많이 맞는다고 해도 운동으로 소비하는 당이 인슐린으로 당을 이용하는 것보다 더 많다면 살이 찌지 않는다. 물론 이렇게 운동을 한다면 인슐린 필요량이 줄어들겠지만 말이다.

비만은 영양의 공급과 소비의 문제이기도 하다. 공급보다 소비가 많으면 살이 빠지고, 공급이 소비보다 많으면 살이 찌는 단순한 원리다. 공급에 해당하는 것은 식사, 인슐린, 비활동, 스트레스 등이다. 소비에 해당하는 것은 운동, 인슐린, 마음의 평안 등이다. 식사와 운동, 심리는 비만 여부를 가르는 기본적인 요소이며 여기에 인슐린은 공급에도 영향을 미치고 소비에도 영향을 미치는 변수로 작용한다. 공급과 소비 사이에서 이 둘의 균형을 이룬다면 정상 체중을 유지할 것이다.

예전에는 저혈당이 어떤 녀석인가 잘 모르고 그냥 혈당이 낮기만 하면 좋은 건줄 알았거든요. 카페 조언을 따라 떨어지는 100 근처에서 간식을 해주고, 또 예상치 못한 저혈당을 만났을 때는 왜 왔는지 이유를 찾아 다음부터는 예방하게 되었지요. 물론 지금도 가끔 그분을 만나지만 예전보다 많이 줄어들었어요.

혈당 관리를 하다가 보니 자연스럽게 좋은 음식을 먹게 되더군요. 잡곡밥에 찌개, 반찬, 과일, 채소 위주로 먹어요. 그런데 참 신기한 게 착하게 먹다 보니까 가공식품, 패스트푸드가 이상하게 당기지가 않아요. 예전에는 가만히 앉아 있으면 그런 게 먹고 싶어서 막 손이 떨리곤 할 때가 많았는데. 물론 지금도 가끔씩 일탈식을 먹지만, 예전처럼 자제력을 잃고 막 먹지는 않아요. 일탈식을 먹을 때도 양을 대충 계산해서 주사 맞고 혈당 측정해가면서 먹게 되고요.

그러다 보니 자연스레 인슐린 단위도 줄어들게 되네요. 예전에 하루에 42단위 정도 맞았는데 요즘엔 25~28단위 정도 맞고 있어요.

그리고 살이 빠졌습니다. 지난 5년간 단 1g도 빠지지 않던 살이 까페 가입 후 3개월 동안 2~3kg 정도 빠졌네요. 아~대한독립만세입니다.

아주 약간의 가벼운 운동을 병행했더니 서서히, 정말 서서히 살이 빠진 것 같네요. 저는 지금 감동의 도가니탕에 빠져 있답니다.

— 작은손 카페 중에서

문제가 많은 다이어트 방법들

다이어트를 해야 하는 입장이라면 대사 작용을 원활하게 하기 위해 고른 영양을 섭취해야 하고 이와 함께 신체 활동을 통해 에너지 소비를 하는 것이 가장 무리 없이 건강하게 살을 빼는 방법이다.

그런데 게으른 사람들은 별로 이 방법을 선호하지 않는다. 첫째, 몸을 움직이는 것이 귀찮기 때문이고, 둘째, 안 먹으면 살이 빠진다고 생각하기 때문이다. 대신에 이들이 택하는 방법 가운데 하나는 간단하게 약을 먹는 것이다.

국내 비만 치료제 시장 규모는 약 600억 원 규모라고 한다. 남성용 발기부전 치료제에 견주어 비만 치료제를 여성용 해피 드러그라고 한다. 제약사들 간의 경쟁이 치열해져 가격도 내리고 시장 규모도 커질 것이라고 하는데, 이를 두고 어떤 기자는 환자 부담도 줄어드니 이래저래 기분 좋은 전쟁이라고까지 말한다. 기분 좋은 전쟁이라고? 물론 돈을 버는 제약사나 비만 치료제를 싸게 구입하는 사람들 입장에서야 기분 좋은 전쟁처럼 보이겠지만, 약을 복용하는 사람들에게는 자칫 목숨을 건 도박이 될 수도 있다.

다이어트를 위한 약이 가진 부작용은 매우 심각해서, 미국 통계로는 특정 다이어트 약을 7개월 이상 복용했던 환자들 가운데 심장 판막에 손상이 일어난 비율이 33%에 달한다. 이들 대다수는 원발성 폐고혈압으로 발전했다. 3개월 미만으로 복용하고 심장 판막이 손상된 비율은 22%였는데, 1995년 이래 미국에서 심장 판막이 손상되는 부작용을 낳는 약을 복용한 인구가 300~400만 명에 이른다고 한다. 물론 FDA의 승인을 받은 약이다.

어느 특정한 약에서 부작용이 일어날 확률이 높다고 다른 약들까지 부작용이 높은 것은 아니라고 말하고 싶은 사람이 있을 테지만, 모든 약은 태생적으로 부작용을 안고 있다. 우리 몸에 지방을 축적하는 원인은 놔둔 채 부자연스러운 약으로 그것을 해결하려고 하는 발상에 이미 문제의 씨앗이 들어 있다.

살 빼는 데 효과가 있다고 알려진 다이어트 방법 대부분은 효과가 없다. 효과만 없으면 다행이지만 건강에 치명적인 영향을 끼치는 방법들이 난무하는데도 마른 몸매가 지상 과제인 많은 사람들이 바보 같은 방법으로 다이어트를 시도한다.

　한동안 유행했던 황제 다이어트라고 불려진 애트킨스 다이어트도 바보 같은 다이어트 방법 가운데 하나다. 애트킨스 다이어트가 탄생할 수 있었던 뒷배경에는 움직이기 싫어하고 마음껏 먹고 싶어하는 사람들의 심리가 있다. 애트킨스 다이어트에서는 운동을 하지 않고 돼지갈비, 베이컨, 햄, 치즈 등의 단백질을 마음껏 섭취하고 탄수화물을 제한해서 살을 뺄 수 있다고 광고한다.

　이 다이어트의 창시자 로버트 애트킨스는 원시시대에는 고기만 먹고도 건강했다고 주장한다. 그러나 원시시대와 현대 사회는 환경이 달라도 너무 다르다. 원시시대에는 지금처럼 안방이나 식당에서 도살된 고기를 편하게 먹었던 것이 아니라 먹고살기 위해 짐승 한 마리 잡으려고 온 들판을 뛰어다녀야만 했다.

　애트킨스 다이어트 방식대로 탄수화물을 섭취하지 않고 단백질만 섭취하면 처음에는 급속도로 살이 빠지긴 한다. 탄수화물은 1차적인 에너지원인데, 탄수화물이 몸에 들어오지 않으면 우리 몸은 지방을 연소시킨다. 그러나 탄수화물 없이 지방만 연소시킬 때 나타나는 현상은 이 장 맨 처음 '무지가 초래하는 위험한 시도'에서 얘기됐던 고혈당일 때 나타나는 현상과 비슷하다. 고혈당일 때 당을 이용해 지방을 연소시켜 결국 케톤산혈증이 나타나는 것처럼, 탄수화물을 섭취하지 않고 고기만 먹으면 2주일가량 지난 후 지방이 연소되면서 생기는 아세토아세트산과 같은 산성 물질, 즉 케톤체가 몸에 축적되는 케톤산혈증이 나타난다. 이것이 심해지면 뇌 기능에 장애가 오고 혼수 상태에 이르기도 한다. 이뿐만 아니라 고기만 먹으면 단백질 과다 섭취로 인해 단백질이 소화되면서 생기는 부산물인 호모시스테인 수치가 올라가고, 호모시스테인은 혈관 벽에 상처를 내고 염증을 일으킨다. 여기에 고기에 들어 있는 과도한 지방으로 콜레스테롤 수치가 올라가고 뇌졸중과 심장발작이 일어날 수 있으며 영양 불균형으로 각종 만성 질환을 겪게 된다.

최근에는 이와 정반대의 다이어트 방법도 소개되었는데 우스꽝스럽기는 마찬가지다. 다이어트의 적으로 지목되는 설탕을 먹으면서 살을 빼는 방법이라는데, 애트킨스 다이어트에서 탄수화물을 배제하는 방법과는 정반대의 방법이다. '인간은 기질적으로 설탕을 선호하며 인공 감미료는 천연 설탕이 주는 단맛과 같은 위상을 갖지 못하기 때문에 설탕을 다이어트에서 완전히 배제하기란 불가능하다'며 영국 에든버러의 퀸 마거릿 대학 연구팀에서 실험을 했다.

연구팀은 69명의 과체중 여성을 네 그룹을 나누어 12주 동안 각각 다른 다이어트 방법을 실천하도록 했다. 실험 대상 여성은 평균 연령 41세이며 체질량지수BMI는 평균 32인 비만인이었다. 4개 그룹 중 첫 번째 그룹은 다이어트만을, 두 번째 그룹은 운동을, 세 번째 그룹은 다이어트와 운동을 병행하며, 네 번째 그룹은 살을 빼기 위해 아무것도 하지 말 것을 지시받았다. 다이어트는 매일 섭취하는 총 칼로리량을 줄이는 대신 식사는 고탄수화물 저지방으로, 총 섭취 칼로리의 55%를 탄수화물로, 35%를 지방에서 얻도록 했다. 총칼로리의 35%를 지방으로 섭취하는 것이 저지방식이라니! 그럼 도대체 영국인들은 평소에 지방을 얼마나 섭취한다는 말인가! 특히 탄수화물로 섭취하는 칼로리 중 10분의 1은 설탕이 되도록 해 저지방 시리얼 바와 저지방 요구르트 등과 함께 설탕을 매회 20g씩 하루 2~4차례에 걸쳐 섭취하도록 했다.

3개월 뒤에 조사한 결과 이들 4개 그룹에서 체중 및 체지방과 콜레스테롤 감소 현상이 현저하게 나타난 쪽은 다이어트와 운동을 병행한 그룹, 즉 저지방 고탄수화물 식사와 함께 하루 한 시간 가량 활발하게 걷는 운동을 병행한 이들이었다. 체중은 평균 4.7kg이 감소한 것으로 집계됐다.

이 같은 결과가 나온 이유는 설탕이 들어간 고탄수화물 식사가 다이어트 식단과 운동을 더 하기 쉽도록 만들기 때문인 것으로 분석되고 있다. 연구팀은 '이번 연구 결과는 체중을 줄이는 데 효과적인 방법은 고탄수화물, 저지방식과 활발한 육체 활동을 병행하는 것이라는 주장에 증거가 되는 것'이라면서, 체중을 줄이기 위해 반드시 설탕을 배제할 필요는 없다고 주장했다.

이 실험에서 중요한 것은 다이어트에 설탕을 먹는 것이 도움이 된다는 것이 아니라 설탕을 먹더라도 운동을 하면 다이어트 효과를 볼 수 있다는 것이다. 그러나 고탄수화물식은 매우 빠른 속도로 혈당을 올리기 때문에 먹을 때마다 강도 높은 운동을 하지 않는다면 혈당 이상과 지방 축적을 피할 길이 없다. 고탄수화물식 역시 하나의 극단에 불과하다. 이런 방법을 지속한다면 건강했던 사람도 다이어트 실패와 더불어 영양 불균형으로 많은 건강 문제를 겪을 것이며, 1형당뇨인은 혈당을 조절할 수 없을 것이다. 움직임이 많은 생활 방식과 골고루 먹으라는 평범한 진리는 예나 지금이나 변함이 없다.

다이어트가 필요한 1형당뇨인이라면

다이어트를 위한 식단을 보면, 당뇨 식단과 매우 유사하다. 그러므로 특별히 음식을 고를 것은 없지만, 다이어트와 당뇨 관리를 위해서라면 다음 몇 가지 사항에는 주의를 기울여야 한다.

청소년기 1형당뇨인에게는 패스트푸드, 정크푸드, 인스턴트 식품 등의 유혹이 크다. 십 대였을 때 나도 불량식품을 많이 먹었었다. 그때에 비해 요즘에는 혈당이 비교적 안정적으로 유지되고 있고, 감기에 잘 걸리지도 않고 감기에 걸려도 혈당을 안정적으로 유지한다. 혈당 조절이 잘되는 탓도 있겠지만, 특히 음식에 주의를 기울이기 때문이다.

당뇨에 걸리면, 대부분의 당뇨인 본인과 가족은 단 음식과 달지 않은 음식에 신경을 많이 쓴다. 하지만 내 경험으로는 단 음식보다 패스트푸드, 정크푸드, 인스턴트 식품 등이 훨씬 더 해로웠다. 그런 음식들은 혈당을 급격하게 올릴 뿐만 아니라, 아주 지속적으로 혈당을 높은 상태로 만들어버린다. 높은 혈당과 그것을 잡기 위한 인슐린의 과다 사용은 다이어트를 어렵게 한다.

당뇨에 관한 책이나 어떤 의사들은 혈당을 올리지 않으면서 체중을 조절하려면 콜라 대신 다이어트 콜라를 마시라고 한다. 당뇨 정보 메일을 발송하는 어떤 인터넷 사이트에서 보내준 자료는, 미국 정보를 번역해서 보내주는 것이기는 하지만, 거기에도 다이어트 콜라를 마시라는 얘기가 있어 놀랐다.

다이어트 콜라에 들어 있는 인공 감미료는 이미 잘 알려진 대로 인체에 매우 해로운 물질이다. 혈당을 올리지 않을 것 같다고 인공 감미료를 먹는 것은 또 다른 문제들을 야기한다. 또 다른 문제들 가운데, 다이어트와 관련하여 최근 발표된 연구 결과에서는 다이어트 콜라를 마셔도 살이 찌는 것은 마찬가지라는 사실을 보여준다.

2007년 8월 22일자 KISTI 소식과 〈사이언스데일리Science Daily〉에는, 8월 20일자 미국한림원 학술지 〈PNAS〉 온라인 판에 발표된 두 편의 논문 내용이 소개되어 있다. 인공 감미료를 먹어도 살이 빠지지 않는 이유를 설명해줄 수 있는 내용이다.

많은 사람들이 콜라에는 당이 있지만 다이어트 콜라에는 당이 없기 때문에 살이 찌지 않을 것으로 기대하고 다이어트 콜라나 제로칼로리 탄산음료를 마신다. 그런데 결론은 다이어트 콜라를 마셔도 살이 찐다는 것이다.

다이어트 콜라를 마시는데도 왜 살이 찔까? 그동안 과학자들은 소장에서의 당 섭취는 당을 흡수하는 당 운반체Glucose Transporter에 의해 이루어진다고 여겼다. 우리가 음식이나 음료로 섭취한 당의 최종 분해산물인 글루코스의 농도를 인식해 당 운반체의 역할이 조절된다고 알려져 있었다. 이러한 소장에서의 당 흡수 체계에 의해 생체 내 당 농도가 낮을 경우, 소장의 당 운반체 발현이 증가하게 되어 음식물로 섭취한 당 흡수가 촉진되어 결과적으로 생체 내 당 농도를 높여주는 역할을 하는 것이라고 생각했다.

하지만 아직까지 어떤 단백질이 소장에서의 이러한 당 조절 체계에 관여되어 있는지 정확한 분자 생물학적인 기전은 잘 알려져 있지 않았다. 단맛을 인식하는 T1R3 수용체와 그 신호를 전달해주는 Gustducin이란 단백질 역시 혀에만 존재한다고 알려져 있었다.

뉴욕의 마운트 시나이 의과대학의 마골스키 박사는 이번 연구를 통해 단맛을 인식하는 T1R3 수용체와 Gustducin이란 단백질이 혀뿐만 아니라 소장에도 존재한다는 사실을 밝혔다. 이 수용체와 G-단백질은 소장 내 당의 농도를 모니터하는 중요한 역할을 한다. 이 유전자를 인위적으로 제거할 경우 소장 내 당 대사에 장애가 오고 결과적으로 음식물로 섭취한 당분을 흡수하는 데 결함이 생김을 연구진은 유전자를 조작한 쥐를 통해 보여주었다.

특이한 점은 T1R3 수용체가 인공 감미료에도 반응한다는 점이다. 연구진은 인공 감미료가 T1R3를 활성화시키고 결과적으로 소장 내에서 음식물로 섭취한 당 흡수를 촉진시키는 작용을 한다는 것을 발견했다.

이와 같은 결과는 왜 인공 감미료에 의존한 체중 조절법이 성공적인 다이어트 방법이 되지 못하고 있는지를 설명해줄 수 있다. 인공 감미료 섭취로 단맛을 인식하는 수용체가 소장에서 활성화되어 당 흡수를 촉진시킨다는 것은 섭취한 당이 지방으로 쌓인다는 뜻이다. 이렇게 해서 지방으로 저장되면 인슐린도 더 많이 필요해지고, 인슐린이 많아져 살이 찌는 과정이 반복된다.

혈당 관리가 잘되고 칼로리를 정확하게 맞춰 먹고 운동을 하면서도 살이 빠지지 않을 수도 있다. 인슐린을 적정량 쓰고 있고 운동을 꾸준히 한다면 정확히 맞춘다는 칼로리에 대해 다시 봐야 한다. 같은 양, 같은 재료라도 조리법에 따라 칼로리가 달라지고, 같은 칼로리라고 해도 당지수에 차이가 나고, 같은 칼로리, 같은 당지수라고 해도 식품 재료에 따라 혈당과 다이어트에 영향을 끼치기 때문이다. 체중 조절을 목표로 하고 있으면 조리할 때 조미료를 삼가고, 지방군을 줄이는 것이 좋다. 혈당의 차이는 다이어트 성과로도 이어진다. 식이섬유와 물을 많이 섭취하는 것도 도움이 된다.

그러므로 칼로리를 맞추려고 하기보다는 영양가 있는 음식을 골고루 섭취하는 데에 더 신경을 써야 한다. 칼로리가 곧 영양은 아니다. 영양을 골고루 섭취하면 칼로리를 딱 맞추지 않아도 괜찮다. 영양이 갖춰지면 칼로리가 다소 낮아도 오히려 건강에는 더 좋을 뿐만 아니라 체중도 줄일 수 있다.

칼로리를 가장 중요하게 생각하다 보면 바람직하지 않은 음식이 꼭 필요한 영양분 자리를 대신하는 경우도 있다. 밥으로 채울 칼로리를 과자로 대체하는 사람도 있지만, 이럴 때 비만이 온다.

너무 서둘러 살을 빼려고 하지 말고 풍부한 영양의 저칼로리 식단과 꾸준한 운동이면 다이어트에 도움이 된다. 성인이면서 다이어트를 할 경우 저칼로리라고 해서 1,200칼로리 이하를 섭취한다면 신체 기능과 기초대사 능력이 떨어져 지방을 태우지 못해 다이어트에 효과가 없으므로, 저어도 1,200칼로리 이상 섭취하두록 해야 한다.

당뇨 관리와 다이어트를 위해서라면, 식이섬유가 풍부하고 신선한 재료로 만든 음식들을 '매우 잘' 먹어야 한다. 그렇게 되면, 첫 번째로 인슐린 필요량이 눈에 띄게 줄어들게 된다.

이와 함께 운동을 병행해야 한다. 사람들마다 운동의 종류를 달리 권하기는 하지만, 공통적으로 1형당뇨이면서 다이어트를 할 목적이라면, 식후 30분에서 1시간 정도의 산책을 기본으로 하는 것이 좋다. 다른 운동은 못 하더라도 적어도 이 식후 산책만은 꼭 빠뜨리지 않았으면 한다. 식후 산책은 다른 어떤 운동보다도 혈당을 높이지 않고 고르게 유지하도록 하는 데 도움이 되고, 저혈당의 위험도 적다. 식후 산책을 하느냐 하지 않느냐는 혈당 수치에서 매우 큰 차이를 보인다. 평소에 최대한 많이 움직이고, 걸으면 인슐린 대신 당을 소비해서 지방으로 축적되는 것을 막을 수 있다.

혈당 조절과 다이어트를 위해서는 복부를 중심으로 한 내장 비만을 줄여야 하는데, 복부를 중심으로 한 내장 비만을 줄이기 위해 복근운동을 하는 것만으로는 크게 도움이 되지 않는다. 다리들어올리기나 윗몸 일으키기와 같은 복근운동은 힘이 들어서 많이 하지도 못한다.

지방이 연소되는 데는 상당한 운동 시간이 필요하다. 몸에 무리가 가지 않고 오랜 시간 운동을 할 수 있는 것으로는, 산책, 등산, 자전거 타기, 인라인 등이 있을 텐데, 본인이 즐겨 할 수 있는 운동이면 충분하다.

이왕이면 다리를 많이 쓰고, 다리를 들어올리는 종류의 운동이면 더 좋다. 다리를 많이 쓰면 하체가 발달하고, 자연스럽게 복근도 강화된다. 인체의 근육은 허벅지를 중심으로 크게 발달할 수 있고 하체 근육이 발달할수록 혈당 조절이 수월해진다. 근육 자체로 당을 소비하기 때문인데, 하체 운동을 강조하는 것은 근육 중에서도 하체 근육의 크기를 가장 많이 키울 수 있기 때문이다. 중요한 것은, 강도 높은 운동보다는 오래 지속할 수 있는 운동이어야 한다는 것이다.

음식 조절과 운동이 전적으로 1형당뇨인 자신의 의지로 이루어지지 않기를 바란다. 의지는 조금만, 대신 그것들을 통해 행복을 발견하고 즐겨서 신나고 기쁘게 할 수 있기를 바란다. 자신의 몸의 요구에 귀 기울이고, 몸과 음식과 운동, 세상 또 우주와의 관계에 눈 뜨고 생명을 발견하는 기쁨으로 살 수 있기를 바란다.

유아, 어린이와
1형당뇨

6

유아, 어린이의
성장과 혈당 관리

어리기 때문에

어릴수록 혈당 관리를 철저하게 하는 것이 중요하다. 나이 들어서 당뇨가 생긴 경우보다 유병 기간이 상대적으로 더 길어져서 합병증 발병 '가능성'도 그만큼 커지기 때문이다. 유병 기간이 길다고 합병증이 생기는 것은 아니지만, 긴 기간 동안 불량 혈당에 한 번이라도 더 노출되는 것이 그렇지 않은 경우보다 합병증이 발병할 확률이 높아지는 것은 사실이다.

그런데도 식후 혈당에는 신경 쓰지 말라고 하고, 운동은 안 해도 된다고 하고, 혈당 폭이 큰 것은 원래 그러니 신경 쓰지 말라고 하는 의사들이 있다. 특히 혼합형 인슐린을 처방하는 의사들 중에 그렇게 말하는 의사가 많다. 의사가 그렇게 말하니 보호자는 원래 혈당이란 게 그런

건 줄만 알고, 권위 있는 의사 처방대로 따르다가 춤추는 혈당과 새벽 저혈당으로 오랜 기간 고생하다가 카페에 와서 그동안의 방법이 잘못되었다는 것과 좋아질 수 있다는 것을 알고 바꾸기도 한다.

그러나 어릴수록 혈당 조절이 더 어려울 수도 있다. 표준체중에서 벗어나는 경우야 성인도 마찬가지로 혈당이 불안정하게 나타나지만, 체중이 적게 나가는 어린아이는 음식과 인슐린에 더욱 민감하게 반응해 심한 고혈당과 저혈당이 쉽게 나타난다. 달고 단 과자에서부터 인스턴트 식품, 패스트푸드, 기름에 튀긴 음식, 나초 같은 것은 몇 조각만 먹어도 혈당이 300~400대까지 순식간에 올라간다. 혈당이 높아서 추가 주사를 할 경우, 인슐린 양을 웬만큼 늘려도 혈당이 내려가지 않거나 인슐린 1단위는 물론 어떤 경우에는 0.5단위로도 급격한 혈당 하락으로 심한 저혈당 상태에 이르기도 한다.

또 어린아이들은 인슐린 주사의 필요에 대해 이해하지 못하는 상태에서 부모의 무조건적인 강압에 의해 억지로 주사를 맞다가 어느 날 주사 맞기를 거부하는 일도 생긴다. 또는 같은 이유로 음식 먹기를 거부하기도 한다. 아이들은 먹고 싶은 것을 먹기 위해 거짓말을 하기도 하고, 단 것을 먹기 위해 일부러 밥을 먹지 않아서 혈당을 떨어뜨리기도 한다.

다행인 것은 어리기 때문에 혈당 관리가 더 쉬울 수도 있다는 점이다. 어릴수록 부모의 전적인 보호가 필요하기 때문에 보호자와 아이 사이에 친밀한 유대 관계가 형성되어 있고 보호자가 1형당뇨 관리 방법만 잘 안다면, 십 대나 성인보다 훨씬 더 안정된 혈당 상태를 유지할 수 있다. 그러므로 어린아이의 혈당 관리에 중요한 것은 당뇨를 관리해주는 부모가 건강과 당뇨에 관한 교육을 제대로 받고 그 지식을 쌓아가고 실천해야 한다는 점이다.

부모가 당뇨에 관한 교육을 제대로 받고 실천하면 아이에게 좋은 습관을 길러줄 수 있다. 좋은 습관을 갖도록 하는 것은 아이가 어릴수록 유리하다. 아이가 아직 어릴 때 좋은 습관을 들이지 못하면 자라서 부모와 자녀 모두 큰 고생을 할 것을 각오해야만 한다. 자녀가 아직 어릴 때가 가장 큰 기회다.

혈당 측정과 인슐린 주사

어린아이들이 당뇨로 죽는다면, 그건 합병증 때문이라고 말하기 힘들다. 합병증보다 저혈당이나 고혈당으로 죽을 수 있는 확률이 훨씬 더 높다. 방치해두지 않는 한 합병증이 오면 얼마나 빨리 올 수 있겠는가. 그러나 저혈당이나 고혈당은 다르다. 몇 년이 아니라 몇 시간 안에 벌어지는 순식간의 일이다.

수시로 변하는 혈당을 관찰하고 거기에 맞게 대응하는 일은 1형당뇨인이라면 성인이나 아이나 필수적으로 해야 하는 일이다. 특히 아이가 너무 어려서 의사 표현이 정확하지 않다면 이상 혈당에 대처하기가 어렵다. 이때 혈당 측정이 아이의 상태를 알 수 있는 가장 중요한 수단이 된다.

고사리 같은 손가락에 피를 내는 일은 부모로서 참 가슴 아픈 일이다. 그러나 부모의 가슴이 아프다고 혈당 측정을 하지 않으면 혈당 상태를 알 수 없게 되고, 자칫 아이를 큰 위험에 빠뜨릴 수 있다. 처음엔 대개 병원에서 혈당 검사는 하루 네 번이면 된다고 말했다고 해서 정말 네 번만 혈당 검사를 하기도 하고 그 네 번도 안 하는 사람도 있다. 그러나 하루 네 번의 혈당 측정으로는 혈당 상태를 파악하기에 어림없으므로 하루 열 번 내외의 규칙적인 혈당 측정으로 안정된 혈당 상태를 유지할 수 있는 기준으로 삼아야 한다.

혈당 측정을 통해서 밥과 간식 여부와 양을 정하는 것을 당연하게 생각할 수 있으면 좋다. 이렇게 하다 보면, 아이도 혈당 측정을 해야 밥을 먹든가 간식을 먹는다는 것을 자연스럽게 알게 된다. 아이가 의사 표현이 가능해지면 혈당 측정 직전에 혈당이 얼마나 나올까를 알아맞히는 게임을 통해 혈당 측정을 놀이처럼 할 수도 있다.

아이들이 인슐린 주사 맞는 것을 두려워해서 맞지 않으려고 하는 경우도 있다. 처음에는 대부분 그렇지만, 이것은 아이뿐만 아니라 다 자란 성인도 마찬가지다. 처음에는 누구라도 자기 살에 주사 바늘을 꽂는 것이 두렵다.

인슐린 주사에 대한 두려움과 거부감이 심하다면, 이지 인젝터 같은 인슐린 주사 보조용품을 사용하는 것도 도움이 된다. 주사기가 가려지고 빠르게 바늘을 꽂을 수 있게 만들어져 아이가 심리적으로 안정을 느끼고 실제로도 아픔이 별로 느껴지지 않는다고 한다. 사실 가늘고 짧은 바늘을 사용하는 인슐린 주사 자체가 실제로 그리 아픈 것은 아니다. 주사를 아프다고 느끼는 것은 심리적인 면이 큰 듯하다. 내가 집에서 식사 때마다 주사 맞는 것을 매일 보는 내 딸은 주사에 대한 두려움이 전혀 없다. 병원에 가서 예방 주사를 맞을 때도 눈 한번 깜빡거리지도 않고 의사가 주사 놓은 것을 바라보면, 의사와 간호사가 놀라면서도 기특해한다고 한다. 아프냐고 물어보면 전혀 아프지 않다고 하는데, 이것은 내가 아무렇지 않게 주사 맞는 것을 매일 봐와서 주사는 무서운 것이라는 생각을 전혀 하지 않기 때문이다.

대개 어른들은 아이들이 무슨 잘못이라도 하면, "에비, 주사 맞자!" 하고 겁을 준다. 이런 위협은 아이들에게 주사는 아픈 것이라는 고정관념을 심어놓는다. 1형당뇨 아이들이 주사 맞는 것을 어른들이 옆에서 보면서, "아이고, 어떡해! 저 어린 것이!", "주사 맞는 게 안쓰러워!" 같은 말들을 자꾸 하면 아이도 주사 맞는 것을 싫어하게 되고 두려워하게 된다.

아이들에게 주사를 맞힐 때마다 병원놀이하듯 즐겁게 하는 것도 혈당 관리에 도움이 된다. 주사를 꼭 맞아야 된다고 말하기보다 병원놀이를 하면서 많은 것들을 가르쳐줄 수 있기 때문이다. 아이의 신체에 대한 이해를 도울 수 있고, 어떻게 하면 건강에 이롭고 해로운지 얘기할 수 있는 기회가 된다. 놀이를 통해서 자기 몸에 관심을 갖도록 할 수도 있다. 자기 몸에 관심이 있으면 무엇을 해도 잘한다. 혈당도 잘 조절하고, 다른 것도 잘할 수 있다. 혈당에 이상이 생겼을 때, 어떻게 대처하면 좋은지를 병원놀이에서 가르쳐주면 아이는 자연스럽게 받아들인다.

어린아이들은 아주 적은 양의 인슐린에도 민감하게 반응하므로 인슐린 사용에 주의를 기울여야 한다. 6세 미만 어린이들 가운데 생활이 규칙적인 아이들의 경우, 중간형 인슐린이나 란투스와 같은 기저 인슐린을 사용할 때 용량 변경은 0.5단위 정도가 적절하고, 생활이 불규칙하거나 6세 이상 어린이라면 기저 인슐린 용량 변경시 1단위씩 증감할 수 있다. 전자의 경우, 속효성 인슐린이나 초속효성 인슐린은 0.2단위, 후자의 경우에는 0.5단위씩 증감하는 것이 적절하다.

혈당 허용 범위를 약간 느슨하게

혈당이 높다고 너무 걱정하지 말라. 지나치게 높은 혈당은 분명히 문제가 되지만, 어린아이들에게 잠깐 나타나는 약간 높은 정도의 혈당은 창조적인 에너지로 쓰일 수 있다. 혈당이 수시로 변하는 1형당뇨 아이들에게는 정상 범위의 혈당일 때보다 180mg/dl 내외에서 더 기운이 나고 두뇌 회전도 빨라진다. 혈당이 계속 안정적으로 유지된다면 좋지만, 오히려 정상 범위에서는 곧 떨어질 혈당 때문에 신체적으로도 곧 닥칠 저혈당을 준비하느라 에너지를 낼 수 없고, 두뇌 활동도 둔화되는 경향이 있다. 일반적으로 180mg/dl이라는 혈당이 좋은 혈당은 아니지만, 현실적으로 1형당뇨인이 안심하고 활동할 만한 수치다. 혈당이 약간 높다 싶을 때 1형당뇨인의 심리와 신체에서 느낄 수 있는 현상을 얘기하는 것이다. 사실 이 정도 혈당이 되어야 운동도 마음 놓고 할 수 있고, 불안하지 않은 상태로 무엇엔가 집중할 수 있는 시간도 길어진다.

매일같이 운동을 하고 음식에 주의를 하는 한, 약간 높은 혈당이 줄 수 있는 위험 부담은 줄일 수 있다. 혈당에 아무런 이상이 없는 사람이 매일 운동하고 건강식을 먹으며 규칙적인 생활을 한다면 건강에는 베스트다. 혈당에 아무런 이상이 없는 사람이 음식을 가리지 않고 운동하지 않는 것보다, 혈당은 정상 범위보다 약간 높으면서도 음식에 주의하고 매일 규칙적으로 운동하는 사람에게 다른 병이 생길 확률은 더 낮다. 당뇨 아니면서 고혈압, 동맥경화 등 이른 나이에서부터 각종 대사증후군Metabolic Syndrome을 앓고 있는 사람들이 얼마나 많은가.

혈당이 낮거나 높을 때 부모가 당황하면 아이도 당황하므로 혈당에 맞게 낮으면 간식을 주고 높으면 정도에 따라 놀이를 하거나 추가 인슐린 투여를 하면 그만이다. 혈당이 높을 때 아이를 혼내는 부모도 있는데, 혈당 높은 것이 꼭 아이 잘못만은 아니다. 1형당뇨 아이들은 언제든 혈당이 높거나 낮을 수 있다. 설령 아이가 몰래 과자를 먹고 나서 혈당이 높게 나왔다고 해도 혼내기보다 과자가 얼마나 먹고 싶었을까 하는 아이 심정을 먼저 이해하는 말을 아이에게 건네는 것이 좋다. 말처럼 쉽지 않아도 한번 시도해보면 효과를 확인할 수 있을 것이다. 그리고 혈당에 따라 조치를 해주면 되는 것이다.

부모가 작은 것에도 참지 못하면 아이도 그럴 가능성이 크다. 부모는 하지 못하면서 아이에게 하라고 하는 것은 무리다. 부모가 아이의 혈당이 높다고 나무라고 과자를 먹은 것에 대해 무슨 죄라도 지은 양 혼을 내면, 아이는 나중에 반드시 같은 행동을 되풀이한다. 억눌린 욕구가 아직 해결이 안 됐기 때문이다. 그러나 부모가 아이의 심정을 이해해주면, 아이는 몸에 해로운 행동을 되풀이하는 것을 멈추거나 줄일 수 있다.

아이에게 조금이라도 관대하기 위해서 혈당의 목표와 가능 범위를 약간 넓게 잡는 것도 도움이 된다. 이것은 아이에게 관대하기 위해서뿐

만 아니라, 실제로 아이의 성장과 안심할 수 있는 혈당을 위해서도 필
요하다. 아이들의 혈당을 정상 범위에 가깝게 너무 좁은 폭으로 유지하
려고 하면 아이의 생활에 많은 제약이 따른다. 인슐린 용량이 줄어들고
그에 따라 먹는 것도 푸짐하게 먹기 어려워진다. 잦은 혈당 측정과 좁
은 범위의 혈당을 유지하려는 과정에서 저혈당도 빈번하게 나타난다.
혈당은 고정되어 있지 않기 때문에 아무리 혈당 100mg/dl에 맞추려고
욕심을 내도 한순간 그 숫자가 나올 수는 있어도 곧 저혈당을 겪고, 저
혈당 뒤에 반동현상으로 고혈당을 겪기 쉽다.

아이들의 인슐린 사용은 아이들이 자연식으로 푸짐하게 먹고 마음껏
뛰놀면서 혈당을 유지할 수 있을 만큼이 적정량이다. 인슐린 용량을 맞
추고 나서 거기에 먹는 것을 맞추려고 하지 않아야 한다. 아이들은 자
라야 하고 뛰놀아야 하는 만큼, 필요한 음식 양도 많다. 잘 먹고 많이 움
직이면 기계처럼 일정하게만 있을 수도 없고 가만 앉아 있을 때보다 아
무래도 혈당이 오르내리는 폭은 좀 더 커질 수 있다. 그러나 아이들이
즐거워하고 생기 있게 놀 수 있다면 200대의 혈당까지는 걱정할 정도
가 아니다. 아이 때는 혈당이 90mg/dl 이하로 내려가지 않도록 저혈당
에 주의하고 올라가는 혈당은 200대까지 허용할 수 있다.

마사지, 놀이, 운동

혼자 운동할 수 없는 나이의 어린아이들은 인슐린 용량을 조금만 가
감하거나 섭취하는 모유, 또는 분유, 이유식의 양에 조금만 변화를 주어
도 혈당의 변화 폭이 크다. 1형당뇨 아이가 젖먹이 유아라면 운동은 어
렵지만, 운동만큼의 효과를 볼 수 있는 게 있다. 바로 마사지다. 엄마의
사랑이 담긴 손길만 닿아도 아이는 안정을 찾는데, 따뜻한 손으로 온몸
을 부드럽게 마사지해주면 심리적인 안정과 함께 혈당이 올라가지 않
게 해주는 효과가 있다.

사랑이 담긴 손길은 누가 받아도 기분이 좋다. 스킨십은 아이들의 심리적 정서뿐만 아니라 실제로 혈당도 내려준다. 일정한 운동을 할 수 없는 갓난아기가 1형당뇨일 경우에는 인슐린 치료를 했을 때 혈당이 높다고 쉽게 인슐린 추가 투여를 할 수 없다. 인슐린이 추가되면 급작스러운 저혈당에 빠져 매우 위험할 수도 있기 때문이다.

이럴 때 마사지는 인슐린만큼 혈당을 많이 내리지는 못 하지만, 위험 부담이 전혀 없이 안정적으로 혈당을 조금씩 내려준다. 고혈당 상태에서는 인슐린의 추가 투여가 필요하지만, 약간 높은 정도라면 다 자란 아이들이나 성인들이 운동하듯이 운동 대신 마사지로 혈당을 안정시킬 수 있다. 인슐린을 추가로 투여할 정도는 아니면서 혈당을 좀 더 빨리 내리려면 주사 부위를 주로 마사지하는 방법도 있다.

마사지는 유아에게만 혈당을 안정시키는 효과가 있는 것이 아니라 성인에게도 혈당을 안정시키는 효과가 있다. 배를 슬슬 쓸어주고, 발을 주무를 때 따스한 손길을 통해 전해오는 편안함은 아기뿐만 아니라 십 대 아이들에게도, 나이 때문에 좀처럼 어린애처럼 굴지 못하는 성인에게도 기분 좋은 일이다.

젖을 떼고 의사소통을 할 수 있고 스스로 움직일 수 있는 나이라면 놀이로 운동을 대신할 수 있다. 꼭 태권도장 같은 운동 시설에 보내야 하는 것은 아니다. 학원이나 운동 시설에 가기에는 이르거나 아이가 운동 시설에 가려고 하지 않을 때는 놀이를 통해서 운동 효과를 볼 수 있다. 놀이만큼 좋은 운동도 없다. 즐겁게 할 수 있으니 말이다. 또 놀이만큼 훌륭한 교육 방법도 없다. 즐기면서 긍정적으로 받아들일 수 있으니 말이다.

수많은 놀이가 있지만, 운동 차원에서 놀이를 하려면 활동적인 것이 효과가 좋다. 부모와 함께 하는 놀이라면 이왕이면 가까운 산이나 숲 같은 자연으로 나갈 수 있다면 더 좋다. 매일 갈 수 있는 여건이 아니라면 주말에 한 번씩 가는 것도 좋다. 가족 모두를 위해서 주말 농장에 가는 것도 좋은 방법이다. 집안에서 혈당을 관리하는 데 얽매이지 말고, 밖으로 나가라. 안전한 집을 벗어나 예측하기 어려운 자연을 접하면 아이들은 더 건강하고 영리해진다. 이것이 자연이 주는 힘이다.

가족과 함께 활동하는 경우가 아니라면, 이왕이면 다른 아이들과 함께 어울릴 수 있는 시간에 어울려 노는 게 제일 좋다. 집 앞 놀이터에서 또래 아이들과 미끄럼틀 타고, 숨바꼭질도 하고, 그네도 타고, 흙장난을 하면서 노는 것도 필요하다. 이런 활동들은 집안에서 노는 것보다 훨씬 혈당 안정에 도움이 되고, 아이들 사회성을 길러주는 데도 도움이 된다.

함께 노는 다른 아이들이 먹는 과자가 걱정이라면, 여러 가지 방법을 찾을 수도 있다. 평소에 다른 아이들 부모와 대화가 많이 필요하다. 해로운 음식이 어떻게 얼마나 해로울 수 있는지, 달고 단 과자가 어떻게 건강을 나쁘게 하는지, 성격에 부정적인 영향을 주는지, 좋은 음식이 아이들 두뇌와 건강에 얼마나 이로운지 등을 자연스럽게 말할 수 있는 기회를 만들어라. 아이들 노는 곳에 과자와 정제당이 많이 든 음료수 대신 물과 과일 같은 간식을 싸가서 함께 먹게 한다든지 아이들끼리 놀고 난 뒤 집에 오게 해서 맛있는 간식을 만들어줄 수도 있다. 반복하다 보면 주위 친구들과 친구 부모들도 익숙해져 동참할 수 있을 것이다.

아이들이 좀 더 자라면 안정적인 혈당을 위해 규칙적인 운동이 필요하다. 규칙적으로 운동하려면 따로 운동을 시킬 필요가 있다. 발레 학원이나 수영장이나 태권도장 같은 데를 보내는 것도 도움이 된다. 이런 데 보낼 때는 가기 전에 혈당 상태를 꼭 체크해보고 혈당에 따라 간식을 간단히 먹여 보내야 한다.

질문

현재 아이가 유치원생이거나 초등학교 저학년인 부모님들께 도움을 구합니다. 아침 혈당 측정을 하고 식사를 하고 유치원 또는 학교를 가기 전에 운동을 시키시나요? 아님 전적으로 주사량으로만 관리를 하시나요? 저희는 아침식사 후 유치원 가기 전에 아침 혈당 수치로 운동량을 결정해서 운동을 시키고 보내거든요. 근데 점점 운동하는 것도 힘들어하고 또 내년이면 학교에 들어가는데 지금보다는 아침 여유 시간도 줄어들 것 같아서요. 여러분들의 방법을 공유했으면 합니다.

답변1

우리 아들은 초등학교 1년인데요 아침 기상이 7시로 빨리 일어나는 편이죠. 약 25분 정도 집에서 운동하고 학교 갈 때 14층을 걸어서 내려갑니다. 조금이라도 운동을 하고 보내려고 저의 아침 시간이 많이 분주하지요.

답변2

저희 아이는 지금 6살인데 아침 밥 먹고 트램폴린을 집에서 200번 정도 뛰고 유치원에 갑니다.

답변3

기본적으로 밥 먹고 아무 운동을 안 하면 혈당을 잡기 어려운 것 같아요. 아침, 점심, 저녁 어떻게든 조금씩이라도 움직여주는 게 좋습니다. 우리는 밥 먹고 학교 가기 전 줄넘기 조금 하고 학교까지 걸어서 가죠. 학교까지 거리가 조금 되기 때문에 운동이 되는 것 같아요.

답변4

우리 아이는 14개월인데요. 밥 먹고 간식 먹고 나면 아장아장 동네 한바퀴씩 돌고 와요. 비 오는 날엔 집 안에서 일명 쿵쾅쿵쾅 놀이(방과 거실을 여기저기 막 뛰어다니기)를 합니다.

답변5

유치원이 보기보다 아이들 꼼짝 못하게 잡아놓고 있습니다. 뛰지 말라고 하기도 하고요. 놀이터도 반별로 돌아가면서 그날만 놀 수 있습니다. 우리 아이가 유치원 다닐 땐 유치원 원장님께 우리 아이는 점심을 먹고 꼭 놀이터에서 놀아야 된다고 따로 부탁드렸습니다. 확실히 그 이후부터 점심 후 혈당이 잘 나오더군요.

답변6

저희도 식후엔 꼭 운동시켜요. 거실 뱅뱅돌기 10분 정도 하거나 학교에서는 계단 오르내리기 10분 정도를 합니다. 처음에는 좋아하는 음악 틀어주고 손뼉 치면서 돌기를 엄마랑 같이 하니깐 잠깐만 해도 혈당이 뚝 떨어지더라고요.

— 작은손 카페 중에서

운동은 아이 혈당과 건강뿐 아니라 성격 형성에도 매우 긍정적인 영향을 미치기 때문에 운동을 싫어한다고 안 시키기보다 오히려 어릴 때부터 적극적으로 시키는 것이 좋다. 아이가 운동을 싫어한다고 아이를 꾸짖거나 억지로 운동시키지 말고, 부모가 함께 할 수 있는 운동을 찾아보자. 과자를 먹는 아이의 집에는 과자를 먹는 부모가 있고, 운동을 싫어하는 아이의 집에는 운동을 싫어하는 부모가 있다.

아이의 성장과 혈당 조절

많은 부모들이 자녀 성장에 지대한 관심을 갖고 있다. 자기 집 아이가 다른 집 아이들보다 조금 작다 싶으면 걱정이 태산이다. 심지어 어떤 부모는 아이들에게 성장 호르몬 주사를 맞히거나, 딸아이 같은 경우에는 초경을 늦추는 약을 먹이기도 한다. 이런 부모 심리를 이용해 일부 병원, 의원과 한의원에서는 아이들이 얼마나 클지 알 수 있다는 성장판 검사를 하고 고가의 약을 처방한다.

그러나 성장 호르몬 주사나 초경을 늦추는 약 같은 것들은 정말 특수한 경우가 아니면 사용해서는 안 되는 약들이다. 몸에 해를 불러올 부작용은 생각하지 않고 아이 키만 생각하는 것은 정말 짧은 생각이다. 껍데기만 키우고 몸은 부실하다면 무슨 소용일까.

사실 키 크게 하는 방법은 매우 평범하다. 일반적으로 어린아이들의 성장에 영향을 주는 것들은 고른 영양 섭취와 운동, 수면의 질 등이다. 그러나 아무리 영양 섭취를 잘하고, 운동 열심히 하고, 수면의 질이 좋아도 혈당이 조절되지 않으면 성장에 지장이 있을 수 있다.

고혈당이 되면 남아도는 탄수화물을 이용하지 못하는 상태가 되고, 저혈당에 빠지면 성장에 사용하기 위해 비축해둔 단백질과 지방을 에너지로 사용하기 때문에 성장에 지장이 생길 수 있다. 어린아이들에게서 고혈당과 저혈당을 모두 잡아야 하는 많은 이유 가운데 하나다.

그러므로 당뇨를 가진 아이들은 성장에 필요한 조건에 '안정된 혈당 조절'이 추가된다. 안정된 혈당 상태를 위해서는 고른 영양의 충분한 섭취와 규칙적인 운동, 질 좋은 수면 등이 필요하고, 또 앞의 조건들을 다 충족시키고 혈당을 유지할 정도의 적절한 인슐린 사용과 심리적인 안정도 필요하다.

성장에 필요한 영양은 골고루 섭취하는 게 가장 좋다. 조금 더 신경 쓸 게 있다면, 뼈의 성장에 도움이 되는 칼슘 섭취를 어려서부터 조금씩 꾸준히 섭취해야 한다는 점이다. 칼슘은 물에 녹지 않기 때문에 흡수가 어렵다. 섭취한 칼슘이 모두 몸에 흡수되는 것은 아니고, 성인은 섭취한 양의 30% 정도를 흡수할 수 있고, 십 대 이하에서는 섭취한 양의 50% 정도를 흡수할 수 있다. 흡수되지 않은 나머지는 대변으로 배출된다. 어려서 칼슘 섭취를 충실히 해놓으면 나이 들어서 골다공증에 걸릴 확률이 줄어든다. 칼슘 섭취가 줄어들거나 없으면, 뼈에서 칼슘이 빠져나와 근육, 신경 등의 세포에서 사용하는 데 쓰여 골다공증이 나타날 수 있다.

칼슘이 우리 몸에서 쓰이려면 비타민A와 비타민D가 필요하다. 비타민A는 당근 같은 음식으로 섭취하는 것만으로도 충분하고, 비타민D는 햇볕에서 20~30분 정도 있으면 몸에서 필요한 만큼 만들어진다. 일부러 비타민제를 사 먹을 필요는 없다.

어렵게 섭취한 칼슘을 잃지 않으려면 정제당이 든 음식과 카페인이 든 음식을 피하는 것이 좋다. 특히 콜라 같은 탄산음료는 정제당과 카페인이 다 들어 있는데, 이런 것들은 뼈에 든 칼슘을 빼내는 일을 하고, 비타민도 없애버린다.

칼슘 대사가 밤에 일어나고, 성장 호르몬이 밤 11시쯤부터 많이 분비되므로 일찍 잠자리에 들어 8시간 정도 충분히 자면 성장에 도움이 된다.

성장 호르몬은 밤에만 많이 나오는 게 아니라 운동 후에도 많이 나온다. 성장 호르몬이 항인슐린 호르몬이기 때문에 혈당을 올릴 수는 있지만, 운동 효과로 인해 혈당이 그리 올라가지는 않는다. 대신 운동을 하면 성장에 도움이 된다. 줄넘기, 달리기, 걷기, 점프, 농구, 인라인 스케이트, 완만한 경사를 오르는 등산 등 무릎 관절을 적당히 자극하는 운동이 특히 성장에 도움이 된다. 그러나 이런 운동도 매일 하면 오히려 관절에 무리가 갈 수 있으므로 수영이나 자전거 타기 등을 번갈아 하면 좋다. 운동을 하기 전과 후에 스트레칭을 해서 몸을 유연하게 하는 것도 성장에 도움이 된다.

근육이 성인보다 덜 발달된 어린아이는 성인처럼 오랜 시간 운동하는 것은 무리다. 5~10분 정도 짧게 집중적으로 하고, 호흡이 안정될 만큼 휴식을 충분히 한 후에 반복하여 2~3회 정도 운동하는 것이 효과적이다. 또 너무 높은 데서 뛰어내리는 것은 성장판에 손상을 일으킬 수 있으므로 피해야 하고, 무거운 것을 드는 것도 피해야 한다. 내 키가 작은 것도 십 대 때 역기 등 무거운 것을 너무 많이 든 것도 한 원인이다.

정서적인 안정은 혈당 안정뿐 아니라 성장에도 매우 중요한 요소다. 어린이의 성장 발달을 연구하는 연구자들이 발견한 '심리사회적 소인증'은 흔히 볼 수 있는 증후군이다. 가정에서의 불화, 건강하지 못한 정서적 분위기가 아이들의 신체적 성장을 저해한다는 것이다. 아이들이 적의에 둘러싸이고 부모에게서 거부를 당했다고 느끼면 자기 존중감을 갖지 못한 채로 성장하게 된다. 자기 존중감을 갖지 못하는 부정적인 상태에 놓이게 되면, 뇌의 정동중추나 변연계가 가까이에 있는 시상하부에 작용해서 뇌하수체의 성장 호르몬 분비를 저지시키게 된다.

아이들에게는 역할 모델이 필요하다

부모를 따라하는 아이들

1형당뇨 아이의 당뇨 관리를 모범적으로 잘해나가고 있는 어느 가정에서는 1형당뇨 자녀에게 운동이 중요하다는 것을 알고, 아이 아빠가 매일같이 새벽에 일어나 등산을 한다. 아빠가 매일 운동하는 것을 보면서, 이 집 아이도 자연스럽게 운동을 한다.

부모는 움직이는 것을 끔찍하게 싫어하면서 자녀에게 운동을 하라고 시키면, 아이는 자기만 운동해야 하는 것을 억울해하거나 힘들다고 생각하기 쉽다. 많은 부모가 책 한 번 들여다보지 않으면서 아이들에게 책을 읽으라 하고 공부하라고 야단이다. 어떤 부모는 아이가 1형당뇨임에도 불구하고 어떻게 도와줄까 하는 생각을 하는 대신, 아이 때문에 음식도 제대로 못 먹는다고 불평을 하고, 아이가 없는 시간에 라면, 과자, 통닭 같은 것들을 먹는다. 이런 환경에 있는 아이들이 과연 혈당 관리를 잘할 수 있을까? 하란다고 과연 얼마나 운동을 하고, 책을 읽고, 불량식품을 먹지 않을 수 있을까? 모든 자녀들은 부모가 하는 대로 따라한다.

학대받고 자란 아이는 성인이 된 후, 자기 자녀와 아내, 심지어 자기 부모에게까지 폭력을 휘두를 확률이 크다고 한다. 아버지에게서 참다운 아버지상을 배우지 못한 아들은 커서 사회에서 제 역할을 하지 못하고 한 아이의 아빠가 되어서도 아버지 노릇이 무엇인지 몰라 자녀에게 비뚤어진 길을 걷게 한다. 어머니에게서 참다운 어머니상을 배우지 못한 딸은 왜곡된 여성상을 갖기 쉽고 사람들과의 관계가 원만하지 못하다. 나중에 엄마가 되어서도 비뚤어진 모성애를 표출하기도 한다.

유아나 소아가 당뇨라면 원인이야 무엇이 됐든 그 관리 과정은 아이보다는 전적으로 부모의 책임이다. 더구나 우리나라 의료체계상 아이들의 혈당 관리와 건강 여부는 전적으로 부모 책임이다. 안정된 혈당 상태로 평생 건강하게 살기 위해 반드시 필요한 것이 가정에서의 정서적 교감이다. 부모와 자녀 사이의 정서적 교감에 아이를 동참시키고 길을 제시해줄 수 있는 것은 어린 자녀가 아니라 부모가 해야 할 역할이다. 부모가 길을 가르쳐주지 않으면 어린 자녀는 갈 길을 몰라 헤맬 수밖에 없다. 눈앞의 혈당보다는 10년, 20년, 30년 뒤 아이들의 미래를 생각하라. 어려서부터 잘 길들여진 습관은 평생 재산이 될 수 있다.

한편 당뇨 관리는 독립적인 인간으로 성장할 수 있는 훌륭한 통과의례 과정이 되기도 한다. 이런 면에서 부모의 역할은 매우 크다. 부모의 역할과 자녀 교육은 다름아니라 자식이 자립적인 인간이 될 수 있도록 돕는 것이다. 이것은 가르쳐서 되는 게 아니라 함께 할 때 가능해진다. 자식은 부모를 보고 따라 배우기 때문이다. 결코 교육은 시킨다고 되지 않는다. 그 많은 아이들이 학원에 다닌다고 다 공부를 잘하는 게 아니라는 것을 많이 보아오지 않았는가. 아무리 해라, 하지 마라 해도 부모 말처럼 아이들이 따라주는 일이 얼마나 되는가.

타의보다는 자의로 무엇인가를 행할 때 성과도 좋다. 부모가 먼저 실천하면 아이들도 쉽게 따라한다. 아이가 부모를 따라한다는 것은 일단 아이 스스로가 하는 행동이다. 이 점을 똑똑하게 기억한다면 부모로서 행동 하나하나에 조심하지 않을 수 없다. 교육에 뜻이 없는 사람이라면 아이 때문에 제약이 따른다고 생각할 것이고, 아이의 장래와 가족 전체의 행복을 생각하는 사람이라면 아이 덕분에 화목하게 살 수 있는 법을 배우게 됐다고 여길 것이다.

1형당뇨를 가진 자녀가 무엇인가를 했으면 하고 바라는 게 있다면, 그것을 아이에게 요구하기 전에 부모가 먼저 해보자. 모든 아이들은 부모를 따라하는 과정에서 살아가는 법을 배운다. 본보기만큼 훌륭한 교육은 없다.

부모로서 아이에게 역할 모델이 되고, 본보기를 보이려면 아이에게 가르치기 전에, 부모가 스스로를 위해 살 수 있어야 한다. 병든 자식이 측은하다고 아이 돌보는 데서 머물지 말고, 나아가 부모가 자기 삶을 찾아야 한다. 자기 삶을 찾지 못한 부모 밑에서 자란 자식은 마찬가지로 자기 삶을 찾지 못한다. 혈당 관리만 해준다고 아이를 돕는 것이 아니다. 거기 얽매이면 오히려 아이 장래의 걸림돌이 될 수도 있다. 부모가 자신의 삶을 사는 것이 아이를 도와주는 길이다. 그래야 아이도 부모의 모습을 보고 아이 삶을 찾을 수 있다.

부모가 자녀를 위해 할 수 있는 일

병이 없는 아이라도 부모가 일일이 돌봐주다가 아이의 미래를 망칠 수 있는데, 1형당뇨 아이를 둔 부모는 아이에게 온통 집중하기 때문에 다 성장한 후에도 자립하지 못할 수도 있다. 요즘은 대부분의 아이들이 왕자와 공주다. 어떤 부모는 아이들의 숙제까지 해주는 것도 모자라 대학생이 된 이후에도 대신 수강신청까지 해준다고 한다. 보통 두 돌부터 아이들의 독립심이 생긴다는데, 일부 부모들은 스스로 아이의 성장을 가로막고 있는 것이다. 이런 부모는 아이가 자신에게 의존하는 것을 매우 흐뭇하게 생각한다.

아이에게 1형당뇨가 있다고 이렇게 키우면 아이는 자라서 어려운 일을 겪었을 때 스스로 헤쳐나갈 수 없다. 성공하는 모든 사람들은 어려움에 대처하는 역경지수가 높다고 하는데, 이렇게 자란 아이들은 어려움을 극복할 수 있는 힘을 키울 기회가 전혀 없는 것이다. 게다가 이런 부모는 다른 사람에 대한 관심과 배려를 가르치지도 않는다. 그렇게 되면 아이는 자기중심적인 사람이 되어 대인 관계뿐 아니라 학교생활에서 어려움을 겪기 쉽다. 아이가 어릴 땐, 부모가 많은 것을 해줘야 하지만, 점점 자라 스스로 행동할 수 있게 되면 아이에게 역할을 넘겨줘야 한다. 부모가 1형당뇨 자녀를 위해 해줄 수 있는 일은 일일이 챙겨주고 뒤치다꺼리하는 일이 아니라, 자녀가 스스로 할 수 있도록 거들어주는 일이다.

나이에 따라 대하는 것은 차이가 있지만, 1형당뇨 자녀가 갓난아기든 어린이든 십 대든, 또는 배우자가 1형당뇨이든 보호자가 공통적으로 해야 하는 역할이 있다. 바로 그 사람의 '주치의'가 되어야 한다는 점이다. 그렇다고 꼭 의대를 나와야 할 필요는 없다. 1형당뇨에 대해서만 정확히 알면 된다. 음식에 대한 공부를 해 음식으로 혈당을 안정시킬 수 있는 식의食醫, 심리적 안정으로 혈당을 안정시킬 수 있는 심의心醫가 된다면 1형당뇨를 관리하는 것은 좀 더 쉬워진다. 이렇게 되면 아이들도 나중에 자라서 무난히 스스로의 몸을 돌볼 수 있게 된다.

자연에서 난 재료로 손수 차리는 밥상은 가족 모두의 건강을 지켜줄 뿐만 아니라 차리는 사람의 마음을 고스란히 전할 수 있는 사랑의 메신저다. 아직 어릴 때는 이렇게 밥상을 차려주는 부모에게 고마운 마음을 갖기 어려울 수도 있지만, 시간이 지나면 반드시 알게 된다. 정성과 마음이 오가는 식탁이라야 웃음과 대화가 오갈 수 있다. 교감이 이루어질 수 있는 것이다. 이런 음식이 바로 약이 된다.

아이들의 마음을 부모가 헤아려주는 것만으로도 아이들은 큰 위안과 안정을 얻을 수 있다. 1형당뇨 아이들이 짜증 내고, 힘들어하고, 말을 듣지 않으면, 부모도 같이 짜증 내고 화를 내다 더불어 지쳐간다. 겉으로 드러나는 아이들의 감정 표현만 보면 아이들이 왜 그러는지 결코 이해하기 힘들다. 오르내리는 혈당 때문에 지친 몸과 마음으로 힘든 것을 호소하고 있는데도 부모는 그것을 몰라준다.

이해하려고만 해도 상황은 조금 나아질 수 있다. 혈당 상태에 따라 몸에 어떤 변화가 나타나고, 심리에 어떤 변화가 나타나는지 알고 있으면 아이의 표현으로 상태가 어떤지를 알 수 있다. 혈당 문제뿐 아니라 금지된 것을 충족시키고 싶어하는 욕구도 읽을 수 있다. 부모 자신만 특별해서 그런 욕구가 없는 것이 아니다. 같은 인간의 입장에서 충분히 이해할 수 있는 것들이다. 조금만 신경을 쓰면, 아이의 마음을 읽는 게 어렵지 않다. "도대체 왜 그러니?", "안 돼!"라는 말 대신 "그래, 이것이 먹고 싶구나", "이것은 먹기 싫은가 보구나", "체크할 때 아파서 싫구나" 등의 아이 심정을 대변할 수 있는 말들을 부모가 먼저 표현할 수 있으면, 아이는 자기 심정을 알아주는 부모에게 고마움을 느낌과 동시에 마음의 문을 연다. 어린 나이에도 잘 참아내고 헤쳐가고 있는 것을 대견하게 생각하고, 아이가 항상 힘든 상태에 있다는 것을 이해하고, 아이가 속에서 어떤 것을 바라고 있는지 읽으려 한다면 이런 시도에 이미 변화의 가능성이 충분히 있다.

어린 딸과 아들을 위하여

아직도 우리 사회에서는 아이들에게 여성은 여성스러워야 하고 남자는 남자다워야 한다는 것을 공식적으로나 암묵적으로 주입시키고 있다. 완전히 틀린 말은 아니지만, 문제는 여성성과 남성성의 의미를 잘못 받아들이고 있다는 데 있다. 여자는 얌전해야 하고 집안 일을 해야 하며, 남자는 거칠어도 괜찮고 집안 일을 해서는 안 되는가? 부모가 가진 여성성과 남성성에 관한 이런 편견만 바로잡아도 아이들이 바르고 건강하게 자기 앞날을 헤쳐가는 것을 도울 수 있다.

요즘에는 대부분의 어린아이들이 자기 목소리를 내는 데 어려움을 겪지 않는다. 오히려 지나친 것이 문제라면 문제일 것이다. 그런데 종종 여자아이들 가운데는 내성적이고 수줍음을 많이 타고 소심한 아이들이 있다. 거기에 아이가 1형당뇨라면 이런 성격의 아이들은 자꾸 안으로 움츠러들기 쉽다. 특히 사춘기가 되면서 이런 경향이 더 두드러질 수 있다.

1형당뇨를 가진 어린 딸들이 거친 세상을 헤쳐갈 수 있도록 하기 위해서는 자기 목소리를 낼 수 있는 당당한 여성으로 키우는 데 힘써야 한다. 아이가 뚜렷한 자기 주장을 갖고 자신의 신념을 옹호하는 법을 배우게 되면 자신의 안전을 지키고 자신감을 키울 수 있다.

자신의 의견을 얘기하려는 어린 딸이 비록 틀린 얘기를 하더라도, 격려해주고 표현 방법을 도와주어야 한다. 딸이 세상을 향해 자기 생각을 제시하는 방법을 배우는 것은 자라서 남들이 자기 말을 경청하게 할 수 있는 밑거름이 된다. 우리 사회에는 아직까지 여성이 낼 수 있는 목소리가 작다. 특히 결혼해서 식모로 전락해버리는 경우는 흔하다. 어릴 때부터 얌전하고 순응하기를 강요하면 자기 자신을 잃어버린다. 할 수 있는 일에 대해 남자아이들과 구별을 두지 말자. 언제 어디서든 당당하게 살 수 있도록 분명한 자기 목소리를 낼 수 있도록 칭찬과 격려를 아끼지 말자. 어린 딸이 보고 배울 수 있도록 집안에서 엄마가 정당한 목소리를 낼 수 있어야 한다. 지금 단계에서는 남편은 아내가 엄마로서, 여성으로서, 인간으로서 정당한 목소리를 낼 수 있도록 잠자코 들어주는 것만으로도 아내와 딸을 돕는 길이다. 우리 딸들에게 펼쳐질 앞날의 행복이 여기에 달려 있다.

한국의 많은 남자들에게 가장 걱정스러운 면이 있다면, 가장 기본적인 생존을 위한 교육을 받지 못하고 자란다는 점이다. 어려서부터 늙어 죽을 때까지 말이다. 남자들에게 가장 큰 약점은 대화하는 법을 잘 모른다는 것이다. 그 다음 문제는 혼자 밥을 해먹지 못한다는 것이다. 이 두 가지는 사회 생활과 기본적인 생존 문제에 가장 기본적인 요소다. 대화하는 법, 소통하는 법을 모른다는 것은 '상대방을 배려하는 법'과 '듣는 법'을 배우지 못해서 생기는 현상이다. 이로 인해 나타나는 의사 소통 불능, 교감 단절, 불화 등을 우리는 곳곳에서 목격할 수 있다. 남자가 여자에 비해 언어 능력이 뒤떨어지는 측면이 있다고 할지라도, 상대방을 배려하고 상대방의 말을 진지하게 듣는 법을 배운다면 언어 소통에 아무런 문제가 없다.

문제는 집안에서 아들들이 아빠가 엄마에게 하는 행동과 말을 그대로 보고 배운다는 점이다. 우리가 집안에서 조금만 배려하면서 살 수 있다면, 세상이 지금처럼 각박해지지는 않았을 것이다. 많은 것이 남자들의 책임이다. 집안에서 주어지는 엄마와 아빠의 역할을 보고 배우는 것 가운데 또 하나가 밥을 하고 음식을 차리고 설거지하고 청소하는 일이다. 아들만 귀한 것이 아니라 딸들도 귀하다. 그런데 유독 한국에서는 아들이 집안의 상전이다.

아들을 집안에서 상전으로 키우면, 아들의 중년 이후가 고달파진다. 만약 혼자가 되었을 때 밥이나 제대로 차려먹을 수 있느냐 말이다. 제 밥도 못 차려 먹는 남자, 불쌍하지 않은가? 자기 아들이 늙어 죽을 때까지 '모시고' 살 수 있는 여자가 있기를 바라는가? 야무진 꿈이다.

1형당뇨를 가진 이들에게 음식은 매우 중요하다. 자라서 아내가 다 해줄 것 같은가? 다행히 아내가 남편과 가족의 건강을 생각해서 자연식으로 손수 음식 만들기를 기뻐한다면 모르겠지만, 유감스럽게도 모든 여자가 그런 것은 아니다. 그렇다고 어렸을 때 엄마가 차려주는 음식만 먹었던 것처럼, 결혼해서도 음식에 대해서는 포기하고 아내가 차려주는 밥만 먹을 것인가? 이는 모두에게 긍정적이지 못하다. 아내가 못하면 남편이 하는 것이 가장 좋은 방법이다. 그럼 원하는 대로 좋은 음식을 가려먹을 수 있고, 아내는 대접받는 듯해서 기분 좋고, 덩달아 화목해지고, 가족 모두 건강해질 것이다.

그런데 이것이 하루아침에 되는 일은 아니다. 어릴 적부터 습관이 되어 있으면 아무렇지 않은 일이고 당연한 일이지만, 많은 부모가 아들 손에 물을 묻히려 하지 않는다. 아들 망치는 지름길이다. 아들에게 살아가는 데 필요한 가장 기본적인 먹는 것에 대해 가르치려면, 아빠가 집안에서 음식을 만들고 차리고 치우는 일을 하는 것이 가장 자연스러울 것이다. 아빠가 안 하는데, 아들이 하겠는가. 휴일에 한 번씩만이라도 해보자. 아빠가 음식을 만들면서 어린 아들도 불러서 돕게 하고 과정을 익히게 하면 아들도 얼마든지 음식을 잘할 수 있다.

우리 어린 딸들과 아들들에게 어려서부터 배우게 했으면 하는 것들은 많지만, 적어도 이런 살아가는 데 필요한 가장 기본적인 것부터 신경 쓰는 게 우선이 아닐까.

부모가 힘들어할수록
아이들 혈당이 나빠진다

피를 보고 무서워하지 않는 의사처럼

내가 당뇨에 걸렸다는 사실을 처음 알았을 때, 나는 그때 철모르던 때였으니 그랬겠지만, 아무렇지 않았다. 오히려 부모님의 걱정이 너무 커서, 나는 그것이 더 걱정이었다. 내가 당뇨가 무엇인지 자세히 몰라서 더 그랬을 수도 있지만, 당뇨가 무엇인지, 1형당뇨가 어떤 병인지에 대해 알고 나서도 그저 담담했다.

부모가 자식 걱정하는 것이야 당연한 것이다. 자식이 병이라도 났다면 어느 부모가 걱정하지 않겠는가. 혈당 측정하고 난 가녀린 손가락을 보면, 가슴 아프고 주사를 놓을 때도 가슴이 미어질 것이다. 내 딸이 당뇨는 아니지만, 딸의 건강에 이상이 나타나면 어쩌다 한 번씩 딸의 혈당을 체크해보는데, 어린 딸의 손가락에서 채혈하는 것이 아무렇지 않을 리 없다. 그러나 더 걱정이 되는 것은 자식의 건강 상태지, 순간의 통증이 아니다. 가슴 아파도 어쩌겠는가. 혈당을 유지하려면 혈당 상태를 알아야 하고, 그 방법이 혈당 측정밖에 없는 것을. 어린 자식이 주사 맞는 게 마음 아프겠지만, 어쩌겠는가. 건강하려면 인슐린 주사를 꼭 맞아야 하는 것을.

대개 발병 초기에 많은 부모들이 겪는 일이지만, 더 중요한 것이 무엇인지, 우선 순위가 무엇인지만 안다면 시간이 지남에 따라 극복할 수 있다. 때로는 성격에 따라서 일찍부터 아무렇지 않게 이 과정을 지날 수도 있다. 부모 자신의 감정보다 아이의 혈당 안정이 더 중요하다는 것을 일찍부터 깨달은 사람은 '아이가 불쌍해, 어떡해, 마음 아파' 하는 생각의 여지없이 곧바로 혈당 관리를 위한 실행에 들어간다.

부모 입장에서 아이의 건강을 걱정할 수밖에 없지만, 그래도 걱정을 덜 수 있는 길이 있다면, 1형당뇨에 대해서 적극적으로 알아보고 공부하고 생활 속에 받아들이는 것이다. 걱정하고 두려워하는 것은 모르기 때문이다. 모르면 두려워하는 것밖에 할 수 있는 일이 없다. 그러나 1형당뇨를 제대로 알고 나면, 그리 두려워할 일도, 걱정할 일도 아니라는 것을 알게 될 것이다.

아이들 보기 안쓰럽다는 이유 외에도 부모가 힘들어하는 이유 중에 또 하나가 부모 스스로 갖는 죄책감이다. '혹시 내 유전자에 문제가 있었던 것은 아닐까', '내가 음식을 잘못 먹여서 걸린 것은 아닐까', '내가 좀 더 아이를 잘 챙겨줬다면', '내가 아이에게 좀 더 따뜻하게 대해줬다면' 하는 생각들은, 1형당뇨 아이를 둔 부모가 한 번쯤, 또는 긴 시간 내내 해볼 수 있는 생각이지만, 옳은 생각은 아니다. 2형당뇨 발병에는 어느 정도 자신의 책임이 있지만, 1형당뇨는 누구의 책임도 아니다. 1형당뇨 아이들과 부모들이 발병 책임의 짐을 질 필요가 없다.

부모가 힘들어하고 걱정을 지나치게 하면, 오히려 1형당뇨 아이들의 혈당이 안정되기 힘들다. 부모가 힘들어하면, 아이들은 '나 때문에 부모님이 힘들어하시는구나' 하고 죄책감을 갖기 쉽다. 죄책감 때문에 평온한 심리 상태가 깨진다. 죄책감으로 인해 우울해지거나 괴로워하고, 반항심도 커질 수 있다. 부정적인 감정 상태에서 나타날 수 있는 스트레스 호르몬의 영향으로 혈당이 올라가고, 음식에 대한 절제가 깨져 혈당 조절이 어렵게 된다.

아이들이 가장 견디기 힘든 것은 병에 걸렸다는 사실이나 병의 증세로 나타날 수 있는 이상 혈당이 아니라, 부모가 힘들어하는 것을 옆에서 지켜보는 일이다. 부모의 마음으로 인해 아이가 힘들어하지 않도록, 앞서 말한 식의 심의 말고도 부모는 냉정한 의사와 같은 태도를 지닐 필요가 있다. 의사는 피를 보아도 무섭다고 두려워하거나 치료하기를 멈추지 않는다.

엄마가 행복해야 아이도 행복하다

카페에서 많은 이들이 불안정한 혈당 때문에 인슐린의 종류와 용량에 대해 심각하게 질문하지만, 사실은 자기 마음부터 보아야 한다. 혈당 조절이 잘 안 되는 이유를 찾아보면 가장 근본적인 문제가 1형당뇨인의 심리, 또는 집안의 환경에 그 뿌리를 두고 있는 경우가 많다.

아이가 1형당뇨인 경우, 엄마가 행복하지 않다면 그 스트레스가 고스란히 아이한테 전해지고, 아이의 혈당은 정말 대책 없이 춤을 추게 된다. 엄마의 스트레스는 남편과의 관계에서 비롯되는 일이 많고 아빠가 아이의 혈당을 관리하는 데 비협조적인 경우 또한 많다.

아빠, 엄마, 아이 서로의 관계가 혈당을 조절하는 가장 중요한 기본이 된다. 많은 부모들이 지금 아이가 어떤 생각을 하는지도 모르고, 아이의 심정도 모르면서 애꿎은 인슐린 탓만 한다. 인슐린을 탓하기 전에 가족 사이의 관계에 대해 살펴볼 일이다. 이 점은 성인이 1형당뇨인 경우도 마찬가지다. 가족과의 관계를 다시 한 번 돌아보는 일이 필요할 때다.

아이들은 부모 약점을 잡는 데 천재다

혈당을 무기로 삼는 아이들

병이 없어도 자식에게 쩔쩔매는 부모가 있는데, 자녀에게 병이라도 있으면 더 쩔쩔매기 쉽다. 부모들은 그저 안쓰러워서 자녀의 요구를 다 들어주려고 하지만, 아이들은 이런 부모의 약점을 절대 그냥 놓치지 않는다.

자녀가 1형당뇨라는 사실을 있는 그대로 받아들이고, 당뇨 관리에 대해 당연하게 생각해야 하는데, 부모가 안쓰러워하고 그것 때문에 아이들에게 쩔쩔매면 아이들은 그것을 약점으로 이용한다. 밥을 먹지 않거나, 인슐린 주사를 더 맞아서 혈당을 떨어뜨리거나, 함부로 먹어서 혈당을 치솟게 만든 다음에 부모가 조치를 해주고 나면 아픈 것 같은 모습으로 부모에게 원하는 것을 요구하기도 한다. 아이스크림이 먹고 싶으면 저혈당 상태를 만들어 부모에게 요구하기도 한다. 학교에서 수업 받기 싫으면 아프다는 핑계로 조퇴를 하거나, 아예 등교를 하지 않는 일도 있다. 아이들이 나빠서가 아니다. 부모의 약점을 이용하는 것은 아이들의 타고난 본능이다.

특히 부모와 자식 사이의 유대 관계가 왜곡된 집일 경우, 아이는 자신의 혈당이 높거나 낮아 부모가 속상해하면 부모가 자신에게 관심을 쏟고 있다고 생각해 혈당이 흐트러질 수 있는 행위를 일부러 반복하기도 한다.

멀쩡한 아이들도 뭔가 하기 싫을 때 이렇게 핑계를 댄다. "엄마, 나 배가 아픈 것 같아!" 1형당뇨 아이들은 굳이 이렇게 말하지 않아도 부모의 마음을 움직일 수 있는 방법을 잘 알고 있다. 사실 아픈 것이 진짜 아픈 것이 아니지만, 부모가 아이의 혈당에 보이는 반응에 따라 아이도 그에 상응하는 태도를 취하는 것이다. 유아 때는 부모의 의지대로 혈당을 관리할 수 있지만, 청소년기에는 도무지 부모의 말이 아이에게 먹히지 않는다. 어릴 때야 부모의 안 된다는 소리가 아이에게 통하지만, 아이의 욕구가 억눌린 채로 사춘기에 접어들게 되면, 더 이상 안 된다는 소리는 통하지 않는다. 어릴 때야 부모가 돌봐주고 챙겨주지만, 어려서 스스로 할 수 있는 힘을 길러주지 않으면, 사춘기에 접어들어서 부모를 원망하게 된다.

아이의 성장에 따라 엄마들도 심리적인 탯줄을 잘라 아이가 숨쉬고 성장할 수 있게 해줘야 한다. 엄마들이 심리적인 탯줄을 자르지 않는 한, 아이들은 마냥 떼쓰는 어린아이로 남아 있게 된다. 당뇨 관리에 대해서도 마찬가지다. 어렸을 때부터 아이 스스로 자기 병과 삶을 조절할 수 있도록 부모가 도와주어야 한다.

아이들을 지나치게 보호하려고, 또는 아이들이 부모를 따라서 배운다고 무조건 부모가 다 하는 것은 좋은 방법이 아니다. 아이들은 자신이 직접 무언가를 해내는 과정에서도 많은 것을 배운다. 집안 일을 돕도록 하고 집에서 수리해야 할 것들을 아이들과 함께 해보라. 1형당뇨라고 해서 보살핌만 받는 것보다 직접 일하는 것이 혈당 관리 차원에서나 교육 차원에서 훨씬 좋다. 밥을 먹고 걸레질하는 것만으로도 운동 효과는 충분하다. 왜 아이들에게 청소를 시키지 않는가? 그걸 두고 아이들에게 자신은 최선을 다하고 있다고 생각한다면 그건 잘못된 생각이다. 모든 것을 다 해주는 부모에 대해 아이는 비록 편안하다고는 생각할지 모르겠지만 존경심을 품지는 않는다. 좋은 부모는 아이에게도 집안에서 일정한 역할을 주고 그것을 할 수 있도록 도와준다. 혼자 집안일을 도맡아서 하기란 힘들다. 힘든 사람의 짜증이 전염되지 않겠는가. 집안 일을 함께 하면 즐거워질 수 있고 가족 모두 건강해질 수도 있다.

아이가 할 수 있는 역할을 모두 빼앗아 부모가 다 해주는 것도 문제지만, 반대로 아이가 할 수 있다고 아이에게 다 맡기는 것에도 문제가 있다. 당뇨 관리는 성인도 혼자 하기가 쉽지 않다. 성인이라고 해도 옆에서 누군가 챙겨줄수록 훨씬 수월하다. 혼자서 밥을 먹는 것보다 여럿이 함께 먹으면 음식을 차릴 때부터 다 먹을 때까지 좀 더 신경 쓰고 즐겁고 맛있게 먹을 수 있는 것과 마찬가지다.

처음에는 안쓰러워하며 일일이 챙겨주다가 시간이 지나 익숙해지면, 곧 '내가 이만큼 했으니 이제 저 혼자서 알아서 잘하겠지' 하는 생각을 하는 부모들이 의외로 많다. 실제로 아이 혼자서 혈당을 체크하고 주사를 맞게 되면, 이제 알아서 하겠거니 하고 방치하는 것이다. 그러나 혈당과 당뇨 관리는 평생 해야 하는 일이다. 부모나 보호자의 관심도 꾸준히 필요하다. 누구나 죽을 때까지 사랑이 필요하듯이 말이다. 스스로 할 수 있다는 것은 중요하지만, 부모의 관심 밖에서 혼자 혈당을 관리하는 아이들의 혈당은 매우 위태롭다. 아이 스스로 하는 관리는 부모의 관심 속에서만 그 효과를 볼 수 있다.

삶이야 각자 알아서들 할 일이지만, 적어도 당뇨 관리에 있어서는 어릴 때부터 습관을 제대로 들이는 것이 청소년이 되고, 성인이 되었을 때 그나마 안심할 수 있는 가장 좋은 길이다. 아이에게 병이 있다고 잔정을 베푸는 것은 아이를 가두는 일이다. 병이 없는 다른 아이들과 똑같이 키워라. 인성 교육이 잘되어 있으면, 당뇨 관리는 매우 쉬워진다.

다른 자녀와의 갈등

1형당뇨를 가진 아이의 집에 다른 형제와 자매가 있을 때, 부모의 각별한 주의가 필요하다. 아이가 여럿인 경우, 부모의 편애 때문에 자녀들 사이에 다툼이 생길 수 있다. 성격 형성에 나쁜 영향을 줄 수도 있고 심하면 한 아이의 인생에 중대한 영향을 끼칠 수도 있다.

1형당뇨를 가진 자녀가 부모에게 더 많은 사랑을 요구한다고 부모가 그 아이에게만 특별한 관심을 보이면, 다른 자녀들은 소외감을 느끼게 된다. 그렇다고 부모로부터 온통 관심을 독차지한 1형당뇨 아이가 행복해지거나 당뇨 관리가 잘되는 것도 아니다. 오히려 이기적이 되기 쉬워서 공생과 나눔이 무엇인지 모르고 자란다. 공생과 나눔을 아는 아이는 자라서도 삶의 균형을 이루며 살아갈 수 있지만, 공생과 나눔을 모르면 욕심으로 인해 고립된 삶을 살아야 한다. 심리적으로 고립되어 있는 사람이 건강을 제대로 돌본다는 것은 쉬운 일이 아니다. 설령 건강하게 지낸다고 해도 심리적 고립 상태라면 반쪽의 건강에 불과하다.

부모 입장에서는 1형당뇨를 가진 자녀를 위해서라고 하지만, 1형당뇨를 가진 자녀만을 제쳐두고 다른 자녀들에게 과자, 라면, 케이크 같은 불량식품을 주는 것은, 1형당뇨를 가진 자녀에게는 심리적인 상처를 안겨주고 나머지 아이들에게는 건강에 상처를 입히는 행위다. 1형당뇨 자녀가 있는 집안에서 너무나 흔하게 벌어지는 이런 광경은 가족 모두에게 죄의식과 소외감이라는 상처를 남긴다.

집안에 1형당뇨 자녀가 있다면, 이를 계기로 건강의 의미와 가족의 의미를 되돌아보자. 1형당뇨를 가진 자녀와 다른 자녀를 똑같이 대하면 큰 탈 없이 잘 지낼 수 있다. 1형당뇨를 가진 자녀에게 해로운 음식은 다른 자녀에게도 똑같이 해롭다. 다른 자녀들에게 과자를 주려거든 1형당뇨 아이에게도 과자를 주고, 1형당뇨를 가진 자녀에게 자연에서 난 건강식을 주려거든 다른 아이들에게도 똑같은 음식을 주자. 부모가 공명정대하면 자식들도 반듯하게 자란다.

엄마의 사랑이 아이에게 구속이 될 때

지금 여러분의 아이는?

어느 날, 딸아이 친구 집에서 있었던 얘기를 들었다. 그 집에서는 아이가 손을 벨까 봐 가위질을 시키지 않는다는 것이었다. 어느 집에서는 아이가 다니는 유치원에서 캠프에 가는데, 집에서 너무 멀고 위험하다고 캠프에 보내지 않았으면 한다는 얘기였다.

그 얘기를 들으면서 바로 드는 생각이 형광등 떨어질까 무서워서 어떻게 발은 뻗고 자나 하는 것이었다.

1형당뇨 아이를 둔 집에서도 이와 비슷한 상황은 흔히 벌어진다. 가위질이 위험해 보이면, 안전가위를 마련하고 가위 쓰는 법을 제대로 알려주고 주의를 주면 된다. 어쩌다 손을 벤다 해도 아이는 그 순간 가위를 함부로 다루면 위험하다는 것을 몸으로 깨닫게 돼서 다음부터는 다치지 않을 것이다. 캠프에 보내는 것이 걱정스러워도, 또래 친구들과의 어울림을 통해 사회성을 기르고 즐거운 한때를 보낼 것을 기대하는 것으로 족하다. 집안에서 부모의 보살핌에서만 자란 아이는 연약하고, 연약한 만큼 이기적이 되기 쉽다.

아이가 어릴 때, 특히 유아기에는 부모의 역할이 매우 크다. 하지만 아이가 자기 의사를 표현할 줄 알 만큼 자랐는데도 유아기 때처럼 모든 것을 부모가 대신 하는 것은 아이를 망치는 지름길이다. 당뇨가 아니어도 부모가 아이만 바라보고 있으면 아이 입장에서는 부담이 클 수밖에 없다.

매일 매순간 아이에게 이것은 되고, 저것은 되지 않는다고 끊임없이 말하는 것은 그다지 효과가 좋아 보이지 않는다. 기본 원칙만을 공유하고, 그 다음부터는 가족이 함께 그 좋은 생활을 실행하는 것만이 최선이자 가장 효과 좋은 방법이다.

아이가 자라 질풍노도의 청소년기에 이르면, 여태까지 부모가 그토록 신경 써주고 잔소리했던 것들이 아이에게 심한 구속으로 느껴진다.

부모 입장에서야 그게 어떻게 구속이냐고 할지 몰라도 아이 입장에서 보면 수년간 어떤 형태로든 억제당한 욕구가 쌓이고 쌓이고 또 쌓여 불같이 폭발할 수 있는 여지가 다분하다.

정상적인 혈당과 살아가는 것은 다른 문제

부모가 아이의 혈당 수치에만 매달려 온실 속의 화초로 키운다면, 아이에게는 두 가지 가능성이 존재한다. 엄마 없이 스스로 삶을 이어가지 못하는 바보가 되거나 매우 이기적인 사람이 되어 사회에서 부적응자로 낙인찍히거나. 그러므로 소아당뇨 부모들이 가장 크게 신경 써야 할 것은 비단 눈앞의 혈당 수치만이 아니다. 혈당 관리와 함께 아이의 장래를 생각해야 한다. 혈당 관리는 지금 당장이야 부모가 어떻게 할 수 있다고 해도 아이는 자라면 언젠가 부모 곁을 떠난다. 그런데도 아이를 온실 속의 화초처럼 키울 것인가? 온실 속의 화초로 자란 아이는 성인이 되어 사회에서, 직장에서, 학교에서, 친구 앞에서, 배우자 앞에서 제 구실을 못하는 영원한 아이가 될 수도 있다.

이제는 아이를 챙겨주기보다는 건강한 생활에 동참시켜야 한다. 집에서 아이에게 일정한 역할을 주라. 음식도 함께 만들고, 상도 함께 차리고(모든 사내자식들에게도 마찬가지다), 운동도 함께 하고, 집안 일도 함께 하라. 때로는 힘든 일을 완수할 때까지 인내심을 가지고 지켜보라. 아이가 가족의 한 구성원으로서 자기 역할을 통해 책임감과 자부심을 느낄 수 있게 한다면 당연히 어느 누구 못지 않게 훌륭하게 성장하리라는 것은 분명하다.

아이를 세상이라는 물에 빠뜨려라

품 안의 자식이라거나, 자식 키워봐야 소용없다는 말이 반드시 진실은 아니다. 자식 키워서 소용 있으려면, 그것은 지금 부모의 역할에 달려 있다. 일일이 잔소리하고 통제하는 것보다 좋은 습관을 갖도록 해주면 혈당 관리는 수월해지고, 인성을 길러주면 당뇨뿐 아니라 삶의 주인도 될 수 있다.

부모라면 다음 세 가지를 꼭 해야 한다. 첫째, 부모 자신의 삶을 아름답게 가꿀 것. 둘째, 자식에게 물고기 낚는 법을 가르칠 것. 그리고 셋째로, 자식을 전적으로 신뢰할 것.

아이에게 수영하는 법을 가르친다고 생각하라. 물에 들어가지 않고는 수영을 배울 수 없다. 세상이라는 물에 자식을 넣을 줄 아는 부모는 언젠가 유유히 유영하는 자녀들을 보고 기뻐할 것이다.

오늘, 아이의 생각을
들어보았나요?

외부적인 요인을 찾기 전에

아이의 혈당이 흐트러졌을 때나 당뇨 관리에 문제가 있을 때, 부모들이 공통적으로 점검하는 것은 인슐린 주사량, 섭취한 음식 내용이다. 조금 더 경험이 있는 부모들은 운동 여부와 운동량을 계산하고, 그보다 좀 더 경험이 있고 주의 깊은 부모는 아이의 기분까지 살펴본다. 그래도 찾기 힘들 때는 생활 속에서 혈당에 영향에 줄 만한 요소들을 점검해본다.

그러나 아이 기분까지는 살펴보아도, 아이가 어떤 생각을 하고 있는지 아는 부모는 의외로 많지 않다. 부모는 자신이 아는 대로만 아이에게 강요하고, 아이는 아이가 아는 대로만 행동하려고 한다. 밥 먹기를 거부하고 있어도 부모는 아이가 왜 밥을 안 먹는지 알지 못한 채 억지로 먹이려 하거나 어찌할 바를 모르고 속상해한다. 주사를 맞지 않으려는 아이를 앞에 두고 이유는 모른 채 전쟁을 치르기도 한다. 아이와 대화를 시도해보면, 어떤 경우에는 당뇨는 많이 먹으면 안 된다는 소릴 의사에게 듣고 밥 먹기를 거부하는 아이도 있고, 주사 맞는 것이 두렵거나 인슐린 주사를 평생 맞아야 하고 맞을수록 더 많이 맞아야 한다는 부정적인 정보를 들은 뒤에 주사를 거부하는 아이도 있다.

질문1

밥 안 먹는 아이는 어째야 할까요? 매일 매 들고 밥 먹이는 것도 정말 너무 힘들고 이제 거의 습관이 된 건지 밥 딱 두 숟가락 뜨면 그만 먹겠다고 합니다. 외식을 해도 혈당이 많이 안 올라가는 것만 골라서 먹는 둥 마는 둥 하고요. 원인이 뭔지 모르니 해결 방법도 모르겠어요.

이럴 때는 어떻게 해야 할까요? 아프기 전에는 정말 잘 먹는 아이였답니

다. 편식도 안 하고 밥도 반 공기 정도는 먹던 아이였거든요. 그런데 지금
은 두 숟가락까진 자기가 먹는데 그 이상은 배부르다고 안 먹고 싶답니
다. 그대로 두면 저혈당이라 억지로 먹이고 있네요.

답변1

아이들은 정말 얼토당토않은 생각을 하기도 하거든요. 예를 들어서 자기
가 많이 먹어서 소아당뇨에 걸렸다고 생각하든지, 많이 먹으면 혈당이
많이 올라가서 주사를 맞아야 하니깐 조금만 먹으면 주사를 안 맞을 수
있다고 생각하든지 등등.

하여튼 아이가 먹는 것에 대해 부정적인 생각을 가지고 있는 게 아닐까
생각이 듭니다. 아이에게 먹는 건 아주 좋은 일이고 맛있는 것을 먹는 건
세상에서 가장 행복한 일이라는 것을 자주 말해주세요. 아직 너무 어려
서 그런 대화가 잘될 나이가 아니니 더 힘드실 수도 있지만, 또 한편으로
생각하면 아직 어리니깐 금방 생각을 바꿀 수 있을 거예요.

그리고 이건 제가 잘 써먹는 방법인데, 아이 앞에서 밥을 먹을 땐 최대한
행복한 얼굴로 음식 맛을 음미하면서 감탄사도 날리면서(절대 가식이 아
니라 정말 있는 그대로 표현하시면 됩니다) 먹는 것에 집중하면 밥 안 먹
겠다고 투정하던 아이들도 어느새 숟가락 들고 따라서 잘 먹어요. 먹는
건 정말 행복한 일이잖아요. 매일 밥상 앞이 전쟁터면 엄마는 얼마나 힘
들 것이며 아이는 또 얼마나 힘들겠어요. 오늘부터 연극배우가 되어 보
심은 어떨까요?

질문2

아이와 얘기를 나눠본 결과 정말 그렇네요. 자기는 소아당뇨라 너무 많
이 먹으면 안 된다고 하네요. 대체 이런 얘길 어디서 들었을까요? 진짜
당황스럽네요. 잠깐 아이와 대화를 나눠봤는데 자기는 적게 먹을 거랍니

다. 아직은 생각을 안 바꾸는군요. 시간이 좀 필요할 것 같네요. 도대체 애가 네 살짜리 맞습니까?

답변2

아이의 생각을 바꾸려면, 엄마보다는 좀 더 권위 있는 사람이 얘기를 해주면 아마 더 쉽게 수긍할 거예요. 되도록 다른 분의 도움을 받으시는 게 좋을 듯합니다. 하루라도 빨리 아이의 생각을 바꿔주는 게 좋을 것 같아요.

질문3

아이한테 물어보니 의사 선생님한테 들었다고 하네요. 생각해보니 의사는 아니고 당뇨 담당 간호사가 왔을 때 둘이 얘길 나눴는데 그때 비슷한 대화를 한 기억이 나네요. 혈당이 안 잡히면 발육에도 문제가 될 수 있다고 혈당 관리는 중요하다고 그런 대화를 한 적이 있는데 그걸 아이가 들었던 모양이에요.

답변3

저희 아이도 소아당뇨라는 사실을 알고 6개월쯤 되었을 때 잘 먹지 않으려고 했고 억지로 먹이면 토하고 했어요. 그땐 정말 먹지 않으면 곧 어떻게 될까 봐 무지 걱정했는데 카페에서 정말 많은 도움을 받았습니다. 저희 아이가 가장 스트레스 받은 부분은 꼭 먹어야 한다는 것에 대한 스트레스와 밥이 아닌 다른 음식이 밥을 대신할 수 없다고 생각한 엄마 때문이었던 것 같았어요. 한 달 정도 많이 힘들었어요. 그 후 전 그냥 아이를 보통아이처럼 생각하기로 했답니다. 그땐 정말이지 같이 요리도 하고 평소에 먹고 싶어하던 걸 권해도 아무 소용이 없었어요. 제가 마음 편하게 먹고 먹는 거에 대한 스트레스 덜 주고 그냥 평범한 아이들처럼 대하기로 했답니다. 아이스크림 먹고 싶어하면 혈당을 보고 아주 조금 먹게 하거나 정말 밥을 먹기 싫어할 땐 치즈 같을 걸 1장이라도 먹게 하고 혈당 측정 하면서 먹을 걸 주고 저녁 먹기 싫어하면 저녁 주사 없이 조금만 먹게 했죠. 지금은 다시 잘 먹어서 살도 조금 쪘답니다. ○○이도 시간이 지나면 나아질 겁니다. 너무 걱정 마시고 조금 편하게 생각하세요.

— 작은손 카페 중에서

아이들이 표현을 하지 않거나 잘 하지 못해서 그렇지 아이들의 행동 뒤에는 반드시 이유가 있다. 아이들이 이상 행동을 보이면 야단치거나 강요하기 전에 무엇 때문에 그러는지 이유를 물어보아야 한다. 이때 '왜'냐고 묻기보다 '무엇' 때문인지 물으면 아이가 좀 더 쉽게 대답할 수 있다. 같은 질문인 것 같지만, '왜'라는 물음에는 이유를 묻는 것 말고도 잘못을 추궁하는 '도대체 왜 그랬어?', 또는 행위를 금지시키는 '너, 왜 그래, 하지 마!'의 뜻이 포함되어 있는 경우가 많기 때문이다. 그러나 무엇 때문이냐는 질문은 구체적인 이유를 물어보는 순수한 질문이다.

질문1

아이가 네 살인데 자꾸 주사 안 맞으면 안 되냐고 물어보네요 어떻게 하는 게 좋을까요?

답변1

인슐린 주사에 대해서 부정적인 생각을 가지고 있는 건 아닐까요? 아이가 주사를 맞을 때마다 인슐린 주사가 있어서 너무 다행이라고 말해주세요. 인슐린 주사만 잘 맞으면 나중에 커서 훌륭한 사람도 될 수 있고 무엇이든지 다 할 수 있다고 자주 얘기해 주시면 주사에 대한 부담감을 조금 덜 수 있을 거예요. 단, 한꺼번에 너무 많이 말고 자주자주 얘기해주시는 게 부작용 없이 받아들일 수 있을 듯합니다.

질문2

아! 아이와 대화를 했습니다. 그랬더니 주사는 아프지는 않지만 싫답니다. 왜냐고 물었더니 주사 안 맞으면 할머니집도 가도 되고 놀러가도 되는데 주사 맞아서 못 간다고. 시골 어른들이 '이제 주사 안 맞으면 놀러와라' 자꾸 그런 말을 하니까 주사를 맞아서 아프게 된 줄 아는 모양입니다. 그래서 자꾸 아이가 아침에 주사 맞을 때마다 '엄마 나는 안 아픈데 왜 아프게 주사 맞아요?' 했던 건가 봅니다. 이제야 원인을 찾았네요. 그런데 어떻게 해결해야 할까요?

답변2

네 살이니 말로 설명하기 애매한 나이이긴 하지만 아이한테 그냥 있는 그대로를 살짝 돌려서 말해주면 어떨까 싶습니다.

"주사는 몸이 어디 아파서 맞는 게 아니고 이 투명한 약이 네 몸에 꼭 필요하기 때문에 이렇게 주사로 몸속에 살짝 넣어주는 거야. 엄마는 주사 안 맞지? 그건 엄마 몸에선 이 약이 밥을 먹으면 저절로 나와. 근데 우리 ○○ 몸은 이 약이 나오는 걸 자꾸 까먹어서 엄마가 대신 넣어주는 거야. 그래야 우리 ○○가 안 아프고 건강하게 잘 클 수 있거든."

그리고 할리 베리가 나오는 영화를 보기엔 어리지만 내용은 중요하지 않으니깐 빌려서 한 번 같이 보시면서 이렇게 얘기해보세요.

"저 아줌마도 ○○처럼 주사로 인슐린을 몸에 넣어줘야 해. 안 아파 보이지? 우리 ○○도 밥 잘 먹고 주사 잘 맞으면 저렇게 이쁘게 클 수 있단다."

일단 이런 식으로 설명해주면 어떨까요?

그리고 혹시 아이가 자기 몸은 약이 나오는 걸 왜 자꾸 까먹는 거냐고 물으면, "그건 의사 선생님들이 지금 연구 중이야. 금방 왜 그런지 방법을 찾는다고 엄마한테 말했어. 의사 선생님들이 왜 ○○이 몸이 자꾸 까먹는지 방법을 찾으면 그땐 주사를 안 맞아도 되니깐, 그때까지 우리 밥 많이 잘 먹고 주사도 잘 맞자~ ○○아.”

질문자가 내린 결론

감사합니다. 아이가 일단은 인슐린을 안 미워하겠다고 말하네요. 세상에 처음에 물어봤을 땐 인슐린이 나쁘다고 말했거든요.

— 작은손 카페 중에서

부모의 태도가 곧 아이의 태도를 결정한다. 어떤 부모는 아이가 잘못했다고 생각하면, 즉각적으로 소리를 지르고 잘못을 지적하고 화를 낸다. 심하면 체벌을 가하기도 한다. 이때 아이는 자기 행동에 대한 변명도 하지 못한 채 기가 죽을 수 있다. 부모가 아이에게 공격적으로 대하면 아이 역시 공격적이 되거나 반대로 위축되기 쉽다. 이런 환경에서 자란 아이들은 상대를 존중하거나 배려하지 못하고, 애정을 강요하거나 자기 식대로 무조건 따라주기만 바라기 쉽다. 아니면 지나치게 수동적으로 다른 사람이 하는 대로만 따라서 하는 사람이 될 수도 있다.

부모가 아이 행동에 대해 수동적으로 반응하는 것도 바람직하지 않다. 분명히 화가 났는데도 화가 나지 않은 듯이 행동하고 괜찮다고 말하거나 침묵하는 사람들의 경우다. 자기 감정을 솔직하게 표현하는 것에 대해 부정적으로 생각하는 부모 밑에서 자란 아이들은 부모가 의견을 말하지 않고 속으로만 삭이기 때문에 부모가 화가 난 것까지만 알 뿐, 부모 눈치만 보게 된다. 이러한 아이들은 부모와 마찬가지로 자기 표현을 하는데 어려움을 겪기 쉽다. 심한 경우 사리분별을 못 하고, 우유부단한 사람이 되기도 한다.

어떤 부모는 표현하는 방법을 몰라 속으로는 분노가 가득하면서도 내색하지 않거나 아무렇지 않은 듯 행동하다가 갑자기 분노를 폭발시키기도 한다. 이럴 때 아이는 잘못을 했어도, 부모가 잘못에 대한 지적을 하지 않고 화도 내지 않아서 무엇을 얼마나 잘못했는지 모른다. 이런 아이들은 나중에 자라서도 스스로 판단 기준을 세우지 못한다. 부모가 갑작스럽게 분노를 표출하면, 아이들은 분노를 느끼고 부모가 정당하지 못하다고 생각한다.

어떤 부모는 아이가 잘못했다고 생각하면, 감정을 주체하지 못하고 울어버리거나 흥분하기도 한다. 아이에게 "엄마가 도대체 뭘 잘못했니? 불만이 있으면 말로 해" 하고 따지거나 "너 같은 자식을 둔 게 아마 전생에 내가 큰 잘못을 했나 보다"라고 말하기도 한다. 부모가 이런 태도를 보이면, 아이는 자기 잘못을 구체적으로 생각하기 전에 자기 때문에 부모가 힘들다고 생각해 스스로를 자책하기 쉽고 나중에 성인이 된 후에도 자신의 입장을 말하는 데 어려움을 느낀다.

또 흔한 경우가, "엄마, 아빠는 학교 다니면서 우등생이었고 운동도 잘했는데, 너는 왜 그 모양이니!" 하고 말하면서 부모가 아이의 기를 죽이는 경우다. 이런 아이들은 잘못을 해도 반성하는 대신 자신은 못났다는 열등감에 사로잡힌다. 자라면서 내내 열등감에 시달리거나 수동적이고 부정적인 태도로 살아가기 쉽다.

아이의 혈당에 이상이 있거나 당뇨 관리가 순조롭지 못할 때, 또 한 가지 점검해야 할 사항이 있다. 바로 부모 자신의 상태다. 아이의 혈당 조절에 어려움을 겪는 경우 가운데 부모 자신의 상태까지 돌아보는 부모는 찾아보기 힘들다. 자신의 상태를 살펴볼 수 있는 부모는 자신의 상태가 아이에게 어떤 영향을 끼칠지 잘 아는 부모다.

부모 스스로 자신의 상태를 파악하는 것은, 1형당뇨 아이들의 당뇨 관리에서 사실 가장 우선 순위에 놓여야 한다. 여기에 따라서 아이의 심리, 음식 조절, 운동 실행 여부, 의사 소통 등이 결정되어 그 다음에 인슐린 주사의 올바른 사용법이 시행될 수 있다. 그래야 비로소 혈당이 고르게 조절되고 전체적인 당뇨 관리가 순조롭게 이루어질 수 있다.

이해하기 어려운 아이들만의 언어

엄마와 아이가 손을 잡고 할인마트로 들어서는 계단을 내려가고 있다. 벽에는 각종 상품의 할인 가격이 적힌 전단지들이 붙어 있다. 아직 글을 읽을 줄 모르는 듯한 아이는 벽에 줄줄이 붙은 할인 가격표들을 가리키며, "엄마, 이게 아이스크림이야?" 하고 계속 묻는다. 엄마는 뒤에서 사람들이 오고 있어서겠지만, 거기에 대한 대답 대신 "얼른 와!"라는 한마디 말로 아이를 이끌고 간다.

어느 더운 여름날, 할인마트에 가다가 본 광경이다. 이 아이가 본 가격표 가운데에 아이스크림 품목은 없었다. 아이가 '아이스크림'이라는 단어를 확인하기 위해서 아이스크림이냐고 물은 것은 아닐 것이다. 짐작하는 대로, 아이는 아이스크림이 먹고 싶었던 것이다.

종종 아이들의 말이나 대답을 곧이곧대로 들어서는 아이가 정말로 말하고 싶은 것을 알기 어려울 때가 있다. 너무 어릴 때야 어휘력이 짧고 의사 표현이 자유롭지 못해서 그런다고 하지만, 말을 잘할 나이에도 이런 일들이 가끔 일어난다. 이런 현상은 아이가 의사 표현을 솔직하게 못할 만한 상황에서 일어나는 듯하다.

부모의 목소리가 아이 목소리보다 더 클수록 아이들 목소리는 작아지고 움츠러든다. 급기야 속으로 숨어버려서 말을 하려 해도 있는 그대로 나오지 않고 왜곡되어 나오기 쉽다. 그러니 어른들은 그 말이 무슨 뜻인지 더 알아듣지 못해 소통이 불편해지면서 관계가 나빠질 수 있다.

아이가 어리다고 부모가 무시하는 말을 쉽게 하는 일은 흔하게 일어난다. 부모에게서 무시당한 아이도 자신이 할 수 있는 표현을 정확하게 하지 않는다. 이런 말을 들어보거나 해본 기억이 있는가? "네가 아직 음식 맛을 몰라서 그래!" 아무리 좋은 음식이라고 해도 억지로 먹일 수는 없는 일이다. 이런 말은 아이의 생각과 판단과 표현을 가로막고 의욕을 꺾는 말이다. 아이가 먹기를 거부한다고 해서 이런 말을 하면 아이는 반항심으로 다음에 그 음식을 먹지 않으려 할 것이다.

아이들에게서 솔직한 속마음을 듣고 싶다면, 아이들의 말보다 아이가 말하려는 의도와 아이가 가진 욕구에 더 귀를 기울여야 한다.

어린 1형당뇨인에게서 볼 수 있는 잠재된 욕구는, 1형당뇨라고 해서 꼭 음식에 대한 욕구만 있는 것은 아니다. 가깝게는 부모나 친구들과의 관계에서 풀리지 않는 문제로 끙끙거리면서 잘 표현하지 못하기도 한다.

1형당뇨를 가진 자녀의 건강에 신경을 쓰다 보면 많은 문제들이 1형당뇨와 관계되어 있어 보이지만, 1형당뇨와 관련된 문제들은 아이 생활의 일부에 지나지 않을 수도 있다. 아이의 의도를 읽지 못하면, 그것이 당뇨, 또는 혈당에서 비롯된 문제인지, 아니면 일상에서 일어나는 문제인지 알 수가 없고 아이와의 소통이 점점 어려워진다. 그러므로 아이의 말에 귀 기울여서 아이가 하는 말의 의도를 이해하는 것이 순서다. 아이 입장에 서지 않으면 아이의 말에 담긴 뜻을 읽어내기 어렵다.

질문1

얼마 전부터 계속 식사 때마다 신경전을 벌이고 있습니다. 1형당뇨라는 거 알고 잘 관리해왔는데 요즘은 아이가 아무것도 먹으려고 하지 않아요. 당뇨만 아니라면 배가 고플 때까지 아무것도 주지 않고 기다리고 싶은데 지금은 그럴 수도 없어서 답답합니다.

오늘 아침에도 빵을 먹고 싶다고 해서 빵을 주었더니 2번 정도 먹고 토하고 밥, 우유, 바나나 등 1시간도 넘게 씨름했어요. 아직도 먹이려고 하면 토하려 해서 걱정입니다.

좋아하는 것을 주어도 먹지 못해요. 어떻게 해야 할지 정말 모르겠어요.

처음에는 달래고 안아주고 대화하다가 어제부터는 저도 지쳐서 혼만 내고 유치원에 보냈어요.

오늘은 유치원에 보내지 않으려고 했는데 울면서 가겠다고 해서 보냈습니다. 아마 저와 같이 있는 것이 부담이 되는 것 같아요.

요구르트도 요즘 무설탕이던데 그런 거 먹여도 될까요? 밥 말고 그 칼로리만큼 다른 음식으로 주어도 되나요? 아니면 주사 놓지 않고 중간형 인슐린만 조금 주사하고 하루나 이틀 굶기면 안 될까요?

당뇨 전에도 잘 먹지 않던 아이였지만 의외로 당뇨 걸리고 잘 먹어서 좋았는데 요즘 도통 먹으려고 하지 않네요. 벌써 2주가 되어갑니다. 3일 전부터는 먹기 전부터 배가 아프다고 하고 억지로 먹으라고 하면 토하려고 하고. 좋은 방법 있으면 알려주세요. 부탁드려요.

답변1

아이가 예민하면 현재 음식을 마음대로 못 먹는 것에 대해서 스트레스를 받고 있을 수도 있어요. 물론 잘하고 계시겠지만 더 많이 안아주시고 사랑한다고 얘기해주시고 얘기를 많이 나눠보세요. 어쩌면 자신도 인식하지 못했던 어떤 계기가 있을 수도 있어요. 예를 들어, 뭘 먹으려고 했는데 누가 '너 그거 먹으면 안 돼!'라고 했을 때 '그럼 이제 밥 안 먹을 거야'라고 결심했을 수도 있죠.

질문자가 내린 결론

오늘 아이와 대화를 하고 나서야 애가 많은 스트레스를 받고 있다는 걸 알았어요. 그중에 가장 문제가 된 건, 먹는 거에 대한 부담감인 것 같아요. 제가 항상 '넌 꼭 먹어야 해', '이만큼 먹어야 하고 안 먹으면 안 돼'라고 말해서 많은 부담감을 느꼈나봐요.

아이에게 엄마가 잘못했다고 사과해 놓고도 또 먹지 못하는 아이에게 짜증을 냈어요.

지금까지 잘해왔는데 그동안 아이가 엄마를 위해서 이제까지 참은 것만 같네요. 제가 너무 힘들게 했나봐요. 전 그냥 아무 말 없이 잘 따라주어서 아이가 이렇게 힘들다는 걸 오늘에서야 알았습니다.

— 작은손 카페 중에서

부모들은 아이들의 혈당 관리를 위해 들은 대로, 배운 대로, 또는 이론대로 실천하려고 한다. 그러나 아이의 반응은 늘 부모 생각 같지 않다. 부모의 생각이 틀려서가 아니다. 1형당뇨 아이가 부모의 말을 따르지 않는 것은 부모가 아이 입장에 서지 않기 때문이다. 1형당뇨인으로서 아이가 겪는 어려움들을 부모가 무시하기 때문이다.

내가 어려서 처음 1형당뇨라는 진단을 받았을 때, 나는 '당뇨'라는 단어를 듣는 것만으로도 창피해서 쥐구멍에라도 숨고 싶었다. 어른의 입장에서 말하고 들을 때 당뇨라는 말은 단순한 병의 이름이지만, 어린아이 입장에서는 마치 수치스러운 어떤 것으로 들린다. 같은 또래의 친구들과 다르다는 것만으로도 소외감을 느꼈다. 지금도 그렇지만 당시의 상식으로 당뇨는 나이 든 사람에게나 오는 병이었지 어린이에게 올 수 있는 병이 아니었다. 나이 든 사람에게 올 병이 어린 자신에게 왔으니 어린아이 입장에서는 못 올 병이 온 것이다.

지금은 그나마 1형당뇨에 대해 조금은 알려졌고, 적어도 카페 안에서는 같은 병이 있는 사람들과 가족만이 모여 있기 때문에 어린아이들도 자신에게 1형당뇨가 있다는 사실을 말하기를 꺼려하지 않는다. 그러나 밖으로 나가면 사정이 다르다. 아이의 성격에 따라 차이는 나겠지만, 부모에 따라서는 아이의 생각과 입장을 고려하지 않고 다른 사람들 앞에서 혈당을 체크하고 주사를 놓기도 한다. 물론 그것이 가장 급하고 중요한 일인 것만은 틀림없다. 그러나 그 순간 아이는 말은 못 해도 다른 사람의 시선을 피하고 싶어할 수도 있다.

사실은 대부분 그렇다. 누구나 자신이 특별 취급을 받는 존재이기보다 다른 사람들과 똑같은 사람이기를 바란다. 밖에서 혈당 측정과 인슐린 주사가 필요할 때는 아이의 의사를 먼저 묻고, 아이의 의사에 따라 행동하는 것이 좋다. 잘못한 일은 없어도 아이가 다른 사람에게 드러내고 싶어하지 않을 수 있으므로 가능하면 밖에서 혈당 측정을 하거나 주사를 맞을 때는 남의 시선을 가릴 수 있는 장소를 먼저 찾아보자.

1형당뇨인 본인이 아니면 부모라도 결코 알 수 없는 것들이 있다. 그러므로 부모가 듣고 배운 것이 항상 옳다고 생각하지 않기를 바란다. 부모가 자신이 옳다고 믿고 아이에게 강요하는 순간부터 관계가 틀어지고, 혈당 조절에 어려움을 겪게 될 것이다. 1형당뇨인 자녀보다 앞서 가려 하는 것은 현명한 생각이 아니다. 아무리 아이라도 몸으로 느끼는 것에 대해서는 부모보다 더 잘 알고 있다. 아이 곁에 있어주는 것으로 충분하다.

원만한 소통을 위해

소통에 문제가 생기고 관계가 올바르게 정립되지 못하면 감정의 왜곡이 생긴다. 그럼 관계뿐 아니라 자기 자신에게도 제대로 표현할 수 없어 자신이 정말 바라는 것을 알지 못하고 스스로 혼란을 겪을 수 있다. 그러면 당뇨 관리 역시 어려워진다.

부모들은 아이에게 자신들이 바라는 것을 은연중에 강요하는 경향이 있다. 아이가 진심을 말해도 들으려고 하지 않는다. 아이의 진심보다는 부모가 듣고 싶은 것, 믿고 싶은 것만 골라 듣는 것이다. 이런 태도는 자녀에게 암암리에 거짓말을 하도록 한다. 부모가 이런 태도를 보이면, 아이는 자기가 어떤 말을 할 때 부모가 좋아하는지 알게 되어 여러 가지 이유로 사소한 거짓말을 습관적으로 하게 된다.

자녀에게 지나치게 기대를 하거나 기대를 포기한 경우에도 아이들은 거짓말을 할 수 있다. 부모가 아이의 있는 그대로를 인정해주지 않으니 아이 스스로 초라하게 느껴 있는 그대로의 모습을 괴로워하다 대신 거짓말로 포장하려고 한다.

또 부모가 너무 엄격하면, 아이들은 정직하게 말하기를 어려워한다. 심한 경우에는 잘못한 게 없으면서도 거짓말을 하기도 한다. 과자를 금지하고 혈당이 좋지 않다고 부모가 속상해하거나 아이를 나무라면, 아이들은 과자를 몰래 먹게 되고 혈당 상태가 흐트러져 있는데도 혈당이 좋다는 거짓말을 하게 된다. 좋은 혈당만 보여주기 위해 몰래 인슐린을 추가 투여하는 일도 빈번하다. 부모는 엄격하게 아이를 대하는 것이 아이를 위해서라고 말하지만, 결과적으로 아이에게 해롭다.

아이의 거짓말 뒤에 어떤 고민이 있는지 이해하려고 하는 태도가 필요하다. 미국의 심리학자 폴 에크만은 《왜 아이들은 거짓말을 하는가Why Kids Lie》에서 의도적으로 거짓말을 시작하는 4~5세 때와 자기과시를 위해 거짓말을 일삼는 사춘기 초반에 특히 부모의 관심과 교육이 필요하다고 하면서 아이가 거짓말을 할 때 대처하는 법을 소개했다.

먼저, 부모 자신이 얼마나 거짓말을 하고 있는가 살펴라. 프라이버시를 존중하라. 학교 안팎에서 나름의 사회생활을 하는 아이에게도 감추고 싶은 비밀이 있다. 때로는 모르는 척하라. 단, 부모가 자녀를 신뢰하고 있다는 것을 늘 인식시켜야 한다. 책임을 추궁하기에 앞서 왜 거짓말을 하게 되었는가 대화하라. 아이에 대한 편견은 금물이다. 편견은 또 다른 거짓말과 비행을 낳는다. 아이 나름의 판단을 존중하라. 한꺼번에 고치려 들지 말고 아이 스스로 깨닫고 고쳐나가도록 도와준다.

아이가 의사 표현이 가능한 나이라면, 혈당에 이상이 생겼을 때, 우선

혈당에 대한 조치부터 취한 다음에 차분하게 대화할 기회를 가질 필요가 있다. 무엇보다도 아이의 마음을 이해하고 공감하는 표현을 하는 것이 서로에게 도움이 된다. 아이가 혈당의 세계와 1형당뇨에 대해 잘 모르고 있다면 때때로 아이에게 혈당이 몸에 어떻게 변화를 미치는지, 혈당 때문에 원하는 삶을 살지 못할 수도 있지만 잘 조절하면 얼마든지 살고 싶은 삶을 살 수 있다고 얘기해주는 게 좋다. 그리고 그렇게 살기 위해서 인슐린 주사가 얼마나 큰 도움이 되는지를 얘기해줘서 이해를 돕고 자신감을 심어줘야 한다. 아이에게 정말 도움되길 바라는 부모의 마음이 아이에게 전달이 되면, 즉 부모와 아이가 교감하고 공감할 수 있으면 아이는 스스로 옳은 길을 찾아갈 것이다.

언제나 긍정적인 결과를 바란다면, 부모는 아이에게 정직하게 표현하는 법을 가르쳐야 한다. 부모 보기에 잘못한 점이 있더라도 나무라기 전에 일단 문제를 함께 해결하고, 그 다음에 무엇 때문에 그랬는지 아이가 어떤 의도였는지를 알아보고 공감해주는 과정이 필요하다. 잘한 일에 대해서는 구체적인 격려와 칭찬을 아끼지 말아야 한다. 구체적 근거 없이 칭찬을 남발하는 것도 아이가 거짓말을 하는 원인이 된다. 무조건 '잘한다', '최고다' 하는 칭찬을 주로 듣는 아이들은 어디서든지 주목받아야 한다는 강박에 사로잡히기 쉽다. 그러다 보면 본인 의지와 상관 없이 자기 중심적인 태도를 갖게 되고, 부모의 기대에 어긋나지 않으려고 거짓말을 하게 된다.

아이 때 정직하게 표현하는 법을 익히면 나중에 학습 능력에서도 좋은 성과를 보일 수 있다. 예를 들어, 요즘 많이 평가하는 논술 능력 측정에서도 원활한 의사 소통 능력을 갖춘 아이들은 어렵지 않게 좋은 점수를 받는 것을 알 수 있다. 논술은 사고력과 설득력을 필요로 하는데, 이것은 커뮤니케이션 능력에서 비롯된다. 공부 자질은 초등학교 저학년 이전에 만들어진다. 또 반항기가 시작되기 전, 초등학교 저학년 이전까지가 커뮤니케이션 능력을 키우기에 좋은 때다.

정직한 자기 표현은 어려움이 닥쳐도 문제 해결을 빨리 할 수 있도록 해준다. 이것은 혈당 관리에서부터 그밖의 살아가는 모든 일에 도움을 줄 수 있다. 아이에게 가장 가까이에 있는 1형당뇨라는 상황을 이용해 아이와의 의사 소통 능력을 키울 수 있는 기회로 활용해보자. 아이 덕분에 부모가 많은 것을 배울 수 있다. 귀 기울여 아이 목소리를 듣다 보면 부모도 성장할 수 있다.

아이와 짐을 나누어 지라

사탕 먹는 아이

사탕을 무지무지 좋아하는 아이가 있었다. 아이의 아버지는 아이 건강에 문제가 생길까 봐 사탕 먹는 걸 말려도 보고 금지도 시켜보고 회유와 협박을 다 해봤지만, 아이가 사탕을 어찌나 좋아하는지 도저히 그만 먹게 할 수가 없었다.

고심 끝에 아이 아버지는 아이를 소문난 현인에게 데려갔다. 나이 든 현인은 아이에게 무슨 말을 꺼내려다가 이렇게 말했다.

"한 달 후에 다시 보자꾸나."

아이와 아버지는 이상하다고 생각했지만, 다른 도리가 없어 집으로 돌아왔다.

한 달이 지난 후, 현인과 다시 만나자 현인이 아이를 가까이 불러 말했다.

"얘야, 나도 너처럼 사탕을 너무너무 좋아한단다. 지난번에 네 아빠가 나에게 네가 사탕 먹는 것을 그만두도록 말해줄 것을 부탁했지만, 나도 사탕을 너무 좋아하기 때문에 그때는 네게 그만 먹으라고 말할 수가 없었지. 이후 나는 사탕을 먹지 않기로 결심했단다. 처음 며칠은 사탕을 먹지 않는다는 것이 너무 힘들었단다. 하지만 몇 번 실패를 하고 한 달이 지난 지금, 나는 더 이상 사탕을 먹지 않을 수 있게 되었단다. 너도 사탕을 그만 먹을 수 있겠니?"

그 후로 아이는 전처럼 사탕을 많이 먹지 않게 되었다.

말 안 듣는 아이의 부모

1형당뇨 아이를 둔 부모들이 골칫거리로 생각하고 힘들어하는 것 중에 하나가 아이들이 과자나 불량식품을 몰래 먹어 혈당이 올라갈 때다.

1형당뇨 관리에서 인슐린 주사와 식사 조절과 운동보다 더 중요한 항목은 아이의 심리 상태다. 아이의 심리 상태는 곧 부모 심리 상태의 연장이다.

아무리 불량식품이라고 해도 그것을 1형당뇨 가족의 금지 식품으로 받아들이면, 부모는 그 순간부터 감독관의 입장이 되어버린다. 부모가 감독관의 입장이 되면, 아이가 금기를 깼을 때, 화, 분노, 슬픔, 연민 등의 감정이 교차하면서 아이에게 부정적인 영향을 끼치게 된다. 아이에게 부정적인 영향을 끼치는 한, 아이 행동의 교정은 이루어지지 않고 금지와 일탈의 악순환이 이어진다.

아이도 똑같은 인격체인 만큼 인정받고 싶어한다. 아이에 대한 인정 중에서도 부모가 제일 먼저 배려해야 할 것은 아이 감정에 대한 인정과 배려다. 감정은 어떤 논리나 설득보다 앞서는 일차적인 소통의 도구다. 그리고 소통하기 위한 가장 좋은 방법은 함께 하는 것이다. 부모는 술 마시고 담배 피우고 인스턴트 식품을 먹으면서 아이에게는 하지 말라? 이것은 결코 함께 하는 것이 아니다. 여기에는 어떠한 배려도 없다.

금지만 시키는 것은 부모, 보호자의 역할을 방기하는 것이나 다름없다. "안 돼!" 이 한마디로 금지시키기는 매우 손쉽지만, 아이에게는 아무런 도움이 되지 않는다. 이건 게으른 부모나 할 수 있는 무책임한 행동이다.

아이들에게 음식을 제한하는 것은 분명히 어느 정도 필요하다. 하지만 무작정 제한하는 것보다 살아가는 데 필요한 다양한 방법을 가르치는 게 더 현명하다. 음식 제한에 매달리다 보면, 부모는 제한의 강도를 점점 높여가고 아이는 음식에 더 집착하게 된다.

특별한 날을 정해놓고 그날은 무엇을 먹을 수 있다고 한다든지, 밥을 먹은 후에는 함께 운동을 한다든지, 휴일에는 무엇을 한다든지 하는 규칙을 정해놓을 필요가 있다. 제한과 허용 사이에서 나름의 기준을 정하고 그 기준을 아이가 지키도록 하는 것이 좋다. 아이가 힘들어한다고, 아이가 안쓰럽다고 어느 때는 허용하고, 어느 때는 금지시키면 아이가 혼돈을 느낀다. 중요한 것은 정해진 규칙대로 일관되게 행동하는 것이다.

살아가는 다양한 방법을 배우다 보면, 아이는 더 이상 음식에 집착하지 않는다. 그리고 자연스럽게 살아가면서 무엇이 중요한지를 깨닫는다. 식탁에서 벗어나 더 넓은 세계에서 삶의 풍요를 맛볼 수 있도록 아이들에게 기회를 주었으면 좋겠다.

나눔의 다른 말, 함께

우리가 힘들 때 의지할 수 있는 첫 번째 대상은 가족이다. 그중에서도 아이에게는 부모가 가장 큰 버팀목이다. 어쩌면 엄마는 거의 그 첫 번째 대상일 것이다. 1형당뇨 가족에게도 이 점은 마찬가지다.

사람에게 불행하다는 것은 혼자라는 것의 다른 표현이다. 사람에게 행복하다는 것은 '함께'라는 것이다. '함께'라는 것은 나눔의 다른 말이기도 하다. 나눔은 분배, 공유의 뜻이기도 하고 소통의 뜻이기도 하다.

그런데 부모든 또 다른 가족이든 한쪽에서는 금지된 어떤 것이 한쪽에만 허용이 된다면? 더구나 가족 중에 단 한 사람에게만 영원히 금지된다면? 금지 당한 그 한 사람, 1형당뇨인 자신은 같은 공간 안에 있으면서도 함께 있는 것이 아니다. 공유하지도 못하고 소통되지도 못하는 유배된 자, 불행한 자가 되는 것이다.

만약 1형당뇨 때문에 허용되지 못하는 것들이 있고, 또 그것이 고통이라면 가족 말고 누가 그 고통을 함께 나눌 수 있겠는가.

부모와 형제가 먹는 음식이라면 1형당뇨 아이에게도 똑같은 것을 주어라. 당뇨에 좋지 않은 음식이라면 당뇨 아닌 사람들에게도 똑같이 좋지 않은 음식이다. 마찬가지로 일반인에게도 좋은 음식이라면 당뇨인 사람들에게도 좋은 음식이다.

엄마가 라면을 먹는다면 아이에게도 라면을 주어라. 아빠가 담배를 피운다면 아이에게도 담배를 피우게 하라. 아이에게 해로운 것이라면 어른에게도 해로운 것이다. 그렇지 않은가? 정말 가족이라면, 그리고 모든 것을 나눌 준비가 되어 있다면 어른들이 해로운 것을 끊어본 다음에 아이에게 권하면 좋지 않겠는가.

1형당뇨 관리의 몇 가지, 정말 짐일까?

그렇다면 정말, 맛있어 보이는 과자, 라면, 짜장면, 각종 인스턴트 식품 등을 먹지 않는 것이 고통일까? 먹지 못하는 것들이 있고, 주사를 맞아야 하며, 운동을 하고, 규칙적인 생활을 하는 것이 아이에게나 부모에게 짐이 될까?

1형당뇨를 겪고 있는 사람들과 그 가족들 가운데 위험군이 있다. 이들은 우여곡절을 겪어보았고, 책이나 다른 사람들에게 얻어들은 지식과 자신들의 경험이 있기 때문에 자신들이 1형당뇨에 대해 이미 알고 있다고 생각한다. '아는 것'이 아니라 '알고 있다고 생각'하기 때문에 이들을 위험군이라고 부르는 것이다. 경험이 많을수록 위험군일 확률이 커진다. 그런데 이들의 실상을 들여다보면 혈당은 그럭저럭 유지되는 편이지만 1형당뇨 초기 환자보다 더 생활이 엉망이다.

어떤 1형당뇨 모임에서 아이들에게 모범을 보여야 할 처지에 있는 이가 자신은 젊지만 유병 기간이 길고, 그만큼 1형당뇨에 대해 너무 잘 알고 있고, 혈당도 잘 조절하기 때문에, 술도 마시고 담배도 피우지만 아무 문제가 없다고 말하고 행동하는 것을 본 적이 있다.

어설피 알 때, 내가 깨달은 것이 아니라 다른 데서 훔쳐본 지식일 때, 그것은 결코 나의 앎이 되기 어렵다. 어설피 알고 머리로 알면 왜 불량식품이 불량식품인지 알 수가 없다. 그래서 안다고 생각하면서도 여러 가지 변명을 덧붙여 불량식품을 먹는 것이다. 이렇게 되면 먹는 것, 운동하는 것, 주사 맞는 것이 모두 환자 본인에게나 보호자에게나 참아야 하는 고통이 되고 짐이 되는 것이다.

그러나 제대로 몸으로 깨달으면 그것이 결코 고통이거나 짐이 되지 않는다. 절실하게 깨달은 사람들, 몸으로 아는 사람들은 1형당뇨 관리를 하면서 그것이 가장 앞서가는 웰빙이라는 것을 저절로 안다. 규칙적인 생활을 하고, 자연식을 하고, 운동을 하면 우리 몸은 에너지로 가득 찬다. 그렇게 해서 하루하루 삶이 새로워지며 가족 모두 건강해지는데 어떻게 웰빙이 짐이 될 수 있겠는가.

아이 먹는 것 때문에 고민이세요?

아이들은 단것을 좋아한다?

어릴 때 과자는 말 그대로 판타지다. 부정하긴 힘들다. 아이들과 과자는 사회 통념상 떼려야 떼기 힘든 관계인 것 같다. 그런데 문제는 너무 지나치게 먹는다는 것이다. 1형당뇨 발병 전에 단 음식을 별로 먹지 않았던 아이들도 발병 후에는 과자를 더 찾는 경향이 있다. 불안정한 혈당과 금지로 억눌린 욕구 때문이다. 1형당뇨 발병 전부터 인스턴트 식품과 과자를 즐겼다면, 그렇지 않았을 때보다 더 과자를 찾아 혈당 관리하는 데 애를 먹을 수 있다.

보건복지부 2005년 국민건강영양조사에 따르면, 초중고생들이 과일이나 우유 대신 과자, 음료수, 빵, 라면 등 고당, 고지방, 고나트륨 식품으로 간식하는 비율이 50%를 넘어섰다고 한다. 초등학생의 탄산음료를 비롯한 과자 등의 단맛이 나는 가공식품 소비량 역시 10년 새 2배로 증가했다고 한다. 2006년 한국소비자보호원 조사에 따르면 청소년의 44%가 햄버거, 라면 등의 패스트푸드나 가공식품을 주 3회 이상 섭취한다고 한다. 2015년 10월에 발표한 2014년 국민건강영양조사에 따르면 지방 섭취량은 지속적으로 증가하고 있으며, 나트륨 섭취는 과잉, 칼슘 섭취는 부족한 것으로 나타났다. 이런 환경에 1형당뇨를 가진 우리 아이가 놓여 있는데, 친구들이 불량식품을 다 먹고 있는 상황에서 우리 아이만 불량식품으로부터 지켜내기란 결코 쉬운 일이 아니다.

병원을 찾는 어린이 환자 40~50%가 식욕부진을 호소한다고 하는데, 이는 과자, 탄산음료, 인스턴트 식품, 패스트푸드 등 단맛의 가공식품 과잉 섭취가 원인이다. 전문가들은 단것을 찾는 아이들이 급증한 원인을 부모에게서 찾는다. 생후 4~5개월쯤 이유식을 시작할 때부터 어떤 음식을 먹느냐에 따라 아이들 입맛이 결정된다고 한다. 그런데 바쁜 엄마나 편한 것을 찾는 엄마들이 아이에게 달고 부드러운 음식을 주기 시작하면서 아이들이 단맛에 길들여진다는 것이다.

한번 단맛에 길들여진 입맛을 바꾸기란 쉽지 않다. 탄산음료와 단 과자를 먹으면 자꾸 더 찾는 이유 가운데는 이런 원인도 있다. 음료수와 과자에 들어가는 액상과당은 호르몬 작용을 방해해서 배부른 것을 못 느끼게 하고 단것을 더 찾게 만든다. 위에 음식이 차서 배가 부를 때 지방세포에서 렙틴이라는 호르몬을 분비해 그만 먹으라는 신호를 뇌에 보낸다. 그러면 배부르다고 느끼고 먹기를 그치게 되는 것이다. 그런데 액상과당이 든 식품을 먹으면 렙틴 분비가 억제되어 뇌가 배부르다는 신호를 받지 못하게 된다. 여기에다 배고플 때 위에서 분비되는 그렐린이라는 호르몬이 있는데, 그렐린은 식욕을 증가시키는 역할을 한다. 렙틴 분비가 억제되면 그렐린이 계속 분비되어 위가 찼는데도 계속해서 배가 고프다고 느끼게 되는 것이다.

문제는 단것을 너무 많이 먹으면, 영양 불균형으로 성장에 지장이 생기고, 아이들 성격도 나빠진다는 점이다. 단것을 주로 먹는 아이들은 잔병치레가 잦고, 화를 잘 내는 증세를 보인다. 과다한 당분 섭취는 알레르기를 일으키고, 쉽게 아토피에 걸릴 수 있으며, 무기질이 몸에 흡수되는 것을 방해하고, 신경계를 교란시킨다. 무기질 가운데 칼슘이 부족하면 주의력이 떨어지고, 아연이 부족하면 성장 호르몬이 제대로 분비되지 않는다.

《슈거블루스Sugar Blues》의 저자 윌리엄 더프티는 이렇게까지 말했다. '한 나라를 망하게 하려면 폭탄 대신 설탕을 주어라. 더 빨리 망할 것이다. 설탕은 저혈당을, 저혈당은 정신병을 가져오고, 정신병으로 가득 찬 나라는 망한 나라이다.' 설탕을 비롯한 정제당의 실체를 알고 나면, 결코 과장이 아님을 알게 될 것이다.

밥도 제대로 못 먹을 정도로 단것을 찾는 아이들, 과연 이 아이들이 원래부터 단맛을 좋아했을까? 아이들은 원래부터 단것을 좋아할까? 어찌 보면 아이들은 원래 단것을 좋아하는 것처럼 보인다. 단맛 자체가 자극적인 맛이어서 쉽게 끌리는 것은 사실이다. 그러나 원래 단맛을 좋아한다기보다 단맛에 익숙해지고, 그럴수록 점점 자극적인 맛을 찾게 되는 것이다.

한 식품업체에 속한 연구소와 일간지에서 공동으로 실시한 관능검사 결과를 보면, 꼭 아이들이 단맛을 선호하는 것은 아니라는 사실을 확인할 수 있다. 30대 엄마 20명과 8~9세 어린이 20명을 대상으로 김, 두유, 달걀부침 등에 들어 있는 염분과 당 농도를 조정해 실시한 조사에서 어른과 아이 모두 덜 짜고, 덜 단맛을 선호하는 것으로 나타났다. 달걀부침의 경우, 염도가 1.0%인 것보다 0.7%로 낮은 것이 더 맛있다고 응답한 사람이 어린이 85%, 어른 67%였다. 우유의 경우 당도 17.2%보다 16.2%가 더 맛있다고 응답한 사람이 어린이 85%, 어른 79%였다.

아이들이 원래부터 단것을 좋아하는 것이 아니라 어른들이 준 단것에 입맛이 길들여졌다고 보는 것이 정확할 것이다. 과자, 인스턴트 식품, 가공식품이 없는 집안에서는 확실히 아이들이 불량식품을 덜 찾는다. 어릴 때부터 입맛이 잘 길들여져 있으면, 유혹하는 불량식품이 많은 바깥 환경에서도 아이가 유혹을 이겨낼 가능성이 크다. 단 과자를 좋아하는 아이가 과자를 먹고 싶어할 때 무조건 금지시키는 것은 역효과만 난다. 안 된다고 말하는 대신 "밥을 먹은 다음에 먹자"고 해보자. 양질의 음식으로 든든하게 배를 채워놓으면 과자를 먹어도 분명히 덜 먹게 될 것이다.

아이들이 찾는 과자에 담긴 달콤함은 진짜 달콤함의 유사품, 대용품이다. 진짜 달콤함이란 과자처럼 자극적이지는 않지만 사람을 안정시켜주는 부모와 자식 사이의 융화된 관계에서 맛볼 수 있다. 부모와 자식 사이에 대화가 순조롭게 오가고 마음을 나눌 수 있으면 '예스'라는 대답을 더 쉽게 끌어낼 수 있고, '예스'를 많이 끌어낼수록 음식에 관한 정보 전달을 더 쉽게 할 수 있다. 함께 웃고 함께 움직이고 함께 음식을 만들면서 입맛을 바꿔갈 때까지 인내해야겠다.

아이 먹는 것 때문에 고민이세요?

건강한 가족을 한 번 들여다보자. 엄마와 아빠가 화목하고, 음식도 건강에 좋은 바람직한 음식을 먹는 경우, 아이들도 그 식단에 입맛을 맞추고 아무런 문제 없이 건강하게 지낸다. 간혹 과자를 먹는 일이 있다 하더라도, 이미 입맛은 흔히 얘기하는 어른 입맛이 되어, 한식을 잘 먹지 과자는 먹다 만다.

건강한 집안에서는 아이에게 음식을 제한하지 않는다. 대신 건강한 식단을 차려놓고 함께 나눌 뿐이다. 이런 가정에서는 아이 또한 먹는 것을 가지고 문제를 일으키는 일이 거의 없다.

만약 당뇨라고 해서 음식을 제한하기 시작하면, 아이, 또는 성인이라도 제한당하는 이의 욕구는 날이 갈수록 커지게 된다. 욕구가 커지면 그 자체로 스트레스가 되어 혈당이 오를 뿐만 아니라, 어느 날엔가는 결국 그 욕구를 채우는 행동을 하고 만다. 불량식품을 먹거나 과식, 폭식을 하는 것이다.

이런 자기 파괴적인 행동은 정상적인 상태에서는 일어나지 않는 일이다. 아이의 심리 상태에 귀 기울이고, 아이의 욕구가 진정 무엇인지 바라보라. 아이가 처음부터 과자를 원한 것은 아니다. 아이는 단지 다른 아이들과 똑같이 어울리고 똑같이 먹고 싶었을 뿐이다. 아이는 단지 부모와 똑같이 행동하고 똑같이 먹고 싶었을 뿐이다.

아이에게 타인과 똑같이 행동한다는 것은, 같은 행위를 함으로써 동질성을 확인하고 소외되지 않는 자신, 함께 나누고 사랑하고 사랑받는 자신을 확인하는 매우 자연스럽고 당연한 욕구의 결과다. 그러므로 아이의 먹는 문제를 가지고 고민하는 부모라면, 실은 먹는 것 자체가 아이의 근본적인 욕구는 아니라는 것을 먼저 알아야 한다. 근본적인 것이라면 끝까지 매달릴 텐데, 관심을 딴 데로만 옮겨 줘도 아이는 금세 먹는 것에 대한 욕구를 잊는다. 그렇기 때문에 아이가 먹고 싶어하는 것을 다 주는 것은 현명한 방법이 아니다. 아이가 먹고 싶어한다고 다 준다면 이것은 음식을 제한하지 않는 것이 아니라 아이를 방기하는 것이다.

제한이라고 해서 "먹지 마!", "안 돼!" 하고 말하는 것은 오히려 역효과를 부를 뿐이다. 아무리 자녀가 어려도 부모가, "우리 예쁜 ○○가 지금 이게 먹고 싶구나" 하고 먼저 아이의 마음을 알아주고, "그렇지만, 어찌어찌해서 이런 걸 먹으면 몸이 아프단다" 하고 자상하게 얘기한다면 아이도 당장은 서운할 수 있겠지만, 충분히 알아듣는다.

그리고 더욱 중요한 것은 집안에 환자가 생겼을 때, 온가족이 환자와 어울려 함께 건강 회복의 과정에 참여하면 환자의 회복이 매우 빨라진다는 사실이다. 환자가 생겼는데도, 가족이 변하지 않고 참여하지 않으면 나아지기 힘들다. 이를테면, 당뇨가 있는 작은 아이가 집에 없을 때 큰 아이에게 몰래 과자를 먹이는 경우다. 엄마 아빠도 시간이 날 때마다 불량식품을 먹으면서 아이에게는 건강에 좋은 것이니 풀만 먹으라는 이해하기 힘든 경우들이 흔하다. 이렇게 되면 병은 아무리 노력해도 제자리걸음이거나 점점 더 악화될 뿐이다.

아이가 당뇨라고 해서 아이가 먹는 음식에 대해, 아이의 생활에 대해 제한하려고 하지 말라. 환자의 부모 입장에서 걱정하고 아이 뒷바라지를 하기보다는 보통 아이의 부모 입장에서 환경을 마련해주는 것이 훨씬 효과적이다. 망설이지 말고 지금 해보라.

맛없는 것을 먹어야 하는 것은 누구에게나 고역이다

프랑스와 이탈리아, 미국, 일본 등 학교 교육에서 맛을 교육하는 과목을 필수 과목으로 선택하는 선진국들이 늘어나고 있다. 패스트푸드의 자극적인 맛에서 아이들을 구하겠다는 취지 외에도 전 세계 어디를 가나 똑같은 맛을 내는 패스트푸드로 맛이 단일화되어가는 추세에 자기 나라의 고유 음식으로 정체성을 찾기 위해서다. 여기에 맛에 대한 교육으로 오감을 자극해 아이들의 창의력을 기르고 두뇌 발달을 돕기 위한 것이 직접적인 목적이라고 한다. 선진국의 맛에 대한 교육은 영양보다는 미각에 더 관심이 모아지고 있다. 영양이 아무리 뛰어나도 맛있다고 느끼지 않으면 받아들이지 않기 때문이다.

채소를 억지로 먹이려는가? 아이들이 채소를 안 먹는 이유는 뭘까? 아이들이 채소를 싫어해서가 아니라 맛이 없어서다! 이 한 가지다. 맛없는 음식을 몸에 좋다는 이유로 억지로 먹이는 것은 아이들에게, 또는 그것을 먹어야 하는 당사자에게는 고문이나 다름없다.

내가 어렸을 적, 어머니는 당뇨에 좋다면 뭐든지 구해서 먹이려고 하셨다. 나는 공부를 통해서 1형당뇨에는 인슐린이 필수고, 다른 것으로 인슐린을 대체할 수 없다고 알고 있었다. 나는 어머니에게 인슐린 아니면 다른 건 다 소용없다고 먹기를 거부하거나 도망 다니거나 먹다가 말았지만, 정작 내가 그런 음식들을 먹지 않은 가장 큰 이유는 맛이 없었기 때문이다. 이 책을 읽는 당신 같으면, 당뇨에 좋다고 날콩 간 것을 마실 수 있겠는가? 생미나리즙을 마실 수 있겠는가? 한약재를 섞은 닭 우린 물을 마실 수 있겠는가? 누에가루를 환으로 지은 것을 한 줌씩 삼킬 수 있겠는가? 사실, 어떤 어른들은 이런 것들을 먹을 수도 있을 테지만, 아이들이 먹기에는 힘든 것들이다.

마찬가지로, 먹기 고약한 음식뿐만 아니라 어떤 아이들은 특정 음식을 싫어하기도 한다. 특히 그것이 채소인 경우가 많다. 주로 육식이나 인스턴트 식품에 입맛이 길들여진 아이들일 경우에 이런 경향은 더 심하다. 어떤 아이는 당근을 먹지 않고, 어떤 아이는 시금치를 싫어하기도 한다. 어른이 보기에 먹기 어려울 것 같지 않은 이런 음식도 먹기 싫어하는 아이에게는 어쨌든 먹기 싫은 음식이라는 것이 분명하다.

해준 음식을 아이가 먹지 않으면 속상하다는 부모, 먹기 힘들어하는 아이들의 입장을 생각해보았는가? 즐길 수 없다면 운동을 해도 좋은 결과를 얻기 어렵듯이, 음식도 맛이 없으면 심리적으로 거부하게 되고, 지속적으로 먹을 수 없으며, 기꺼이 먹는 것에 비해 긍정적인 효과도 볼 수 없다.

맛을 강요하는 엄마들

음식의 맛을 구성하는 요소로는 음식의 성분 외에도 시각적인 면과 후각적인 면이 있다. 감각적인 면 외에도 습관으로 길들여진 입맛, 음식에 대한 관심도 음식의 맛을 결정하는 요소에 포함된다. 그러나 음식 맛에 가장 결정적인 영향을 주는 것은 음식을 주는 사람과 그것을 먹는 사람 사이의 관계에서 오는 감정 상태가 아닐까 싶다. 아무리 맛있는 음식이 진수성찬으로 차려져 있어도 싫은 사람과 함께 있거나, 또는 불편한 상황이라면 맛을 제대로 느끼기 어렵다. 억지로 먹다가 체하거나 토할 수도 있다. 이와 비슷한 경험을 한 번쯤 해봤을 것이다.

주로 엄마들인 경우가 많지만, 음식을 직접 해서 차려주는 사람의 입장에서는 먹는 사람이 맛있게 먹어주는 것만큼 보람된 것이 없다. 정성껏 음식을 차렸는데, 아이가 먹기도 전에 "에이, 맛이 없을 것 같아!" 하고 말하면, 성질 급한 사람은 "그래? 먹지 마!" 하고 말하기 쉽다. 이렇게까지 표현하지 않더라도 서운한 것은 사실이다. 음식을 먹으면서도 맛있게 먹고 그릇을 싹싹 비워준다면 흐뭇하기 그지없다.

음식을 차리는 입장에서는 맛있게 먹어주기를 바라지만, 아이 입장에서는 얘기가 달라진다. 엄마는 아이 건강을 위해서 자연 재료로 만든 음식들로 식탁을 가득 채우지만, 그것들을 먹을 준비가 돼 있지 않은 아이에게는 항상 맛있을 수가 없다. 이럴 때 엄마의 태도가 중요하다. 몸에 좋다는 이유로 먹일 수만은 없다. 아이에게는 그보다는 맛이 우선이니까. 억지로 먹일 수도 없다. 그럼 역효과가 날 테니까. 다음에 자세히 얘기하겠지만 처음 음식을 만들 때부터 아이를 동참시키고, 음식을

만들 때 아이가 좋아하지 않는 채소가 있다면 잘게 다져서 음식에 넣어
보자. 가능한 방법을 다 동원하여 아이 스스로 먹고 싶도록 해야 한다.

입맛을 길들이는 데는 시간이 필요하고 불가능한 것도 아니다. 한번
바꿔놓으면 그 다음이 편해지지만, 아무리 자연식을 좋아하고 음식을
가리지 않는 아이라도 맛있게 먹을 수 없을 때가 있다. 바로 엄마 기분
이 좋지 않을 때다. 기분이 좋지 않을 때는 감정이 상하기가 더 쉽다. 기
분이 좋지 않을 때 아이가 맛있게 먹어주기를 바라는 것부터 무리다.
식탁은 단순히 배를 채우는 자리가 아니라 많은 것들을 나누고 교감하
는 신성한 자리다. 함께 먹을 수 있다는 것만으로도 감사한 일이다.

비타민 포함, 건강 보조 식품을 먹는 게 좋을까?

어린 자녀가 당뇨에 걸리면 어떤 부모인들 가슴이 미어지지 않겠는
가. 처음 1형당뇨에 대한 지식이 없을 때는 각종 광고와 주위의 권유에
귀를 기울인다. 그러나 어떤 건강 보조 식품은 마치 의약품인 양, 만병
통치약인 양 광고해 절박한 부모의 사고를 마비시킨다. 실제로 과장되
거나 허위 내용을 담은 광고가 많고, 1형당뇨에 아무 도움이 안 되는 건
강 보조 식품을 먹다가 부작용을 겪는 사례도 많다. 그것을 판매하는
측에서 흔히 하는 말은 좋아지려고 하는 명현반응이니 괜찮다는 것인
데, 그 말만 믿고 기다리다가 합병증이 급진전되거나 숨지는 일도 있다.

그럼, 좀 더 안전해 보이는 비타민 제제와 각종 미네랄이 든 영양제
는 어떨까. 많은 부모들이 자녀가 1형당뇨로 매일 혈당과 씨름하면서
주사 맞는 것을 안타까워하고, 자녀가 건강하지 못하다고 생각해 비타
민 등의 영양제를 먹이고 싶어한다. 그러나 유감스럽게도 자연에서 얻
은 영양소가 아니면 우리 몸에는 별 소용이 없다. 비타민과 미네랄 같
은 미량 영양소가 우리 몸에서 받아들여지고 원활하게 대사되기 위해
서는 반드시 또 다른 영양 성분이 필요하다. 특정 영양 성분 단독으로

대사될 수 없다. 비타민C 제제를 먹었다고 해서 비타민C가 우리 몸에서 받아들여지는 것이 아니라 다른 영양 성분이 함께 있어야 대사될 수 있다. 그런데 인위적으로 합성한 순수 비타민C에는 대사에 필요한 미량 영양 성분이 전혀 없다.

칼슘, 철분, 망간 같은 미네랄을 약제로 만들 수는 있어도 효과는 없다. 미네랄이 대사되는 과정에는 단계마다 새로운 종류의 단백질이 필요하다. 자연에서 얻을 수 있는 미네랄 식품에는 대사에 필요한 단백질과 효소들이 골고루 들어 있다.

우리가 먹는 우유 제품이나 주스 병에 표기되어 있는 것을 보면, 비타민이나 칼슘, 철분 등 특정 영양 성분을 첨가하거나 강화했다고 적혀 있는데, 건강을 위한 영양과는 상관이 없다. 살아 있는 영양소가 아니라 가공 과정에서 가열로 이미 파괴된 뒤에 다시 인공으로 만들어진 비타민이나 칼슘 등의 영양소를 첨가했기 때문이다. 첨가된 성분이 중요한 것이 아니라 그 성분을 우리 몸이 얼마나 받아들여 제 역할을 할 수 있느냐가 중요한 것이다.

스탠포드대학의 제임스 콜만 박사의 이론에 따르면, 같은 영양 성분이라도 자연에서 얻을 수 있는 영양 성분과 인공적으로 만들어진 영양 성분은 분자의 구조가 다르다고 한다. 그리고 우리 몸은 인공적으로 만들어진 영양 성분을 소화할 수 없다고 한다.

비타민C가 우리 몸이 산화되는 것을 막고 혈압을 낮추고 동맥경화를 예방하는 것은 맞다. 제약회사에서 그런 이유로 항산화제로 불리는 각종 영양제가 우리 몸에 꼭 필요하다고 얘기하고 더불어 각종 항산화제의 역할에 대한 연구 결과를 발표한다. 그러나 제약회사의 후원으로 이루어지는 약의 효과 연구가 공정하고 객관적일까? 제약회사의 후원으로 이루어지는 스트레이트 기사가 공식 매체에 발표되었다고 해서 그것을 액면 그대로 믿어야 할까? 우리 몸에는 그러한 영양 성분이 필요하긴 하지만, 인공적으로 만들어진 영양소가 아니라 자연에서 얻은 영양소가 필요한 것이다.

항산화 물질이 우리 몸에서 산화 과정을 막아줌으로써 인체에 녹 방지제와 같은 역할을 하는 것은 사실이다. 혈관 벽을 구성했던 몸의 주요한 분자들은 전자(電子, 음전하를 가지는 질량이 아주 작은 입자로 모든 물질의 구성요소)를 상실하고 산화되는데, 일단 산화되고 나면 고정되지 못하고 쉽게 떨어져나간다. 이것이 바로 유리기(프리 라디칼free radical이라고도 한다. 보통의 분자에서는 스핀의 방향이 반대인 2개의 전자쌍을 만들어 안정된 상태로 존재하나, 프리 라디칼은 짝을 짓지 않은 활성 전자를 가지고 있기 때문에 일반적으로 불안정하고, 매우 큰 반응성을 가지며 수명이 짧다. 또 본래는 공유 결합의 생성에 관여했어야 하지만, 결합을 이루지 않은 전자가 있기 때문에, 중심원자는 원자가의 수만큼의 화학결합을 이루지 못하고 있다)가 되는 것이다.

유리기는 처음 맞닥뜨리는 것들에게서 전자를 훔치기 시작하는데, 주로 세포벽이나 DNA에 속해 있는 전자들이 대상이 된다. 유리기에 전자를 빼앗긴 세포들은 정상적인 작용을 할 수가 없으며, 이어서 병이 생기기 시작한다.

그렇다고 유리기가 완전히 쓸모 없는 존재는 아니다. 유리기는 우리가 살아가는 데 꼭 필요하기도 하다. 인체가 공기나 음식물을 화학적인 에너지로 변환시키는 능력을 발휘하는 것은 유리기의 연쇄반응에 달려 있다. 또 유리기는 면역체계의 필수 요소이기도 해서 체액 속을 떠다니다가 외부 침입자를 공격하는 역할을 한다. 과산화수소가 바로 유리기의 대표적인 예로, 사람의 혈액에도 세균을 막아주는 극소량의 과산화수소가 함유되어 있다. 유리기 없이는 누구도 세균과 싸울 수 없는 것이다.

우리 몸은 과도한 유리기의 생성을 일으키려고도 하지 않고 유리기를 없애려고도 하지 않는다. 이 둘 사이의 균형은, 비타민 제제를 굳이 먹지 않아도 이루어진다. 항산화 성분은 과일과 채소, 생선, 견과류와 약간의 육류가 골고루 든 식단을 통해 충분히 섭취할 수 있다.

인공적으로 만들어진 비타민 제제를 섭취하면 폐암 발병률이 높아진다는 연구 결과나 심장 질환으로 사망하는 비율이 높아진다거나 DNA 손상이 늘어난다는 연구 결과도 있다. 자연에서 얻은 영양소로도 충분하고 자연에서 난 영양소를 섭취하면 아무 탈이 없는데, 굳이 인공적으로 만들어진 영양제를 찾는 것은 건강에 대한 지나친 욕심이 아닐까.

과학이 자연을 아무리 모방한다고 해도, 자연의 완벽함을 재현할 수 없다. 인공적으로 만들어진 철분 강화제를 먹으면 아연 흡수가 제대로 되지 않아 아연 결핍증이 생긴다. 아연 강화제를 먹으면 구리 결핍증이 생긴다. 그러나 자연에서 얻은 같은 성분의 미네랄을 먹으면 이런 일이 일어나지 않는다. 시금치에는 칼슘이 풍부하게 들어 있다. 모든 종류의 미네랄은 적정량을 섭취해야지, 지나치면 부작용이 일어나게 마련이다. 함께 들어 있는 옥살산은 시금치에 풍부하게 들어 있는 칼슘이 우리 몸에 과다하게 흡수되는 것을 막아주는 역할을 한다. 곡식의 씨눈에는 풍부한 철분과 함께 피트산이 함유되어 있다. 피트산은 철분의 과다 흡수를 막아준다. 자연 상태의 영양 성분들은 이처럼 이미 균형이 잡혀 있는 상태다.

어느 저명한 영양학자는, 과학이 아무리 발달했어도 1만여 가지가 넘는 우리 건강에 유익한 식물 성분에 대해 지금 우리가 알 수 있는 것은 극히 일부에 지나지 않으며, 이 성분들이 상호 어떤 작용을 하는지에 대해서 현대과학은 거의 정보를 가지고 있지 않다고 고백한다.

흔히, 비타민 먹는 것을 보험에 드는 것이라고 하는 사람도 있는데, 보통 공짜로 들어주는 휴일 대중교통 상해보험처럼 도움이 될 만한 보험이 아니다. 반면, 자연 식품에서 영양을 얻는 것은 평생 건강을 위해

드는 알찬 보험이다. 우리 몸은 자연이다. 자연 그대로에서 얻을 수 있
는 영양 성분이어야만 우리 몸은 받아들인다.

아이들이 직접 만든 음식으로
혈당 관리하기

음식을 가리지 않고 즐겁게 먹는 방법

안정된 혈당을 위해서는 영양이 고르게 든 자연식이 좋다는데, 음식
을 먹을 때마다 먹어도 되는 음식과 먹어서는 안 될 음식을 가리고, 아
이에게 그 음식을 먹이느라 전쟁하는 것도 부모로서는 매우 힘든 일이
다. 입맛을 잘 길들이면 쉬워진다고는 하지만, 부단한 노력과 시간이 필
요하다. 이럴 때 입맛 길들이는 시간을 단축시키고 입맛도 들기 전에
음식을 골고루 잘 먹게 할 수 있는 방법이 있다. 바로 아이가 음식을 만
들도록 하는 것이다. 아이가 스스로 만들었거나 음식 만드는 과정에 참
여해서 만들어진 음식은 신기하게 잘 먹는다.

아이들이 음식을 할 줄 알면 살아가는 데 매우 큰 도움이 된다. 특히
남자아이들이 편하게 살 수 있는 방편이 된다. 남자들에게는 생존의 문
제가 될 수도 있다. 요리사가 되어야 하느냐고? 일부의 경우 그럴 수도
있지만, 아니다. 한국의 남자들이 처한 실정을 말하고 싶은 것이다. 제
손으로 음식을 못 해 먹는 남자들이 얼마나 많은가. 특히 나이 들어서
혼자일 때 먹는 음식들은 한심하다. 잘한다는 음식이 라면이라니!

어릴 때 음식 만드는 법을 배워놓으면, 좋은 재료로 얼마든지 원하는
음식을 즐길 수 있으면서 혈당 관리도 한결 수월해진다. 아이들과 함께
음식 만드는 과정은 가족 간의 소통을 원활하게 해주고, 아이가 직접
음식 만드는 일에 참여함으로써 음식에 관심을 가질 수 있다. 음식에

관심을 갖는다는 것은 삶에 있어서 매우 중요하다.

아이가 너무 어리다면 어렵겠지만, 장난감을 갖고 놀 수 있는 연령이 되면 적어도 다른 장난감 대신 음식 재료를 가지고 놀 수 있게 해주면 좋다. 음식 재료와 친숙해져 나중에 음식을 먹고 만드는 일이 자연스러워지기 때문이다. 당근, 오이, 감자 등을 썰어서 어떤 형상을 만들 수도 있고, 밀가루 반죽을 자유롭게 가지고 놀 수도 있다.

아이가 유치원에 다닐 정도의 나이가 되면 부모가 음식 만드는 일을 충분히 거들 수 있다. 처음에는 칼질이나 간 맞추는 것 등은 부모가 해주고, 재료를 섞는 일처럼 간단하고 쉬운 역할을 아이에게 주는 것만으로도 충분하다. 함께 음식 만드는 일이 익숙해지면 점차 아이의 역할을 넓혀간다.

중요한 것은 음식을 만들거나 상 차리는 것을 거들 때 아이가 잘 못하더라도 꾸중을 하면 안 된다는 점이다. 남편을 길들일 때 밥도 못하고 설거지도 못하고 청소도 못한다고 잔소리하면 가사를 돕게 하는 데 실패하듯이, 아이의 경우에도 마찬가지다. 더구나 아직 손놀림도 익숙하지 않을 때는 충분히 어질러지고 실수할 수 있다. 음식을 준비하는 일에 참여한다는 것 자체만으로도 칭찬과 격려를 아끼지 말아야 한다.

음식을 만들었으면 그 다음 과정 또한 음식 만드는 과정 못지 않게 중요하다. 바로 부모가 맛있게 먹는 일이다. 아이가 거들거나 만든 음식의 맛에 대해 얼마든지 과장을 섞어가며 칭찬해도 좋다. 아이는 신이 나서 음식을 잘 먹을 뿐만 아니라 다음에 또 음식 만들 일을 기다린다.

음식에 관한 모든 것을 교육 재료로 활용하기

아이들이 음식 만들기에 흥미를 보이거나 직접 음식 만들기를 좋아한다 하더라도 아이들을 조리학원에는 보내지 않는 게 좋다. 아이들을 조리 학원이나 요리 학원에 보내지 말라. 자격증을 꼭 따야 하는 것도 아니고, 자격증을 딴다 해도, 그것은 맛있는 음식을 만들기 위한 과정도 아니다. 음식을 만드는 데, 식당을 여는 데 도대체 왜 조리사 자격증이 있어야 하는지 이해할 수가 없다.

음식은 자고로 맛이 있어야 한다. 조리 학원에서 배워서는 결코 개성 있고 창의적인 맛을 낼 수 없다. 맛있는 음식을 만들 수도 없고, 재미를 느낄 수도 없다. 학원에서 조리법을 배우는 것은 창의성을 죽이는 짓이다.

음식 만들기에 참여하는 것만으로도 아이의 입맛을 길들이는 데 도움이 되지만, 이 과정을 집안에서 어떻게 활용하는지에 따라서 훌륭한 교육 효과도 볼 수 있다.

음식을 만들고 먹으면서 어떤 재료와 어떤 음식이 혈당에 어느 정도의 영향을 미치는지에 대한 대화를 나눌 수 있다. 이때 부모가 일방적으로 가르치기보다 퀴즈 형식을 이용해 알아맞히기 게임을 하면 효과적이다. 특정 재료와 음식이 혈당에 얼마나 영향을 미칠지 미리 얘기를 나눈 다음에 먹고 나서 직접 혈당을 눈으로 확인하여, 아이가 예측한 것이 맞았을 때는 "엄마는 다르게 나올 줄 알았는데, 우리 ○○가 맞췄네!" 하고 적극적으로 칭찬해주면 효과가 크다.

수많은 음식 재료들을 활용하기에 따라서 끊임없이 게임을 즐길 수도 있고, 음식, 음식과 신체 반응, 건강에 대해 아이의 호기심도 커갈 수 있다. 이 과정에 혈당에 대한 이야기뿐 아니라 음식에 든 각종 영양소에 대한 올바른 정보도 아이에게 가르칠 수 있다.

이런 과정 전에 연령에 따라 다른 접근을 시도해볼 수도 있다. 아이가 1형당뇨라고 해서 무조건 혈당만 얘기하는 것은 아이에 따라서는 지루해서 얼마 가지 못할 수도 있다.

음식 재료를 놓고 감각 개발을 할 수도 있다. 주스나 음료수를 마실 때, 맛이 단지 달지 않은지를 묻고, 달다면 얼마나 단지 그것을 구체적으로 표현하게 하는 방법은 아이의 미각을 키워주는 방법 중에 하나가 될 수 있다. 단맛의 정도를 1부터 5까지 정해놓고, 음료를 마실 때마다 단맛의 정도를 숫자로 표현하도록 하는 것이다.

단맛뿐 아니라 음식을 맛보고 나서 맛이 어떤지 색깔이나 그림, 이미지로 표현하게 하는 것도 감각을 다양하게 키울 수 있는 방법이다. 그림은 예술이기 전에 표현의 한 방법이다. 그것도 매우 훌륭한 표현 방법이다. 말로 표현하기 어려운 속마음, 잠재의식을 솔직하게 보여주기 때문이다. 그래서 많은 심리 치료에서 그림 그리기가 이용되는 것이다. 심지어 맛을 소리나 노래로 표현할 수도 있다. 아주 어린 아이들의 경우에는 음식 재료를 만지고 그 촉감이 어떤지를 물을 수도 있다.

맛을 구분하고 표현하는 과정을 통해서 아이들은 음식과 친숙해지고, 음식에 대한 정보를 많이 알게 되며, 감각이 풍부해지고 민감해지고, 어휘력이 늘어나고 논리적이 된다.

좀 더 할 수 있다면, 자연으로 가서 직접 먹을 음식을 재배하는 방법도 여러모로 좋다. 자기 땅이 있다면 좋고, 그렇지 못하다면 주말농장을 이용하는 방법도 있다.

새로운 환경에 적응하기

아이 혈당 관리를 처음으로 남에게 맡길 때

집에서 지내다가 유치원에 가게 되거나, 유치원에 다니다가 학교에 입학하는 경우처럼 환경에 변화가 생기면서 아이들의 혈당도 흔들릴 수 있다. 간식 내용, 식사 시간, 식사 내용, 운동 시간 등 아이들의 생활 리듬이 달라지고, 새로운 환경으로 인한 스트레스도 생긴다. 집에서는 부모가 혈당 측정도 해주고, 주사도 놔주고, 정성 어린 식사와 간식도 차려주는 등 거의 모든 것을 챙겨줬지만, 아이들을 유치원이나 학교에 보내고 나면 부모의 손길이 더 이상 닿을 수 없다. 그러므로 1형당뇨 아이 부모와 유치원, 또는 학교 교사 사이에 긴밀한 관계가 필요하다.

유치원에 처음 다니게 될 때 부모는 원장과 담당 교사에게 아이의 상황에 대해 가감 없이 정확하게 설명해줘야 한다. 1형당뇨의 특성과 혈당의 변화에 대해 설명해주고, 혈당 측정의 필요성, 인슐린 사용의 중요성과 필요에 대해서는 강조해서 들려줘야 한다. 원장이나 담당 교사가 혈당 측정을 해줘야 하고, 혈당에 따라 인슐린 주사를 놓아줄 수도 있어야 함을 알려야 한다. 처음에는 유치원 교사가 두려워하고 어려워할 수도 있다. 보호자도 처음에 그랬으니 남인 경우에는 더 그럴 수 있다. 조치만 잘해도 어려운 일이 아니라는 점을 강조하고, 교사가 해야 할 내용을 적어서 전해주는 것이 좋다. 처음 겪는 사람에게 말로만 전하는 것보다 효과가 확실하다.

교사가 인슐린 사용에 익숙하지 않기 때문에 처음에는 저혈당이나 고혈당일 때 부모에게 연락할 수 있도록 하고, 부모의 의견에 따라 조치하도록 얘기가 되어야 한다. 유치원에 인슐린과 심한 저혈당일 때 사용할 글루카곤 주사를 가져다준다.

부모가 유치원에 가서 혈당을 체크해주고, 주사도 놔줄 수 있지만, 유치원에서 보내는 시간에는 유치원 교사에게 맡기는 것이 더 낫다. 유치원 교사가 조치를 해줄 수 있으면, 소풍을 가거나 현장 학습, 또는 캠프에 가더라도 다른 아이들과 함께 아이를 보낼 수 있다.

유치원에 아이의 상황과 관련된 얘기를 할 때에도 요령이 필요한 것 같다. 어떤 경우에는 부모가 힘들게 얘기를 하고 나서 유치원에서 매우 난감하게 여기기도 하고, 어떤 경우에는 부모가 아무렇지 않게 당당하게 요구하는 것을 유치원에서도 당연하게 받아들이기도 한다. 어려운 일을 부탁하듯이 말하지 말고, 아이가 어떤 조건에 있더라도 당당한 인격체임을 잊지 말고 아이의 조건이 그렇다는 것을 부모가 먼저 당연하게 생각해야 한다. 그럼 유치원에서도 아이에게 해야 할 일들을 당연하게 받아들인다.

유치원에 다니게 된 후에도 겪어야 할 일들이 이어져 있다. 유치원에서 간식이라고 내주는 것들이 사탕, 과자, 아이스크림 같은 것일 때가 많다. 유치원 원장이나 교사와 사전 조율을 통해, 1형당뇨 아이에게는 유치원에서 간식을 주는 대신, 아이 집에서 싸준 간식을 대신 줄 수도 있다. 이것을 아이가 쉽게 받아들인다면 다행이지만, 대부분의 아이들은 다른 또래 친구들과 똑같은 것을 먹고, 똑같이 행동하고 싶어한다. 유치원에서 간식 내용을 자연식으로 바꿔주면 좋으련만, 질 좋은 간식을 하는 유치원은 그리 많지 않다. 비록 몸에 해로운 간식이 나와도 다른 아이들과 같은 간식을 먹는 것이 심리적으로 상처를 입지 않는 길일 수도 있다. 특히 생일 잔치 때면 빠지지 않는 케이크는 경험이 많지 않은 부모들이 보기에는 큰 걱정거리 가운데 하나지만, 함께 축하 노래를 부르고 촛불까지 같이 불어놓고, 1형당뇨 아이만 케이크를 못 먹게 할 수는 없다. 아이도 함께 케이크를 먹을 수 있게 하고, 유치원 교사에게 혈당 상태를 봐줄 것을 부탁하고, 혈당에 따라 조치가 이루어져야 한다. 유치원에서 점심을 먹는 경우에는 점심 후에 아이가 뛰놀 수 있도록 유치원에 요구해서 그렇게 할 수 있으면 점심 식후 혈당을 안정적으로 유지하는 데 도움이 된다.

유치원은 유아 교육이 시작되고 또래 친구들과 어울리는 사회 생활의 첫걸음을 떼는 곳이다. 본격적으로 친구를 사귈 때, 1형당뇨를 가진 아이 자신이 다른 아이들과 다르다고 생각하지 않도록 부모와 교사의 세심한 배려와 주의가 필요하다. 부모는 유치원 교사와 1형당뇨에 관한 것뿐 아니라, 아이가 다른 아이들과 아무런 차별 없이 충분히 어울릴 수 있어야 한다는 점에 대해 공감하고 있어야 한다. 그럼 유치원 교사가 아이를 돌봐주는 것에 대해 자연스럽게 생각할 수 있다. 부모와 교사의 이런 배려 속에서 아이는 또래 친구들과의 어울림을 순조롭게 시작할 수 있다.

초등학교에 다니기 시작했어요

초등학교에 다니면서 또 한 번 환경이 바뀐다. 집에 있을 때는 부모에게 전적으로 의지하다가 유치원에 다니면서 적어도 유치원에 있는 동안에는 유치원 교사의 보살핌이 컸지만, 초등학교에 입학하면 좀 더 독립적인 생활을 해야 한다. 간식은 각자가 알아서 먹어야 하고, 수업 시간과 쉬는 시간, 점심 시간이 정해져 있어 정해진 규칙을 벗어나 행동하기가 힘들다. 교사가 일일이 아이들을 챙겨주지도 않는다. 점심 시간이 유치원 때와 달라질 수도 있어서 기저 인슐린으로 중간형 인슐린을 쓰는 경우에는 아침에 주사 시간을 변경해야 할 일도 생긴다.

입학하면 바로 담임교사와 보건교사에게 알려 아이의 혈당 관리를 돕도록 해야 한다. 보건실에 인슐린 주사와 글루카곤 주사, 그리고 간식을 준비해놓고 아이가 혈당 측정을 하고, 주사를 맞고, 간식을 해야 할 때 이용할 수 있도록 사전에 얘기가 되어 있어야 한다. 그리고 수업 중이라도 아이가 화장실에 가야 할 때는 따로 허락 없이 자리를 뜰 수 있어야 하고, 저혈당이 나타났을 때는 수업 중이라도 교실 안에서 주스를 마실 수 있게 해줘야 한다.

초등학교에 다니게 되면 혈당 측정과 주사 놓는 일을 스스로 할 수 있도록 미리부터 연습시키는 것이 좋다. 초등학교에 다니다가 발병한 경우라도, 가능하면 빨리 스스로 체크하고 주사 놓을 수 있도록 하는 것이 좋다. 서양에서는 당뇨 교육을 통해 어린아이들도 혼자서 주사를 맞고 있다. 부모 입장에서는 한없이 안쓰럽겠지만 아이 혼자서 충분히 할 수 있고 해야 하는 일이다.

쉬는 시간에 혈당을 체크할 수 있도록 관리 도구들을 챙겨 보내주고, 혼자서 혈당 측정을 하고 간식을 하도록 해야 한다. 아이들은 친구들과 뛰노는 게 더 재미있어서 간식하는 것을 잊어버릴 때도 있다. 때로는 다른 아이들이 아무것도 먹지 않고 있을 때 혼자 먹는 것을 창피하게 생각하는 경우도 있다. 그럴 땐 물병에 꿀물이나 주스 등을 담아주면 아이가 쉬는 시간에 심리적인 부담을 느끼지 않고 저혈당 대비용으로 먹을 수 있다. 처음에 아이 혼자 하기 힘들 때는 담임이나 보건교사의 도움을 받도록 한다.

1형당뇨를 관리하는 방법은 초등학교에 다니게 되었다고 해서 크게 다르지 않으나, 아이들의 활동이 좀 더 자유로워지면서 혈당이 불규칙해지는 일이 많아질 수 있다. 하교 후에 다른 친구들과 어울려 불량식품을 먹는 일도 생기면서 생각지 못한 고혈당이 나오기도 한다. 초등학교 고학년이 되면 호르몬 변화가 커지기 시작하면서 인슐린 요구량이 많아지기도 하고, 활동량이 많은 아이들에게는 저혈당이 나타나기도 한다.

그러나 부모의 관심이 계속되는 한 아이 혈당을 지켜갈 수 있다. 유치원에 다닐 때와 달리 초등학교에 들어가고 나면, 조금 컸다고 생각해서인지 부모가 아이들에게 보이는 관심이 줄어든다. 특히 부모의 관심이 건강에서 성적으로 넘어가면서 소홀해지기 쉽다. 유병 기간이 늘어나 경험이 쌓이면서 이런 경향이 더 많이 나타난다. 그러나 성인도 혼자서 당뇨를 관리하기보다 누군가 옆에서 함께 해주면 더 쉬운데, 아이들은 더욱 그렇지 않겠는가. 부모의 관심이 멀어지는 순간, 학교 주변, 동네 슈퍼마켓에 있는 불량식품의 유혹과 영향은 더 커진다.

십 대들의
1형당뇨 관리

7

우리는 누구나
통과의례를 거친다

남달라 보이는 1형당뇨 아이들의 사춘기

처음 당뇨 진단받고 저도 아이도 정신적으로 많이 힘들었습니다. 아이는 제일 먼저 하느님을 원망하고 심지어 욕까지 하더니, 다음으로 엄마인 제가 타깃이 되었답니다. 엄마 때문이라고. 많이 울고 싸우기도 수없이 하고 정말 전쟁 같은 1년을 보냈답니다. 상담실 같은 데 전화도 해보곤 했지만, 결국은 아이가 가지 않는다고 해서 무산되고 말았답니다.

어느 책에 보니, 당뇨라는 진단을 처음 받았을 때의 심정은 '암 진단' 받았을 때의 마음 상태와 같다고 보았습니다. 그래서 항상 마음속에 아이가 누군가와 자신을 다 터놓을 수 있는 그런 상담을 받아보았으면 하는 바람이 있습니다. 3개월에 한번 정기검진을 가도 의사와 정말 그런 속내를 털어놓을 수 있는 상담은 너무 힘들더군요. 이래저래 마음이 복잡해서 여러분의 말씀을 듣고 싶어 이렇게 글을 올리게 되었답니다. 참고로 저희 아이는 정말 질풍노도의 시기라는 사춘기의 절정인 중 2랍니다.

한 십 대 1형당뇨 아이 엄마의 고민이다. 1형당뇨인들이 모인 공간에서 이런 얘기가 나왔으니, 어찌 보면 1형당뇨 아이들이 십 대가 되면 이런 일을 겪는 것은 아닐까 걱정하는 사람도 있을 것이다. 어떤 사람은 당뇨를 가진 사람들이 성격이 급하고 못됐다고 말하는 사람도 있는데, 전혀 근거 없는 얘기다. 당뇨 인구가 많아서 그렇지, 당뇨 아닌 사람들 가운데서도 성격이 급하고 못된 사람은 얼마든지 많다. 1형당뇨의 경우에도 마찬가지다. 1형당뇨라고 해서 모든 아이들이 이런 일을 겪는 것은 아니다. 수많은 사람 가운데 힘든 시기를 겪는 1형당뇨인이 어쩌다 있을 뿐이다. 질풍노도의 시기는 정도의 차이가 있을 뿐 누구나 겪는다. 거기서 1형당뇨 아이들도 예외는 아니다. 이것은 우리 모두가 겪는 통과의례인 것이다.

과거 전통 사회에서는 마을 어른들이 나서서 통과의례를 주관하고, 아이들은 통과의례라는 형식을 거쳐 성인의 길로 들어섰다. 통과의례는 곧 성인이 될 아이들에게 각종 힘든 과정과 시험을 거치게 한 후, 이 과정을 통과한 아이들을 성인으로 인정하는 상징적인 의식이었다. 아프리카의 일부 부족에는 아직도 통과의례가 남아 있다. 성인식을 치르는 아이들을 혹독한 환경에 두고 과제를 수행하도록 하는 것이다. 고립된 곳에서 몇날 며칠을 있게 하거나, 험한 초원에 내보내 살아 돌아올 때까지 기다리거나, 매질을 하거나 하는 등의 통과의례다. 성인들의 보호감독 아래 이웃들이 응원하고, 고통의 과정을 통과한 후 의식이 다 끝나면 성인이 되었음을 축하하는 성대한 축제가 이어진다.

신체적인 성장, 호르몬의 변화, 심리적인 변화를 겪으면서 십 대 아이들은 자기 정체성을 찾기 위해 몸부림친다. 가족의 울타리에서 벗어나 홀로 서야 하는 변화에 대한 두려움 등 처음 겪는 변화 앞에서 십 대 아이들은 감정을 해소할 길이 필요하다. 전통 사회에서는 그것을 통과의례라는 형식을 통해 풀었지만, 현대 사회에서는 이렇게 전통 사회에서 집단으로 행하던 통과의례를 대신할 수단이 없다. 과거처럼 이웃과 긴밀하지도 않고, 사회에 대한 경험이 필요할 때 경험 대신 학업에 매달려 있어야 하고, 가정과 학교의 울타리를 벗어날 상황도 아니다. 그래서 십 대 아이들은 나름대로 또래 친구들과 통과의례를 치른다. 성숙한 의식의 부재로 십 대끼리 치르는 통과의례는 고통이라는 형식만 남아 있을 뿐, 반항, 일탈, 폭력 등 반사회적인 모습으로 왜곡되는 일이 많다.

이상의 얘기들은 일반적으로 나타날 수 있는 현상이지만, 혈당 조절이 잘되지 않는 십 대 1형당뇨 아이들은 좀 더 유난해 보일 수 있다. 가정 환경에 따라 큰 차이를 보이겠지만, 혈당이 조절되지 않을 때는 감정의 기복도 더 심해지기 때문이다.

분노 또는 우울

고혈당이나 저혈당, 또는 혈당 상태의 급변 등 혈당의 이상 상태는 곧 스트레스 상태다. 우리 몸은 스트레스를 일종의 비상 사태로 인식한다. 스트레스에 반응하는 호르몬인 아드레날린은 비상시에 싸우거나 도망가는 데 필요한 에너지를 얻기 위해 간에 저장되어 있던 당을 끌어낸다. 이렇게 해서 혈당은 고혈당이 되기 쉽다.

아드레날린은 혈당을 올리는 역할을 할 뿐이지만, 혈당을 올리는 목적이 싸우거나 도망가기 위해서인 만큼 감정에도 변화가 나타난다. 심리적으로는 싸움에 에너지가 쓰일 때 분노의 감정이 나타나고, 도망 치려 할 때 물리적인 도망 대신 자기 안으로 침잠해 들어가 우울한 상태를 겪는다. 혈당 조절이 안 되면 안 될수록 이런 감정의 기복은 더 많이 나타난다.

특히 십 대에는 많은 양의 인슐린을 쓰고도 고혈당 상태인 경우가 많다. 저혈당이 나오면 같은 1형당뇨 친구들이 축하 박수를 보낼 만큼 심한 고혈당을 많이 겪는다.

이에 대해 의사들은 '일반적으로 사춘기가 되면 성장 호르몬, 성 호르몬 등의 급격한 분비 증가가 있으며, 이에 따라 혈당 농도의 상승 및 인슐린에 대한 저항성이 증가하게 된다. 따라서 이 시기에는 인슐린의 투여량을 증가시켜야 하며 심지어는 하루 체중 1kg당 2단위의 인슐린을 투여해야만 만족스러운 혈당 조절을 할 수 있는 경우도 많다'(국민일보 2006.8.11)고 설명한다. 그러나 의사들의 설명에는 간과하고 있는 것이 있다. 호르몬 변화만으로는 체중 1kg당 2단위의 인슐린을 쓸 정도로 혈당이 올라가지 않는다. 카페에서는 사춘기를 겪으면서 인슐린 용량을 크게 늘리지 않고도 혈당 조절을 잘하는 친구들이 많다.

사춘기를 겪으면서 성장 호르몬이 많이 분비되기는 하지만, 그것만으로 혈당이 그렇게까지 조절이 안 될 정도는 아니다. 십 대 때만 겪을 수 있는 다른 특성들이 혈당에 더 영향을 끼치는 듯하다. 여러 가지 상황 변화에 따른 심리적인 불안이 하나의 원인이 될 수 있고, 한창 자랄 때 왕성한 식욕을 보이는 아이들이 집 밖에서 먹는 각종 인스턴트 식품들이 가장 큰 원인이 된다.

문제는 1형당뇨를 가진 아이들 외에도 일반적으로 십 대에게 많이 나타나는 감정의 큰 기복이, 인스턴트 식품에 들어 있는 정제당과 유해한 식품첨가물 때문에 더 가중된다는 점이다. 많은 질병을 부르는 원인 물질인 식품첨가물은 호르몬 작용을 방해하고, 과잉행동장애, 정신착란, 주의력 결핍과 같은 정신 질환을 일으킨다. 정제당이 많이 들어간 가공식품을 많이 섭취하면 지나친 당 대사로 인해 당 대사에 필요한 비타민과 미네랄이 많이 쓰이게 되면서 결핍되고, 비타민과 미네랄이 결핍되면 뇌 기능에 이상이 생겨 정서불안을 야기하고 범죄심리까지 낳기도 한다.

십 대 1형당뇨인에게 많이 나타나는 감정의 큰 기복은 이상과 같은 고혈당이나 섭취하는 음식이 그 원인이 될 수 있지만, 그보다 더 근본적인 문제는 가정 환경에 있다.

반항장애와 품행장애

1형당뇨와 상관없이 부모나 선생님의 말을 듣지 않거나 싸움을 많이 하거나 하지 말라고 하면 더 하는 행위들은 어린이와 십 대에게서 흔하게 나타나는 현상이다. 그런데 이런 현상들이 반복적으로 지속된다면 반항장애를 의심해볼 수 있다.

같은 또래의 다른 아이들보다 화를 많이 내거나 자주 어른과 논쟁하거나 적극적으로 어른의 요구나 규칙을 무시 또는 거절하거나, 고의로 타인을 괴롭히거나, 자신의 실수나 잘못된 행동을 남의 탓으로 돌리거나, 다른 사람에 의해 기분이 쉽게 상하거나, 쉽게 신경질을 내거나, 화와 함께 원망을 하거나, 악의에 차 있거나, 앙심을 품는 등 행동 양상 가운데 4가지 이상의 반응이 6개월 이상 지속되면 반항장애로 진단한다.

반항장애를 갖고 있는 아이들은 부모나 교사의 요구와 반대되는 행동을 일삼는다. 규칙을 어기고, 그것을 지적당해도 받아들이지 않는다. 지시를 거부하고 심부름을 하지 않고 싸움을 일으킨다. 자신의 행동을 직시하려고 하지 않고 주변에서 지나친 요구를 하는 것으로 생각하여 문제의 원인을 항상 남에게서 찾는다.

부모는 달래도 보고 혼내도 보지만, 아무 소용이 없다. 어린 자녀나 십 대 자녀가 공공 장소에서 떼를 쓰거나 문제를 일으켜도 다른 사람의 시선을 의식해 자녀의 잘못된 행동에 대해 나무라는 대신 사탕을 사주거나 장난감을 사주거나 아이가 좋아하는 물건을 사줘도 보지만, 그럴

수록 자녀의 일탈 행동은 더해간다.

아이들이 왜 이런 행동을 할까. 생물학적으로 타고난 기질이 있을 수 있다. 그러나 기질은 환경과 교육에 의해 조절될 수 있다. 문제는 기질에 맞춰지지 않는 양육에 있다. 천성적으로 까다로운 아이들이 있다. 아이가 말을 잘 듣지 않는다고 부모가 자녀를 야단치면 아이는 무력감과 열등감, 좌절과 분노를 느낀다. 부모가 아이에게 잔소리하고, 꾸짖고, 체벌을 가하면 아이들의 적대적인 행동은 더 심해지고 더 빈번해져서 자라면서 말을 하지 않거나 반항하거나 말을 더욱 듣지 않는다.

학교 생활에 적응하지 못하는 경우에도 반항장애가 나타날 수 있다. 아이가 수동적이거나 공격적이거나 반항적인 태도를 보일 때 교사가 아이를 야단치고 처벌하거나 비난하면, 아이는 잘못을 남의 탓으로 돌리고 비난하고 화를 낸다. 이런 과정이 계속되면 아이는 학업을 더 하지 못하고 사회적 고립을 경험하게 된다.

이밖에도 우울증이나 강박증, 또는 조증의 일부로 반항장애가 생길 수 있다. 분리불안장애를 갖고 있는 아이들에게서도 나타날 수 있다. 어느 하나에 지나치게 집착하는 태도도 반항장애로 이어질 수 있다. 다른 가족의 행동장애나 물질남용, 정서장애와도 관련이 있다고 알려져 있다.

자녀의 행동 때문에 부모가 더 심하게 처벌을 하거나 화를 내거나 우는 등 처벌 강도가 세지고 감정이 부정적이면, 아이도 따라서 공격성과 반항성을 갖게 된다. 그래서 아이의 행동에 문제가 있다고 판단되면, 먼저 부모 자신을 돌아보고 부모나 가족 치료를 해야 한다. 자녀를 양육하는 사람이 자주 바뀌어 아이에 대한 보살핌이 결여된 가정, 지나치게 엄격하고 모순이 많거나 자녀 양육이 소홀한 가정 등은 가족 치료가 더욱 필요하다.

반항장애의 강도와 횟수가 더해지면 품행장애가 될 수 있다. 품행장애는 가족이나 교사 등 주변 인물에서 벗어나 자신과 상관 없는 타인의 권리나 입장을 침해하거나 사회의 규범을 해치는 행동을 반복적, 지속적으로 하는 경우다. 실수에 의한 행동이 아니라 고의적인 행동을 한다. 다른 사람의 감정이나 기대, 안정에 전혀 관심이 없고 공감대 형성이 안된다. 품행장애가 있는 아이들은 불확실한 상황에서 다른 사람의 의도를 실제보다 적대적이고 위협적인 것으로 오해하고, 공격적으로 반응한다. 그리고 자신의 태도를 정당하다고 생각한다. 품행장애 아이들은 냉담하고 죄책감이나 자책감이 결여되어 있다. 때로 죄책감을 표현하여 처벌을 모면하려 하기 때문에 이들의 태도가 진실인지 가리기는 어렵다.

지속적으로 친구를 괴롭히고 자신의 잘못을 남의 탓으로 돌린다. 다른 사람에게 강한 인상을 주려고 하지만, 실제로는 자신감이 부족한 상태에 있다. 흔히 좌절감, 인내 부족, 자극받기 쉬운 과민한 상태, 폭발적인 기질, 무모함 등이 동반된다. 품행장애를 겪는 아이들은 어릴 때부터 성행위, 음주, 흡연, 불법 약물 사용, 무모하고 위험을 초래하는 행동을 한다. 이런 행동이 6개월~1년 이상 지속될 때 품행장애로 본다.

품행장애를 일으키는 요인으로는 부모의 거부와 무관심, 타고난 아이의 성질, 가혹하고 일관성 없는 양육 방식, 신체적 학대, 성적 학대, 지도의 결여, 어린 시절 수용시설에서의 생활, 보호자의 잦은 교체, 비행 친구와의 교제, 가족의 정신 병리 등이다. 특히 부모가 반사회 인격장애거나 알코올 중독인 경우가 흔하다.

종종 아이 문제 때문에 얼마나 힘든지 얘기하는 부모가 있다. 어느 부모라도 짧게든 길게든 자녀 문제로 힘들어할 수 있다. 그러나 아이가 보이는 행동의 정도가 지나칠 때 부모 자신의 문제는 보지 못하고 자신은 노력하는데 아이에게만 문제가 있는 것처럼 얘기하는 것은 문제 해결을 어렵게 한다. 부모는 최선을 다하는데, 자식만 잘못한 경우가 있을까? 심리학자들과 교육학자들이 이구동성으로 말한다. '문제 부모는 있을 수 있어도 문제아는 없다'고.

너무 큰
대가

1형당뇨 아이들에게서 반항장애나 품행장애가 나타날 가능성

어린이와 십 대 아이들 가운데 일부 아이들에게 나타나는 반항장애와 품행장애는 1형당뇨 아이들 가운데 일부 아이들에게서도 나타날 수 있다. 1형당뇨라는 병의 특성과 반항장애나 품행장애와의 관련성이 있을까? 반드시 그렇다고 말하기는 힘들어도 당뇨가 아닌 아이들과 같은 조건에 있다면, 관련 가능성은 좀 더 있을 수 있다.

이것은 각 가정에서 1형당뇨를 관리하는 방식에 달려 있다. 불확실한 상태에 놓여 있는 사춘기 아이들이 예민하고 반항적일 수 있다는 조건에 있다면, 부모가 1형당뇨 관리에 대한 지식이 부족하거나 적절한 대처를 못할 때 아이의 행동이 빗나갈 여지를 한 가지 더 안겨주는 셈이다.

아이가 규범을 어기고, 그것을 지적당하면 받아들이지 않고, 방법을 알려주면 거부하고, 하지 말라고 하면 더 하는 행동을 지속적으로 하는 것을 반항장애라고 한다면, 1형당뇨 아이의 부모가 혈당 관리를 위해 실천 방침을 반드시 지켜야 한다는 입장을 고수하려 할 때, 반항장애 같은 부작용이 나타날 수 있다.

혈당 유지를 위해 일정한 규칙을 만들었는데 아이가 그 규칙을 어길 때, 규칙을 어긴 아이의 행동에 대해 부모가 지적했는데 아이가 받아들이지 않을 때, 혈당을 조절하기 위한 방법을 알려줬는데 아이가 거부했을 때, 불량식품을 먹지 말라고 했는데 아이가 불량식품을 더 먹었을 때, 부모는 어떻게 해야 할까? 이때 부모가 자신의 입장을 고수하면 할수록 아이와의 불화는 장기화될 수 있고, 장기화되면 반항장애로 이어질 수 있다. 스트레스를 지속적으로 받는 상황에서 적개심이 커지면 커질수록 인슐린 저항성이 커져서 혈당을 조절하기가 점점 어려워진다.

1형당뇨 아이들은 1형당뇨라는 병을 쉽게 무기로 삼는다. 이 무기 앞에서 오냐오냐하고 쩔쩔매는 부모가 얼마나 많은가. 아이가 저혈당이니 기운이 없다고 과자나 아이스크림을 달라고 하면 주는 부모도 있다. 이럴 때 아이의 요구대로 들어주면 아이는 그 효과를 알고 계속 반복하게 된다. 그렇다고 이 무기를 무시하면 역효과만 난다. 가공할 무기를 무력화시킬 수 있는 것은 대화다. 평소에 부모와 자녀 사이에 의사소통이 얼마나 되는지가 중요하다. 의사소통의 기본 조건은 상대방에 대한 이해와 배려다.

1형당뇨를 겪고 있는 십 대 아이들은 겉으로는 반항으로 뭉쳐 있는 것처럼 보일 때라도 사실 내면에서는 자신이 처한 어려움을 극복할 수 있도록 도와달라고 호소하고 있는 것이다. 이때 부모가 혈당이 나쁘다고 실망하거나 야단을 치면 역효과만 날 뿐이다. 몸이 고달픈 것도 서러운데, 혈당 조절이 잘되지 않아 컨디션이 저조하고 기분까지 우울한데, 부모가 잔소리를 하거나 야단을 치면 아이들 입장에서는 기댈 수 있는 최후의 희망마저 사라진 셈이지 않을까.

《부모와 아이 사이Between Parent and Child》를 쓴 하임 기너트 박사의 말처럼 부모는 변호사의 역할을 맡아야 한다. 변호사는 죄를 지었거나 죄를 지었다고 여겨지는 사람의 입장에서 변호하지만, 범죄를 권하지도 죄를 추궁하지도 않는다. 그러나 어떤 상황에서도 피고인을 변호한다. 정상 참작할 만한 것들을 찾고 피고인에게 도움을 주려고 한다. 십 대 1형당뇨 아이들은 심리적인 큰 변화 말고도 1형당뇨로 인한 제약 속에서 힘들어하고 있다. 1형당뇨가 생긴 것이 아이들의 잘못도 아니고, 혈당이 조절되지 않는 것이 아이들의 노력에 달린 문제이기는 하지만 죄를 짓는 것도 아니다. 물론 몸에 대한 예의도 아니지만 말이다.

혈당이 오르내리는 아이들과 얘기할 때 한 가지 요령이 있다. 타이밍이 필요하다. 얘기를 하기 전에 먼저 아이들의 혈당 상태를 파악해야 한다. 아이가 저혈당일 때와 심한 고혈당일 때는 일단 피하는 게 좋다. 저혈당일 때는 매우 예민해져 있는 상태이기 때문에 과민 반응을 잘 보이고, 심한 고혈당일 때 역시 화를 잘 낸다. 혈당에 이상이 있을 때와 안정이 되었을 때 상대방의 말을 받아들이는 정도가 다르다. 부모가 아이에게 전하고 싶은 말이 있을 때는 아이의 혈당이 안정되기를 기다려서 하는 것도 아이와 대화하는 한 가지 요령이다.

앞서 얘기한 것처럼 근본적인 문제는 가정 안에 있다. 1형당뇨라는 조건은 세상 누구나 다른 조건에 놓여 있듯이, 그저 하나의 조건에 불과하다. 부모가 단순한 조건을 어떻게 다루느냐에 따라 십 대 1형당뇨 아이들과 가정에서 고충을 심하게 겪느냐 원만하게 지나갈 수 있느냐가 결정될 것이다.

잠깐의 외도 치고는 너무 큰 대가

1형당뇨 발병 당시에는 대부분 혈당이 500mg/dl이 훨씬 넘거나 1,000mg/dl까지 되어서 혼수 상태로 응급실로 실려 들어가 생사를 다투다 살아난 경험을 한다. 문제는 퇴원을 하고 나서다. 정상인으로서는 상상할 수 없는 500mg/dl이 넘는 혈당을 시도 때도 없이 접하는 철없는 아이들이 있다. 아이들도 아이들이지만, 나는 이런 아이들의 부모가 더 궁금하다. 아이들이 얼마나 위험한 상황에 처해 있는지 알고나 있을까?

1형당뇨 유병 기간과 합병증 발병은 분명히 상관이 있지만, 당뇨 관리가 바람직한 방법으로 이루어진다면 상관이 없을 수도 있다. 그러나 유병 기간과 상관없이 짧은 기간이라도 혈당 관리가 엉망이 된다면 합병증 발병 가능성은 매우 커진다. 그런데 1형당뇨인들 가운데 시기적으로 혈당 관리가 가장 안 될 때가 바로 사춘기인 경우가 대부분이다. 이때가 몸이 가장 크게 상할 수 있는 시기다. 이 몇 년만 잘 보낼 수 있으면 다행인데, 한때의 반항과 치기로 여생을 불행하게 산다는 것은 정말 안타까운 일이다.

혈당 관리가 제대로 되지 않을 때, 심리적인 면으로는 반항장애가 나타나 가족 모두가 힘들 수도 있고, 반대로 반항장애 때문에 혈당 관리가 심각하게 안 될 수도 있다. 신체적인 건강 면에서는 이 시기에 혈당 관리가 제대로 안 되면 당뇨망막증, 신부전과 같은 합병증이 이른 나이에 올 수도 있고, 운 좋게 이 시기에 나타나지 않더라도 이때 겪은 고혈당으로 인한 혹사로 합병증 발병이 상대적으로 빨리 나타날 수 있다.

십 대 때 성장 호르몬이 많이 분비되기는 해도 이때 분비되는 성장 호르몬이 혈당에 영향을 미치는 정도는 크지 않아 충분히 조절 가능하다. 사춘기 때는 심리적인 변화를 겪으면서 반항을 많이 하고, 부모가 먹지 말라는 불량식품을 더 찾으며, 영양 공급이 제대로 안 될 때 인스턴트 식품 섭취가 비정상적으로 늘어나 영양 불균형 현상이 더 심해져 혈당을 조절하기가 매우 어려워진다.

인슐린 사용량이 기하급수적으로 늘어나 비만해지기도 쉽다. 1형당뇨인들 가운데는 인슐린 펌프를 착용한 다음에 합병증을 겪는 사람들이 많다. 이 문제는 청소년기에 가장 심각하다. 먹고 간단하게 버튼만 누르다 보면 당뇨망막증으로 인한 시력 상실, 미세단백뇨 증상, 죽고 싶을 만큼 고통스러운 신경병증, 케톤산혈증 등 급만성 합병증이 어느새 와 있는 것이다. 잘못 사용할 때 인슐린 펌프는 편리 그 이상 아무것도 아니다. 이 많은 사례들이 사람이 도구를 어떻게 다루어야 하는지, 당뇨 관리에서 혈당뿐만 아니라 다른 관리들이 얼마나 중요한지, 인슐린에 주로 의존했을 때 어떤 일이 생기는지 증명하는 것이라 하겠다.

흡연과 혈당

문제의 시작

사실, 흡연에 관한 얘기는 성인과 관련된 사회 생활 편에 담으려 했지만, 현실은 사정이 많이 달라서 이 장에서 언급한다. 성인들의 흡연은 건강을 생각하고 금연을 강조하는 사회적 분위기와 함께 줄어들고 있는 반면, 십 대의 흡연은 계속해서 늘고 있다.

청소년이든 성인이든 남자든 여자든 흡연을 시작하는 시점의 심리 상태는 결코 안정된 상태가 아니라 대개 불안정한 상태일 때다. 흡연을 '문제'라고 본다면, 십 대에 시작하는 흡연은 공부에 관한 압박과 변화의 시기에 받을 수 있는 스트레스가 바탕에 깔려 있어 문제가 시작된다. 또는 담배 피우는 것을 성인의 상징처럼 생각해서 시작하기도 한다. 어른이 되는 길을 잘못 알고 있는 미숙한 경우다. 담배를 피우는 친구들 사이에서 따돌림을 받지 않으려고 피우는 경우도 많다. 어느 경우든 긍정적인 환경은 아니다.

합병증을 '문제'라고 본다면, 흡연이 바로 문제의 시작이다. 혈관을 망가뜨리는 원인 가운데 음식 섭취의 불균형으로 글루코스, 또는 콜레스테롤, 또는 호모시스테인 등이 혈관을 파괴하는 것에 비해, 니코틴이 혈관 합병증을 부르는 속도는 훨씬 빠르다. 게다가 신경을 급속도로 손상시킨다.

한때의 호기심으로 그치면 다행이지만, 흡연을 멋으로 알고 또래들과 지속적으로 담배를 피우다 보면, 계속 피우게 된다. 문제는 습관적으로 피우다 보면, 1형당뇨 아이들은 혈당도 엉망이 되기 쉽고 혈관에 쉽게 문제가 발생하는 신체 조건상 각종 혈관 질환이 빨리 나타난다는 점이다. 망막이 손상되고, 신장이 망가지고, 뇌졸중이 생기거나 해서 모든 게 한순간에 무너질 수 있다. 당장 문제가 생기지 않는다고 안심하면 안 된다. 망가지기 전까지는 누구도 별다른 증상을 겪지 않으니까.

흡연과 혈당에 관한 어떤 실험

의학적으로 흡연은 혈당을 올린다고 알려져 있다. 그런데 이 사실을 뒤집는 듯한 실험이 있었다. 미국 위스콘신-메디슨 대학교의 로날드 클라인 박사 팀은 흡연이 호르몬 조절이나 인슐린 배출에 영향을 주기 때문에 심한 저혈당이 초래될 수 있다는 가설이 세워져 있다면서 실험을 했다. 실험 결과, 담배를 피우는 1형당뇨인은 담배를 피우지 않는 1형당뇨인에 비해, 심한 저혈당의 발생 위험이 2배 이상 높았다고 한다. 이 내용은 2007년 6월 의학전문지 〈당뇨병 관리Diabetes Care〉에 발표된 내용이다.

실험 결과를 보면, 마치 흡연이 혈당을 내린다는 말처럼 들리기도 한다. 실험을 이끈 연구진들이 1형당뇨의 특성에 대해서 잘 알고 있었다면, 이런 종류의 실험에서 결여되기 쉬운 객관성에 대해 좀 더 주의를 기울였어야 했다. 최소한 연구진은 이 결과를 내기 전에 이 실험에 참여한 1형당뇨인들의 혈당에 영향을 미치는 수많은 변수를 고려해 몇 가지 단서를 붙였어야 했다. 그 가운데 다음 두 가지 사항은 놓쳐서는 안 되는 중요한 변수다.

첫째로, 1형당뇨인 가운데 담배를 피우는 사람의 심리 상태를 주목해야 한다. 실험에 참가한 537명 가운데 심한 저혈당을 한 번 이상 겪은 사람이 78%였다고 하는데, 이는 인슐린 주사를 맞는 1형당뇨인이 거의 매일 저혈당을 겪을 수 있다는 점을 감안하면 나올 수 있는 수치다. 전체 참여자 가운데 15%가 담배를 피우는 사람이었는데, 이들의 저혈당 발생률이 더 높았다고 한다. 그러나 이것만으로 흡연이 저혈당을 유발한다고 결론을 내리기에는 미흡하다. 흡연 행위는 상당 부분 스트레스와 연관이 있고 담배를 피우는 사람들의 대부분은 혈당 상태가 안정적이지 못한 경향이 있다.

둘째로, 간혹 혈당을 올리는 기관에 이상이 있는 경우에도 혈당을 제대로 올리지 못해서 인슐린 작용으로 저혈당이 쉽게 나타나는 사람이 있으나, 실제로는 대부분 흡연 때문에 인슐린 작용이 방해를 받고 스트레스 호르몬 분비로 혈당이 올라가는 것이다. 그래서 담배를 피우는 사람은 인슐린을 필요 이상으로 쓰게 된다. 인슐린을 필요 이상 쓸 때 저혈당이 나타날 확률은 높아진다.

내 지난 경험에 비춰보아도, 담배를 피운 다음에는 혈당이 좀처럼 내려가지 않는다. 정상 범위의 혈당을 유지하기 위해서는 담배를 피우지 않았을 때 필요한 인슐린보다 더 많이 사용해야만 가능하다. 나 혼자만의 경험이 아니라 식사와 운동 등을 병행하면서 정상적인 혈당 조절을 하는 사람들에게 흡연이 혈당을 올리는 역할을 하는 것은 확실하다. 실제로 몸으로 알기 때문에 실험 내용에 대해 더욱 신뢰할 수 없는 것이다.

대부분의 실험은 실험자의 의도가 개입되기 쉽다. 더구나 1형당뇨처럼 혈당에 영향을 미치는 변수가 많고 기계가 아닌 사람을 대상으로 했을 때 나타날 수 있는 복합적인 상황을 단순한 실험으로 해석하는 것은 오류를 범할 확률이 크다.

담배도 음식과 같다

스트레스를 많이 받는 환경에 처한 현대인들이 담배를 피우는 이유는 흡연이 스트레스를 줄여주고 기분을 좋게 해주는 것 같기 때문이다. 그러나 흡연은 마약과 마찬가지의 중독성이 있다는 것과 건강에 심각한 결과를 초래한다는 것은 이미 알려진 사실이다.

혈당이 낮아져서 기운이 없을 때나 기분이 안 좋을 때 담배를 피우면, 일시적으로는 힘이 나는 것처럼 느껴진다. 아드레날린과 코티졸 분비량이 증가해 혈당을 올리기 때문이다.

혈당이 불안정하면 안정됐을 때보다 더 단 음식이나 카페인, 니코틴을 계속해서 찾게 되는데, 이것들의 섭취는 혈당 문제에 있어서 악순환이라는 결과를 낳는다. 특히 흡연의 결과는 1형당뇨인에게 매우 치명적이다. 담배 한 개비 피운 것으로 혈당이 얼마나 오른다고 그러느냐고 대수롭지 않게 생각하는 경우도 있다. 담배의 해악은 접어두고 혈당 한 가지만 보더라도 흡연이 혈당에 미치는 영향은 그리 단순하지 않다.

담배 한 개비가 혈당을 얼마 올리지 않는다고 안심할 것은 못 된다. 담배 한 개비를 피우면 혈당을 잠깐 동안만 올리는 게 아니라 장시간 지속적으로 혈당에 영향을 미친다는 것이 문제다. 더구나 매일 담배를 피우는 경우라면 24시간 내내 혈당이 높은 상태로 있거나, 혈당을 낮추기 위해 인슐린을 투여하더라도 적은 용량으로는 담배로 인한 고혈당을 해결하지 못하기 때문에 꽤 많은 인슐린이 필요하다. 아무리 질 좋은 음식으로 애써서 혈당을 관리하려고 해도 흡연을 한다면 질 좋은 음식도 별 소용이 없다. 물론 불량식품보다 질 좋은 음식을 먹는 게 낫지만 말이다.

니코틴은 일종의 스트레스 물질이다. 담배를 피우면 스트레스에 반응해 아드레날린과 코티졸 분비가 늘어난다. 아드레날린은 급격하게 혈당을 올리는 역할을 하고 코티졸은 아드레날린보다는 서서히 혈당을 올리지만 지속적으로 작용한다. 아드레날린과 코티졸은 인슐린 작용을 방해하고 혈당을 올리는 역할을 하는 항인슐린 호르몬이다. 담배를 피우는 사람은 어쩌다가 피우는 경우는 드물고 대개 지속적으로 피운다. 스트레스 물질이 지속적으로 우리 몸을 자극하는 것이다.

흡연으로 인해 아드레날린이 분비되면, 혈당을 올릴 뿐만 아니라, 신경을 예민하게 하고, 안절부절못하게 하고, 극성스러워지며, 불안해진다. 또 사람을 공격적으로 만들거나 반대로 우울증에 빠지게 하기도 한다.

코티졸과 관련하여 흡연은, 혈당 문제뿐만 아니라 더 심각한 다른 문제들도 일으킨다. 코티졸은 스트레스에 반응하여 스트레스를 이기도록 간에서 아미노산과 젖산으로 혈당을 만들어 혈액 내로 내보내 혈당을 올리는 역할을 하지만, 이것이 지나치면 1형당뇨인의 혈당은 춤을 춘다. 담배를 피우는 것 역시 하나의 스트레스로 작용하는데, 이때 분비되는 코티졸로 인해 혈관이 좁아진다. 따라서 혈압도 덩달아 높아진다. 1형당뇨이면서 담배를 피우는 사람이 있다면, 한 번 혈당 측정기와 혈압계를 놓고 흡연 전후를 비교해보라. 눈으로 보면 확실히 알 수 있다.

니코틴은 당, 호모시스테인과 함께 혈관을 상하게 하는 물질이다. 당은 그나마 인슐린으로 처리가 가능하지만, 니코틴은 인슐린으로도 처리가 안 된다. 유리조각처럼 날카로운 니코틴이 혈관을 떠다니며 혈관벽을 긁고 다니는데 거기에다 혈관까지 좁아져 혈관 내 압력이 높아지면 혈관이 망가지는 것은 시간 문제다. 혈관이 망가진다는 것은 당뇨망막증, 신부전, 동맥경화, 심근경색, 뇌경색 등의 혈관 합병증으로 고통받을 수 있다는 의미다.

또 코티졸이 많이 분비되면 면역력이 떨어지고, 뼈와 치아, 인대, 연골 등의 연결조직이 약해져 잘 삐고, 부러지면 잘 붙지 않고, 관절을 잘 다치고, 통증도 심해지고, 상처가 나도 쉽게 아물지 않는다.

흡연은 인슐린이 제대로 작용하지 못하는 인슐린 저항성의 심각한 원인 가운데 하나다. 흡연으로 인해 항인슐린 호르몬들이 지속적으로 분비되면 더 많은 인슐린이 필요하게 되고, 인슐린을 많이 쓰면 쓸수록 몸 안에 지방은 점점 늘어난다. 인슐린이 당을 지방으로 저장하는 일을 하기 때문이다.

지방이 점점 많아지면 인슐린 저항성은 점점 심해지고, 한편에서는 혈당을 올리는 기관들이 계속해서 불필요하게 일을 해야 하므로 과부하가 걸리는 날이 온다. 혈당 올리는 기관들이 지치면, 인슐린 결핍 문제만 있을 때보다 사태는 더 심각해진다. 평소 건강할 때 저혈당이 되어도 우리는 미리 또는 저혈당 이후에 그에 대처하지만, 우리가 신속하게 대처하지 못할 때라도 혈당 올리는 기관과 호르몬의 도움으로 급격하게 혈당이 떨어지는 것을 막고 일정 수준까지는 혈당을 올릴 수가 있는 것이다. 그런데 장기적으로 보았을 때, 혈당을 올리는 기관들이 지쳐서 제 역할을 못 하는 경우에는, 저혈당일 때 매우 급격하게 혈당이 떨어져 위험하다. 활동하는 낮 시간 동안에는 어느 정도 대처할 수 있지만, 잠자는 시간에는 사정이 다르다. 특히 이른 아침에 분비량이 늘어서 혈당을 올려야 할 코티졸이 제대로 분비되지 않는다면, 매우 심각한 저혈당을 겪을 수 있다.

코티졸은 염증 때문에 부은 것을 가라앉혀 통증을 감소시키는 역할도 한다. 코티졸의 분비가 제대로 이루어지지 않으면, 코티졸의 역할 가운데 하나인 이러한 항염증 작용에도 문제가 생긴다.

물을 많이 마시라거나 운동을 해야 한다거나 금연껌을 씹거나 니코틴 패치를 붙이는 등 금연에 도움이 되는 많은 방법들이 있지만, 사람들은 쉽게 금연에 성공하지 못한다. 금연에 성공하려면 각고의 노력이 필요한데, 일시적으로 끊었다가 다시 담배에 손을 대는 일이 많다. 흡연에 가장 큰 영향을 미치는 것은 스트레스다. 많은 방법들로도 스트레스의 영향에서 벗어나기가 쉽지 않은 것이다.

흡연 습관이 또 하나의 의존이라는 점을 이해한다면, 흡연을 계속하는 한 자신의 의지력이 그만큼 약하다는 점도 인정해야 한다. 금연을 생각한다면, 외부 물질에 의존하는 자신과 의존 없이도 자신의 힘만으로 상황을 극복하는 모습을 비교해서 상상해보는 것도 도움이 된다.

스트레스가 금연의 발목을 붙잡는다면, 스트레스를 해결할 때 금연의 성공 가능성도 커질 것이다. 우회적인 배출구를 찾는 것보다 스트레스를 어루만지고 달랠 수 있어야 하는데, 그렇게 하기에 가장 큰 힘을 발휘하는 것은 깊은 애정이다. 심각한 스트레스 상황을 겪고 있는 사람이라도 자신이 사랑받고 있다는 것을 느끼면 곧 안정을 찾을 수 있다. 사랑을 주는 것도 중요하지만, 받을 줄 아는 것도 필요하다. 열린 사람이 아니면 다른 사람으로부터 사랑을 받아들인다는 일이 쉽지 않다. 다른 사람으로부터 사랑을 받고 그것을 느껴본 사람은 안다. 그 힘이 얼마나 큰지를. 그 어떤 방법보다도 금연에 가장 큰 도움이 되는 것은 사랑이다.

부모가 나서야 할 때, 물러서야 할 때

몸의 병, 마음의 병

손쓸 수 없을 만큼 떼를 쓰는 아이, 반항하는 아이, 부모를 학대하는 아이 등에 대해 다루는 텔레비전 프로그램들이 늘어나고 있다. 과거에 비해 이런 문제들이 늘었다기보다 치료가 가능한 전문가들이 들어나 그동안 해결책을 몰라 고생하는 사람들에게 보다 근본적이고 효과적인 방안을 제시해줄 수 있게 되었기 때문이다.

1형당뇨인 가족 가운데서도 자녀가 성장함에 따라 어려움을 겪는 부모가 있다. 1형당뇨인이 겪을 수 있는 심리적인 문제는 잘못된 혈당 관리 방법에 따른 호르몬의 변화 때문일 수도 있지만, 이것은 단지 작은 부분에 불과하다. 대부분의 문제는 부모와 자녀 간의 관계에서 비롯된다.

심리 문제를 다루는 프로그램에서 하나같이 보여주는 공통점은 자녀가 지닌 문제점의 원인이 부모에게 있다는 것이다. 1형당뇨 관리에 있어서도 같은 현상을 발견할 수 있다. 카페를 통해 수많을 사례들을 살펴보면 부부, 부모 자녀 관계가 원만한 경우에는 자녀의 혈당 관리가 매우 양호하고, 원만하지 못한 경우에는 자녀의 혈당도 요동치는 것을 확인할 수 있다.

자녀가 겪고 있는 심리적인 문제 그리고 이와 연관되어 나타나는 혈당 조절의 실패를 자녀의 문제, 자녀의 책임으로 돌리지 말라. 그렇게 하는 순간부터 문제 해결의 길은 멀어진다. 자녀가 담고 있는 속마음이 어떤 것인지 먼저 들어보길 바란다. 부모로서 해결하기 힘들고 방법을 모를 때는 작은손 카페에서 터놓고 얘기해보라. 또는 세미나에 참석해서 마음을 나누어보라. 공개적으로 말하기 힘들 때는 심리상담가를 찾아가 가족 상담을 받아보면 도움이 된다. 몸에 상처가 생기면 병원에 가면서 마음에 상처가 생기면 왜 치유하는 길을 찾지 않는가.

많은 사람들이 혈당 조절이나 건강 관리에 있어서 심리적인 요인에 대해 이야기하면 회피하려는 경향이 있다. 그러나 이것을 회피하면 더 큰 문제가 뒤따라온다. 몸에 난 상처는 일시적이지만 마음에 난 상처는 문제 해결이 있기 전까지 평생 갈 수도 있다. 몸에 난 상처는 짧은 시간의 통증에서 그치지만, 마음에 난 상처는 불행을 낳는다. 마음에 상처를 받은 사람들은 사람들로부터 자신을 지키기 위해 방어하게 된다. 이 방어 가운데는 상대방에게 상처를 입히는 공격도 있다. 따라서 마음의 병을 얻으면 더 이상 사람들과 어울리기 어렵고, 고립되며 자기 자신과 몸에 대한 사랑을 잃어 건강을 해치는 생활로 빠질 수도 있다.

현재 가정에서 자녀 문제로 어려움을 겪고 있다면 하루라도 빨리 나서보라. 어릴수록 부모와 자녀 관계는 생활을 바로잡기 쉽다. 성인 1형 당뇨인이라면 자신과 부모의 관계를 돌아보고, 부모의 실제 모습과 자신이 소망했던 부모 모습의 차이에서 오는 괴리감과 그로부터 경험되는 좌절과 고통, 또 그런 처지에 있었던 자신에 대해 돌아보는 과정이 필요하다. 그런 다음 부모가 그렇게 할 수밖에 없었던 심정을 볼 수 있다면 더욱 좋다.

몸의 병을 치료하고 관리하듯이, 마음의 병은 더 적극적으로 치료하고 관리해야 몸과 마음을 다 보살필 수 있다. 몸과 마음은 결코 떼어놓을 수 없는 하나다.

당뇨 관리를 자녀 손에

1형당뇨가 어려서 발병했거나 십 대에 들어 발병했어도, 부모가 십 대 자녀를 위해 할 수 있는 역할은 자녀가 어린아이였을 때와 사뭇 다르다. 어릴수록 부모의 도움이 전적으로 필요하지만, 자라서까지 부모가 모든 것을 해줄 필요는 없다. 아니, 해주려고 해도 성장한 자녀가 거부한다. 아이를 품에 안을 수 있는 것도 때가 있다. 오히려 많은 부모들이 자녀가 자라서까지 지나치게 챙겨주려고 하는 데서 문제가 생긴다. 아이는 그것을 간섭으로 받아들이기 때문이다. 아기가 태어나면 육체적인 탯줄을 잘라야 아기와 엄마가 모두 살 수 있듯이 사춘기를 거쳐 거듭나려 할 때 심리적인 탯줄을 자르지 않으면, 자녀는 질식하고 만다.

그렇다고 당뇨 관리의 모든 것을 자녀에게 맡길 수는 없다. 자녀에 대한 믿음은 지키되 아직 모든 걸 혼자서 해결하지 못하는 자녀에게 도움을 주는 정도면 좋다. 성인도 혼자보다는 함께 해주는 사람이 있을 때, 당뇨 관리가 훨씬 수월하다. 비록 혼자 다 할 수 있어도 곁에서 부모가 지원해줄 수 있으면 아이의 당뇨 관리는 좀 더 잘될 수 있다.

부모가 당뇨를 가진 십 대 자녀를 위해 해줄 수 있는 일은, 아이가 어렸을 때에 비해 그리 많지 않다. 부모가 자기에게 관심을 갖고 있다는 사실을 아이가 느낄 수 있는 정도면 충분하다. 중요한 것은 아이가 십 대가 되고 사춘기에 접어들었다면, 자녀의 당뇨 관리를 부모가 주도하려 하지 말고, 자녀가 주도하도록 해야 한다는 점이다. 세세하고 구체적인 관리는 자녀가 하는 대신 큰 결정은 부모가 하는 것이 좋다.

음식을 하는 사람이 음식에 대한 주도권을 갖는 것에 대해서는 어느 누구나 긍정할 수 있다. 부모가 자연식 밥상을 푸짐하게 차려주는 것만으로도 십 대 당뇨 관리의 큰 부분을 해결하는 길이다. 특히 한창 자랄 십 대 때 보이는 왕성한 식욕은 당뇨식이라고 알려진 칼로리 제한 식단으로는 감당할 수 없다. 심리적으로도 불안정하고 식욕도 왕성한데 음식까지 제한하면, 불만은 더욱 커질 수밖에 없다. 집에서 아침을 거르거나 먹는 게 부실하고, 식사에 영양이 불균형하다면, 아이가 밖에서 군것질을 더 많이 한다. 그래서 십 대 때는 좋은 재료로 푸짐하게 상을 차리는 것이 더욱 중요하다.

심리가 불안정할 수 있는 아이에게 당뇨식이라고 먹이는 것은 아이에게 밖에 나가서 불량식품을 많이 먹고 화를 많이 내라는 주문이나 다름없다. 먹는 것까지 제한해서 욕구불만에 가득 차 결국 폭발하는 일이 생기지 않도록 해야 한다.

당뇨식이라고 차려놓은 밥상을 보면 그것이 사람 먹으라는 밥상인지 의심스럽다. 사람이 기계가 아닌 이상 늘 정해진 대로 먹을 수는 없다. 적게 먹고 싶을 때는 적게 먹고, 활동이 늘어 많이 먹고 싶을 때는 많이 먹을 수 있어야 한다. 많이 먹는다고 많은 칼로리를 섭취하는 것은 아니다. 음식의 섭취량과 칼로리는 일치하지 않는다. 식단에 자연에서 난 재료에 탄수화물과 단백질과 지방이 적절하게 섞여 있고 채소가 풍부하면 배부르게 양껏 먹고도 적은 인슐린으로 정상 혈당을 유지할 수 있다. 질 좋은 재료로 밥상을 차리면 아무리 많이 먹으라고 해도 먹는 데 한계가 있어서 배부를 만큼 적당히 먹게 된다. 예를 들면, 흰쌀밥을 한 공기 먹고 나면 밥을 먹은 후에 혈당도 빨리 올라가고 금방 허기가 지지만, 현미밥을 먹으면 한 공기를 먹는 것도 배가 부르고 소화에 시간이 오려 걸려 오랫동안 배 속이 든든하다. 혈당도 안정적이고 현미에 든 풍부한 영양분 덕택에 현미 속의 탄수화물을 완전하게 소화시킬 수 있다.

혈당이 조절되는 주식을 배부르게 먹고 나면, 불량식품 먹는 일이 훨씬 줄어든다. 식간에 혈당이 내려갈 때쯤 과일이나 맛있는 간식까지 만들어주면 불량식품 먹을 기회가 없어진다. 잘 먹어야 할 때 충분히 잘 먹을 수 있으면 욕구불만도 줄어들고 혈당도 안정적이 되어서 심리적인 안정도 찾을 수 있다.

혈당 상태에 대해서는 놓치지 말고 부모가 항상 알고 있어야 한다. 그러나 이것이 관리 감독 차원이어서는 안 된다. 부모가 십 대 자녀의 혈당에 대해 알아야 하는 것은 고혈당이나 저혈당에 대비하기 위해서여야 한다. 부모가 기대하는 혈당이 나오지 않았다고 자녀를 혼내면, 앞으로 혈당에 대해 솔직한 대답을 듣기 힘들 것이다.

자녀가 혈당 측정을 하고 시간이 지나서 물어보는 것은 아무 소용이 없다. 함께 체크를 하거나, 체크한 직후에 혈당 수치를 물어봐서 간식을 줘야 할지 말아야 할지를 판단해야 한다. 혈당이 낮거나 정상 범위라도 내려가고 있는 중이라면 간식을 차려주면 되고, 높다면 운동을 조금 해야겠다거나 주사를 맞아야겠다고 간단히 말하는 정도면 충분하다. 이 과정을 경험해본 아이들은 부모가 혈당에 대해 물어보는 것이, 자신을 혼내려거나 꼼짝 못하게 하기 위해서가 아니라 간식을 준비하는 등의 혈당에 대한 대처를 하기 위한 것임을 잘 알기 때문에 자신의 혈당에 대해 솔직하게 말할 수 있다.

지녀의 혈당 상태에 온통 관심이 가 있더라도 관심을 있는 그대로 다 표현하기보다 보이지 않게 배려해야 한다. 눈에 띄지 않게 부모가 움직여도 자녀는 다 안다. 그러나 눈에 띄게 행동하는 것보다 있는 듯 없는 듯하면서 배려하는 것이 훨씬 긍정적인 효과가 있다.

집 밖에서

보이지 않는 부모의 노력 가운데는 집 밖에서의 활동도 있다. 예를 들면, 우리 카페 같은 커뮤니티에 참여하여 1형당뇨에 대한 지식과 경험을 배우고 자녀의 혈당 조절과 당뇨 관리에 활용하는 것이다. 중요한 것은 커뮤니티 활동의 최종 목적이 자녀의 당뇨 관리여야 한다는 점이다. 위로하고 위로받는 것은 그렇지 못한 것보다야 훨씬 낫지만, 위로만 주고받는 사회, 모임은 그리 건강하다고 볼 수 없다.

어떤 부모, 어떤 아이들은 모임이나 카페를 통해서 동질감을 확인하고 가슴 아픈 것에 대해 얘기를 나누는 것만을 우선 순위에 놓는 사람들이 있다. 그러나 그것으로 끝나서는 안 된다. 적극적으로 문제의 해결 방법을 찾는 데 주력해야 한다. 어떤 부모는 자녀 때문에 속상하다는 얘기를 하면서, 부모 자신은 노력하고 다 잘하는데, 자녀가 안 따라줘 너무 힘들다고 하소연하기도 한다. 그런데 이 이야기의 이면 심리를 들여다보면 문제의 초점이 문제를 해결하고자 하는 것이 아니라 자신의 행동을 인정받고 싶은 마음에 있다는 데 문제의 심각성이 있다. 반면 어떤 부모는 자녀가 겪는 어려운 점을 얘기하고 해결 방법을 찾는 데 목표를 두고 얘기를 꺼내기도 한다. 자녀가 겪는 어려운 점을 얘기하더라도 상반된 이 두 경우는 결과에 큰 차이가 있다. 자녀의 문제점만 지적하고 위로받는 것이 우선되면, 자녀에게나 부모 자신에게 아무런 도움이 되지 못한다. 위로는 그때뿐이다. 근본적인 문제, 즉 부모와 자녀의 관계가 풀리지 않으면 힘든 과정은 되풀이될 수밖에 없다. 어려운 속사정을 얘기하고 위안도 받으며 그때그때 푸는 것도 필요하지만, 위안에 만족하지 말고, 문제 해결 방법을 찾고 실천해야 함을 잊지 말자.

부모가 학교에서 아이에게 일어날 수 있는 일에 대비해 교사의 도움을 이끌어내는 일도 중요하다. 입학 때나 학년이 바뀔 때 담임교사에게 1형당뇨와 아이의 상태에 대해 충분하게 설명하고 협조를 구해야 한다. 그 내용은 다음과 같다.

1형당뇨에 대해 간단하지만 확실한 설명과 얼마나 아이가 열심히 살고 있는지 설명한 다음에, 1형당뇨는 반드시 인슐린 주사가 필요하고,

혈당이 항상 변한다는 사실을 알려줘야 한다. 또 순식간에 저혈당이 올 수 있고, 저혈당일 때 놔두면 의식을 잃거나 목숨이 위태로울 수 있으며, 체육 활동시에 저혈당이 일어날 경우 즉시 음료수를 먹여야 하고, 수업 중이라도 저혈당이 오면 주스를 마실 수 있어야 하며, 수업 중에 화장실에 갈 수도 있으므로 자리를 뜰 수 있게 해야 하고, 자녀가 필요할 때마다 보건실을 이용할 수 있도록 하고, 보건실에도 비상 식품을 준비해둬야 하며, 담임교사와 보건교사에게는 저혈당으로 의식을 잃었을 때를 대비해 글루카곤 주사를 놓는 방법을 알려줘야 한다. 또 아이가 원하지 않는다면, 다른 학생들 앞에서 아이의 병에 대해 알리지 말 것을 요구해야 한다.

수학여행이나 수련회에 가는 경우에도 따로 담임교사와 지도교사에게 주의 사항을 알려야 한다. 카페에서 열심히 활동하시는 한 분이 자녀가 수련회에 갈 때 지도교사에게 전해줄 내용을 적은 내용이 있어 아래 인용한다. 참고하기에 좋은 자료다.

학년　반　이름

1. 위 학생은 인슐린의존형 제1형당뇨입니다.

2. 1형당뇨임을 여러 학생 앞에서 함부로 전하지 말아주세요.

3. 다른 학생과 마찬가지로 똑같이 활동할 수 있습니다. 단, 식사시간이 늦어지거나 식사시간이 가까운 시간(11~12시)에 심한 운동을 하면 저혈당이 올 수도 있습니다.

4. 저혈당이 오면 본인이 그 증세를 자각할 수 있습니다. 식은땀이 나고 다리가 아프고 기운이 없습니다. 그럴 때는 잠시 안정을 취할 수 있게 해주시고, 음료 같은 저혈당 간식을 먹을 수 있도록 허용해주십시오.

5. 수련 활동 중에도 저혈당 간식과 혈당 검사를 할 수 있는 기기와 주사약을 가지고 다녀야 하므로 조그만 가방을 가지고 다닐 수 있도록

허용해주십시오.

6. 만일 저혈당이 왔을 때 응급조치를 하지 못했을 경우, 저혈당쇼크로 정신을 잃거나, 심한 경우에는 뇌 손상을 초래할 수 있고 사망할 수 있습니다.

7. 단체 활동시에 벌을 받을 때도 있을 겁니다. 그럴 때에 저혈당이 와도 사정상 학생이 이야기를 못할 경우가 있을 것입니다. 그럴 경우 선생님께서 따뜻한 배려로 한 번 더 신경 써주십시오.

8. 식사 전에 항상 혈당 검사를 하고 식사 전이나 후에 인슐린 주사를 맞아야 합니다. 그러므로 다른 학생보다 조금 일찍 들여보내 주시어 혈당 검사를 하고 주사를 맞을 수 있도록 배려해주시기 바랍니다. 그래야 식사시간을 지킬 수 있을 것입니다.

9. 당뇨인임을 의식하지 않게 다른 아이와 다르게 취급하지 말아주세요.

10. 선생님의 관심과 협조, 따뜻함은 당뇨 학생과 그 가족이 생활함에 있어 커다란 힘이 될 것입니다. 만일 무슨 일이 있거나 연락이 필요할 경우에는, 엄마, 담임 선생님, 주치의 선생님께 연락해주세요.

— 작은손 카페 중에서

자녀를 작은손의 1형당뇨캠프에 보내는 것도 큰 도움이 된다. 작은손 캠프에서 똑같이 주사 맞고 활동하는 다른 또래 아이들과 어울리다 보면, 자기 혼자만 어려움을 겪고 있는 게 아니라는 것을 알고 자신이 1형 당뇨라는 사실을 긍정적으로 받아들이기도 한다. 평소 학교 생활을 하면서 자기만 친구들과 다르다고 생각하고 소외감을 느끼기 쉬운데, 캠프에 참여하면 또래 1형당뇨 친구들에게서 느낄 수 있는 동질감만으로도 아이에게 큰 위안이 되는 것이다.

또 한편으로 생각하면, 1형당뇨가 별것 아닌 만큼 부모와 아이의 인생에서 당뇨가 차지하는 비중을 좀 줄일 필요도 있지 않을까 하는 생각도 든다. 일부 종합병원에서도 1형당뇨 아이들을 위한 캠프를 진행하는데, 지나치게 일방적이고 현실과 동떨어진 교육을 하는 것은 아닌가 하는 우려가 된다. 한 가지 예를 들면, 내 책과 작은손 카페를 통해서 혈당 관리 방법을 배운 부모로부터 교육을 받은 아이들은 하루 동안 활동이 많았고, 자기 전에 혈당이 110mg/dl이라면 그대로 자다가는 분명히 저혈당이 될 것을 안다. 병원 캠프에 참가했던 한 아이가 이 상황에서 의료진에게 저혈당이 예상되니 간식을 달라고 했는데, 혈당이 정상이라며 간식을 주지 않고 그냥 자라고 했다고 한다. 결국 자려다가 저혈당 상태에 빠지고 말았다. 그 후로 병원 캠프에 가지 않는다고 하는데, 이처럼 1형당뇨 당사자의 실제를 외면하다 보니 이러한 점이 병원 캠프의 참가자 수가 줄어드는 이유의 하나이지 않을까 싶다.

생활이 온통 당뇨, 혈당과 관계되어 있는데, 캠프까지 가서 또 당뇨와 관련된 활동을 해야 할까 싶은 것이다. 정말 가치 있고 기쁘고 행복하게 살 수 있는 인생인데, 그 인생이 모조리 당뇨에 사로잡힐 수는 없다. 그래서 1형당뇨인의 실제를 고려하여 2008년부터 1형당뇨 청소년과 청년을 위한 작은손 캠프가 시작된 것이다. 아이들이 작은손 캠프에 와서 넘치는 에너지를 마음껏 발산하며 행복해하는 데는 다 이유가 있다. 작은손 캠프에서 혈당과 당뇨로부터 해방되고 서로가 그 마음을 나누고 알아주기 때문이다.

자녀가 1형당뇨라면 당뇨캠프도 좋지만 어린이나 십 대를 위한 리더십 프로그램이나 자아계발 프로그램에 참여할 것을 권하는 것도 좋다. 이런 프로그램에서는 병과 전혀 상관없이 학교와 가정, 사회 등 집단 생활에 필요한 구체적인 방법과 자신의 내면 세계에 대한 교육을 받을 수 있다. 특히 리더십 프로그램에서는 우리나라 십 대에게 결핍되기 쉬우면서도 매우 중요한 삶의 목표와 비전의 구체적인 설정과 실행 방법 등을 체험할 수 있다. 살아가는 데 꼭 필요하지만 가정이나 학교 교육에서 가르쳐주기 힘들거나 가르쳐주지 못하는 것들이다.

십 대의 성장과
혈당 관리

정상적으로 생활하면 클 만큼 큰다

십 대의 신체적인 성장에 관해서는 앞서 '유아, 어린이의 성장과 혈당 관리'에서 얘기한 내용과 별반 다르지 않다. 충분한 영양 섭취, 철저한 혈당 조절, 규칙적인 운동, 충분한 수면이면 클 만큼 다 큰다. 아이의 키에 병적으로 집착해 이성적인 판단을 못 하는 일부 부모들이 제약회사나 한방, 양방의 의사들의 말에 혹해 성장탕을 먹이거나 성장침을 맞게 하고, 멀쩡한 아이의 다리를 잘라 강제로 뼈를 키우는 수술을 시키거나, 여자아이의 초경을 늦추는 호르몬 주사를 맞히거나, 성장 호르몬 주사를 맞히기도 한다. 건강하지 못한 가치관을 가진 생산자와 소비자들이 빚어내는 촌극이 아닐 수 없다.

이런 시도는 엄청난 돈만 낭비하거나, 오히려 심각한 부작용을 낳을 수 있다. 여자아이의 초경을 늦추는 주사는 원래 자궁내막증, 자궁근종, 폐경 전 유방암, 과다월경, 하복통, 요통, 빈혈 등을 치료할 때 쓰인다. 이 약은 일시적으로 폐경 상태로 만드는 약인데 보통은 7세 이전에 너무 일찍 생리를 시작하는 조기 성숙증 아이에게 쓰는 약이다. 성장에 아무 이상 없는 아이에게 키를 빨리 키우겠다고 초경을 늦추는 주사를 맞히면 두통, 구토, 부종, 혈뇨, 피부건조, 우울증, 정서불안 등의 증상이 나타날 수 있고, 골밀도가 떨어지거나 가임기에 불임이 될 수도 있다.

성장에 문제가 없는 1형당뇨 아이에게 성장 호르몬 주사를 맞히면 일단 혈당 조절이 까다로워진다. 혈당 조절이 어려우면 성장 호르몬 주사의 효과도 떨어질 수 있다. 성장 호르몬 주사를 맞고 온몸이 붓거나 두드러기, 가려움증, 두통, 복통 등이 나타날 수도 있다. 치료 목적이 아니면 보험 혜택도 받을 수 없어 비용도 무시할 수 없다.

아이가 1형당뇨라고 하면, 당뇨 때문에 아이 성장에 지장이 있을까 봐 걱정을 많이 하는데, 정상적인 방법으로 혈당 관리를 하는 한 성장에는 전혀 지장이 없다. 혈당에 이상을 가져올 만한 요인들은 성장을 방해하기도 한다. 그렇다면 그런 요인들만 없애주면 되는 것이다. 어차피 건강에는 해로운 것이니 일석삼조다. 건강도 지키고, 굳이 키 크는데 따로 돈 들이지 않아도 되고, 정상적인 방법으로 키도 클 수 있으니 말이다.

십 대 1형당뇨 아이들의 성장에 방해가 되는 것은 첫째로, 불량한 혈당이다. 고혈당이나 저혈당은 모두 탄수화물을 제대로 에너지로 이용하지 못하는 상태다. 탄수화물을 에너지로 이용 못 할 때, 몸에서는 탄수화물 대신 성장에 이용될 단백질을 에너지로 이용한다. 성장에 쓰일 단백질이 우선 필요한 활동 에너지로 쓰이니 성장에 지장이 있을 수 있다. 그렇다면 당뇨 아닌 사람들보다 혈당의 기복이 큰 십 대 1형당뇨 아이들은 성장에 문제가 있을까? 꼭 그렇지는 않다. 실제로 우리는 1형당뇨를 가진 아이들 가운데 키가 무척 큰 아이들을 많이 볼 수 있다. 이 아이들은 혈당 조절이 아주 잘되어서 키가 컸을까? 그보다는 영양을 충분히 섭취했기 때문에 키가 컸을 것으로 보인다. 혈당 이상으로 몸에서 단백질을 에너지로 쓰는 것은 심한 고혈당과 저혈당 상태가 장시간, 장기간 지속될 때다. 그렇지만 1형당뇨인은 고혈당과 저혈당 상태로 오래 버틸 수 없다. 그러므로 웬만큼 혈당 조절을 안 하는 경우, 방치한 경우가 아니라면 성장에는 큰 영향이 없다.

십 대 1형당뇨 아이의 성장에 방해가 되는 또 하나의 요인은 인슐린 과다 사용이다. 인슐린 과다 사용은 혈당 상태와 깊은 연관이 있고, 섭취하는 음식 내용과도 밀접한 관련이 있다. 혈당을 조절하기 위해 사용하는 인슐린 용량이 많을 때 지방은 그만큼 많이 축적된다. 비만은 성 호르몬 분비를 촉진시킨다. 성 호르몬이 많이 분비되면 2차성징이 빨리 나타나고 성장판이 빨리 닫혀 키가 자라지 않는 것이다. 그러므로 인스턴트 식품, 패스트푸드 등으로 과도한 칼로리를 섭취하지 않도록 해야 한다. 십 대 때는 혈당 때문에 먹는다기보다 스트레스, 불만족한 상황, 결핍으로 과식과 폭식을 일삼기도 한다. 키가 크고 싶다면, 이보다는 집에서 좋은 재료로 엄마가 차려주는 식사를 푸짐하게 잘 먹을 필요가 있다. 라면, 피자 등의 인스턴트 식품과 탄산음료에 든 인산 성분은 뼈에 든 칼슘을 녹여 소변으로 배출시키므로 성장에 해로운 것들이다.

운동 부족도 십 대 1형당뇨 아이들이 더 클 수 있는 가능성을 막는 요인이다. 초등학교에 들어가기 전부터 시작해 대학 입시 전까지 아이들은 학교 공부도 모자라 밤늦도록 학원에 다닌다. 학원에 다닌다고 다 공부를 잘하게 되는 것은 아닌데도, 다른 아이들 다닌다고 불안한 마음에 너도나도 학원에 다니는 바람에 아이들이 운동할 시간과 여건이 사라져버렸다. 사실, 공부를 위해서라면 학원 덜 보내고 운동을 시켜서 체력을 길러주는 것이 훨씬 낫다. 학업 성취도는 집중력이 크게 좌우하기 때문이다. 어쨌든, 운동을 하면 성장판 주위 모세혈관이 증가하고 혈액 순환과 대사활동이 빨라져 성장과 발달이 촉진되고 뼈도 튼튼해진다. 농구, 줄넘기, 조깅, 댄스, 배드민턴 등이 성장판 자극에 좋은 운동이다.

주의할 점은 운동이 성장에 좋다고 해서 키에 대한 욕심으로 지나치게 운동하는 것을 삼가야 한다는 점이다. 지나친 운동은 오히려 성장을 방해하니까 말이다. 운동은 땀이 촉촉하게 배어날 정도면 된다. 나는 십 대 때, 운동을 너무 많이 했다. 밤마다 두 시간씩 달리기를 했고, 무거운 것들을 들었으며, 밤에는 자지 않았다. 키 안 크는 것들은 다 한 셈이다. 내가 좋아서 했고, 키에 대한 동경이나 미련은 없다. 키 크고 싶은 사람은 나를 키 크지 않는 사례로 참고해도 좋다.

어린아이와 어른 사이에서

십 대는 어정쩡하게 긴 세대다. 십 대 때 내가 친척들을 만났을 때 나는 어른도 아니고 아이도 아니었다. 더구나 부모님이 나를 늦게 낳으셔서 나는 친척 형님에게 형님이라고 부르는데, 형님의 자녀들이 나보다 나이가 적긴 했지만, 비슷한 또래였다. 조카뻘 되는 그 아이들이 나에게 아재라고 불러야 하는데, 나한테 형이라고 불렀다가 어른들께 혼나는 것도 보았다. 이런 경우가 아니어도 십 대 아이들은 어른의 세계에 속한 것도 아니고 아이의 세계에 속한 것도 아니어서 일종의 소외감 같은 것을 느끼기 쉽다. 그래서 사회심리학에서 과도기에 있는 사춘기에 접어든 십 대를 어느 한 영역에 속하지 못한 주변인이라고 부른다.

사춘기 때는 나이로나 시기적으로나 어느 것 하나 확실한 것이 없을 때이기도 하다. 심리적으로도 불안정한 시기에 해야 할 공부는 많고 하고 싶은 것도 많으나, 할 수 있는 일이 별로 없는 것이 십 대들이 처한 현실이다.

십 대의 여건이 열악한 데 더해 1형당뇨가 있다면 사춘기는 좀 더 힘든 시절일 수 있다. 개인차는 있겠지만, 혈당 상태에 따라 컨디션과 기분에 상당한 영향이 있다. 또 십 대 아이들이 겪는 심리 상태에 따라 혈당에도 영향이 크다. 1형당뇨라는 사실 때문에, 또는 혈당 상태에 따라서 비관하거나 우울증에 빠지거나 분노하기도 한다. 때로는 부모의 기대에 미치지 못하는 혈당 관리 때문에 부모가 속상해하는 모습을 보고 죄책감을 갖거나 부모를 원망하는 일도 있다.

원망은 자신에 대한 책임감이 없는 사람들이 취하는 미숙한 태도다. 책임을 남에게 전가함으로써 자신이 할 수 있는 것을 포기하게 만들기 때문에 누구에게도 도움이 되지 않는다.

죄책감은 부정적인 감정 가운데 가장 해로운 감정이다. 자신의 정신 건강과 육체 건강을 망칠 뿐만 아니라 찬란하게 살 수 있는 인생인데도 당당하게 뜻을 펴지 못하고 그림자 속에 살게 되며, 주변까지도 어둡게 한다. 1형당뇨의 발병 책임이 자신에게 있는 것이 아니다. 그렇다고 부모에게 있는 것도 아니다. 1형당뇨의 특성상 혈당 조절이 까다롭고 힘들다는 점도 인정하고 받아들여야 한다. 혈당 조절이 어려운 것이 모두 자기 탓만은 아니다. 책임이 자신에게 있는 것은 아니지만, 신성한 자신의 몸을 돌보지 않고 함부로 대했다면 그 점에 대해서는 스스로 용서를 구해야 한다. 죄책감을 느끼는 사람이 있다면 자신을 용서하도록 하라.

불량배들의 특성 가운데 하나는 사소한 것에도 화를 낸다는 점이다. 시선이 마주친 것만으로도 시비를 걸고, 지나다 스친 것만으로도 싸움이 일어난다. 유치하지 않은가? 그런데 사소한 것에 화를 내는 것이 불량배들만의 행동은 아닌 듯하다. 방치된 십 대들이나 혈당 조절을 안 하는 1형당뇨인도 사소한 것에 화를 잘 낸다. 불량배와 다를 바가 무엇인가? 불량배와 이들의 공통점은 불만으로 가득하고, 사랑받지 못했으며, 자기 방어를 위해 항상 경직되어 있고, 닫혀 있다는 점이다. 그럴 만한 타당한 이유는 있다. 마음은 이해되나 그렇다고 행동화하는 것까지 정당화할 수는 없다. 1형당뇨 친구들 가운데 이런 사람이 있다면 너무 사소한 것에 목숨 걸고 있는 것은 아닌지 돌아볼 일이다.

고통스러운 감정을 적절하게 표현하지 못하는 것은 정상적인 신체 회복 기능을 손상시키고, 혈당을 올리고, 혈관을 수축시키며, 혈압을 올린다. 부정적인 정서 상태는 심장에도 해롭다. 우울증이 있는 사람은 우울증이 없는 사람들에 비해 심장 발작 가능성이 4배 이상이나 높다. 무력감은 면역 체계를 약화시키고, 우울증은 혈소판 응집을 증가시킨다. 우울증이 동맥에서 혈액 응고나 동맥 노화를 촉진할 수 있다는 뜻이다.

원망, 죄책감, 분노, 비관, 우울, 슬픔 등의 감정을 유지하는 것은 당뇨 관리와 우리 삶에 도움이 안 된다. 감정에 사로잡혀서 인생을 소모하기보다 생산적인 고민을 하는 데 에너지를 쓸 필요가 있다. 주사를 맞고, 병원에 가고, 의사를 만나고, 음식을 조절하고, 맛있는 음식 찾아 먹고, 이왕이면 몸에 좋은 음식 찾아 먹는 것 등은 다 단지 밥 먹고 똥 싸고 잠자는 것 그 이상도 이하도 아닌 생활일 뿐이다. 학교라는 울타리 때문에, 또는 병이라고 생각하는 장벽 때문에 잘 보이지는 않겠지만, 앞날이 창창해서 정말 할 수 있는 일들이 눈앞에 펼쳐져 있는데 그깟 사소한 먹을거리에 투정하고, 혈당 변화에 못 이겨 짜증내고, 애써 챙겨주시는 부모님의 마음을 아프게 하며 시간을 소모하기에는 푸르른 젊음이 너무나도 아깝지 않은가!

좀 더 높은 데 가치를 두어보는 건 어떨까? 나 자신이 살고 싶은 삶을 구체적으로 꿈꾸고 부모님과 친구들과 나누어보는 건 어떨까. 그리고 어떻게 살고 싶은지 얘기가 되면 그 꿈을 이루기 위해서 정말 필요한 것들이 무엇인지, 그 가운데 자신이 할 수 있는 게 어떤 것인지 파악해서 먼저 실행해보고, 자신이 하기 힘든 것에 대해서는 부모님과 상의를 하고 말이다. 이런 과정 가운데 건강이 자랄 수 있다. 길게는 삶의 목적을 이루기 위한 건강이 필요하고, 짧게는 하루하루 활기차게 생활하기 위해서도 건강이 필요하다.

제약이 많은 환경이라고 해도, 가능하면 무엇 하나라도 십 대 때 하고 싶은 걸 하는 것이 좋다. 방학을 이용해 멀리 배낭여행을 떠나보는 것도 좋은 경험이다. 목표를 정하고 책을 읽을 수도 있고, 취미나 특기가 있다면 거기에 미쳐보는 일도 필요하다. 취미와 특기가 나중에 직업이 될 수도 있다. 다른 사람들과 차별된 장기가 있다면 그것을 최대한 살리는 것이 큰 재산이 된다.

힘들 때는 친구나 부모 등 가까이서 자신에게 도움을 될 사람을 찾아라. 온라인이나 오프라인 상의 모임에 활발하게 참여하여 의견과 정보를 나누는 것도 도움이 된다. 혼자 우울해하기보다 카페에 참여해서 같은 경험을 하는 친구들과 즐거움, 고민, 걱정 등을 나누는 것도 좋은 방법이다.

요가, 운동, 명상 등도 긍정적인 마음 상태를 유지하는 데 큰 도움이 된다. 신체적인 이완과 활동은 부정적인 감정 해소에 큰 효과가 있다.

삶에서 받게 되는 상처를 대하는 방식을 보면, 성숙한 인간인지 아직 어린아이인지 알 수 있다. 어린아이로 남을 것인가, 성인이 될 것인가는 십 대 친구들이 스스로 결정할 수 있는 문제다. 나이가 들면 성인이 되긴 해도 모두가 성인다운 것은 아니다. 몸만 크는 성장이 아니라 정신과 영혼을 키우는 것, 이것이 십 대 1형당뇨 친구들이 이루어야 할 성장의 목표다.

십 대 1형당뇨 친구들에게

1형당뇨가 발병하고 나서 처음에는 자신이 생각하기에도 끔찍한 1형당뇨에 걸렸다는 사실을 인정하고 싶지 않다. 그렇다고 사실이 바뀌지는 않는다. 아무리 부정하려 해도 1형당뇨 증세는 엄연히 내 몸 안에 들어와 있으니 말이다. 1형당뇨를 지니고 꼭 함께 가야만 하는 불가피한 상황이라면 이렇게 생각해보자.

자, 이제 자신은 1형당뇨를 다루는 회사의 최고 경영자다. 그리고 인슐린 주사와 식사와 운동은 이 회사의 직원이다. 그럼 부모는? 부모는 최고 경영자를 보좌하는 직원이다. 직원 가운데서도 최고 경영자가 이루려는 목표에 맞게 다른 직원들을 통솔하고 방향을 제시해주는 핵심 참모다. 정상 혈당은 이 회사가 지향하는 목표 가운데 하나다. 물론 목표를 이루는 과정에서나 이루고 나서 어려운 이들을 돕는 자선 활동도 얼마든지 할 수 있다. 경영을 하는 궁극적인 이유는 자신이 최고 경영자이기 때문에 어쩔 수 없이 하는 것이 아니라 회사를 키우고 발전시키기 위해서다. 1형당뇨 관리 역시 마찬가지다. 그냥 해야 하니까 하는 것이 아니라 더욱 건강해지기 위해서 하는 것이다.

최고 경영자가 목표를 이루기 위해서는 모든 것을 이끌어갈 수 있는 리더십을 갖추고 있어야 직원들과 일심동체가 되어서 목표를 향해 나아갈 수 있다. 한 배를 탔는데, 서로 다른 방향으로 노를 젓는다면 목표에 도달하는 일은 쉽지 않을 것이다. 직원들과 일심동체가 될 수 있으려면 직원 하나하나를 파악하고 있어야 한다. 그들의 장점을 살려주고 단점은 보완해줘야 한다.

최고 경영자의 자리는 영예스러운 자리일 수도 있지만, 이 모든 것에 대한 책임을 질 수 있는 위험 부담도 감수해야 한다. 자신이 운영하는 회사가 성장하고 목표를 이루는 것은 리더인 최고 경영자의 역할이 가장 크지만, 인슐린 주사와 식사와 운동, 부모라는 직원 없이는 불가능하다.

이들을 모두 데리고 험한 길을 헤치고 성공적으로 목표를 향해 얼마나 알차게 회사를 운영하느냐 하는 것은 최고 경영자에게 달려 있다. 최고 경영자가 어떤 목표를 설정했는지, 직원들에게 어떤 비전을 제시해주는지에 따라 회사의 운명이 달라진다. 최고 경영자가 재떨이를 집어던지면 직장 문화도 거칠어지고 최고 경영자가 상대방을 배려하는 사람이면 직원들도 서로를 배려하게 된다. 그러므로 최고 경영자의 솔선수범은 회사 경영의 요체라고 할 수 있다.

1형당뇨 관리를 이런 생각으로 한다면 자기경영을 위한 좋은 연습이 될 수 있을 것이다. 앞으로 사회에 나가서 직장 생활을 하거나 회사를 운영할 때, 이미 생활 속에서 리더로서의 능력을 키워왔기 때문에 누구보다도 훌륭한 리더가 될 수 있을 것이다. 특별한 기회를 찾지 않는 한, 사회에서 벌어지는 일들을 누가 미리 알려주거나 경험하도록 해주지는 않는다. 그러나 성인의 문턱에서 이런 경험을 쌓는다면 누구보다 성숙한 모습으로 자기 삶을 리드해갈 수 있을 것이다.

내 경험을 미루어 십 대 1형당뇨 친구들이 놓치지 않고 하면 좋을 세 가지를 소개한다. 십 대 때 하면 인생에 큰 재산이 될 수 있는 것들이다.

십 대 때 꼭 해야 할 것 한 가지가 책 읽기다. 내가 방황할 수도 있었던 십 대를 오히려 풍요롭게 보낼 수 있었던 것은 책이 있었기 때문에 가능했다. 요즘엔 입시 논술 때문에 책을 읽어야 한다고 하지만, 똑같이 책 읽는 행위라도 의무감으로 읽는 것과 재미로 읽는 것 사이에는 매우 큰 차이가 있다. 입시와 상관없이 자신의 관심사에 따라 읽어보자. 읽다 보면, 그 책 속에 다음에 읽어야 할 책에 대한 정보나 힌트가 담겨 있다.

인터넷을 통해 정보를 찾는 것과 책을 읽는 것은 다르다. 책을 읽으면, 단순 정보 습득뿐 아니라, 논리적이고 통합적이고 체계적인 사고를 하는 데 도움이 된다. 이런 사고를 할 수 있으면 전체를 보는 안목을 갖출 수도 있다.

에너지 넘치는 십 대 때 빠뜨릴 수 없는 것이 운동이다. 더구나 1형당뇨를 가진 십 대에게 운동은 혈당 안정과 합병증 예방 차원에서도 꼭 필요하다. 십 대 때 받는 스트레스 정도는 크다. 정확하게는 스트레스를 감당하는 능력이 충분히 길러지지 않아 더 힘겹게 느껴질 수 있다. 에너지는 넘치고 스트레스는 크다. 스트레스에 반응할 때 가지고 있는 에너지를 어떻게 분출하는가에 따라 자신이 우뚝 설 수도 있고 주위의 평화가 깨질 수도 있다. 운동은 에너지 분출과 함께 스트레스를 해소하는 훌륭한 통로가 되기도 하고, 분산된 에너지를 모아주는 도구가 되기도 한다. 나는 십 대 때 주로 달리기를 많이 했고, 흠뻑 흘린 땀으로 스트레스를 내보내고 내 몸을 정화해서 맑은 정신을 얻을 수 있었다.

마지막으로, 대화하기다. 이 부분은 나도 십 대 때 제대로 하지 못해서 아쉬움이 크고, 지나고 보니 얼마나 중요하고 필요한지를 알아서 지금의 십 대 친구들에게 꼭 하고 싶은 말이다. 물론 대화는 혼자하는 것이 아니므로 더욱 어려울 수 있다. 십 대 때 나는 문학, 예술 등의 여러

서클 활동을 하면서 선생님이나 친구들과 대화를 많이 나누었다. 내가 하지 못한 것은 부모님과의 대화다.

사실, 온전하게 생각을 나누는 대화를 하기란 쉬운 일이 아니다. 그렇다고 어려운 일도 아니다. 대화가 어려운 것은 상대방의 말을 들으려 하지 않기 때문이다. 상대방의 입장에 서보지 못하기 때문이다. 상대방을 이해하려 하지 않기 때문이다.

대화할 줄 모르는 부모가 많다. 대화할 줄 모르는 부모 밑에 대화할 줄 모르는 자녀가 있다. 그러나 자녀 입장에서는 이런 생각도 해볼 필요가 있다. 나이가 들면 들수록 생각이 고착되기 쉽고, 대화하는 법을 부모가 배우지 못했을 수도 있다. 젊다는 것은 미래를 향해 열려 있다는 뜻이다. 옹졸한 마음, 닫혀 있는 마음 대신 좀 더 관대하고 열려 있는 마음을 갖고 있다는 뜻이기도 하다. 대화를 할 줄 알거나, 대화하는 방법을 잘 모르는 부모라 할지라도 부모의 자식을 향한 마음은 한결같다.

대화하는 방법을 잘 모르는 부모도 자식에게는 어떤 방법으로든 대화를 시도한다. 대화를 거부하는 쪽은 부모가 아니라 거의 자식인지도 모른다. 자식이 부모를 존경하는 집안이 있다면 베스트다. 많은 자녀들은 부모를 두려워하기도 하고, 무시하기도 한다. 이런 관계는 빨리 극복하면 할수록 좋다. 십 대 친구들이 먼저 나서서 대화를 시도해보라. 아니면 부모가 끊임없이 대화를 시도하려 할 때, 마음을 한번 열어보라. 그러기 위해서 부모에 대한 원망이 있다면, 그 원망이 정당한지도 살펴보라. 내가 스스로 하지 못하는 것에 대해 부모에게 핑계를 대고 있는 것은 아닌지 되돌아볼 필요가 있다. 혹시라도 부모가 하지 못한다면 좀 더 열려 있고 젊은 친구들이 먼저 시도하라. 모두가 웃을 수 있다. 부모에게 신세만 져왔다면, 이제는 가족의 화목에도 기여하는 것, 그것이 젊음의 힘이 아닐는지.

자는 동안
무슨 일이 일어나길래

수면이 하루 전체의 컨디션을 좌우한다

잠을 자는 동안 우리 몸은 새로운 세포들을 만들고 낮 동안에 지치고 상한 세포들을 회복시키고 수선한다. 이것은 밤 11시경부터 많이 분비되는 성장 호르몬의 또 다른 역할이기도 하다.

낮 시간에는 활동을 하는 데 주로 에너지를 사용하기 때문에 밤에 비해 코티졸 분비가 많은 반면, 밤 시간에는 세포를 만드는 호르몬인 성장 호르몬, 프로락틴, 테스토스테론, 루테나이징 호르몬 분비가 늘어나고 활동에 필요한 에너지를 쓸 때 나오는 코티졸 분비가 낮보다 줄어든다. 또 자는 동안에는 뇌세포의 핵산과 단백질이 낮 시간보다 더 많이 만들어져 뇌를 회복시킨다.

낮 시간과 밤 시간의 포도당 공급과 소비도 다르다. 낮에는 주로 음식으로 당이 들어오고, 활동을 하기 때문에 당이 모든 기관으로 적당히 분배된다. 낮에 섭취한 음식에 들어 있는 당 가운데, 30% 정도가 간에 저장이 되고, 70%가 혈관으로 나와 온몸에서 사용된다. 이 가운데 뇌에서 약 20%, 간에서 다시 20%를 사용하고, 근육에서 약 40% 가까이 사용한다. 나머지 약 20%는 신장, 지방세포, 피부, 혈액세포 등에서 나누어 사용한다.

밤에는 공복 시간이어서 섭취하는 음식 대신, 간에서 80%의 당을 공급하고 신장에서 20%를 공급한다. 밤에는 근육을 쓰지 않고 누워서 각 기관과 뇌가 회복하는 데 주로 에너지를 쓰기 때문에 혈당 공급량이 낮과 달라진다. 낮에는 뇌에서 20%의 혈당을 사용하지만, 밤에는 50%의 혈당을 사용한다. 그러므로 밤에 저혈당이 오지 않게 해야 한다. 자기 전 혈당을 유지하는 데 필요하다면 간식을 해서 잠을 잘 자는 것이 자는 동안의 혈당을 잘 관리하는 방법이다.

잠이 부족하면 코티졸 분비가 늘어나 간에 저장되어 있던 당이 나와서 혈당이 많이 올라가고, 우울증이 나타나거나 행동장애가 나타나거나 반사회성이 생길 수 있다. 또 아드레날린과 갑상선 호르몬 분비도 늘어나 혈당 조절을 더욱 어렵게 한다.

잠이 부족할 때 뇌에서는 즐거움을 유발하는 세로토닌 분비가 줄어들어 개운함 대신 피로와 짜증이 생길 수 있다. 세로토닌 부족을 보상하기 위해서 우리 몸에서는 단 음식이나 담배, 커피 같은 유해 물질을 많이 섭취하려고 한다.

혈당 조절하기에 까다로운 1형당뇨인 입장에서는 잠이 부족할 때 혈당을 관리하기가 더욱 어려워지는 것이다. 게다가 밤 사이에 혈당 조절이 안 되면 숙면을 취할 수 없고, 아침에 일어나기도 힘들다.

1형당뇨인이 잠을 잘 자려면, 무엇보다 자는 동안의 혈당을 조절하는 것이 가장 중요하다. 자는 동안의 혈당을 조절하려면 저녁 식사 이후부터 잠자기 전까지 혈당을 안정시켜야 한다.

저혈당 상태에서는 쉽게 잠들지 못하고 자다가 악몽을 꾸기 쉬우며, 고혈당 상태에서는 피곤해서 잠들기는 하지만 깊은 잠을 못 잔다. 자는 동안 혈당이 너무 높거나 낮으면 아침 컨디션이 엉망이 되고, 아침 혈당이 안 좋으면 하루 종일 혈당을 조절하기 어려워진다. 이에 대한 더 자세한 내용은《춤추는 혈당을 잡아라》7장 불규칙한 혈당 관리에 나오는 '잠자기 전의 혈당 관리'를 참고하라.

이밖에도 깊은 잠을 자려면, 방을 어둡게 하고 방 안 온도를 낮춰 체온을 낮추는 것이 도움이 된다. 유럽인들은 잠을 잘 때 추운 방에서 옷을 다 껴입고 잔다. 내가 독일에 갔을 때, 빛을 완전히 차단한 완벽한 어둠 속에서 잠을 잤다. 평소 옷을 입으면 잠을 잘 못 자는 내가 스웨터를 껴입고 덜덜 떨면서 이불을 뒤집어쓰고 잤는데, 아침까지 죽은 듯이 잘 자고 아주 개운하게 깼다. 멜라토닌은 정상적인 수면과 생체리듬을 안 정화시켜주고 촉진시켜주는 역할을 하는데, 밤이 되거나 빛이 줄어들 면 멜라토닌이 혈중으로 분비되어 잠이 잘 온다.

잠을 잘 자기 위해서는 자기 전의 혈당을 안정시킬 수 있는 범위에서 멜라토닌이 풍부한 음식이나 멜라토닌 분비를 촉진하는 음식으로 수면 을 유도하는 것도 좋은 방법이다. 멜라토닌 함량이 높은 음식은 쌀, 귀 리, 생강, 토마토, 바나나 등이다. 생강은 따뜻한 차로, 쌀은 죽으로, 귀 리는 오트밀로 먹으면 좋고, 토마토는 혈당이 약간 높거나 안정되었을 때, 바나나는 혈당이 낮거나 내려가고 있을 때 먹기 좋다. 멜라토닌 분 비를 촉진하는 음식은 우유, 치즈, 콩, 견과류, 두부, 호박씨 등이다. 칼 슘이 든 음식을 섭취하는 것도 숙면에 도움이 된다. 칼슘은 신경을 안 정시키는 효과가 있다. 만약 칼슘이 부족할 경우 정신이 산만하고 집중 력이 떨어지며 불면증에 걸릴 수 있다. 칼슘이 많이 함유된 우유, 치즈, 콩, 멸치 등을 먹는 것은 잠을 잘 자는 데 도움이 된다. 특히 잠자리에 들기 전에 따뜻한 우유나 두유를 한 잔 마시면 숙면에 도움이 된다. 자 기 전에 따뜻한 물로 목욕을 하는 것도 숙면에 좋다.

일정한 시간에 잠들고 깨는 습관으로 생체 리듬을 유지하는 것이 도 움이 된다. 주말이나 휴일이라고 늦잠 자는 것은 생체 리듬을 유지하는 데 방해가 된다.

성장 호르몬 때문에 밤부터 아침까지 혈당 조절이 어렵다면

대략 밤 11시부터 새벽 2시경이 성장 호르몬의 분비가 많아지는 시간 이다. 성장 호르몬은 인슐린 작용을 방해하는 항인슐린 호르몬의 일종 이다. 성장 호르몬이 많이 분비되는 시간대에는 혈당도 올라갈 수 있다.

그러나 우리 몸은 언제나 일정한 수준을 유지하려는 경향이 있다. 성 장 호르몬이 밤부터 새벽 2시경까지 많이 분비가 된다고 해도, 곧이어

혈당을 낮추기 위해 몸이 알아서 혈당을 내리려고 기능을 하는데, 그 기능의 하나가 바로 또 하나의 항인슐린 호르몬인 코티졸의 분비를 줄이는 것이다. 몸에서 만약 이 두 가지가 동시에 분비된다면 혈당 조절이 힘들어지겠지만, 코티졸 분비가 줄어듦으로써 혈당을 더 이상 올리지 않는 것이다.

당뇨 아닌 사람들의 몸에서는 자고 있는 동안에도 뇌의 활동을 위해 간에서 당이 나와 혈당을 올리고 올라가는 혈당을 내리기 위해 인슐린이 분비된다. 자는 동안에도 계속 분비되는 인슐린을 기저 인슐린이라고 부른다. 몸에서 분비되는 기저 인슐린의 양에 비해 상대적으로 코티졸 분비가 적을 때 당뇨 아닌 사람들의 혈당도 낮아지는 경향을 보인다.

천식이 있는 경우에는 혈당이 낮은 상태에서 더 심한 발작이 일어난다고 하는데, 코티졸 분비가 줄어드는 새벽 3시 또는 4시경에 천식 발작이 가장 심하다고 한다. 미국 록펠러 대학 유전자연구소의 마이클 영 소장이 제시하는 생체시계에 따르면, 약 새벽 4시경에 천식 환자들의 발작이 최다인 것으로 나타났다.

내가 천식을 겪어보지는 않았지만, 내 몸에서 일어나는 혈당의 변화로 짐작해보건대, 코티졸 분비가 대략 새벽 3시 전후부터 줄어드는 듯하다. 혈당에 영향을 미치는 다른 많은 요인들도 있지만, 자칫 밤 시간의 혈당 조절에 소홀하면 저혈당이 이 시간에 나타나는 비율이 다른 시간대보다 높게 나타난다.

당뇨 아닌 사람들의 사정이 그렇다고 한다면, 그럼 인슐린이 분비되지 않는 1형당뇨인들의 경우는 어떨까. 만약 어디에서 들은 바가 있어, 성장 호르몬 때문에 저녁에 기저 인슐린을 투여한다면 성장 호르몬 분비가 줄어드는 시점인 약 새벽 3시부터 4시쯤 되면 저혈당을 겪게 된다.

1형당뇨인은 비록 인슐린이 분비되지 않더라도 인슐린 치료를 하기 때문에 이런 문제를 해결할 수 있다. 아침에 기저 인슐린으로 투여하는 중간형 인슐린이나 지속형 인슐린의 작용이 새벽까지 지속되는데, 다행히도 이 시간에 작용하는 기저 인슐린은 약효가 약해져 있어 저혈당의 위험이 적을 뿐만 아니라 긴 시간 공복으로 이어지는 수면시의 혈당 유지에 필요한 약효를 발휘해준다.

밤부터 새벽 사이에 성장 호르몬 분비로 혈당이 높아지는 것은 아침에 투여하는 기저 인슐린뿐만 아니라, 저녁 식후 혈당과 잠자기 전의 혈당을 관리하는 데 따라서 조절 가능하다.

저녁 식후 혈당부터 잠자기 전까지의 혈당은 인슐린과 음식과 운동 가운데 어느 한 가지, 또는 두 가지 이상의 요소를 가지고 조절할 수 있다. 그러나 대개는 이 세 가지 요소가 적절하게 조화되어야 한다.

운동 한 가지만으로 새벽의 혈당을 조절하기란 쉽지 않다. 새벽까지 영향을 미칠 운동이라면 운동량이 꽤 많아야 한다. 운동량이 많다면 성장 호르몬이 분비되는 시간의 혈당은 조절 가능할지 몰라도 그 이후에는 운동 영향으로 자칫 저혈당을 겪기 쉽기 때문이다.

음식 한 가지로 조절하려 할 때도 이와 비슷한 현상이 나타난다. 음식만으로는 혈당을 조절하기가 운동보다 좀 더 어려울 수 있는데, 아침까지 저혈당이 나타나지 않도록 칼로리를 높이거나 단백질이나 지방 섭취를 늘리는 경우에는 새벽에 혈당이 올라갈 수 있다. 잠든 후의 성장 호르몬이 분비되는 시간까지 혈당을 올리지 않기 위해 음식 섭취를 줄이는 경우에는 성장 호르몬 분비가 줄어드는 시간 이후 혈당이 너무 낮아질 수 있다.

그러므로 성장기의 밤 사이 혈당 조절은 인슐린과 운동과 식사 조절, 이 삼박자가 맞아야 한다. 그렇다면 성장기에 접어들어 밤 사이의 혈당 조절이 힘든 경우에는 삼박자를 어떻게 맞출 것인가. 우선 저녁 식사 후 혈당 조절에 인슐린이 필요하다면 초속효성 인슐린을 사용해야 한다. 탄수화물, 지방, 단백질이 고르게 갖춰진 적절한 식사와 꼭 필요한 최소한의 초속효성 인슐린만으로는 저녁 식후 혈당이 약간 올라갈 수 있다. 꼭 필요한 최소한의 인슐린 용량이란, 식후 30분~1시간 정도의 산책을 하고 나서 혈당이 약 140mg/dl 내외, 높아도 180mg/dl이 넘지 않는 정도의 혈당이 나올 용량이다. 그 이후의 혈당 변화를 고려했을 때, 이 정도면 저녁 식후 혈당으로 적절하다.

이 정도의 혈당은 자기 전까지 계속 유지되지 않는다. 식후 혈당이 잡혔어도, 초속효성 인슐린의 약효가 4시간가량 지속되기 때문에, 남아 있는 시간 작용하는 인슐린의 영향으로 혈당이 떨어지는 것이다. 그래서 저녁 식사 이후, 자기 전에 간식을 하지 않으면 저혈당이 되기 때문에 간식이 꼭 필요하다. 이때의 간식은 자기 전의 저혈당을 방지하기 위해서도 필요하지만, 잠든 후의 혈당 유지를 위해서도 꼭 필요하다.

잠든 후의 혈당을 고르게 유지하기 위해서는 간식의 종류도 잘 선택해야 한다. 오랜 시간 혈당을 유지시키기 위해서는 간식에 단백질의 비율이 높아야 한다. 긴 시간 동안 혈당을 유지하게 해주는 영양소로는 단백질뿐 아니라 지방도 있지만, 체내 지방 축적을 최대한 줄이기 위해 지방보다는 단백질 비율이 더 높은 것이 좋다.

저녁 간식으로는 약간의 탄수화물과 탄수화물보다 많은 단백질, 또는 약간의 탄수화물과 그보다 많은 단백질과 약간의 지방이 함께 있는 것이 좋다. 식빵 한쪽 분량에 야채와 달걀, 살코기 등을 넣은 샌드위치 정도면 좋다. 지방이 필요하다면, 단불포화지방산이 72%나 들어 있는 올리브유나 카놀라유 같은 단불포화지방산과 오메가-6 지방산, 오메가-3 지방산이 골고루 든 오일을 프라이팬에 두르고 샌드위치를 구워서 먹을 수도 있다. 체중에 따라 양은 가감할 수 있다.

어떤 사람은 단백질이나 지방이 긴 시간 혈당을 유지하게 해준다는 얘길 듣고, 탄수화물은 빼고 단백질이나 지방 위주의 간식만 주기도 하지만, 그렇게 하면 새벽에 저혈당을 겪고 나서 다시 고혈당이 나타날 수도 있다. 간식에 들어 있는 약간의 탄수화물로 자기 전의 저혈당을 막고, 단백질과 지방으로는 새벽 혈당을 안정시킬 수 있다.

탄수화물은 혈당을 빨리 올리는 대신에 빨리 영향이 사라지기 때문에 밤 사이에 분비되는 성장 호르몬이 가져올 혈당 변화에 큰 영향을 못 미칠 수도 있다. 반면, 단백질과 지방은 혈당을 천천히 올려서 성장 호르몬의 분비가 줄어들고 코티졸 분비가 줄어들어 저혈당이 될 수 있는 시점에 저혈당을 막아주는 역할을 할 수 있다.

십 대 1형당뇨 아이의 야간 혈당 관리 사례

식사, 간식, 인슐린, 운동 등의 조절이 잘되지 않은 경우 성장 호르몬의 영향으로 새벽 이후로 혈당이 계속 높은 상태로 유지될 수도 있다. 카페에 올라왔던 다음 사례를 보자.

항상 이 문제 때문에 고민이었는데 며칠 좋았다가 또 시작이네요.

저녁 먹기 전 혈당이 130mg/dl에서 휴말로그 5단위를 투여하고 저녁을 먹으면 1시간 반 뒤에 60~70mg/dl으로 떨어졌다가 잠이 들면서부터 혈당이 오르기 시작해서 새벽 0시쯤에 300mg/dl 정도의 혈당이 되네요. 혈당이 먼저 떨어졌다가 오르면서 새벽까지 계속되는데, 란투스를 저녁으로 다시 바꾸어야 하는지 모르겠어요. 새벽 1시경에 꼭 휴말로그 3단위를 추가하고 자야 해서 잠을 푹 자지 못합니다. 왜 그럴까요?

저녁 먹고 난 후의 혈당이 떨어졌다가 새벽까지 오르는 현상이 어제와 역시 같은 패턴인데, 다시 한번 비상 태세로 무장하겠지만, 도저히 원인 파악이 어렵습니다.

휴말로그 용량을 줄인다면 새벽에도 계속 혈당이 오를 것 같고, 휴말로그 용량을 늘리고 과일 간식을 하는 건 식사량을 늘리는 것과 같을 텐데, 휴말로그의 양도 많은 것 같구요. 오늘처럼 착하게 먹은 후에도 계속 같은 현상이라면 다른 문제인 것 같고, 그 다른 문제를 저는 성장 호르몬으로 생각했는데, 떨어졌다 오르는 혈당 문제는 도대체 뭘까요?

만약에 식후 2시간 후에 휴말로그를 추가로 투여하게 되면 어떤 현상이 일어나는지요? 그리고 낮에 운동을 많이 하는 편인데도 밤의 혈당과 그렇게 큰 관계는 없는 것 같아요. 당뇨 교실에서는 그 부분을 많이 강조했었는데.

— 작은손 카페 중에서

이 사례의 경우, 혈당 이상의 원인으로 저혈당 반동 현상과 소모기 현상, 새벽 현상 모두를 점검해보아야 한다. 소모기 현상은 많은 인슐린 용량이나 운동 등으로 인한 저혈당 때문에 다시 고혈당이 되는 반동 현상의 하나다. 위 사례에서 저녁 식후 혈당이 저혈당으로 나타나는 것으로 보아서는 저녁에 투여하는 휴말로그 용량이 지나치게 많은 것이다. 평소에는 지나친 양이 아닐 수도 있지만, 운동을 했다면 그 양이 지나친 것이고, 그래서 식사 후임에도 불구하고 저혈당이 온 것이다. 그리고 그에 대한 반동현상으로 고혈당이 된 것이다.

또 고려해야 할 것은 새벽 현상이다. 새벽 현상은 인슐린이 부족하거나, 음식 섭취가 많았거나, 간에서의 지방대사로 포도당 합성이 증가되었거니, 간의 포도당 합성에 성장 호르몬이 관여하였거나 하는 것들이 원인이 된다. 이 원인들을 위 사례의 경우에 하나하나 대입하여 살펴보면 문제를 하나하나 해결할 수 있다.

새벽 현상의 원인 중에 인슐린 부족 문제는, 소모기 현상과 함께 생각해보면, 인슐린 용량이 많다고 할 수도 있고 적다고 할 수도 있는 문제다. 저혈당 반동 현상 때문에 고혈당이 찾아온 것은 틀림없다. 적어도 저녁 휴말로그 용량이 많았다. 그런데 휴말로그 작용이 끝나는 시점을 생각했을 때, 전체 인슐린 용량을 다시 점검해보면 아침에 투여하는 란투스 용량이 적을 수도 있는 문제다.

그러므로 일단 저녁 휴말로그 용량이 많은 것은 확실하므로 휴말로그 용량을 줄여야 한다. 휴말로그 용량을 줄여서 저녁 후 혈당이 정상 범위라면 주스 반 잔 정도의 가벼운 간식을 하고 잤을 때 새벽 혈당이 완만하고 아침 혈당이 정상이라면 란투스 용량이 적절한 것이지만, 아침까지 혈당이 높다면 란투스 용량을 늘려야 한다. 성장기임을 감안하면 인슐린 용량이 점점 늘어나는 것은 자연스러운 것이다.

새벽 현상의 원인 중 음식 섭취에 관한 것도 점검해보아야 한다. 거의 대부분의 우리 카페 식구들이 착한 음식을 섭취한다고는 하지만, 내가 초속효성 인슐린 2단위가 필요한 식사를 하다가 다른 사람 집에 가서 밥을 먹는다면 비슷하게 먹고도 초속효성 인슐린 용량이 더 필요할 수 있다. 식단에 인스턴트 식품과 단백질과 지방이 많지 않다면 이것은 체크 항목에서 통과해도 좋다.

새벽에 혈당이 올라가는 원인 가운데 성장 호르몬도 있다. 성장 호르몬은 사람의 의지대로 할 수 있는 부분이 적으며 다른 요인들에 비해서 비교적 영향이 크다고 볼 수 없기 때문에 더 중요한 다른 원인들을 놓치지 말라는 뜻에서 평소에 크게 강조하지 않는다. 그러나 영향은 있다. 그렇다고 하더라도 성장 호르몬을 사람이 아예 어찌하지 못하는 것은 아니다.

이와 관련하여 또 한 가지 점검해야 할 것이 있다. 그것은 음식 섭취의 문제인데, 이것은 다만 저녁 식사 내용에만 한정된 것이 아니라 하루 동안에 섭취하는 다른 간식이나 친구들과 함께 먹는 과자, 그리고 저혈당일 때 먹는 초콜릿과 같은 음식까지 모두 점검해야 한다. 저녁 이전에 섭취했던 다른 음식들에 식품첨가물, 중성지방, 특히 트랜스지방, 단백질 등은 모두 간에 지방과 글리코겐으로 저장이 되기 때문에 새벽 시간에 저혈당이나 성장 호르몬 등의 영향을 받아 간에 저장되어 있던 지방과 글리코겐이 모두 글루코스 형태로 혈액 내로 내보내어져 혈당이 올라가는 것이다. 성장 호르몬이 아무리 영향을 준다고 해도 간에 이러한 것들이 많이 저장되어 있지 않다면 새벽에 혈당이 올라가는 일은 별로 없다.

위 사례에서, 혈당을 안정시키려면 우선 저녁 휴말로그 용량을 줄여 보아야 한다. 그 다음에 다음날 혈당에 따라 란투스 용량 증감을 결정해야 한다. 그와 함께 하루 전반적으로 섭취하는 음식물에 대한 점검이 필요하다. 이러한 것들과 함께 운동을 하면 더 빨리 안정을 찾을 수 있다.

저혈당으로 떨어졌다면, 혈당은 거의 반드시라고 해도 좋을 만큼 오르게 되어 있다. 인슐린 작용이 강력하면 심한 저혈당에 빠질 것이고, 인슐린 양이 상대적으로 적다면 혈당은 오르게 되어 있다. 우리 몸에는 혈당을 내리는 기관과 호르몬만 있는 것이 아니라 혈당의 균형을 위해 혈당을 올리는 기관과 호르몬도 있다. 그러니 혈당이 떨어지면 그 다음에는 올라가는 것이다. 1형당뇨인 몸에서 인슐린이 혈당에 대응하여 나오지 못하고 일정한 양만 주사하기 때문에, 저혈당 반동으로 오르는 혈당이 성장 호르몬이나 항인슐린 호르몬과 만났을 때는 브레이크 없이 계속 올라가는 것이다.

위 사례에서 식후 2시간 후에 휴말로그를 또 쓴다면 저혈당을 겪거나 지금보다 더 심한 고혈당에 시달릴 것이다. 식사 직전이나 직후에 휴말로그를 쓰되 용량을 줄여야 한다.

낮의 운동과 밤의 혈당은 긴밀한 관계가 있다. 낮에 운동을 많이 했다면 야간 혈당의 안정을 위해 더 주의해야 한다. 운동을 하고 나면 인슐린 감수성이 더 커지기 때문에 적은 용량의 인슐린으로도 혈당이 쉽게 떨어진다. 게다가 운동의 종류와 양에 따라 그 효과가 장시간 지속되는데, 제대로 운동을 했다면 그 운동이 인슐린 감수성에 미치는 영향은 이틀까지도 지속된다. 당연히 당일 밤에는 더 크게 영향을 받는다.

그러므로 낮에 운동을 많이 했다면 저녁에 쓰는 휴말로그 용량을 지금보다 더 줄여야 하는 것이다.

수험생의
혈당 관리

성적을 올리는 혈당 관리

혈당과 학업 수행 능력과의 관계에 대해서는 이미 해외 학계에서 연구가 이루어졌다. 저혈당은 아직 뇌가 발달 중인 어린아이에게는 특히 위험하다. 뇌세포는 당을 이용만 할 뿐 저장하지 못하기 때문에 저혈당으로 뇌의 영양분인 당 공급이 안 되면 사고 기능에 마비가 오고 뇌세포가 파괴되기 시작한다. 저혈당 상태에서는 집중력과 판단력이 현저하게 떨어지기 때문에 수험생에게 저혈당이 일어난다면, 수업 중에 수업 내용을 받아들이지 못하고, 시험 중에는 옳은 답을 고르거나 적기 힘들다.

고혈당 상태에서도 집중력이 떨어지고 산만해지기 쉽다. 잠깐 나타날 수 있는 단기적인 고혈당은 큰 문제없이 넘어갈 수 있을지 몰라도 고혈당 상태가 지속되면 뇌동맥이 막히는 일도 생긴다. 뇌에서의 혈액 순환에 이상이 생기면 사고 기능에 문제가 있을 수 있다.

개인차는 있겠지만, 1형당뇨인의 혈당은 수시로 변하기 때문에 그로 인해 컨디션도 좋았다가 저조해지기를 반복한다. 그래서 혈당 관리가 심하게 안 되는 아이들의 경우 끈기가 없는 것처럼 보일 수도 있다. 당연한 말이지만 혈당 조절이 안 되면, 진득하게 앉아서 공부하기란 쉬운 일이 아니다. 공부뿐 아니라 다른 관심 있는 무언가를 할 때도 끝까지 해내기란 혈당 조절을 하지 않는 1형당뇨인에게는 쉽지 않다. 물론 1형당뇨인이라고 다 그렇다는 것은 아니다. 관건은 최상의 컨디션을 유지하기 위해 혈당의 기복을 어떻게 줄일 것이냐다.

혈당이 불안정하면 정서적으로 불안한 상태에 빠지게 된다. 우리 몸은 저혈당일 때는 위험 상황을 감지하고 혈당을 올리려 하고, 고혈당일 때는 당을 에너지로 쓰기 힘들어지기 때문에 혈당을 내려달라고 아우성친다. 몸에서 일어나는 이런 상태는 심리에도 그대로 반영된다. 혈당도 안정이 되어야 마음도 차분해지는 것이다. 혈당이 불안정한 상태에서 집중이 필요한 공부를 한다는 것은 결코 쉽지 않다. 그래서 혈당 조절이 안 되는 친구들이 오랜 시간 집중하는 것을 힘들어하고 엉덩이가 가벼운 것이다.

이런 점을 이해한다면, 부모는 자녀에게 끈기가 부족하다거나 한 가지를 끝까지 하지 못한다고 비난할 것이 아니라, 혈당을 안정시키는 데 힘쓰는 것이 자녀의 집중력과 끈기를 길러주는 데 더 효과적이다.

혈당을 안정시키기 위해 십 대 자녀의 부모로서 할 수 있는 일은 혈당 상태를 항상 파악하고 있으면서 혈당에 따라 적절한 간식과 건강한 밥상을 차려주는 것이다.

항상 저혈당이 되기 전에 간식을 줘야 한다. 과일이나, 샌드위치, 우유 등 저혈당을 막을 수 있을 정도로만 간단하게 먹을 수 있으면 된다. 수험생이라고 밥상에 특별한 것이 올리갈 필요는 없다. 자연에서 얻은 음식을 푸짐하게 차려서 배부르게 먹도록 하는 게 제일 좋다. 자연에서 난 음식을 먹으면 그 안에 영양이 풍부하고 식이섬유가 많아서 당지수가 낮아 혈당을 완만하게 조절할 수 있다. 혈당이 완만하게 유지되어야 집중력을 갖고 공부할 수 있다. 또 자연에서 난 음식은 대체로 당지수가 낮고 유해 식품첨가물이 없어서 호르몬을 교란시키지 않고 각종 영양 성분을 온전하게 섭취할 수 있어서 심리적인 안정에도 도움이 된다.

당연히 1형당뇨를 가진 수험생 자신도 노력해야 한다. 부모님이 준비해주는 음식이 바로 자신의 건강과 학업에 도움이 된다는 점을 알고 감사하는 마음으로 표현하고 먹을 줄 알아야 한다. 부모님의 정성을 거절하는 순간부터 마음속에 혼란이 자리한다는 것을 스스로 잘 알 것이다.

공부를 효과적으로 하고 좋은 결과를 기대한다면, 책상에 앉아만 있지 말고 운동을 할 필요가 있다. 운동은 혈당 조절에만 필요한 것이 아니라 기분을 상쾌하게 해주고 머리 회전도 좋게 해준다. 몸을 움직여야 머리도 좋아진다. 건강은 두뇌와 신체의 균형이 이루어졌을 때 가능하다. 정신 노동과 육체 노동의 균형이 필요하다.

육체 활동은 하지 않고, 공부와 같은 정신 노동만 한다고 해서 피로하지 않은 것은 아니다. 운동을 지나치게 많이 하면 매우 피곤한 것처럼 정신 노동만 많이 해도 매우 피곤하고 집중하기가 어렵다. 공부하는 중간중간에 스트레칭을 하거나 따로 시간을 내어 산책, 달리기, 자전거 타기, 농구 등 운동을 하고 나면 컨디션이 훨씬 좋아진다.

몸과 마음은 떼려야 뗄 수 없는 관계여서, 잘 관찰해보면, 몸 컨디션이 나쁘면 기분이 엉망이 되기도 쉽고, 또 심리적인 데 문제가 있으면 몸 컨디션도 같이 나빠지는 현상을 발견할 수 있을 것이다.

1형당뇨 수험생의 목표 설정

1형당뇨를 지닌 수험생의 경우 시험에서 좋은 결과를 바란다면 당연히 혈당 조절을 우선 해야겠지만, 혈당 조절에만 매달리면 자칫하다 좋은 성적을 얻지 못할 수도 있다.

혈당 조절을 제1목표로 삼기보다 혈당 조절을 왜 하는지를 먼저 생각해야 한다. 혈당 상태는 좋은 컨디션과 건강을 유지하기 위해 필요한 조건이다. 그렇다면 좋은 컨디션과 건강 상태는 왜, 무엇 때문에, 어디에 필요할까? 여기에 대한 답은 각자가 찾아야 한다.

혈당만 잡으려면 힘들고 짜증도 나고 거기 얽매일 수 있지만, 공부를 잘하기 위한 컨디션을 만들려면 혈당을 조절하는 것이 쉬워질 수 있다. 공부만 하려고 하면 공부가 지겹고 힘들고 집중이 어렵고 성과도 나기 힘들지만, 어떤 사람이 되겠다거나 어떤 일을 하기 위해서라는 구체적인 목표가 있다면 공부가 쉬워질 수 있다.

방향도 모르고 힘들게 공부하는 친구들이 있고, 방향도 제시해주지 않고 공부하라고 하는 부모와 교사가 있다. 십 대 때 가족이나 주위에서 따라하고 싶은 역할 모델이 없는 경우도 불행한 경우다. 자녀가 항상 부모를 따라하고 싶어하는 것은 아니다. 그럴 경우에는 부모의 도움이 반드시 필요하다. 가보지 않은 길에 대해서 자녀가 알 수 없으니, 좀 더 경험이 많은 부모가 자녀를 이끌어주어야 한다.

자녀의 길 찾기에 도움을 주고 긍정적인 결과를 얻기 위해서는 첫째로 가족끼리 의사 소통이 잘돼야 한다. 가족과 의사 소통이 잘되고, 의사 소통을 많이 할수록 자녀의 머리도 좋아지고 공부도 잘하게 된다. 시지마 야스시, 와타나베 아키코 두 사람이 쓴 《머리 좋은 아이로 키우는 집》은 어떤 주거 환경이 머리 좋은 아이로 키우는지를 소개한 독특한 책이다. 제목만 보면 인테리어 책 같지만, 그냥 인테리어 책이 아니라 자녀의 성적을 향상시키는 인테리어 방법을 제안한다. 이 책은 명문 학교에 다니는 아이들의 집안을 찾아가 인터뷰한 내용을 담고 있는데, 처음부터 끝까지 한결같이 얘기하는 핵심은 자녀와 부모가 커뮤니케이션이 가능한 공간에 함께 있어야 한다는 것이다.

예를 들면, 어떤 집에서는 거실 한 가운데 탁구대를 놓고 탁구대에서 밥을 먹기도 하고, 신문이나 책을 보기도 한다. 아이들은 그 자리에서 숙제를 하기도 하고 친구들이 놀러왔을 때 탁구를 치기도 한다. 또 어떤 집은 아이가 자기 방에서 공부하는 것보다 식구들이 있는 여기저기를 돌아다니면서 공부하기를 좋아해 이동 책상을 사용하기도 한단다.

여러 사례가 나와 있지만, 공통적으로 아이들은 어려서부터 부모의 존재감을 항상 느끼고 싶어해서 공부방을 따로 만들어주기보다는 가족과 한 공간에서 공부하는 것이 효과적이다.

가족이 함께 다양한 경험을 할 수 있는 여행을 하는 것도 아이가 자기 길을 찾는 데 도움이 될 수 있다. 다양한 체험, 다른 문화, 또는 다른 언어를 접하면서 동기를 찾을 가능성이 있기 때문이다.

부모가 아이의 인생에 중대한 영향을 끼칠 만한 책을 선물할 수도 있고, 아이에게 특별한 선물을 해서 아이 인생이 달라질 수도 있다. 어떤 음악가는 부모에게서 어릴 때 기타 선물을 받고 전세계에서 인정받는 음악가가 된 사람도 있다.

요점은 부모가 아이에게 직접적이든 간접적이든 인생의 진로를 결정하는 데 도움이 될 만한 소재를 제공하고 경험하게 해서 아이 스스로 자기 길을 선택할 수 있게 해야 한다는 점이다. 그것은 부모 자신의 직업이나 어떤 활동이 될 수도 있고, 여행의 경험이 될 수도 있고, 선물이 될 수도 있고, 집안에서 일어날 수 있는 그 집안만의 독특한 경험일 수도 있다.

이런 경험으로부터 동기를 가질 수 있으면, 그때부터 혈당 관리는 기본적인 것이 되고, 공부는 자기 꿈을 향한 수단으로 여겨 입시의 틀을 벗어나 좀 더 수월하게 할 수 있다.

8

1형당뇨인의
사회 생활

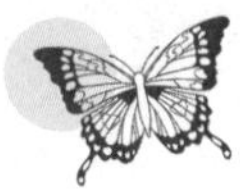

직장에 1형당뇨임을
알려야 할까?

입사를 가로막는 1형당뇨인에 대한 편견

우리가 고등학교나 대학교, 또는 대학원까지 최종 학교 생활을 했던 것과 직장 환경은 크게 다르다. 학교는 이익 집단이 아니지만 직장은 철저한 이익 집단이다. 학생 신분일 때에는 혼자 독자적인 행동을 하더라도 그저 좀 특별한 사람 취급으로 끝나지만, 직장에서 그랬을 때는 사회생활 자체가 원만해지지 못할 수도 있다. 물론 자신감이 넘치는 사람은 얼마든지 독자적인 행동을 할 수도 있지만, 아마 일반 규격화된 직장이 아니라 분위기가 좀 더 자유로운 직장이나 직업이 더 알맞을 것이다.

학생일 때, 자신이 1형당뇨인임을 말하든 하지 않든 자신의 자유지만, 지나치게 내성적인 성격 때문에 따돌림당할 염려가 없다면, 자신의 성격에 따라 말해도 아무런 문제가 될 것이 없다.

그러나 직장이라는 사회는 학교 사회와 사정이 크게 다르다. 1형당뇨라는 사실은 입사라는 관문에서부터 문제가 될 수 있다. 회사 사주나 인사 담당자 입장에서는 건강에 이상이 있다고 하는 사람을 고용하기를 꺼릴 수 있다. 당사자의 능력과는 별개로 그 사람 전체를 보고 온전하게 판단하기에는 입사 면접만으로는 부족하다.

운 좋게 1형당뇨임을 밝히고 나서도 입사하는 경우도 있지만, 입사 때 1형당뇨임을 밝히고 나면 대부분의 회사에서 받아들이기를 꺼린다. 이것은 단순히 당사자의 실력과 자신감만으로 해결할 수 있는 문제가 아니다. 1형당뇨에 대한 사람들의 무지와 인슐린 주사를 맞는 당뇨에 대해서 매우 심각한 병일 것이라는 편견의 벽은 우리가 생각하는 것 이상으로 높다.

세상에 우리가 알지 못하는 병도 많은데, 1형당뇨에 대해서 사람들이 모른다고 해서 그것이 그들의 잘못은 아니다. 아직 사회에는 1형당뇨에 대해 알려진 게 거의 없기 때문이다. 그만큼 1형당뇨인의 숫자도 적다. 냉정하게 따지면, 1형당뇨와 무관한 사람들이 1형당뇨에 대해서 관심을 가져야 할 이유도 없다. 그렇게 기대하는 것 자체가 무리다. 무지로부터 이해와 친절을 기대할 수는 없는 것이다.

말하지 않는 것이 거짓말을 하는 것은 아니다. 자신의 모든 것을 다 말할 수도 없지 않은가. 말한 뒤에 서운해하기보다 굳이 말하려면 자신의 입지를 세우고 나서 말해도 늦지 않다. 회사에 들어가려는 것은 자신이 뜻한 바가 있기 때문일 텐데, 그 뜻한 바를 이루는 것이 우선순위에 놓여야 한다는 점을 잊지 말자.

입사 후에는

전에 다녔던 직장에 마치 형처럼 친근한 상사가 있었다. 사람을 잘 따르는 성향을 가진 내가 사람을 너무 쉽게 믿어버린 데서부터 문제가 생겼다. 나는 사이가 정말 가깝다고 생각하고 대화를 나누던 도중 그 상사에게 내게 1형당뇨가 있음을 얘기했다. 업무 시간에 병원 갈 일도 있으니 가까운 선배에게 미리 말해두면 편할 거라고도 생각했다. 약점이랄 것도 없는데, 시간이 지나자 그것은 내 약점이 되었다. 당시에도 나는 운동을 열심히 했다. 한 번은 회사에서 신문에 광고를 싣는데, 내 몸 사진을 찍어가기도 했다. 그러니 회사에서는 내 건강에 대해서 다른 생각을 할 여지가 없었는데도 말이다.

어느 날 정기 검사와 정기 검진 때문에 업무 시간에 잠깐 자리를 비워야 했다. 그 상사에게 말하고 병원에 다녀온 후로, 업무를 소홀히 한다고 그의 괴롭힘이 시작됐다. 결국 참다가 정면으로 들이박아서 그의 괴롭힘은 오래가지 않았지만, 서로 대하기가 불편하기 짝이 없었다.

그 일이 있은 후로, 나는 어떤 직장에서 누구에게도 내가 가진 1형당뇨에 대해 말하지 않았다. 아니 말할 필요도 없었다. 말하고 나면, 혹시라도 일을 제대로 못했을 때 나 스스로나 다른 사람에게 병 때문이라는 핑계가 될 것 같았다. 핑계는 내 사전에 없는 말이었다. 오랜 직장 생활을 하면서 1형당뇨를 잊었다. 1형당뇨가 아무런 제약이 되지 않았고, 말을 하나 하지 않으나 언급할 만한 비중도 없었고, 아무런 문제될 것도 없었다.

종종 직장 생활하면서 점심 때나 저녁 회식 자리에서 주사를 맞아야 할 때 어떻게 해야 하는지 묻는 경우가 있다. 이것을 어렵게 생각하면, 인슐린 주사를 제대로 맞지 못하는 일도 생길 수 있다. 해보기 전에는 잘 모를 테지만, 식사 때 주사 맞는 일은 그리 어려운 일이 아니다. 요즘에는 펜형 주사기가 있어 주머니에 넣고 화장실 한 번 다녀오면 간단하다. 다른 사람에게 1형당뇨임을 알렸다고 굳이 그 앞에서 주사까지 맞을 필요는 없을 것 같다. 말로 듣는 것과 주사 맞는 모습을 직접 보는 것은 다르니까 말이다.

　내 개인적인 경험일 뿐, 직장 생활하면서 친한 동료나 상사에게 자신의 애기를 하는 것은 사실 자연스러운 일이다. 사람들이 편견을 갖고 있고 왜곡될 때가 문제지, 그렇지 않은 경우에는 꼭 피할 일은 아니다. 우리 카페에는 처음부터 직장에 얘기하고 사무실에서 자연스럽게 혈당 측정도 하고 회사 사람들과 잘 어울려 지내는 친구도 있다. 한편 부럽기도 하다.

<blockquote>

잘 지내고 있습니다. 혈당 관리도 열심히 하면서 말이죠. 백수생활의 극치를 달리던 제가 요즘은 약간 피곤하네요. 회사 일은 재밌습니다.

우선, 혈당 측정은 회사 사무실 제 책상에서 아무 때나 그냥 합니다. 누가 보든지 말든지. "이게 뭐냐?"고 하면 "혈당 측정기랑 인슐린입니다"라고 말하고 "당뇨냐?" 물으면, "네, 1형당뇨입니다" 그럼 끝입니다. 당뇨 종류에 대해 아는 사람이 거의 없네요. 이제 화장실에서 측정하는 게 지겹기도 하고, 카페 여러 글을 보니 어린 학생들도 떳떳이 당당하게 자신있게 검사하는 모습을 보다 보니깐 이게 다 마음먹기인 것 같아요. 인슐린도 점심 때면 알아서 제 책상에서 그냥 맞습니다.

권상우 안 부러운 근육질(?) 배를 내놓고 그냥 맞죠. 5mm로 바꾼 후부터 정말 편해진 것 같네요. 8mm를 다시 보니 정말 엄청나게 비교가 됩니다. 그 외에 출장 나가면, 거의 화장실에서 맞고요.

</blockquote>

— 작은손 카페 중에서

　중요한 것은 직장에 얘기하든 얘기하지 않든, 1형당뇨라는 사실이 자신의 능력을 펼치는 데 걸림돌이 되지 않아야 한다는 점이다. 그것이 자신의 의지와 상관없는 남에 의한 것이든, 스스로 핑계삼는 자의에 의한 것이든 말이다.

직장에서의
혈당 관리

다른 직업, 다른 여건을 활용하기

학교에 다닐 때는 비교적 규칙적인 생활을 할 수 있다. 적어도 고등학교 때까지는 말이다. 대학교 때는 각자가 하기 달렸고, 직장 생활을 시작하면서부터는 직종에 따라 차이가 있고 대체로 규칙적인 편이지만, 불규칙한 생활을 할 수도 있다.

직장 동료나 상사와 함께 점심 식사를 하러 가면서 메뉴를 언제나 자기 의도대로 고를 수 있는 것도 아니고, 뜻하지 않은 회식 자리도 생긴다. 회의나 일 때문에 식사가 늦어질 수도 있고, 고객을 접대할 일도 생긴다. 운동을 하기 힘든 여건일 수도 있고, 야근까지 해가며 숨가쁘게 보내야 할 때도 있다. 경우에 따라서는 출장을 갈 일도 있다.

직종과 직장을 선택할 때는 자신의 목표와 적성에 맞는지가 가장 우선이 되어야겠지만, 그 다음으로 당뇨 관리를 하기에 좋은 여건인지도 살펴서 이왕이면 자기 목표와 부합하고 당뇨 관리하기에도 무리가 없는 직장이면 더욱 좋다.

혈당 관리 차원에서 직업을 얘기하면서 고려되면 좋을 만한 점은 활동량, 규칙적인 생활이 가능한지의 여부, 업무 스트레스 정도 등이다. 어떤 직장이든 환경에 맞추고 적응할 수 있지만, 직장 환경을 빨리 파악할 수 있으면 거기에 맞게 준비하고 대처할 수도 있다.

1형당뇨에 꼭 어떤 직업이 편하다거나 당뇨 관리를 하기에 유리한 직업이 따로 있는 것은 아니다. 사무직이나 연구직이라도 적성에 맞지 않으면 편한 직장이라고 보기 어렵고, 영업직이라도 돌아다니거나 움직인다고 해서 유리한 것만도 아니다. 육체 활동이 많은 직종이라고 적합하거나 적합하지 않은 것도 아니다. 직업은 적성과 일에서의 성취감이 더 중요하지 1형당뇨 관리에 유리한가 하는 점이 더 앞선 선택 기준은 되기 힘들다.

그러나 1형당뇨인이 비교적 자유롭게 혈당 관리를 하면서 일을 할 수 있는 게 있다면 전문직종이다. 자신만의 특기를 살려서 누구도 자신의 자리를 대체할 수 없는 능력을 기른다면 조직의 틀에서 벗어나는 일이 가능하다. 직장 환경에서도 자유롭고 시간에 대해서도 어느 정도 자신의 의지대로 조절 가능한 일을 직업으로 삼으면 당뇨 관리도 원만히 할 수 있고 인생에서도 성공할 수 있다.

규칙적인 생활을 하는 직장이든, 사무실 내에서 정신노동을 주로 하는 직업이든, 밖에서 영업 활동을 주로 하는 직업이든 직장과 직종에 상관없이 1형당뇨인은 그 안에서 자신만의 규칙을 찾고 만들어내야 한다. 1형당뇨 관리에 더 유리한 직종이나 직업은 따로 없지만, 여건에 따라서 회사 운동 시설을 이용하거나, 자기 시간을 따로 갖거나, 출퇴근 시간을 운동하는 시간으로 활용하거나, 운동량이 많은 직업일 때는 따로 운동하는 대신 심신을 이완하는 데 도움이 되는 요가를 할 수 있다. 어떤 사람에게는 운동보다 휴식이 더 필요할 수도 있다. 주변 음식점 환경이 아주 열악한 경우에는 도시락을 싸가지고 다니는 것을 생각해 볼 수도 있다.

직장 생활을 하는 사회인이라고 해서 당뇨 관리를 소홀히 할 수는 없지만, 혈당 조절을 비롯한 당뇨 관리는 기본으로 하되 일의 의미가 더 큰 비중을 차지하는 것이 바람직하다. 혈당 조절은 매우 중요하지만, 일에서의 성취와 값진 인생을 위한 수단 그 이상은 아니다. 십 대까지는 몰라도 이제는 자신의 삶을 자신이 꾸려가야 하기 때문에 건강도 스스로 책임지고 생계도 스스로 책임져야 하는 부담을 져야 하는 것이다. 이 부담을 너끈히 짊어지고 가느냐 힘겹게 끌고 가느냐는, 신체적으로는 혈당 조절을 통해 최상의 건강 상태를 유지할 수 있는지, 정신적으

로는 독립성을 갖추었는지 건전한 사고와 균형 잡힌 인생관을 지녔는
지에 달렸다.

직장에서의 혈당 관리

직장에서의 혈당 관리도 어느 경우나 마찬가지로 식사, 운동, 인슐린,
심리 상태를 모두 고려해야 한다. 여기에 직장 환경의 특수성을 감안하
여 직장 환경에 맞게 대응하는 융통성도 필요하다. 혈당 측정과 인슐린
주사는 사내에 공개했는지의 여부에 따라 자기 자리나 화장실을 이용
하면 되므로 큰 문제는 없다. 직장 내에서 당뇨를 관리하기에 가장 나
쁜 여건은 음식 환경과 운동 환경이다.

음식 환경 가운데 간식에 관한 환경은 1형당뇨인에게는 정말 열악하
다. 국내 직장에서 구경하기 힘든 것 하나가 회사 안에서 과일을 먹는
일이 거의 없다는 점이다. 종종 사무실에서 간식을 사다 먹는 경우가
있어도, 떡볶이, 순대, 과자, 아이스크림 등 썩 이롭지 못한 식품인 경우
가 많다. 메뉴 가운데 과일이 있을 때는 복날 들어오는 수박 정도 되지
않을까 싶다.

직장이라는 곳이 기본적으로 일을 하는 곳이고, 또 여러 사람이 함께
있기 때문에 과일을 싸와서 혼자서 먹는 것이 모양새가 썩 좋아 보이지
않을 수도 있다. 경제적으로 넉넉해서 사무실 사람들에게 다 나눠주면
서 먹을 수 있다면 좋지만, 늘 그럴 수 있는 것도 아니다. 어쩌다 있는
간식 때 과일을 선택하는 사람도 별로 없다. 과일을 먹고 나면 뒤처리
가 다른 것들에 비해 번거로워서 그럴 수도 있다.

그러나 일하는 사람이 오후 출출한 시간에 싱싱한 과일을 먹을 수 있
으면, 신선한 에너지를 얻을 수 있어서 이점이 많다. 사실, 회사에서 간
식 메뉴로 과일을 선택해 먹는 것이 그리 어려운 일도 아닌데 아직까지
는 익숙하지 않은 것 같다.

가끔 내 사무실에 찾아오는 손님에게 과일을 내놓으면 회사 안에서 과일을 먹을 수 있다는 사실만으로도 감격해하기도 한다. 황송하게 시리. 1형당뇨인이 저혈당 대비 간식으로 과일을 먹을 수 있다면 좋지만, 여건상 쉽지 않으므로 1형당뇨인이 사무실에서 식간에 저혈당에 대비하기 위해서는 우유나 주스 등 간단히 먹을 수 있는 것을 챙기는 것이 좋다. 괜히 커피믹스를 마시는 것은 그리 유익하지 못하다.

집에서 나올 때, 간식으로 할 수 있는 잣, 호두, 땅콩 등의 견과류를 작은 용기에 담아와서 책상에 두고 몇 알씩 먹는 방법도 있다. 견과류는 혈당을 천천히 올리면서 많이 올리지 않고, 오래 지속시켜주므로 저혈당 예방에 좋다. 또 몸에 이로운 지방과 단백질이 풍부하다. 플라보노이드와 항산화 성분도 많이 들어 있다. 호두에는 필수지방산인 오메가-3 지방산도 많이 들어 있다.

일반 사무직 종사자는 출근 전이나 퇴근 후, 자기 사정에 맞춰 운동하는 것이 그리 어렵지 않다. 너무 바쁘고 지쳐서 운동하기 힘들다고 생각할 때라도, 막상 운동으로 땀을 흘리고 나면 몸이 무척 가벼워진다. 운동을 따로 하기 힘든 여건이라고 운동을 할 수 없는 것이 아니다. 바쁘고 운동하기 힘든 환경이라고 말하는 것은 운동을 진짜로 못 하는 것이 아니라 안 하는 것이다. 집에서 회사까지 가까운 거리라면 걷거나 조금 멀다면 자전거로 출퇴근하는 것을 고려해볼 만하다. 직장 동료들과 점심을 먹고 나서 회사로 바로 들어가거나 꼬물꼬물 모여서 담배를 피우는 것보다는 회사 주변을 걷다가 들어가거나 회사에 계단이 있다면 계단을 오르내릴 수도 있다.

회의나 고객 상담 같은 것이 있는 날에는 미팅 전에 혈당 상태를 확인할 필요가 있다. 회의가 길어지거나 회의 도중에 저혈당이 발생하면 조치하기가 쉽지 않다. 또 자리만 채우는 회의를 할 것이 아니라면 생산적인 결과를 위해 더욱더 혈당 조절이 필요하다. 회의 전에 혈당을 안정시켜 놓지 못해서 나타날 수 있는 혈당 이상, 특히 저혈당은 때로는 자기 의견조차 낼 수 없는 상태를 만들 수 있고, 때로는 협상 도중 감정적인 싸움을 일으킬 수도 있다. 저혈당이나 심한 고혈당으로 아드레날린 분비가 증가하면 예민해져서 상대방의 말을 받아들이는 데 감정의 왜곡이 생기거나 과민하게 반응할 수 있다. 이 점은 일반인도 마찬가지다.

성인들은 어느 정도 감정을 자제할 수 있다고는 하나 심한 저혈당 상태는 스스로 감당할 수도 없고, 성향이나 모임의 분위기, 회사 환경에 따라서 성인이라도 감정을 자제하지 못하는 일이 생길 수도 있다. 회의나 협상 전에 혈당을 체크하고, 안정된 혈당 상태가 되도록 조치한 다음에 미팅에 임하면 원만한 자리가 만들어질 것이다.

큰 조직일수록 생산적인 회의나 원만한 협상을 위해 신경을 많이 쓴다. 부드러운 분위기를 만든다든지, 무의식까지 고려해 협상 테이블을 둥근 형태로 준비하든지, 사전 접촉이나 자료 수집, 상대에 대한 파악 등 성공적인 결과를 위해 치밀하게 준비한다. 1형당뇨인이 회의 전에 혈당 관리를 하는 것은 이런 준비 중 하나일 뿐이다. 어떻게 보면 항상 최상의 컨디션을 준비하고 있기 때문에 다른 사람보다 더 월등한 능력을 보일 수도 있을 것이다.

직장 내
스트레스 관리

심각한 직장 내 스트레스

한국 직장인의 업무 스트레스는 세계 최고를 자랑한다. 직장인 3명 가운데 2명이 회사 생활로 지병을 얻는다니 꽤 심각한 지경이다. 2007년

7월 한 리크루팅 업체와 헤드헌팅 업체에서 공동으로 실시한 조사에 따르면, 국내외 기업 직장인 1천 31명을 대상으로 건강 상태를 조사한 결과, 63.2%가 '직장생활로 인해 만성적으로 앓게 된 질병이 있다'고 답했다고 한다. 이들은 주로 위궤양, 속 쓰림 등 소화기 장애와 화병, 불면 등 스트레스 질환(29.9%)으로 고생하고 있으며, 두통(14.7%), 근골격계 질환(11.2%), 우울증(7.8%) 등에 시달리는 직장인도 있었다. 또한 직장인 18.3%는 직장 생활 도중 건강이 나빠져 퇴사한 경험이 있는 것으로 조사됐다.

직장 내 스트레스가 뇌졸중, 심장병 등 뇌와 심혈관 질환을 일으킨다는 통계도 있다. 산재의료관리원에 따르면, 2005년 1월부터 2006년 12월까지 업무상 질병 환자 1만 7,730명 가운데 뇌, 심혈관 질환자가 3,441명(19.4%)을 차지했다고 한다. 산재로 인정받은 수가 이러니 산재 처리가 되지 않은 사람들까지 치면 스트레스로 심혈관 질환을 앓은 사람은 훨씬 더 많을 것이다.

스트레스는 만병의 근원이 되고, 당뇨 아닌 사람들의 건강에도 치명적이다. 스트레스는 우리 몸의 노화를 촉진시키는 주범이기도 하다. 일상에서, 업무에서 지속적으로 스트레스를 받으면 실제 신체 나이를 32년 이상 더 늙게 만든다. 만성 스트레스는 심장과 혈관에 치명적인 손상을 준다.

당뇨 아닌 사람들과 똑같은 정도로 스트레스를 받는다면, 스트레스로 인해 다른 사람들이 겪을 수 있는 질병을 1형당뇨인은 더 쉽게 더 빨리 겪을 수 있다. 스트레스는 혈당 조절에도 매우 부정적인 영향을 끼친다. 회사에서 거친 상사를 모시거나 심술궂은 동료를 만났을 때, 스트레스에 대처하지 못하면 혈당 조절도 어려워지고 합병증의 위험도 커진다.

그러나 직장에서 받는 스트레스는 당뇨와는 아무런 상관없이 일어난다. 당뇨 때문에 스트레스를 받는 것이 아니라, 일 또는 사람 때문에 받는 것이다. 자신의 스트레스 대처 능력이 미흡할 수도 있다. 직장에서 받는 스트레스 가운데 일에서 받는 스트레스는 사실 그리 크지 않다. 사람에게서 받는 스트레스가 가장 크다. 이것은 어릴 때부터 소통하는 법을 배우지 못해서 일어나는 현상이 아닐까 싶다.

다른 사람으로부터 스트레스를 받고 있다면, 자신은 다른 사람에게 스트레스를 주고 있진 않은지 꼭 살펴보자. 스트레스를 심하게 받는 사람 가운데는, 자신이 다른 사람에게 은연중에 스트레스를 주고 있는 경우도 있다.

성공하기 위한 요건들에 대해 들어보면 거창한 것들이 아니다. 경영에서부터 자기관리에 이르기까지 성공에 대해 다루고 있는 수많은 책 속에는 평범하고 사소해 보이는 것들이 얼마나 중요한지 가르쳐주고 있다. 그 가운데는 인사, 말하는 태도 등의 기본 예절도 있다. 1형당뇨인 가운데 만약 사회 생활에서 어려움을 겪고 있는 이가 있다면, 당뇨는 제쳐두고 우선 자신의 기본 매너부터 살펴볼 일이다. 기본적인 업무를 제대로 이행하고 있는지도 살펴볼 일이다.

우리는 1형당뇨라는 병을 가지고 있지만, 다른 어떤 이는 우리가 알지 못하는 병을 가지고 살아갈 수도 있다. 주위의 사람들이 내색하지 않아서 그렇지 크고 작은 병에 걸려 있는 경우가 많으며, 병이 아니어도 누구나 한 가지 이상의 문제와 고민들을 가지고 있다.

그러나 많은 사람들을 보다 보면, 각자가 가진 어려움과는 별개로 기본 매너조차 안 되어 있어서 친구들과 사회에서 어려움을 겪는 경우가 흔하다. 우리가 1형당뇨를 가지고 있다고 해서 그것 때문에 대인 관계에서 어려움을 겪는 일은 거의 없다. 그러니 1형당뇨라는 병에 핑계를 돌려서는 안 되는 것이다. 문제는 자신이다. 자신의 문제를 스스로 책임지려는 태도야말로 진전과 성장의 지름길이다.

태껸에서 몸으로 배운 것

직장 내의 문제를 직장 안에서 풀기 힘들 때 밖에서 풀 수도 있다. 흔하게는 어려움을 겪고 있는 당사자끼리 밖에서 술 한잔하면서 풀기도 한다. 이럴 때는 술 한잔이 당장의 혈당에는 지장이 있겠지만, 인간관계의 윤활유도 될 수 있다. 늘 그럴 때는 문제가 되겠지만 말이다. 직장 동료와 회사 내의 동호회에 가입해서 등산이나 볼링 같은 취미를 즐기는 것도 좋은 방법이다. 이해 관계가 없는 친구를 많이 만나는 것도 정신 건강에 이롭다. 또 취미 생활이나 자기계발을 위해 시간과 노력을 들이는 것도 좋다. 명상, 요가, 운동 등을 통해 스트레스 상황을 극복할 수도 있다. 종교 활동, 친목 활동 등 자신이 좋아하고 관심 있는 활동을 통해 스트레스를 해소할 수도 있다.

일로 인한 스트레스, 사람에게서 받는 스트레스 등을 헤쳐가기 위한 근본적인 대안은 뭐니뭐니해도 몰입이다. 몰입은 어떤 대상에 집중된 상태다. 즐기거나 큰 기쁨을 느낄 수 없다면 몰입하기 힘들다. 몰입은 일과 동떨어진 취미나 여가 활동 등 외부의 것에서도 할 수 있지만, 일 자체가 대상이 될 수도 있다. 몰입은 가장 적극적인 반응 방식이 될 수 있다. 만약 누군가 자신에게 큰 스트레스를 주고 있다면, 그 사람을 피하는 대신 그 사람에게 더 적극적으로 다가가는 것도 스트레스를 근본적으로 해결할 수 있는 방법이 될 수 있다. 상대방을 지속적으로 대해야 하거나, 사귈 만한 가치가 있다면 이보다 더 좋은 방법은 없다. 내가 배웠던 노들태껸에서 직접 확인한 사실이다. 운동에서나 사람 관계에서 이와 같은 논리는 똑같이 적용되었다.

공허한 몸짓만 남아 있는 현대의 일반 택견은 애기 택견이면서도 문화재로 선정되었지만, 나는 운 좋게도 일반 택견에서는 도저히 흉내낼 수 없는, 태껸의 원형이 그대로 남아 있는 노들태껸을 접할 수 있었다. 사업가들이 그 가치에 침을 흘리고, 기존 택견 관장과 각종 무술 고수들이 한번 접하고 그 경이로움에 반해 입문하게 되는 노들태껸은 지나치게 위험하다는 이유로 결련 택견이라는 싸움 택견 경기에서도 제외되어 있다. 나는 작은 체구로도 100킬로그램이 넘는 거구의 운동선수를 날려버리는 위력을 내는 이 태껸에 매료되어 운동에 몰입했다. 행사에 시범을 보이러 다니기도 하고 세상에 공개하지 않고 일부 특정한 사람들에게만 전수된 비전을 체험하다가 어느 순간 지도자 자격증까지 땄다. 그러나 꼭 그런 위력이 아니어도, 겉으로 보이지 않는 기술에 담긴 과학성을 몸으로 찾아가는 재미에 푹 빠졌고, 동작 하나하나에 건강과 체력을 증진시키는 효과가 있음을 느꼈다. 억지로 힘을 쓰는 운동이 아니기 때문에 1형당뇨를 가진 내게 적합한 운동이었다.

노들태껸에서 찾을 수 있는 가장 큰 매력은 동선을 최대한 줄이면서 효과적으로 기운을 사용한다는 점이다. 그 안에 눈에 보이지 않는, 아니 뻔히 쳐다보고 있으면서도 기술을 볼 수 없는 소박한 동작이 있다. 한 동작 안에 공격과 방어가 동시에 이루어지는 가운데 이 소박한 기술이 위력을 내뿜는다. 공격이 곧 방어고, 방어가 곧 공격이다. 그러므로 다른 사람이 공격해도 물러서는 법이 결코 없다. 이 모든 과정은 자기 중심을 기본으로 하고 있다. 자기 중심이 갖춰져 있지 않은 상태에서는 좋은 기술로도 상대방을 쓰러뜨리기가 힘들고, 자기 중심이 잡혀 있다면 단순한 몸짓만으로 상대방의 중심을 빼앗기도 쉽고, 상대방의 공격으로부터도 자신을 지킬 수 있는 것이다.

직장에서 다른 사람 때문에 힘들다면, 그 사람에게 더 적극적으로 다가가라. 칼이나 주먹이 날아올 때 피하면 더 크게 다칠 수 있지만, 노들태껸에서는 상대방에게 바짝 붙어서 거리를 허용하지 않으면 다치지 않거나 피해를 최소한으로 줄일 수 있다고 가르친다. 다른 사람이 자신을 공격할 때 물러서는 것이 일반적인 반응이지만, 자신을 공격하는 누군가에게 바짝 다가서면 상대방은 먼저 허를 찔리는 셈이다. 이때 중요한 것은 흔들리지 말고, 망설이지 말고 자기 중심을 갖고 다가가야 한다는 점이다. 이는 상대방이 기대하는 반응이 아니기 때문에 상대는 중심을 잃기 쉽다. 이때는 이미 자신이 상황의 주도권을 쥔 것이나 다름없다.

업무 때문에 스트레스를 받는다면, 이것은 자신이 일 처리 능력이 부족하거나 효과적으로 일하는 방법을 몰라서다. 다른 방법이 없다. 일에 뛰어들어야 한다. 일이 해결되지 않거나 밀려 있을 땐, 미루지 말고 즉시 해결하는 습관을 길러라. 그러면 스트레스도 줄어든다. 그리고 자신의 일을 남에게 전가시키지 말고 스스로 해결하려고 노력해야 한다.

스트레스는 상황을 받아들일 수 있느냐 없느냐의 문제다. 어떤 상황에 자신이 대처하는 태도와 방식에 따라 스트레스는 성취 동기가 되어주는 긍정적인 역할을 할 수도 있고, 자신을 짓누를 수도 있다. 스트레스는 실타래 같아서 실마리를 풀어야지 다른 데서 풀 도리가 없다. 어떤 상황 때문에 발생한 스트레스는 그 상황에 뛰어들 때만 근본적으로 해결할 수 있다.

점심 때 무얼 먹으러 가지?

이끌려 다니지 않고 자신이 원하는 메뉴를 고르는 법

직장 생활에서 어려운 것 한 가지가 있다면, 점심 메뉴를 고르는 일이다. 이것은 주부가 밥상을 차릴 때 메뉴를 고민하는 것과 똑같이 어려운 일이다. 특히 회사 주변 식당은 한정되어 있어서 식당을 바꿔가며 다른 메뉴를 먹는다고 해도, 곧 같은 메뉴를 먹게 된다.

여기에 매번 혈당 조절에 유리한 메뉴만 골라 먹을 수도 없다. 때로는 대다수의 의견이 중국집으로 통일되어 중식을 먹으러 갈 수도 있고, 피자집으로 갈 수도 있으며, 어느 날엔가는 보리밥집에 갈 수도 있다.

그렇다고 해도 실망할 필요는 없다. 어느 집을 가든 못 먹을 음식도 아니고, 그 안에서 어느 정도 조절이 가능하니까 말이다. 양을 조절하거나 그 집에 있는 메뉴 가운데 가장 착한 것을 고를 수도 있다. 단, 포화지방산이나 트랜스지방산이 많이 든 음식은 될수록 피하는 것이 좋다. 고기나 지방이 많은 유제품, 기름이 많은 패스트푸드 등은 혈관을 빨리 병들게 한다. 포화지방산과 트랜스지방산은 혈관에 염증을 일으키고, 혈액 내 저밀도 콜레스테롤을 증가시켜 심혈관 질환을 일으키는 주범이다.

음식의 내용물을 따져보는 것과 함께 혈당에 영향을 얼마나 주는지도 비교해서 음식점을 골라야 한다. 밖에서 사먹는 음식은 대체로 집에서 먹는 음식보다 혈당을 많이 올려서 인슐린 요구량이 늘어나는 경향이 있다. 또 같은 메뉴라도 이 식당에서 먹었을 때와 저 식당에서 먹었을 때 나오는 혈당 수치도 다르다. 이것은 경험적으로 알게 되는 일이어서 먹어보기 전에는 알 수 없다. 혈당이 착하게 나오는 집을 선택하려면 겪어볼 수밖에 없다.

자신이 원하는 대로 좋은 재료를 쓰는 음식점에서 먹을 수 있는 가장 좋은 방법은 점심 메뉴 선정의 주도권을 자신이 쥐는 것이다. 많은 직장인들이 점심 때만 되면 무엇을 먹을까를 고민한다. 이럴 때 먼저 생각하고, 제안하고, 리드해갈 수 있다. 그럼 자신에게 이로운 음식을 선택하는 것은 좀 더 쉬워진다.

직장에서 받는 스트레스가 크다면 이왕이면 심혈관에 좋은 음식을 선택해서 먹는 것이 좋다. 집에서 먹는 아침이나 저녁 식단에는 고밀도 콜레스테롤을 증가시켜주는 올리브유를 충분히 넣어서 섭취하도록 한다. 샐러드 드레싱으로도 활용하고, 기름을 사용하는 모든 음식에 다른 기름 대신 올리브유를 쓰는 것이 좋다. 올리브유에 든 단일불포화지방산은 혈관 벽을 청소해주는 역할을 한다. 밖에서 음식을 사먹을 때, 올리브유로 요리하는 집을 알고 있다면 그 집을 애용하는 것이 좋다.

점심 메뉴로 생선회나 생선구이도 좋다. 오메가-3 지방산이 많은 생선을 자주 먹으면 중성지방 수치가 낮아지고, 심장 박동을 안정시킨다. 또 혈소판이 뭉치는 것을 줄여주고 혈압도 낮춰준다. 자주 먹을수록 좋다.

참한 음식을 만드는 식당을 단골로 정해두는 것도 한 방법이다. 이런 단골집을 최대한 활용하려면 식당 주인이나 주방장, 또는 일하는 아주머니와 돈독한 인간관계를 쌓아야 한다. 식당에 가면, "아줌마!"라고 부르지 마라. "이모!" 하고 불러라. 적어도 반찬 내용이 달라질 것이다.

오늘 저녁 회식이야!

회식이 있는 날의 혈당 관리

직장 생활하면서 빠질 수 없는 또 한 가지, 회식! 요즘 젊은 신입사원은 술을 덜 마시고 회식 자리도 피한다고 하지만, 조직 생활에서 항상 회식을 피해갈 수는 없다. 더구나 회식에서 주를 이루는 메뉴는 거의 고기다. 회를 먹는 일도 많아졌다. 물론 술은 거의 빠지지 않는다.

회식이 있는 날에는 평소와 다른 음식과 알코올 섭취로 혈당도 종잡기 힘들어진다. 차려진 음식과 술 앞에서 혼자만 절제한다고 안 먹고 있기도 힘든 상황이다. 전체적인 분위기에 어울려 먹고 마시다 보면 상상 밖의 혈당이 나오기 일쑤다. 분명히 주사를 넉넉히 맞았는데 고혈당일 때도 있고, 전의 경험으로 인슐린 용량을 좀 더 늘려 맞았다가 잔뜩 배가 부른데도 저혈당이 나올 때도 있다.

음식 종류별로 칼로리를 알고 있으면 좋지만, 모를 경우에는 고기, 생선 같은 단백질, 또는 지방이 많은 음식이 혈당을 천천히 올리면서 늦게까지 올린다는 점을 기억하고 있으면 된다. 음식 종류와 섭취한 양에 따라 혈당도 달라지겠지만, 고기를 배부를 만큼 먹었다면 회식 직전이나 중간에 맞았던 초속효성 인슐린 주사 말고도 추가로 또 맞아야 할 수도 있다. 고기는 3~4시간 이후에도 혈당을 올리기 때문이다.

중간형 인슐린을 기저 인슐린으로 사용하고 있다면, 회식 날 저녁 식사 때 초속효성 인슐린을 안 쓰던 사람도 초속효성 인슐린을 쓸 수 있고, 초속효성 인슐린을 쓰던 사람이라면 추가로 한 번 더 쓸 수도 있다. 지속형 인슐린을 사용하는 경우에는 식사를 하면서 초속효성 인슐린을 사용하고, 나중에 혈당에 따라서 한두 번 더 필요할 수도 있다.

어떤 경우에는 초속효성 인슐린보다 좀 더 약효가 오래 지속되는 속효성 인슐린을 사용하기도 하는데, 이때는 예측과 혈당 결과가 다르게 나오기 쉽다. 인슐린을 자유자재로 쓸 수 있는 경우가 아니고, 또 지나치게 많이 먹는 게 아니라면 초속효성 인슐린을 한 번 더 사용하는 것이 간단하고 안전하다.

중요한 것은, 회식 자리에도 혈당 측정기와 펜형 초속효성 인슐린을 꼭 준비해서, 회식으로 음식의 변화가 있고 섭취한 양이 많을 때 중간중간 혈당을 체크해보고 혈당에 맞게 적절히 조치해야 한다는 점이다.

알코올 섭취와 혈당 조절

술이 혈당을 내릴까, 올릴까? 이 문제는 1형당뇨인에게는 그리 단순한 문제가 아니다. 일반적으로 알코올은 저혈당을 유발한다고 알려져 있다. 그러나 1형당뇨인에게 나타나는 실제 상황은 좀 다르다. 1형당뇨인이 술을 마시고 나서 혈당이 어떻게 변화되는지는 여러 조건에 따라 달라진다.

음주가 혈당에 미치는 영향은 당뇨가 아닌 일반인의 경우와 2형당뇨의 경우와 1형당뇨의 경우가 모두 다르다. 이것은 몸 안에서 인슐린이 분비되느냐, 분비되면 얼마나 분비되느냐, 설폰요소제와 바이구아나이드제 가운데 어떤 종류의 혈당 강하제를 복용하느냐, 인슐린 주사로 일정량을 공급받느냐, 그리고 인슐린 주사로 일정량을 공급받았다고 해도 체내에 인슐린이 얼마나 존재하느냐 등에 따라 혈당 결과가 다르게 나타난다.

일반적으로 간은 우리 몸에 필요한 포도당을 생성해 혈액을 통해 체내 구석구석까지 공급하는 기능을 한다. 간에서 당이 만들어지면서도 당뇨가 아닌 사람들의 몸에서는 한편에서 미량의 기저 인슐린이 분비되기 때문에 일정한 포도당 농도를 유지할 수 있는 것이다. 그런데 술을 마시게 되면, 알코올이 간의 포도당 생합성 기능을 억제한다. 몸에 들어온 알코올을 해독하는 알코올 분해 효소는 간에만 있어서 알코올을 분해하느라 미처 당을 만들어내지 못하는 것이다. 그래서 음식을 곁들여 먹지 않고 술만 마셨을 경우에는 간에 저장되어 있던 당원인 글리코겐이 다 소모되어 당뇨인이 아니더라도 과음 후 알코올성 저혈당증을 일으킬 수 있다. 그래서 과음한 다음날 해장국이나 고칼로리 음식을 찾는 것이다.

알코올이 가진 열량은 탄수화물이나 지방처럼 몸속에 저장되거나 지방으로 전환되지 못하기 때문에 공갈 칼로리라고 한다. 술은 칼로리가 있지만 저장되지 않기 때문에 술만 마셔서는 살이 찌지 않는다. 우리가 술을 마시면 몸속에서 알코올은 아세트알데히드가 된다. 술과 함께 먹은 음식은 이 아세트알데히드의 열량(1g당 7Kcal) 때문에 과다 열량 섭취가 되어서 지방으로 전환된다. 대신 아세트알데히드가 열량을 낸다. 알코올이 아니라 술과 함께 먹은 음식이 대부분 지방으로 전환되는 것이다.

　술은 체내에 흡수되면서 지방대사에 영향을 끼치고, 술과 함께 섭취한 음식의 열량은 복부지방과 복강내 지방으로 쌓인다. 또 알코올은 간에서의 단백질 합성을 방해해 근육 손실을 초래한다. 그래서 술을 자주 마시거나 좋아하는 사람들은 근육량이 적고 지방량이 많다. 당뇨가 있는 사람이 술을 많이 자주 마시면 다른 사람보다 더 쉽게 지방이 늘고 근육은 줄어서 인슐린 민감성이 떨어지거나 인슐린 저항성이 생긴다.

　1형당뇨인의 사정은 약간 복잡하다. 인슐린 주사를 맞는 1형당뇨인이 식사를 거르고 안주 없이 술을 많이 마신다면 저혈당이 나타날 확률이 높다. 그러나 항상 그런 것은 아니다. 마시는 술의 종류에 따라 혈당 변화도 다르게 나타난다. 탄수화물을 함유한 맥주, 막걸리 같은 곡주나 당분이 많은 과실주 등은 혈당을 지속적으로 올리기도 한다. 당분이 없는 와인은 혈당을 내리는 편이다. 그러나 이 또한 마시는 순간의 혈당 상태, 즉 기저 인슐린의 작용 효과 등에 따라 저혈당이 나타날 수도 있고 고혈당이 될 수도 있다. 저녁 식사를 하고 거기에 필요한 인슐린 주사를 맞은 다음 안주 없이 술을 먹었을 때도 혈당은 올라갈 수도 있고 내려갈 수도 있다.

　1형당뇨인이 인슐린을 여유 있게 사용하는지, 타이트하게 사용하는지에 따라 술 마신 후 다양한 혈당 상태가 나타난다. 인슐린을 여유 있게 사용할 때는 타이트하게 사용할 때보다 저혈당이 나타날 확률이 높고, 타이트하게 사용할 때는 여유 있게 사용할 때보다 고혈당이 나타나기 쉽다.

　술을 마시기 시작한 시점의 혈당 상태에 따라 술 마신 후의 혈당에 차이가 있다. 술을 마시기 시작한 시점의 혈당이 저혈당이었다면 술 자체에 열량이 있는데도 불구하고 술을 마시고 나서 더 심한 저혈당이 될 확률이 높아진다. 당이 모자라는 저혈당 상태에서 우리 몸은 젖산과 단백질, 지방을 이용해 혈당을 올리려고 하는데, 알코올은 단백질과 젖산이 간에서 당으로 변화되는 과정을 방해하기 때문에 저혈당이 심해질 수 있다. 그러나 술을 마시기 시작한 시점에 저혈당이었다고 해도 안주 등의 음식을 함께 섭취했다면, 술 마신 후 저혈당에 빠질 확률은 줄어든다. 함께 섭취한 음식의 종류와 양에 따라서도 다르다. 안주에 따라 고혈당이 될 수도 있다.

술을 마시기 시작한 시점에 혈당이 정상 범위에 있거나 고혈당이었다면, 술을 마시고 나서도 고혈당 상태를 유지할 확률이 높다. 기존의 당이 체내에 존재하는데다가 알코올에도 1g당 약 7Kcal라는 열량이 있기 때문에 알코올 섭취 후 나중에 혈당이 올라간다. 함께 섭취한 음식이 있다면 술만 마실 때보다 더 많이 올라간다. 술 마시는 중에 혈당이 높은 것을 감안하여 인슐린 주사를 추가로 투여한 경우, 인슐린 양이 적절해 아침까지의 혈당을 정상 범위로 유지했더라도 간에서의 알코올 분해가 다 끝난 시점부터는 간에서의 당신생 과정이 일어나 혈당이 다시 올라 고혈당 상태가 지속될 수도 있다. 아침에 투여하는 기저 인슐린의 작용과 음주량이 맞물려 혈당은 고혈당이 되거나 장시간 저혈당이 되기도 한다.

술을 마신 사람의 신체 조건에 따라서 술 마신 후의 혈당 결과에도 차이기 난다. 같은 조건이라면 일반적으로 여자가 남자보다 저혈당이 나타날 확률이 더 높다. 여자는 보통 남자에 비해 간에서 알코올을 처리하는 효소가 더 적기 때문이다. 또 술을 자주 많이 마셔서 간 상태가 안 좋거나 지방간이 있으면, 간에서 혈당을 올리는 역할을 못해 저혈당일 때 더 심한 저혈당을 겪을 수 있다.

술을 마시는 시간이 대체로 저녁 이후의 시간인데, 밤부터 아침까지는 각종 호르몬의 작용까지 있기 때문에 혈당을 예측하기가 매우 힘들다. 알코올 섭취로 나타나는 1형당뇨인의 혈당은 이런 여러 조건들과 체내 인슐린 양에 의해 좌우되는 것이다.

1형당뇨인이 술을 마시면서도 혈당을 조절하려면, 과음을 삼가고 시간을 여유 있게 잡아 즐기면서 한두 잔으로 끝내는 것이 좋다. 또 식사를 거르지 말고 약간의 안주도 곁들여야 한다. 밥도 먹고 안주와 함께 술을 마시면 혈당이 올라갈 수 있으므로 추가 인슐린이 필요할 수도 있다. 식사를 하지 않고 술을 마실 때는 꼭 안주를 곁들여 먹어야 한다. 과음하지 않고 안주를 함께 먹으면 저혈당 발생의 위험을 줄일 수 있다. 그러나 고혈당이 될 수도 있으므로 안주로는 약간의 과일이나 칼로리를 고려해 먹는 것이 좋고, 중간중간에 혈당을 관찰해 높다면 인슐린을 추가 투여하도록 한다. 가장 중요한 것은 혈당 상태를 관찰하면서 인슐린을 적절하게 사용해야 한다는 점이다. 누구나 섭취 칼로리와 알코올의 작용과 인슐린의 작용과 음주 전의 운동량과 술 마실 때의 기분과 호르몬의 변화까지 고려하면서 혈당을 조절한다는 게 쉽지 않은 것만은 분명하다.

술에 빠져 죽지는 말 것

2007년 6월, 호주 시드니 대학의 제니 브랜드 밀러 박사는 미국의 영양학전문지 〈미국임상영양학 저널American Journal of Clinical Nutrition〉에 발표한 연구 논문에서 알코올이 식후 체내에서 포도당이 형성되는 당신생gluconeogenesis을 억제하는 동시에 인슐린에 대한 민감성을 증가시킨다는 사실을 밝혔다. 식사에 곁들인 한두 잔의 술이 식후 혈당 상승 억제 효과가 있다는 것이다.

알코올이 당신생을 억제하는 것은 이미 알려진 사실이어서 새로울 것은 없다. 이 실험에서 또 한 가지 생각해볼 수 있는 것은, 식사와 함께 약간의 술을 마셨을 때, 물을 마셨을 때보다 식후 혈당 상승 폭이 적은 것은 당신생 억제 작용과 함께 당지수가 낮아졌기 때문이라는 점이다.

알코올 역시 지방이어서 식사에 곁들여지면 당지수는 낮아진다.

그러나 이런 실험이 보여주는 것처럼 알코올 섭취로 혈당 상승 억제 효과를 얻는다고 해서 술을 자주 마시거나 많이 마시는 것은 이로울 것이 없다. 언론에 적포도주가 건강에 좋다고 소개된 후 적포도주를 많이 찾고, 식사에 곁들이는 반주는 약주라고 밥 먹을 때마다 술을 마시는 사람도 있다. 그런데 문제는, 이렇게 술을 마시다 보면 지나치게 많이 마시는 일이 많아지고 습관이 된다는 것이다. 특히 1형당뇨인은 이렇게 술을 마시다 보면 혈당 조절이 어려워지고, 장기적으로는 지방이 축적되고 근육이 줄어들어 인슐린 민감성이 떨어지고 각종 합병증이 빨리 나타날 수 있다.

알코올 분해 효소는 간에만 있고, 효소의 양도 한정되어 있기 때문에 과음을 하면 간에서 알코올을 다 분해하지 못한다. 분해되지 못한 알코올은 간에서 알코올 분해 효소가 더 생길 때까지 혈관을 떠다니며 온몸의 세포벽을 녹인다. 모든 세포벽은 지방과 단백질로 되어 있다. 수성 물감이 물에 녹고, 유성 물감이 기름에 녹듯이 세포벽의 지방은 알코올에 녹는다. 알코올 역시 지방군에 속하기 때문이다. 간에서 미처 처리되지 못한 알코올은 뇌와 간, 위, 장, 췌장 세포들을 손상시켜 위염, 장염, 췌장염 등을 유발한다.

알코올은 비타민과 각종 무기질 합성을 방해한다. 알코올이 위벽에 손상을 일으켜 비타민B$_{12}$를 흡수하는 데 필요한 물질을 분비하지 못하기 때문에 비타민B$_{12}$ 부족이 나타나기 쉽다. 창자벽의 세포도 손상되어 티아민, 엽산염, 비타민B$_{12}$의 흡수도 어려워지고 소변으로 배출된다.

장기간의 알코올 섭취는 지방산의 합성을 증가시켜서 인슐린 저항성을 일으킨다. 과음을 하면 혈중 중성지방 농도를 증가시켜 동맥경화성 심질환을 일으킬 수 있다. 중추신경을 마비시켜서 저혈당 증상을 잘 못 느끼게 한다. 알코올은 말초신경 합병증을 유발한다. 말초신경 합병증이 음주에 의해 악화되기도 한다. 이렇듯 알코올은 간, 심장 및 혈관계 질환, 신경계에 이르기까지 인체 전체에 영향을 미친다.

지나친 음주 후 숨지는 경우, 이들의 사인은 대개 술에 의한 심장마비나 호흡정지가 많다. 미국 국립 알코올 남용 및 알코올 중독 연구소의 연구에 따르면 하루에 5잔 이상씩 장기간 음주를 하면 알코올성 심근경색증을 일으켜 정상인에 비해 심장근육이 악화되거나 심장 부피가 20~30% 정도 늘어나는 것으로 조사되고 있다. 장기간의 폭음은 혈중 중성지방을 증가시키기 때문에 이로 인해 고혈압, 심장병, 뇌동맥 질환의 발생 가능성이 커진다.

알코올은 가바gaba라는 중추신경 억제물질을 마비시켜 흥분을 일으키고, 도파민이라는 신경전달물질의 분비를 촉진시킨다. 단기간의 음주에서는 이런 효과가 일시적으로 나타나지만 장기간 과용하면 뇌세포를 파괴시켜 뇌 기능을 억제한다. 핀란드 탐페르 대학의 안티 헤르보넨 박사팀에 의하면 필름이 끊길 정도의 폭음이 반복되면 30억 개의 뇌 신경세포 가운데 10만 개 정도가 한 번에 파괴될 수 있는 것으로 실험 결과 입증됐다.

저혈당이 잘 나타나는 1형당뇨인이 술을 마시고 저혈당에 빠져 의식을 잃는 경우, 술에 취해 쓰러진 것인지 저혈당 증세에 의한 것인지 구분이 어렵기 때문에 위태로운 지경에 이를 수 있다. 또 의식을 잃을 정도까지 가지 않았더라도 뇌 기능이 마비된 상태에서 저혈당까지 나타나면 아드레날린 분비가 많아져 이성을 잃고 쌈박질을 하기가 쉽다.

반대로 인슐린이 모자라면 고혈당으로 케톤산혈증이 나타날 수도 있다. 우리 몸은 인슐린이 부족하면 혈중 포도당을 에너지원으로 이용하지 못하기 때문에 축적되어 있는 지방을 연소시켜 에너지로 사용한다. 문제는 지방이 에너지로 이용될 때 부산물질인 케톤이 만들어진다는 사실이다. 케톤이 혈액에 축적되면 소변량을 증가시키고, 탈수증을 만들어 혈액을 산성 상태로 만드는 이른바 케톤산혈증이 나타난다. 이 경우 혼수, 사망에까지 이를 수 있기 때문에 응급처치가 필요하다.

대화를 부드럽게 이끌 수 있는 술이지만, 자신도 제어할 수 없을 정도라면 마시지 않는 편이 낫다. 그러나 직장에서 회식이 있어 어쩔 수 없이 술을 마신다면, 최대한 요령껏 마시는 것도 방법이다.

무엇보다도 혈당을 자주 체크하고 조치하는 것을 기본으로 생각해야 한다. 미리 식사를 하도록 하고, 식사를 못했을 때는 안주를 먹도록 한다. 짜거나 매운 안주는 술을 더 마시게 한다. 우유나 오이 등을 함께 먹으면 좋다. 처음부터 천천히 마시면 덜 취한다. 함께 마시는 사람 가운데 술을 많이 마시는 사람이 있으면 적당한 거리를 두고 자리를 잡도록 하는 것도 하나의 방법이다. 또 사람이 너무 많을 때는 어렵지만, 한두 사람과 마실 때는 상대가 좋아하는 술 종류를 피해 상대가 약한 주종으로 마시면 술자리를 일찍 끝낼 수 있다. 술을 많이 마시고 싶지 않거나 피하고 싶지만 꼭 가야 하는 자리라면 가능한 늦게 합석하는 편이 덜 마시고 덜 취할 수 있다. 여자의 경우에는 흑기사가 옆에서 지켜줄 수 있다면 좋다. 평소에 인간 관계를 잘 쌓아두자. 술 마시면서 이야기를 많이 하는 것도 덜 취하는 데 약간은 도움이 된다.

아무리 방법이 좋아도 과음하면 소용이 없다. 간이 처리할 수 있는 알코올의 양에도 한계가 있기 때문이다. 알코올 해독 능력에 개인차가 있지만, 건강한 성인이 1시간에 처리할 수 있는 알코올 대사량은 몸무게(kg)당 순 알코올로 0.1g이다. 몸무게가 65~70kg인 성인이 하루에 처리할 수 있는 총 알코올 양은 체중(kg)×0.1(g)×24(시간)로 약 160g이다. 하루의 절반은 간도 알코올의 해독 작용에서 벗어나 있어야 간 기능이 원만히 유지될 수 있으므로 순 알코올 80g 정도까지 간에서 처리할 수 있는 최대치라고 볼 수 있다. 개인차를 감안하면, 20~80g의 순 알코올을 간에서 처리한다고 볼 수 있고, 어떤 사람은 알코올 분해 효소가 거의 없는 사람도 있어, 알코올을 전혀 받아들일 수 없는 경우도 있다. 순 알코올 40g에 해당하는 술의 양을 예로 들면, 알코올 도수가 4%인 맥주의 경우, 40÷0.04=1,000cc, 알코올 도수 20%인 소주의 경우, 40÷0.2=200cc 정도다.

참고로 미국의 FDA에서 제시하는 기준은 건강한 사람의 경우, 술의 하루 권장량은 남자는 두 잔, 여자는 한 잔 정도다. 그러나 당뇨병이 있는 경우에는 음주가 가능한 경우라도 일주일에 1~2회, 한두 잔만을 허용한다.

몸에 좋다고 알고 있는 적포도주는 한 잔 정도면 좋다. 적포도주에 들어 있는 플라보노이드 성분은 강력한 항산화 성분이면서 항염증 물질이다. 적포도주가 좋다고 과음하는 것은 오히려 건강을 망친다. 플라보노이드는 적포도주보다 다른 과일이나 야채에 더 많다. 녹차, 포도, 오렌지주스, 양파, 토마토, 견과류 등에 많으니 괜히 적포도주가 몸에 좋다는 핑계로 과음하지 말도록!

1형당뇨인이 사람들과 어울려 술을 마시느냐 마시지 않느냐는, 사람과의 관계를 먼저 생각하느냐 자신의 건강을 먼저 생각하느냐 하는 가치관의 문제다. 그러나 술자리에 참석하기로 하고 술을 주는 대로 마시느냐 분위기 맞춰가며 적당히 마시거나 절제하는 것은 의지의 문제다.

연애, 성, 결혼, 임신과 출산

9

이성 만나기를
두려워하는 사람들

고독과 욕망에 몸부림칠 때

혈당을 체크하고 인슐린 주사를 맞는 것에 대해 본인이 얘기하지 않으면, 겉으로 봐서는 당뇨 아닌 사람과 1형당뇨인을 구분할 수 없다. 1형당뇨인의 내면 세계는 당뇨 아닌 사람들과 같을까, 다를까? 당연한 얘기 같지만, 똑같은 인간이니 사실 다를 바는 하나도 없다. 그런데 드물긴 하지만 간혹 다른 사람이 있다. 스스로 병을 가진 환자로 규정짓는 사람이다. 이런 생각을 가진 사람은 청년기에 들어서도 사람을 제대로 사귀지 못한다. 특히 이성을 사귀는 것에 대해 어려움을 느낀다.

십 대부터 이십 대까지, 정상적이라면 고독과 욕망에 몸부림칠 때 아닌가. 물론 삼십 대, 사십 대, 또는 그 이후까지 몸부림치는 사람도 있긴 하지만. 짝을 찾는 것은 자연스러운 현상이고 본능과도 같다. 젊은 나이에 이성 만나기를 두려워하는 사람은 본능을 억제하는 것이 아니다. 자신감이 결여되어 있을 뿐이다.

자신감이 결여되어 있는 데는 여러 원인이 있을 수 있겠지만, 살펴볼 수 있는 것은 어려서부터 아이의 의욕을 꺾는 가정 환경으로 인한 소심한 성격, 1형당뇨가 있으면 반드시 합병증이 발병하고 할 수 없는 것들이 많다는 잘못된 교육과 지식, 자신이 직접 실행해 무언가를 성취해보지 못한 경험 부족 등이다.

환경으로부터 생겨난 성격을 고친다는 것은 쉬운 일이 아니지만, 1형당뇨에 대해 잘못 알고 있는 점에 대해서는 바른 지식을 얻음으로써 극복할 수 있고, 경험이 부족하다면 젊은 패기로 도전해서 극복할 수 있는 문제다. 정확한 지식을 갖추고 젊은 패기로 실행한다면 어렸을 때 소심하고 내성적이었던 성격도 적극적인 성격으로 바꿀 수 있고, 실제로 그렇게 바꾸는 경우를 많이 보았다.

1형당뇨인에게 합병증이 반드시 발병한다거나 생활에 제약이 많다는 것은 아무런 근거도 없는 낭설이다. 있는 그대로의 자신을 보라. 건강하지 못한가? 다른 사람에게 어떤 피해를 주는가? 모두 그렇지 않다. 혈당이 불규칙하다거나 주사를 맞는다는 것과 건강하지 않다는 것은 같은 뜻이 아니다. 1형당뇨가 전염이 되는 것도 아니고 병 때문에 다른 사람을 괴롭히는 것도 아니다. 어떤 사람은 1형당뇨 때문에 가족에게 피해를 줬다고 생각하는 사람도 있는데, 이것은 부정적이고 소모적인 피해의식일 뿐, 시각만 바꿔도 자신 때문에 가족이 건강한 생활을 할 수 있었다고 생각할 수 있다. 또 만약 가족에게 피해를 준 일이 있다면, 언제까지나 피해를 주고 살 생각인가? 피해를 주지 않으려는 생각보다 좀 더 적극적으로 이제 가족에게 도움을 주려고 생각해보라. 1형당뇨인 가운데 건강한 아이를 낳고 건강하게 살아가는 사람들도 많다. 국내에 1형당뇨의 역사가 짧고 인구가 적어서 그렇지, 해외로 눈을 돌려보면 아무렇지 않은 일상이다.

자신감이 모자란다고 생각하면, 약간의 낯 두꺼움으로 치장하는 것도 좋다. 그래서 주는 것만큼 다른 사람에게서 받는 것도 잘 받아야 한다. 세련된 사람만이 잘 받을 수 있다. 어느 현인의 말에, '주는 것도 자비지만, 받는 것은 더 큰 자비다'라는 얘기가 있다. 요즘 사람들이 너무 많이 뻔뻔해서 그렇지, 사실 받는다는 행위는 결코 쉬운 행위가 아니다. 온전히 받기 위해서는 열려 있어야 한다. 세상에 공짜가 없다는 것을 알면서도 받을 수 있으려면 자신감이 있어야 한다. 자신감 없이는 자존심이 상한다고 생각할 수도 있다. 또 주는 사람의 마음을 다치지 않게 하면서 자연스럽게 소통되는 길을 여는 방법이 되기도 한다. 더 넓게 보면 사람 사이의 관계에서, 용서 또한 상대방을 받아들이는 행위다.

눈높이를 맞추기 위해

주고받는 행위에 대해 깊이 생각해보면, 결국 이 또한 소통의 문제다. 원만한 소통을 바란다면 상대방과 같은 위치에 있어야 한다. 자신은 할 수 없다는 생각에 자기 속으로 움츠러들어 있으면 키가 작아져서 상대방과 눈높이를 맞출 수 없다.

어떤 남자들은 돈 많고 예쁘고 섹시한 여자를 찾는가 하면 어떤 남자들은 지혜롭고 따뜻하고 이왕이면 예쁘고 섹시한 여자를 찾는다. 그러나 그런 여자들에게도 눈은 있다. 남자가 바란다고 해서 모든 걸 다 갖춘 여자가 와줄 것 같은가? 많은 여자들이 돈 많고 멋지고 자신만을 아껴주고 배려해주는 남자를 찾지만, 갖출 것을 다 갖춘 남자에게도 눈은 있어서 자기한테 어울릴 만한 다른 여자를 찾는다.

그렇다고 낙담하고 자신감을 잃거나 자신에게 1형당뇨가 있어서 그렇다고 핑계를 대는 것은 온당하지 않다. 자기가 상대방에게 원하는 조건들이 있다면, 상대방에게 원하는 조건을 자신도 갖추었는지 꼭 살펴봐야 하지 않을까? 자기는 못하면서 자기가 원하는 조건들을 다 갖춘 상대방을 만나기란 쉽지 않지만, 설령 그런 사람을 만났다고 해도 관계는 오래 지속되기 힘들고 금방 삐그덕거린다. 모름지기 짝은 어울려야 한다.

이런 것을 보면 확실히 멋진 짝을 만나 아름다운 관계를 지속하는 것은 다름 아닌 됨됨이에서 비롯된다는 생각이 든다. 적어도 사람의 관계는 1형당뇨와는 거리가 멀다. 1형당뇨 때문에 이성 만나는 것을 두려워했다면, 먼저 부정의 껍질을 깨고 어깨를 펴라. 이성과의 만남은 당뇨와는 아무런 상관이 없는 생물학적이고 사회적인 활동이다. 한때 누릴 수 있는 눈부신 특권이다.

행복한
결혼 생활의 조건

결혼 생활에 지장은 없을까?

'결혼 생활에는 지장이 없는가' 하는 질문은 주로 성과 출산을 염두에 두고 하는 질문인 경우가 많다. 그러나 결혼 생활에 섹스와 출산만 있는 것은 아니다. 섹스와 출산 문제만 놓고 보더라도 1형당뇨로 인해, 또는 혈당으로 인해 문제가 있는 경우는 거의 없다. 혈당 조절을 안 하거나 심각한 합병증이 있는 경우라면 몰라도 말이다.

1형당뇨를 가진 자녀의 결혼에 대해 걱정을 하는 부모가 있다면 자녀가 다 자랐는데도 아직 어린애 취급을 하고 있을 확률이 높다. 자식은 아무리 나이를 먹어도 부모 눈에는 어린아이로 보인다. 하물며 어려서부터 1형당뇨가 있었다면, 많은 부모들은 '얘가 커서 제구실이나 하면서 살 수 있을까', '밥벌이는 할 수 있을까', '건강할 수 있을까' 등등 걱정이 많다. 부모 입장에서는 자녀가 어리든 다 자랐든 마냥 어린애처럼 보이겠지만, 각 연령대에 맞게 활동하면서 정상적으로 자랐다면 결혼 시기에 이르렀어도 적어도 1형당뇨 때문에 걱정할 일은 없다.

정작 결혼 생활에 지장을 주는 것은 1형당뇨가 아니라 각자의 이기심, 배우자에 대한 지나친 소유욕, 이해 부족, 배려 없음이다. 이 점에 대해서는 이미 부모들도 겪어봐서 잘 알고 있을 것이다. 부모가 아닌 당사자는 겪어보지 못해서 아직 실감하지 못 할 수도 있다.

다만, 1형당뇨인이 결혼하기 전이나 결혼 초에 1형당뇨 때문에 걱정할 만한 일들은 일어난다. 배우자가 모를 수는 없지만, 적어도 배우자의 부모에게 알려야 할까 알리지 않고 살아야 할까 하는 문제부터 고민스럽다. 특히 여자의 경우에는 더욱 그렇다. 시부모 측에서 건강한 2세를 바라고 있을 텐데, 결혼 전에 1형당뇨가 있다고 알린다면 당장 결혼을 말리거나 경우에 따라서는 출산 전후로 흠을 잡힐 수도 있다. 이에 대한 묘책 하나가 카페의 한 회원으로부터 나왔다. 끝까지 말하지 않을 처지가 아니라면 아기를 가진 뒤나 출산하고 난 뒤에 당뇨에 걸렸음을 알리라는 것이다. 적어도 귀한 친손자를 낳느라고 당뇨까지 걸렸다고 하면 며느리에게 고맙게 여긴다고 한다.

일방적일 수는 없다

1형당뇨인이 1형당뇨인을 만나서 산다면 서로 이해하기는 쉽겠지만, 당뇨 아닌 사람을 만났을 때 당뇨 아닌 사람이 1형당뇨인을, 또는 1형당뇨인이 당뇨 아닌 사람의 입장을 이해하기 위해서는 의식적인 노력이 없으면 힘들 수도 있다.

당뇨 아닌 사람이 1형당뇨인과 사랑해서 결혼했으면, 1형당뇨를 가진 배우자를 이해하려고 해야 하는데, 그러려면 1형당뇨에 대해 이해해야 상대방을 진정으로 이해할 수 있다. 1형당뇨를 가진 사람은 배우자에게 무조건 이해해주기만을 바라지 말고 사이 좋은 신혼 때, 아니면 연애시절부터 1형당뇨에 대해 상대방이 이해할 수 있도록 반복해서 설명해줘야 한다. 우리 카페에는 몇몇 커플이 함께 들어와서 활동하고 있는데, 이처럼 카페에 함께 가입해서 이해하려고 노력하는 과정은 매우 중요하다. 당뇨 아닌 사람이 1형당뇨를 이해하고 나면 상대방을 배려할 수 있을 뿐만 아니라, 1형당뇨인의 생활이 인간의 건강에 가장 좋은 모범적인 정답임을 알 수도 있다. 당뇨 아닌 사람도 균형 잡힌 낭뇨 관리를 하는 1형당뇨인의 생활에 동참하면 건강한 생활을 할 수 있다.

1형당뇨가 아니더라도 병을 가진 사람들이 흔히 갖기 쉬운 태도는 자신은 약자이므로 우선적으로 다른 사람으로부터 배려받고 이해받아야 한다고 생각한다는 점이다. 마찬가지로, 1형당뇨인은 자신이 병을 가지고 있다는 입장만 먼저 생각하기 쉬우나, 1형당뇨가 있다는 것은 그저 다른 사람과 다른 하나의 차이일 뿐, 배우자도 똑같은 사람이고 따라서 사랑받고 이해받고 배려받기를 원하는 것도 1형당뇨인과 똑같다. 당뇨 아닌 배우자를 배려하는 것 가운데는 약간의 뻔뻔함, 당당함을 보여야 한다는 점도 있다. 자신이 당뇨라는 것 때문에 배우자에게 미안해할 필요가 전혀 없는 것이다. 오히려 자신의 당뇨 관리 과정에 배우자를 참여시킴으로써 배우자의 건강을 자신이 지켜주고 있다고 여기고 그렇게 표현하는 것이 당뇨 아닌 배우자의 마음에서 부담을 덜어주는 길이다.

가장 중요한 것은 부부 사이의 신뢰다. 신뢰로 맺어져 있느냐 그렇지 못하느냐가 행복한 결혼 생활을 결정한다. 처음에는 사랑에 눈이 멀어 좋아 보이지 않는 것이 없지만, 시간이 지나면 그렇지 않을 수도 있다. 신뢰가 처음부터 한순간에 생기는 것이 아니다. 시간만 지난다고 쌓이는 것도 아니다. 1형당뇨를 성공적으로 관리하려면, 자신이 맞는 인슐린 주사 말고도 음식과 운동과 평화로운 마음 모두가 필요하다. 이 요소들을 다 잘하기 위해 노력하면 배우자도 그 영향을 받을 수밖에 없다. 1형당뇨가 행복한 가정을 위한 도구가 되는 셈이다. 건강에 유익한 재료로 정성껏 만든 음식, 컨디션을 최고로 끌어올려 주는 운동, 집안에 흐르는 평화로운 분위기라면 부부는 더욱 가까워질 수밖에 없다. 이런 생활을 계속 유지해나가는 데 신뢰가 쌓이지 않을 수 없다.

당뇨와 섹스 트러블

당뇨를 얘기하면 합병증에 대한 언급이 빠지지 않는다. 당뇨 합병증 얘기 중에서 빠지지 않는 것이 또한 발기부전이나 불감증 같은 증상이다.

국내 발기부전 치료제 시장은 1,000억 원 대에 육박하는 규모다. 전체 발기부전 환자 120만 명 가운데 12% 정도는 악화된 당뇨병이 원인으로 알려져 있다. 발기부전과 동반된 질병을 많이 나타나는 순서대로 꼽자면 당뇨, 심장 질환, 고지혈증, 고혈압, 우울증으로 당뇨가 선두에 있다. 당뇨가 있다고 해서 누구나 성 기능 장애를 겪는 것은 아니다. 그러나 국내에 전체 당뇨인의 50~60%에서 발기부전이 발견된다고 한다. 국내에는 1형당뇨인의 인구가 적고, 더구나 성인에 이른 1형당뇨인의 숫자는 더 적어 연구가 미진하다. 1형당뇨인의 성 기능 장애에 대한 연구 결과는 아직 없다. 혈당 조절 환경을 고려하면 전체 당뇨인에 대한 통계에 비해 1형당뇨인의 사정이 그리 나을 것 같지는 않다.

당뇨 아닌 사람들에게서 나타나는 발기부전의 원인이 심인성인 경우가 많다고 하듯이, 당뇨인이 발기부전을 겪는 원인이 모두 혈당 때문은 아닐 것이다. 혈당 조절을 잘하고 있어도 성생활에 이상이 있다면 심리적인 요인 등 다른 원인을 찾아봐야 한다.

그러나 원인은 여러 가지가 있겠지만, 장기간 혈당 조절에 실패하면 발기부전이나 불감증이 나타나는 것은 거의 확실하다. 장기간의 혈당 조절에 실패하면 성 호르몬이 줄어들고, 자율신경 합병증이 생긴다. 성기에 분포된 동맥에 염증 같은 게 있으면 혈류 공급이 줄어들어 문제가 될 수도 있고 고혈압으로 혈압약을 복용할 때도 발기부전이 될 수 있다. 남녀의 불감증, 발기부전 등은 자율신경 합병증에 의한 것이 가장 많다고 한다.

성적인 자극을 받으면 뇌에서 신호를 보내 심장이 동맥혈액을 음경동맥으로 밀어넣는다. 음경동맥으로 들어온 혈액은 모세혈관을 통해 음경 안에 있는 해면체에 흡수되고, 정맥은 퇴로를 차단하여 음경이 팽창된 상태를 유지할 수 있도록 혈액을 보존한다. 이것이 발기의 과정인데, 음경이 굳건하게 서 있으려면 건강한 혈관을 통해 양질의 혈액이 공급돼야 한다. 동맥에 염증이 있으면 혈관 확장이 되지 않아 충분한 혈액을 공급받을 수 없어 남자의 발기와 여자의 음핵 충혈이 안 된다. 또 모세혈관이 막혀 성기 해면체로 혈액이 유입되지 못하면 발기되지 않거나 섹스 도중 발기된 상태를 유지할 수 없다. 혈당이 높거나 혈액 내 불순물이 많아 혈액의 질이 나쁘면 자동차에 불량 기름을 넣은 것처럼 제 성능을 발휘하지 못하는 것이다. 그러므로 불량식품을 많이 먹거나 저혈당이라고 초콜릿이나 과자를 마구 먹고 사탕이나 빨고 있으면 그만큼 동맥과 모세혈관의 상태가 허약해 별 볼일 없어진다.

혈당 조절의 실패로 성 호르몬이 줄어들면 남자나 여자 모두 성 기능에 문제가 생길 수 있다. 남성 호르몬으로 알려진 테스토스테론은 여자에게서도 적은 양이 분비된다. 여자에게 분비되는 적은 양의 테스토스테론이 줄어들면 질 분비물이 적어지고 음순과 성기 주위 조직이 얇아져서 섹스를 할 때 통증을 일으킨다. 여성 호르몬인 에스트로겐이 줄어들어도 성적인 문제가 생길 수 있다. 음순이 작아지고 음핵이 노출되면서 민감성도 줄어들어 섹스를 하면서 불쾌감을 느낄 수 있고 성욕도 줄어든다.

혈당이 높을 때 여자에게서 일반적으로 나타날 수 있는 증상은 질의 염증이 생기기 쉽고, 감염에도 취약하다는 것이다. 혈당이 높으면 질 분비액에도 평소보다 더 높은 당분을 포함할 수 있다. 이 같은 상태가 각종 곰팡이균이나 감염균의 번식을 돕기 때문에 혈당이 높은 사람이 그렇지 않은 사람보다 감염이 나타날 확률이 높다.

섹스를 하기 전에 여자들은 남자들보다 한 가지 고민거리를 더 갖고 있다. 피임의 문제다. 1형당뇨인이 임신을 할 때는, 혈당의 이상이 곧바로 태아에게 영향을 미치기 때문에 미리 계획을 세워야만 한다. 임신을 원치 않는다면 피임을 해야 하고, 이를 위해 만약 피임약을 복용해야 한다면, 가능하면 에스트로겐 함량이 적은 약을 택하는 것이 혈당 조절에 유리하다. 에스트로겐이 많이 든 피임약은 스테로이드 호르몬 계열로써 혈당을 올리는 역할을 한다. 에스트로겐이 들어 있다고 해도 인슐린으로 조절할 수 있는 정도이므로 크게 우려할 만한 정도는 아니지만, 피임약 복용 후 혈당이 올라갔다면, 혈당이 오른 원인 가운데 피임약도 있다는 점을 기억하자.

성 기능 장애를 겪으면 처음에는 약으로 치료를 할 수도 있겠지만, 1형당뇨인은 약으로 치료하는 것도 쉽지 않다. 발기부전이라고 해서 발기부전제를 함부로 먹으면 고혈압 등의 심각한 부작용이 나타나기도 한다. 발기부전의 경우에는 나중에 치아에 보철하는 것도 모자라서 음경보철까지 하는 일도 있다. 그렇게까지 망가지도록 자신의 몸을 방치해서야 되겠는가.

1형당뇨인은 성 기능에 문제가 생겨도 초기라면 올바른 방법으로 혈당 조절을 꾸준히 하면 정상을 회복할 수 있다. 사실, 바른 방법으로 혈당 조절을 꾸준히 잘한 사람이라면 섹스에 대해 아무런 걱정을 할 것이 없다. 《춤추는 혈당을 잡아라》와 이 책에서 얘기하는 대로 음식, 운동, 마음의 평화, 적절한 인슐린 주사 사용 등을 실천한다면, 남녀 불문하고 넘치는 정력을 주체하지 못할 수도 있다. 나중에 늙어서 주책이라는 소리를 들을지도 모른다.

운동은 남자의 발기와 여자의 음핵 충혈을 돕는다. 발기와 음핵 충혈이 되려면 성기의 해면체로 혈액이 제대로 유입되어야 한다. 운동은 혈관 확장을 도와주고 혈액 순환을 원활하게 하여 발기와 음핵 충혈을 도와주는 천연 정력제라고 할 수 있다. 운동을 하면 LDL 콜레스테롤은 줄어들고 혈관을 청소하는 HDL 콜레스테롤 수치가 높아져서 혈관 건강에 매우 좋다. 게으른 사람들은 운동 대신에 비싼 알약 하나로 간편하게 해결하려고 하지만, 운동만큼의 효과를 보기 어렵고 부작용까지 감수해야 한다.

음식의 경우엔, 정력에 좋다는 음식이라고 다 좋은 것이 아니다. 고단백 저칼로리, 또는 고단백 고칼로리라고 좋은 것도 아니다. 특히 밖에서 사 먹는 음식 치고 몸에 좋은 경우는 많지 않다. 집에서 자연에서 난 재료에 화학조미료를 쓰지 않고 소박하고 담백하게 만들어 먹을 수 있다면 가장 좋다. 이런 음식만 몇 개월 지속적으로 먹는다면 몸의 컨디션이 몰라보게 달라진다. 여자의 경우에는 몸이 차고 생리가 불순하거나 생리통이 있는 것도 다 사라진다.

1,000억 원 대에 육박하는 발기부전제 시장에서 약을 복용하는 사람들의 문제가 심인성인 경우가 많다고 하는 것을 보아도 알 수 있듯이 섹스는 심리의 영향을 크게 받는다. 섹스는 뇌로 한다고 말할 정도다. 이것은 성 기능 장애를 넘어 만족스러운 성생활을 할 수 있느냐 성생활에서 만족을 느낄 수 없느냐 하는 문제를 풀 수 있는 열쇠다. 1형당뇨인이 혈당 조절을 잘하고 있고 성생활에서 만족을 원한다면 신체적인 격

정은 접어두고 상대방에 대한 배려에 좀 더 신경 쓸 필요가 있다.

섹스는 배려가 기본이 되어 있지 않으면 만족을 얻을 수 없다. 남자들은 사정하면 그만이니 그렇지 않다고? 아니다. 서로가 배려하지 않고 정서적인 교감이 이루어지지 않았다면 남자라도 사정하면서 느끼는 말초적인 쾌감 외에 심리적인 만족은 없다. 성인 여성 3분의 1이 때때로 성욕 감퇴를 겪는다. 이로 인해 의무방어전을 치르는 여자도 많다. 성욕 감퇴는 노화나 질병과 관련된 신체적인 이유 외에 심리적인 원인이 크게 작용한다. 심리적인 이유에는 남자와 정서적인 유대가 이루어지지 않고 의사 소통이 제대로 이루어지지 않기 때문이다. 그래서 여자의 성욕이 감퇴했을 때 남자의 성욕으로 밀어붙이기보다 의사 소통이 더욱 필요한 것이다.

섹스는 소통을 위한 내밀한 언어다. 말 대신 몸 전체로 표현할 수 있는 다채로운 언어다. 이 언어를 이해하기 위해서는 떨리는 손끝 하나에서 볼 수 있는 표정을 놓치지 않는 섬세함과, 외마디 소리의 뜻을 알아들을 수 있는 깨어 있는 의식과 상대방의 존재가 들어올 수 있게 열려 있는 마음이 필요하다. 이런 소통이 가능하려면 두 사람의 관계가 동등하면서도 독립적인 관계여야 한다. 동등해야 원활하게 소통할 수 있고, 독립적이어야 자기 언어로 얘기할 수 있다.

종종 섹스를 소유의 도구로 삼으려는 남자나 여자가 있다. 상대방을 소유해서 우월적인 위치에 있기를 꿈꾸는 남자와 상대방을 소유해서 영원히 자기 것으로 만들기를 꿈꾸는 여자는 영원히 꿈을 이룰 수 없다. 형식적으로는 소유 관계가 존재하는 것처럼 보여도 거기에는 가학과 피학이 있을 뿐, 존재는 소유된 적도 없고 앞으로도 소유될 일도 결코 없다. 이것을 이해하지 못한다면, 섹스의 언어를 이해하는 것은 고사하고 온전한 관계조차 유지할 수 없을 것이다.

심리적으로 정서적으로 충분히 교감을 나눈 후라야 남자나 여자 모두 충분히 만족할 수 있다. 심리적인 만족과 연관되기도 하지만, 그에 못지 않게 신체적인 만족 또한 중요하다. 자기 만족만으로 섹스를 끝내는 남자가 많다. 여자가 준비 단계에 있거나 느끼려고 하고 있는데, 남자가 사정을 하고 바로 섹스를 마치는 것이다. 오르가슴의 시간차는 있을 수 있지만, 남자가 먼저 오르가슴에 이르렀다면, 여자가 이르거나 또는 그때까지의 느낌과 기분 상태가 유지될 수 있도록 돕거나 기다려야 한다.

상대방의 만족을 확인해야만 직성이 풀리는 남자나 여자가 있다. 누구에게나 이런 면은 있지만 지나치면 성적인 만족에 있어서 문제가 될 수 있다. 이런 사람들은 좀처럼 자신의 느낌을 찾지 못하고 오로지 상대방의 만족에서만 만족을 느낀다. 일반적으로 여자가 오르가슴을 느끼기 위해서는 남자보다 더 많은 시간이 필요하고, 또 모든 여자가 다 오르가슴을 느끼는 것도 아니다. 어떤 남자들은 여자에게 오르가슴을 느끼게 해줘야 한다는 강박관념을 가지고 섹스를 하는 사람도 있다. 이런 사람들은 상대방을 배려하는 것 같지만, 상대방도 자신처럼 상대의 느낌과 만족에 따라 느낌이 달라진다는 것을 기억해야 한다. 자기만의 느낌 속에 빠져버리는 것도 문제가 있지만, 상대방을 기쁘게 하기 위해서는 상대방의 느낌을 위해서뿐만 아니라 자신의 느낌에도 충실해야 힌다.

섹스와 혈당의 상관관계

혈당을 원만하게 조절하고 있는 경우라도 섹스를 할 때는 준비가 필요하다. 섹스가 운동만은 아니지만, 운동량이 있기 때문에 1형당뇨인이 섹스를 할 때는 운동할 때와 똑같이 미리 혈당 조절을 하지 않으면 저혈당이 나타날 수 있다. 저혈당이 나타나면 남자는 섹스 도중에 성기가 시들어버릴 수 있고, 여자는 성감을 느끼지 못할 수 있다. 섹스를 시도 때도 없이 할 수도 있지만, 밤에 하는 경우에는 섹스 도중의 혈당뿐 아니라 섹스가 끝난 후 자는 도중에 일어날 수 있는 야간 저혈당에 특히 주의해야 한다. 섹스 전에 낮 시간에 운동을 많이 했거나, 술을 마셨다면 섹스 후 자다가 저혈당이 더 잘 일어날 수 있다.

그러므로 중간에 사랑의 행위가 끊기기를 바라지 않는다면, 섹스 전에 반드시 혈당을 체크해서 안정된 혈당 상태를 만들어야 한다. 운동을 하기 전과 마찬가지로 급하게 오르거나 내려가지 않는 안정된 상태의 180~200mg/dl 내외의 혈당이면 적절하다. 혈당이 낮을 때는, 마음이 급하면 주스를, 시간 여유가 있으면 단백질과 지방이 함께 들어 있는 약간의 샌드위치 같은 것이 적당하다. 특히 남자의 경우에 섹스 도중 저혈당이 될까 봐 걱정이 되어서, 또는 잘하려고 하는 욕심에 간식을 너무 많이 먹지 않도록 해야 한다. 섹스를 한다고 무조건 혈당이 떨어지지 않는데다가 고혈당 상태에서는 제 성능을 발휘하기 어렵기 때문이다. 고혈당으로 인한 피로감으로 잠들어서 고혈당 상태로 깰 수도 있다.

섹스 후의 혈당 변화는 운동과 마찬가지로 얼마나 격렬하게 하느냐 부드럽게 하느냐, 어느 정도의 시간이 걸리느냐, 그리고 상대방과의 교감이 얼마나 이루어지느냐, 오르가슴을 어느 정도의 강도로 느끼느냐, 몇 번의 절정에 이르느냐, 오르가슴의 지속 시간이 어느 정도 되느냐에 따라 차이가 난다.

1형당뇨인이 일상의 다른 일을 할 때 여러 변수에 의해 혈당이 항상 다른 것처럼 섹스를 할 때 나타나는 혈당도 천차만별이다. 교감이 부족한 상태에서 땀을 뻘뻘 흘리며 몸짓만 열심히 한 경우에는 섹스 도중과 섹스 후에 혈당이 높을 수도 있다. 격렬하지 않으면서 장시간 동안, 그것도 만족스럽게 한 경우에는 섹스 도중에 저혈당이 나타나도 섹스의 과정을 다 마치고 난 다음에 심한 저혈당을 확인할 수도 있다.

단순히 운동량으로 따지면 운동량이 적은 것보다 많은 경우에 혈당이 많이 낮아지는 편이다. 그러나 운동량이 많다고 느껴도 급히 서두른 경우에는 스트레스 호르몬의 영향으로 오히려 혈당이 올라간다. 운동 정도가 오르가슴을 느끼는 것에 비해 혈당에 더 많은 영향을 줄 것 같지만, 실제로는 오르가슴을 느끼는 정도와 횟수와 시간 역시 운동 정도 못지 않게 혈당에 큰 영향을 준다.

섹스의 시작에서 오르가슴을 느낄 때까지 혈당은 혈압과 비슷하게 상승했다가 오르가슴의 여운이 끝나면서 뚝 떨어지는 경향이 있다. 능동적으로 몸을 움직이든 움직이지 않든, 쾌감이 절정에 이를 때까지 대체로 혈압과 혈당은 빠르게 올라간다. 간에 당이 얼마나 저장되어 있는지도 혈당 변화에 영향을 미친다.

남자의 사정 직전의 흥분 상태와 여자의 절정 상태가 지속될 때, 일정한 양의 인슐린이 작용하는 1형당뇨인에게서 혈당이 올라가는 정도는 한계가 있지만, 혈압은 매우 높게 올라간다. 평소에 혈압이 정상이거나 낮았던 경우에도 이때는 엄청나게 올라간다. 운동을 해서 올라갈 수도 있겠지만, 움직이지 않고 있어도 절정 상태에서는 올라간다. 이것은 운동 여부와는 별개로 흥분 정도와 상관이 있다.

여자의 경우, 절정 상태가 30분 이상 지속되거나 또는 남녀 모두 여러 차례의 흥분 상태와 절정 상태를 겪은 이후에는 심리적인 만족감, 신체적인 이완과 함께 혈압이 뚝 떨어지고, 혈당도 눈에 띄게 떨어진다. 저혈압, 저혈당 상태에서 피로가 몰려오고 그대로 잠들 수 있으므로 섹스 후에도 혈당을 체크하도록 한다. 취침 시간과 섹스 시간 사이에 시간 간격이 길더라도 자기 전에 꼭 혈당 측정을 하고 혈당에 맞는 조치를 해서 자는 동안의 저혈당을 미리 막도록 해야 한다.

안심할 수 있는 임신,
안심할 수 없는 임신

임산부의 혈당은 태아의 혈당

아이를 출산하는 문제는, 부부가 그들만의 사정이 있어 아이를 갖겠다, 갖지 않겠다는 판단이 있는 경우가 아니라면 1형당뇨이기 때문에 낳을 수 없다고 생각하는 것은 지나친 걱정이다. 임신하고 나면 각종 호르몬의 변화가 따르긴 하지만, 혈당을 조절하지 못할 정도는 아니다. 혈당 조절을 안 하는 경우라면 몰라도, 평소 혈당 조절을 잘하고 있었다면 임신과 안전한 출산에 대해서 걱정할 필요가 없다. 평소처럼 혈당 관리를 하는 한 건강한 아기를 낳을 수 있다.

반대로 임산부가 혈당 조절을 하지 않고도 아기가 괜찮을 거라고 생각하는 것은 임산부가 술과 담배를 즐겨도 아기는 괜찮다고 생각하는 것과 같다. 기형아를 낳거나 태아가 중간에 유산되는 이유는 여러 가지지만, 1형당뇨인의 경우에는 혈당 조절이 안 되는 것이 가장 큰 이유가 될 수 있다. 혈당은 태아에게도 그대로 영향을 미쳐서 혈당 조절의 실패는 2세의 당뇨로 이어질 수도 있다.

산모의 혈당이 높으면 태아의 혈당도 높고, 산모가 저혈당을 겪으면 태아도 저혈당을 겪는다. 임신 초기에 고혈당 상태를 많이 겪으면, 태아의 심장판막에 구멍이 생기거나, 뇌에 물이 차거나, 신장과 방광, 요도에 기형이 생기거나 척추신경이 밖으로 노출되기도 한다. 임신 말기에는 산모가 고혈당일 때 혈당을 낮춰주지 않으면, 태아의 췌장에서는 인슐린이 분비되어 당을 처리하려고 한다. 임신 중반기인 4~6개월에 태아에게서 인슐린을 분비하는 베타세포들이 증가하기 시작한다. 태아에게서 인슐린 분비가 많아지면 인슐린이 당을 지방으로 축적시킨다. 이 과정이 지속적으로 반복되면 태아의 체중이 늘어 태어날 때 몸무게 4킬로그램 이상의 거대아로 태어나게 되고, 췌장 기능에 이상이 생겨 저혈당증이나 호흡 장애, 황달, 칼슘 부족 등의 증상을 갖고 태어나기도 한다. 1형당뇨를 가진 산모들은 고혈당 상태가 지속되지 않도록 인슐린 주사를 적극적으로 사용해야 한다. 당뇨 아닌 산모들이 임신 기간에 아기 생각한다고 많이 먹거나 임신성 당뇨가 생겨서 혈당 조절을 잘 못했을 때, 건강에 문제를 갖고 태어나거나 거대아가 태어나는 것은 이 때문이다.

산모가 저혈당을 자주 겪으면 태아의 건강에 치명적이다. 산모의 혈당대로 아이의 혈당도 같이 움직이기 때문에 특히 임신 초기 3개월 동안에 주의를 기울여야 한다. 이 시기에 태아의 원형이 만들어지고 아기의 모든 신체 기관이 왕성하게 발달하는 시기이기 때문이다. 이때 원형이 잘못 잡히면 장애를 갖고 태어나거나 기형아로 태어날 수도 있고 유산될 수도 있으므로 태아의 원형이 만들어지는 세포분열에 영향을 줄 수 있는 어떠한 환경에도 노출되지 않도록 해야 한다. 가장 중요한 이 시기에 산모에게 저혈당이 잦으면 태아와 태와 자궁에 당과 영양, 산소 등이 부족해 유산이 되거나 뇌와 신경에 이상이 생기고 기형이 되거나 장애가 생긴다.

1형당뇨인 가운데 건강하게 아기를 낳은 사람들이 많이 있다. 건강한 아기를 낳으려면 무엇보다도 혈당 관리를 철저하게 하는 것이 최우선이다. 평소에는 약간 느슨하게 혈당 조절을 했더라도 일단 임신을 하고 나면 혈당 조절 목표를 타이트하게 잡아야 한다. 식전 식후 혈당 모두 90~120mg/dl 정도를 유지하고, 못 해도 상한선이 140mg/dl을 넘지 않도록 해야 한다. 혈당을 이보다 낮게 잡는 것은 1형당뇨인 임산부에게 현실적으로 무리다. 혈당 목표를 좀 더 낮게 잡았다가는 저혈당에 쉽게 빠지기 때문이다.

어떤 당뇨에 관한 모임 가운데는 너무 무책임하게 임산부의 혈당 유지 기준을 너무 낮게 잡아 임산부에게 알리는 곳도 있다. 그들은 임산부의 식전 정상 혈당을 50~90mg/dl으로 잡고 있는데, 만약 임신 기간 동안에 이런 혈당을 유지한다면 저능아를 낳거나 유산할 확률이 높다. 저혈당을 많이 겪었어도 아이 잘 낳을 수 있다고? 아니면 잘 낳았다고? 글쎄, 정말 그렇다면 행운이라고밖에 말하지 못하겠다. 임산부가 저혈당에 자주 노출되도 괜찮다고 하는 것은 임산부가 담배를 피우면서도 아기는 괜찮다고 말하는 것과 똑같다. 내 주변에도 임신 기간 담배를 많이 피우면서도 아이를 낳은 사람이 있다. 당사자 말로는 아이에게 이상이 없다고 하는데, 정말 이상이 없는지는 모르지만, 그 아이의 성장 과정을 보면 다른 아이들보다 언어 발달 과정이 한참 늦다. 그밖에 다른 문제가 없다면 행운이다.

여태까지 의학계는 흡연으로 인해 태아에게 심각한 문제가 생긴다는 결과를 수많은 사례를 통해 보여주었다. 임산부의 흡연과 마찬가지로 임산부의 혈당도 결과는 마찬가지다. 저혈당증을 가진 산모나 고혈당이나 저혈당을 자주 겪는 1형당뇨인 산모에게서 태어난 아기들이 저혈당증을 겪거나 지능에 문제를 갖고 태어나거나 시간이 지나 당뇨병을 앓게 된 사례는 무수하게 많다.

입덧이 핑계가 될 수 없다

임신을 하고 나서 입덧을 하지 않는 산모도 있지만, 많은 산모들이 입덧을 한다. 특히 임신 초기에 입덧을 많이 하는 것은 낮은 혈당 때문이다. 임신 초기에는 임산부의 혈당 가운데 상당량이 태아를 위해 쓰이기 때문에 저혈당이 나타날 확률이 높다. 임신 전과 똑같이 먹고 똑같이 인슐린 주사를 맞았다면 저혈당이 될 수 있으므로 인슐린 용량을 줄일 필요가 있다.

임신 초기에는 저혈당이 많이 나타나고 저혈당 때문에 입덧을 하게 되면 입덧 때문에 더 먹기가 힘들어져 저혈당이 더 잘 나타난다. 저혈당은 일종의 스트레스로 그 스트레스 때문에 위산이 분비된다. 위산은 PH2 이하의 강한 산성을 띤다. 강산성의 위산이 음식을 소화할 때 나오면 문제가 없지만 빈속에 나오면 문제가 된다. 처음에는 조금 미식거리는 정도지만 위산과다가 며칠 계속되면 위벽이 상하면서 식욕을 잃고 위산이 위벽과 위문을 자극하면서 구역질을 한다. 토하는 것은 위를 비우기 위해 음식을 밖으로 내보내는 작용이다. 상한 음식을 먹고 토하는 것이 위의 방어작용인 것처럼 입덧 때문에 못 먹어서 빈속인데도 토하는 것은 빈속에 나온 위산을 제거해내기 위한 방어작용이다.

그러므로 1형당뇨인이 임신을 하게 되면 저혈당에 빠지지 않도록 해야 하고, 입덧을 하더라도 음식을 먹지 않고 인슐린 주사를 줄이거나 맞지 않는 것보다 억지로라도 음식을 먹고 정상 혈당을 유지해야 한다. 혈당이 제자리를 찾으면 입덧 증상이 완화된다. 혈당 기복이 심하더라도 지속적으로 혈당을 관찰해서 혈당이 90mg/dl 이하로는 내려가지 않도록 해야 한다. 혈당이 90mg/dl 이하로 내려가서 저혈당으로 인해 입덧을 하게 되면, 음식 섭취도 제대로 하기 힘들어 안정된 혈당을 유지하기가 더욱 어려워진다.

많은 임산부들이 임신했을 때를 몸매 걱정 없이 먹고 싶은 것을 마음껏 먹을 수 있는 때라고 생각하기 쉽다. 아기가 생겼으니 두 사람 몫을 먹어야 한다고 생각하기도 쉽다. 그러나 배 속에 아기가 있다고 먹는 것도 두 배로 필요한 것은 아니다. 임신 후 추가로 필요한 열량은 고작 150~350Kcal다. 이것은 밥으로 치면 반 공기 내지 한 공기 분량이다. 임신하고 나면 많이 먹을 게 아니라 태아에게 필요한 영양소를 확실히 챙겨 먹는 것이 필요하다. 1형당뇨가 아닌 임산부들이 임신을 하고 나서 입덧을 한다는 이유로 제철에 먹기 힘든 음식을 찾거나 임신 전에 남의 시선이나 몸매 때문에 먹지 않았던 음식들을 자유롭게 먹는다.

그러나 1형당뇨 아닌 임산부라도 이 때문에 건강에 이상이 있는 태아를 낳는 일이 많다. 또 1형당뇨인이 이런 이유 때문에 임신 기간 중에 음식을 함부로 먹었다가는 당장 혈당 조절에 어려움을 겪고 태아에게도 영향을 미친다. 이런 음식 섭취가 태아에게 미치는 영향을 생각한다면, 자기 입의 즐거움을 위해 태아의 건강을 포기한다는 것은 모성애의 포기나 다름없다. 입덧이 음식을 아무렇게나 먹는 것에 대한 핑계는 될 수 없다. 오히려 좋은 음식을 가려먹는 소중한 기회로 삼아 건강한 아기를 낳기를 바란다.

1형당뇨
임산부의 혈당 관리

저혈당은 임신 초기에 잦다

임신 초기 3개월까지는 그 전과 같은 용량의 주사를 맞고 같은 양의 식사를 하더라도 저혈당이 오기 쉽다. 이때 임산부의 몸이 임신 준비와 태와 태아를 위해 당을 많이 사용하기 때문이다. 이때는 태아를 위해 임산부의 몸에 지방을 저장하는 데도 당이 많이 사용된다. 임산부 혈당의 30%가량이 자궁과 태와 태아에 사용된다. 그리고 임신 초기 3개월에는 임신 전보다 인슐린 민감성이 증가해서 저혈당이 더 많이 온다. 또 임신 초기에는 혈당을 올리는 코티졸이 임신 말기처럼 많이 나오지 않아서 혈당이 떨어지면 크게 떨어지고 잘 오르지 않는다.

혈당이 비교적 안정적일 때도 임신 초기에 케톤이 검출될 수 있다. 케톤은 고혈당이나 저혈당일 때 몸에서 탄수화물을 이용하지 못해 지방을 이용할 때 주로 나타나기는 하지만, 임신 같은 특별한 상황에서도 임신 초기엔 태아가 당을 에너지로 많이 쓰기 때문에 간의 당원인 글리코겐의 비축량이 줄어들어 혈당이 안정적이더라도 탄수화물 부족으로 케톤이 나올 수 있다. 이럴 때는 탄수화물 비중을 좀 더 높여서 섭취하는 것이 좋다. 식사 때 탄수화물 비중이 높아지면 식후 바로 혈당이 높아질 수 있으므로 적절한 인슐린 사용과 함께 식후 산책을 하는 것이 좋다. 식사 때 칼로리를 줄이고 간식으로 과일 등을 섭취해서 탄수화물 섭취 비중을 높이는 것이 더 좋은 방법이다. 케톤이 검출되는 것은 혈당, 탄수화물 섭취량 외에도 갑상선 기능이 항진되었을 때도 검출될 수 있으니, 혈당 조절과 식단의 변화로도 안 되면 병원에서 원인 검사를 해봐야 한다.

1형당뇨인의 혈당 조절이 쉽지는 않지만, 임신 초기에 저혈당이 많이 나타난다고 해서 혈당을 자꾸 올리려다가 결국 고혈당 상태에 많이 노출될 수도 있다. 임신 초기에 저혈당을 많이 겪으면 태아의 뇌와 신경에 이상이 생기거나 유산할 수 있고, 고혈당을 많이 겪으면 기형아를 낳을 수 있다. 임신 초기에 혈당 조절을 못 해서 태아에게 이상이 생기면 그 이후에 임산부가 아무리 혈당을 잘 조절해도 태아의 건강을 돌이킬 수 없다.

때문에 인슐린 사용에 있어서도 매우 신중한 투여가 필요하다. 특히 기저 인슐린을 야간에 투여하는 일은 삼가야 한다. 중간형 인슐린을 두 번 썼다면 아침에 한 번 쓰는 것으로 방법을 바꾸고, 란투스를 밤에 썼다면 아침 시간으로 옮겨야 한다. 가능하면 혈당 변화 폭이 적은 인슐린 요법을 시행하는 것이 좋다. 산모라면 특히 이 점에 주의해야 한다. 먹지 않는 밤부터 아침까지, 그것도 산모의 혈당이 상당 부분 태아에게 사용되고 있고 혈당 상태가 태아에게 고스란히 전해지는데, 밤에 기저 인슐린을 사용하면 임신 전보다 훨씬 심한 저혈당을 겪을 수밖에 없다.

혈당 측정을 자주 해서 혈당에 따라 인슐린을 탄력적으로 사용하도록 하고, 세끼 식사는 물론 간식에 신경 쓰도록 한다. 특히 자다가 겪을 수 있는 저혈당을 막기 위해 자기 전에 혈당을 체크해 혈당이 정상 범위거나 낮거나 내려가는 혈당일 때 반드시 간식을 챙겨 먹어야 한다.

저혈당은 일종의 스트레스다. 마찬가지로 커피, 담배, 술, 당분의 과다 섭취, 과로 등이 모두 스트레스로 작용해 아드레날린이 분비된다. 이것들 자체에 포함된 화학적인 성분뿐 아니라 스트레스에 반응하는 아드레날린이 정상 이상으로 많이 분비되기 때문에 임산부에게는 더욱 해롭다. 아드레날린이 분비되면 뇌와 팔, 다리의 근육과 심장, 폐에서는 혈관이 확장되면서 혈액 양이 늘어난다. 반대로 피부와 내장, 생식기관에서는 혈관이 좁아지면서 혈액 양이 줄어든다. 임산부가 스트레스를 받으면 자궁 혈관 수축으로 자궁과 난소, 태와 태아에게도 피가 모자라게 된다. 그래서 태아에게 공급되는 산소와 당, 각종 영양 성분의 공급이 줄어들어 태아의 기형을 유발하거나 유산되거나 뇌에 이상이 오거나 신체에 장애가 나타나거나 저체중아가 태어날 수 있다.

먹는 것이 임신 전과 크게 달라지지는 않지만, 태아의 성장을 위해서 영양을 골고루 섭취하는 데 신경 써야 한다. 임신 초기에는 저혈당이 많이 나타나므로 간식으로는 과일과 함께 견과류, 우유, 두부나 콩 요리 간식, 고기가 든 약간의 샌드위치 등 단백질이 풍부한 음식을 섭취하는 것이 좋다. 이런 간식은 혈당을 많이 올리지 않으면서 지속적으로 혈당에 영향을 주기 때문에 저혈당을 예방하는 데 도움이 된다.

임신 말기에는 고혈당이 되기 쉽다

임신 중기를 지나 임신 24주에서 28주가 되면 이때 인슐린의 기능을 억제하는 호르몬들이 가장 많이 분비된다. 임신 말기 3개월 동안에 인슐린의 기능을 방해하는 것들은 코티졸, 성장 호르몬, 태반 락토겐HPL, 프로락틴, 프로게스테론 등이다. 인슐린 작용과 반대로 혈당을 올리는 성질이 있어 이들을 항인슐린 호르몬이라고도 한다.

프롤락틴은 유즙의 합성을 돕고, 자궁 수축을 억제해 태아의 조기 출산을 방지하는 호르몬이기 때문에 임신 말기로 갈수록 더 많이 나온다. 코티졸의 경우에는, 임신 말기에 임신 전보다 10~20배까지 증가하고, 임신 초기보다 6배 증가한다. 태반에서 태아 성장에 필요해 분비되는 프로게스테론도 임신 말기에 임신 전보다 100~400배가량이 증가하고, 임신 초기보다 8~30배 증가한다.

태반 락토겐HPL이라는 호르몬은 임신 4개월이 지나 태반이 완전히 형성된 후, 태아가 모체로부터 자신의 성장에 필요한 영양분을 더 많이 받아들이기 위해 분비하는 호르몬이다. 이 호르몬은 산모에게서 나오거나 산모가 주사로 공급받은 인슐린의 작용을 방해해서 혈당을 높이는 일을 한다. 산모의 혈당이 높다는 것은 산모의 혈액 속에 더 많은 영양이 흐른다는 뜻이다. 그렇게 되면 태아는 산모로부터 더 많은 영양을 받아들일 수 있는 것이다. 당뇨 아닌 산모는 태아에게 영양을 빼앗기지 않기 위해 더 많은 인슐린을 분비하고, 인슐린 주사를 맞는 1형당뇨 산모는 높은 혈당이 산모 자신이나 태아에게 위험하므로 인슐린 주사 용량을 늘리게 된다. 태아는 그럴수록 HPL 호르몬 분비를 더 늘려서 임신 말기에는 임산부의 혈액 속에 임신하지 않는 여성의 1,000배에 이르는 HPL 호르몬이 존재한다.

성징 호르몬은 자라나는 청소년기끼지만 나오는 게 아니라 거의 평생 나오는 호르몬이다. 어린이와 청소년기까지는 주로 체내 골격계의 성장에 작용을 하고, 성장이 끝난 성인에게는 단백질 합성 및 지방 분해 촉진과 같은 신진대사에 직접 작용하여 우리 몸의 전체적인 건강 상태와 지방, 근육의 양을 조절하는 데 중요한 역할을 한다. 평소에는 운동 후에도 많이 분비되지만, 임신한 다음에는 임신 말기에 많이 분비된다.

각종 호르몬의 증가로 고혈당이 되기 쉬운 환경에 있는 임산부가 임신 말기에 고혈당을 방치하면 순식간에 케톤산혈증을 겪을 수 있다. 케톤은 인슐린 부족으로 인해 당이 에너지원으로 사용되지 못해 고혈당이 됐을 때 생성된다. 산모는 상당량의 당을 태아에게 보내고 나머지 당과 지방을 에너지원으로 사용한다. 당 대신에 지방을 에너지원으로 사용하기 위해 지방을 분해하는 과정에서 생성되는 분해산물이 바로 케톤이다. 그런데 임신 중기 이후부터 많이 분비되는 성장 호르몬이 지방조직으로부터의 유리지방산 방출을 촉진함과 동시에 조직으로 유리지방산의 공급을 증가시켜 임신 말기에 케톤산혈증이 더욱 쉽게 나타날 수 있다. 혈액 중의 케톤체는 소변으로 배출되지만 케톤체가 축적되면 케톤산혈증으로 발전하여 의식이 혼미해지고 혼수 상태가 되며 심하면 목숨을 잃게 될 수도 있다. 케톤은 태반을 통해서 태아에게 영향을 줄 수 있기 때문에 1형당뇨 임산부는 고혈당이 되지 않도록 항상 신경 써야 한다. 혈당 조절과 함께 약국에서 판매하는 케톤뇨 검사 시험지를 구입해서 케톤에 대한 검사도 해보는 게 좋다.

임신 말기에는 인슐린 저항성도 커진다. 임신 초기에는 임신 준비에 사용할 에너지를 저장하느라 산모가 지방을 축적해야 하기 때문에 인슐린이 많이 쓰이지만, 임신 말기에는 산모가 더 이상 살이 찔 필요가 없고 태아가 자라야 하므로 산모가 당을 사용하기 전에 우선 태아에게 당을 보내기 위해서 산모에게 인슐린 저항성이 커지는 것이다. 아기의 성장을 위한 자연의 배려인 셈이다. 산모에게서 인슐린 저항성이 커지면, 간에서의 당 생산이 증가하여 공복시에도 혈당이 높아진다. 그래서 임신 말기가 되면, 임신 전보다 인슐린 양이 사람에 따라 2~4배 정도 더 필요하다.

1형당뇨 임산부의 혈당 조절과 음식 관리, 운동 등은 다른 1형당뇨인들의 혈당 관리 방법과 크게 다르지 않다. 임신 말기에는 쌓인 지방을 빼거나 지방이 많이 축적되지 않도록 음식에 탄수화물과 지방 함량을 줄이고 대신 단백질 함량은 늘리는 것이 좋다. 태아가 산모의 몸에서 빼내어 사용한 칼슘을 보충하고 태아의 정상적인 성장을 위해 칼슘 섭취에도 신경을 써야 한다. 고른 혈당을 위해 하루 세 끼 식사에 세 번의 간식으로 전체 섭취 칼로리를 배분하여 먹도록 한다.

더 나은 지방 감소 효과를 위해서 운동은 필수다. 걷기와 같은 가벼운 운동을 규칙적으로 하는 것이 중요하다. 임신 말기의 인슐린 저항성 문제와 비만, 그리고 이로 인한 혈당 조절 불량을 막기 위해 임신 기간 동안의 혈당 유지시 운동은 필수고, 혈당 폭을 정상 범위 내로 들도록 최대한 줄이는 것만이 산모와 아기의 건강을 위해 할 수 있는 최선이다.

건강한 아기와 1형당뇨 유아들을 위해

아기를 낳고 나면 손가락, 발가락 살펴보고, 아기에게 이상은 없는지 알아보기 위해 다양한 검사를 하게 된다. 1형당뇨를 가진 산모라면 아기에게 당뇨라도 있지 않은지, 아기의 혈당부터 걱정이 된다. 건강한 아기가 계속 건강하거나, 1형당뇨를 가진 유아가 혈당 이상에도 불구하고 건강하게 자랄 수 있도록 하기 위해 엄마가 꼭 해야 할 한 가지가 있다면 바로 모유를 먹이는 일이다.

그런데 아기에게 1형당뇨가 있다고 하면, 일부 의사들은 오로지 혈당이라는 숫자밖에 볼 줄 아는 게 없어서 아기의 면역력과 건강은 도외시한 채 모유의 중요성을 놓치고 분유를 먹이려드는 경우도 있다.

요새 아기 혈당이 잘 잡혀서 이제 퇴원 이야기가 오가는데요. 오늘 의사가 갑자기 모유 언제까지 먹일 거냐고, 모유 끊고 분유로 가자고 하네요. 어차피 모유도 유축기로 짜서 양을 정해서 먹이는데…. 꼭 모유를 끊고 분유를 먹여야 할까요? 어차피 분유는 소젖 아닌가…. 괜시리 우울하네요. 소보다 못 한 인간이 된 것 같아서…. 꼭 모유를 끊어야 할까요?

— 작은손 카페 중에서

1형당뇨가 자가항체 때문에 췌장이 망가진다는 점을 감안하면, 신생아 때 체내에 자가항체가 적게 생기는 체질을 가질 수 있도록 분유보다 모유를 먹이는 것이 더 나을 것이다. 분유는 이질 단백질이기 때문에 항체가 생길 가능성이 모유보다 더 높다. 출산 전까지 태아는 태반을 통해 모체로부터 면역 능력을 전해 받는다. 세균과 바이러스 등의 이물질을 식별하여 면역반응을 일으키는 항체를 그대로 받는 것이다. 산모가 가진 여러 항체 가운데 IgG라는 항체가 태반을 통과해서 모체에서 태아에게 전달된다.

그런데 출산 직후에는 태 속에서 엄마에게 받은 항체가 점점 줄어들고 아기 스스로도 항체를 만들지 못해 감염에 취약하다. 생후 4~6개월쯤에 젖먹이 아기가 병균에 가장 쉽게 감염되기 쉬운 것은 모체에서 받은 IgG가 줄어들고 아기 스스로 생산하는 과정에 있기 때문이다. 생후 3개월부터 예방 접종을 받는 것도 이 때문이다.

세균과 바이러스 등으로부터 아기의 건강을 지키기 위해서는 아기가 태내에 있을 때처럼 아기 스스로 충분히 항체를 만들 수 있을 때까지 지속적으로 항체를 전해줘야 한다. 그것이 바로 모유를 먹이는 일이다.

모유에는 아기의 성장에 반드시 필요한 단백질과 미네랄 같은 영양소가 매우 이상적으로 들어 있다. 모유에는 세균의 세포막을 파괴하는 리소자임, 세균의 효소를 억제하는 락토페린 등 면역과 관련된 물질이 많이 들어 있다. 특히 모유에 들어 있는 IgA라는 항체가 아기의 면역에 꼭 필요한 작용을 한다. IgA는 목구멍, 소화관, 기관지, 요로 등의 점막 표면에 분포되어 있는데, 호흡 또는 식사와 배설 때 침입하는 바이러스나 세균 등을 막아 감염으로부터 몸을 보호한다.

출산 직후 5일 정도 나오는 젖을 초유라고 한다. 초유에는 특히 IgA 항체가 풍부하게 들어 있는데, 그 농도는 성인 혈중에 들어 있는 농도보다 2~3배 높다. 아기가 스스로 IgA를 생산하려면 생후 6개월가량 지나야 하는데, 면역 시스템이 제대로 기능하지 못하는 시기에 분유를 먹이면 감염증에 걸리기 쉬워진다. 모유로 자란 아기는 분유를 먹고 자란 아기에 비해 질병에 강하고, 특히 호흡기 감염에 대한 저항력이 강한 것으로 알려져 있다.

10

당뇨 합병증과 혈당 이상으로 인한 증상들

합병증은
온몸에 다 올 수 있다

1형당뇨인에게 합병증은 반드시 오는가

병원 자료와 보험회사 통계에 따르면, 당뇨 병력 15년 이상이면 100% 합병증이 온다고 되어 있다. 사실일까? 이 통계는 일반적인 2형 당뇨의 경우지만, 1형당뇨인에게도 이 기준이 적용될까? 엄밀히 얘기하면 당뇨로 인해 병력이 길어진다고 해서 100% 합병증이 온다는 것은 거짓이다. 합병증 발병에 대해 믿고 싶어하지 않아서 거짓이라고 말하는 것이 아니라, 실제로 당뇨 병력 15년 이상이면서 합병증이 없는 사람들도 많기 때문이다.

당뇨로 인한 합병증은 혈당 조절 수준에 따라서 생기는 것이지 유병 기간이 길다고 생기는 것은 아니다. 과거에 당뇨에 대한 올바른 지식이 모자라고, 치료약도 변변하지 못할 때는 합병증 발병율이 높았겠지만,

지금은 좋은 약도 많이 나와 있고, 당뇨 관리의 방법도 자세히 알려져 있어서 당뇨를 가진 사람이 열심히 관리한다면 합병증 발병 가능성은 낮아지는 것이다.

또 이런 합병증에 대한 이야기를 할 때는 2형당뇨인과 1형당뇨인의 환경이 다르다는 점을 고려해야 한다. 인슐린을 분비하는 베타세포가 부족하거나 인슐린 저항성으로 인슐린이 제 기능을 다하지 못하는 2형 당뇨인은 발병 사실을 알 때까지 꽤 오랜 시간이 걸린다. 운이 좋으면 정기적으로 건강 검진을 하면서 빨리 알 수도 있지만, 많은 경우에 조금 피곤하다고만 느낄 뿐 몇 년 동안 고혈당 상태로 지내다가 뒤늦게 당뇨임을 발견한다. 2형당뇨인이 자각할 수 있는 증상인 다음, 다뇨, 다식 증상을 느낄 때쯤이면 이미 합병증이 생겼을 확률이 높다. 더구나 2형당뇨 발병 요인은 바로 다른 심혈관 질환을 비롯한 대사증후군의 발병 요인과 같다.

이에 비해 대부분의 1형당뇨인은 급성 혼수로 병원을 찾아 1형당뇨임을 알게 된다. 심한 고혈당 상태를 겪지만, 목숨을 위협할 정도여서 빨리 병원을 찾게 되고 조치도 바로 이루어진다. 상대적으로 다른 합병증들이 생길 시간이 충분하지 않은 것이다. 게다가 발병 요인이 2형당뇨의 발병 요인과 다르기 때문에 합병증의 발병 가능성은 더 줄어드는 것이다. 그럼에도 불구하고 1형당뇨인의 혈당 관리가 제대로 이루어지지 않는다면 합병증은 충분히 오고도 남는다. 처음부터 경각심을 갖고 1형당뇨에 대해 충분히 공부해서 당뇨 관리를 열심히 한다면 당연히 합병증이 생길 가능성은 줄어드는 셈이다.

또 한 가지 생각해볼 것은 당뇨와 관련된 합병증을 어디서부터 어디까지 볼 것이냐 하는 점이다. 사실 당뇨인에게 모든 증상과 병은 혈당과 어느 정도 연관이 있다. 심지어 여드름이나 뾰루지 같은 것조차도 당뇨인에게 나타나면 합병증으로 볼 수 있는 것이다. 그러나 당뇨 합병증으로 일컬어지는 것들은 모두 당뇨 아닌 사람들에게도 얼마든지 나타나는 증상과 병들이다. 생명체인 이상 태어나서 죽을 때까지 크고 작은 병을 겪게 된다. 큰 병에 걸리지 않더라도 일생 중에 단 한 번이라도 건강의 이상 증상을 겪지 않을 수는 없다. 만약 합병증의 범주를 이렇게 본다면 모든 당뇨인은 100% 합병증을 겪는다는 말이 사실이다. 그러나 이 말은 모든 사람은 100% 크고 작은 병에 걸린다는 말과 같은 뜻이다.

모든 병과 증상이 합병증이 될 수 있다

1형당뇨는 어린 나이부터 발병하는 일이 대부분이어서 유병 기간이 길어지고, 혈당에 이상이 생기면 바로 조치를 하기는 하지만 혈당의 오르내리는 폭이 크고 오랜 세월에 걸쳐 고혈당과 저혈당을 반복한다면 합병증 발병의 가능성이 없다고 장담하기는 힘들기 때문에 100미터 달리기가 아닌 장거리 마라톤을 하는 것처럼 먼 미래를 내다보고 당뇨 관리를 해야 한다.

그러나 1형당뇨인이 겪을 수 있는 합병증에 대해서는 혈당 조절을 인슐린에만 의존하지 않고, 음식, 운동, 심리까지 다 고려해서 한다면 크게 염려할 일은 아니다.

1형당뇨인이 혈당 조절을 제대로 하지 않아 합병증이 온다면 온몸에 다 올 수 있다. 우리 몸은 전체가 유기적으로 연결되어 있어 어느 한 곳에 이상이 있으면 그에 관련되어 다른 증상이나 병이 나타날 수 있고, 한 가지 합병증이 발병하면 다른 합병증이 발병할 확률도 높아진다. 예를 들어 혈당 조절 실패로 신장에 이상이 생겼다면 혈압이 높아질 수 있고, 이것을 치료하지 않으면 뇌졸중이나 심근경색, 당뇨망막증 등 또 다른 질병들이 연이어 나타날 수 있다.

발병할 당시나 혈당 조절에 어려움을 겪을 때는 1형당뇨가 정말 두렵게 느껴지다가, 혈당 관리도 잘하게 되고 당뇨를 관리하는 생활에 익숙해지고 나면 가벼운 감기처럼 병도 아니라는 생각도 할 수 있다. 한편으로는 매우 힘든 병이라는 말도 맞고 병도 아니란 말도 맞다. 그러나 아무리 병력이 오래되고 노련한 사람도 한순간의 방심으로 혈당 상태가 곤두박질칠 수도 있고, 장기간 방치하면 오랜 병력일수록 온몸에 심각한 합병증이 나타날 수도 있다. 그러므로 당뇨에 대해 잘 안다거나, 병력이 길다고 해서 결코 자만할 일이 아니다.

혈당 조절 실패로 인해 나타날 수 있는 합병증은 말 그대로 머리끝에서 발끝까지 온몸에 걸쳐 있다. 뇌졸중, 당뇨망막증, 백내장, 녹내장, 구강 질환, 폐렴, 폐결핵, 협심증, 심근경색, 당뇨병성 신증, 성 기능 장애, 말초신경병증, 자율신경병증, 피부 질환, 발 질환에 이르기까지 심혈관계 질환에서부터 신경 합병증에 이르기까지 무수하다.

고혈당으로 빠른 시간 안에 나타날 수 있는 급성 합병증은 케톤산혈증과 고혈당성 고삼투압성 혼수다. 심한 고혈당 상태는 체내 탄수화물에 비해 인슐린이 현저하게 부족하다는 뜻이다. 이런 고혈당 상태가 지속되면 체내에 있는 탄수화물을 에너지로 쓸 수 없기 때문에 우리 몸은 저장된 지방을 에너지로 쓰려고 한다. 지방을 분해하는 과정에서 케톤체가 생성되는데, 이것이 과다하게 생성될 때 나타나는 것이 케톤산혈증이다. 체내에 케톤체가 많이 쌓이면 몸은 빠르게 산성으로 변한다. 바로 혈당을 낮춰주지 않으면 혼수 상태에 빠지거나 심하면 사망에 이르기도 한다. 지나친 고혈당 상태에서는 혈관의 삼투압 작용으로 인체 조직의 수분이 급속도로 혈관으로 빨려들어가는 고혈당성 고삼투압성 혼수 상태가 되기도 한다. 경우에 따라서는 고혈당으로 인해 뇌에 있는 수분까지 혈관으로 빨려들어가 뇌 손상을 입을 수도 있다.

저혈당으로 인해 나타나는 급성 합병증은, 당장은 손발이 떨리거나 식은땀을 흘리고, 심한 공복감을 느끼거나, 눈앞이 캄캄해지는 등의 증상을 겪지만, 저혈당의 정도가 지나치면 의식을 잃거나 사망할 수 있다. 저혈당 상태가 지속되면 당을 저장하지 못하고 사용하기만 하는 뇌와 신경 세포가 파괴된다. 긴 시간 동안 심한 저혈당이 이어진다면 영구적인 뇌 손상이 일어날 수 있고, 심장이 멈추거나 신장이 망가지며 중추신경이 손상되어 식물인간이 되거나 사망할 수 있다.

이런 급성 합병증은 순간의 위기를 잘 넘겨 극복 가능하지만, 장기간 혈당 조절이 되지 않아 장기들이 서서히 망가져 만성 합병증이 생겼다면 대부분 심각하다고 할 만한 상황이어서 건강을 되돌리기가 쉽지 않다. 만성 합병증은 눈, 신장, 신경, 혈관 등 온몸에 다 나타날 수 있다. 실명의 원인이 되는 당뇨망막증, 백내장, 녹내장, 발기부전 등의 성 기능 장애, 자율신경 합병증, 당뇨병성 족부병변 등의 미세혈관 합병증 등이 있는가 하면, 대혈관에서 발생하는 합병증도 이에 못지 않게 심각하다. 동맥경화증도 만성 합병증이다. 심장에 혈액이 들어가는 통로인 관상동맥이 좁아지면 관상동맥경화로 인해 협심증, 심근경색, 부정맥 등을 일으키고 돌연사의 원인이 되기도 한다. 동맥경화증으로 뇌혈관이 좁아지면 뇌졸중에 걸릴 수 있고, 다리 쪽의 동맥이 좁아지면 다리가 아파서 제대로 걷지 못한다.

합병증의 원인은 여러 가지지만, 장기간 혈당 조절이 되지 않으면 생길 수 있다. 장기간 고혈당 상태에 노출되면 당에 의해 우리 몸의 단백질 성분이 변한다. 이를 단백 당화변성이라고 한다. 혈당이 높으면 높을수록 단백질 변성이 심해진다. 이것을 알 수 있는 방법이 바로 당화혈색소 검사다. 단백질의 하나인 혈색소, 즉 헤모글로빈이 고혈당 상태에서 2개월가량 노출돼 있으면 성질이 변하게 되므로 몸속의 단백질 변성 정도를 알아볼 수 있다. 당화혈색소는 1형당뇨인의 혈당 상태만을 파악하는 데는 한계가 있지만, 당화혈색소 수치를 통해 만성 합병증의 진행 상황을 관찰하는 데는 참고할 수 있다.

혈당 조절 실패로 생긴 합병증은 대부분 심각한 상황을 초래하기 때문에 삶 전체를 위협할 수도 있다. 물론 당뇨 관리를 철저하게 하면 합병증이 올 거라고는 생각하지 않는다. 그러나 아무도 자신이 죽게 될 것이라고 생각하지 않는 것처럼, 합병증을 두려워하면서도 자신에게 합병증이 발병할 것이라고 생각하는 1형당뇨인은 많지 않다. 심지어 불량식품을 즐기고 움직이는 것을 싫어하면서도 말이다.

죽음 체험을 통해 자신이 죽는다는 사실을 받아들일 수 있는 사람의 삶은 질적으로 달라진다. 삶의 가치를 절감하기 때문이다. 마찬가지로 자신에게도 합병증이 올 수 있다고 생각하는 사람은, 지금 관리를 조금 소홀히 해도 별 문제 없으니 괜찮겠지 하는 안일한 생각을 하지 않는다. 건강의 소중함을 알기 때문이다. 곁에서 건강을 함께 누릴 수 있는 사람들을 생각하기 때문이다.

합병증이 나타나지 않도록 열심히, 꾸준히 혈당을 관리해서 예방하는 것은 무척 중요하다. 그리고 무엇보다 중요한 것이 있다. 반갑지는 않지만, 우리가 1형당뇨가 있음에도 불구하고 꾸준히 관리하면서 건강하게 '1형당뇨와 함께' 잘 살듯이, 합병증이 생긴다 해도 합병증 또한 잘 관리하면서 건강하게 '합병증과 함께' 잘 살 수 있다는 점이다. 합병증이 생기지 않는다면 좋겠지만, 합병증이 생기는 것은 일부는 우리의 통제 안에 있고, 많은 부분은 우리의 통제 밖에 있다. 즉 합병증에 대해 우리는 완전하게 통제할 수 없다는 뜻이다. 그것은 합병증이라고 불러서 그렇지 그냥 일반적인 병이거나 증상이다. 올 수도 있고 오지 않을 수도 있다. 1형당뇨가 완치되는 병이 아니라면, 언제까지고 애석해할 게 아니라 우리는 1형당뇨를 잘 관리해야 한다. 합병증이 오지 않으면 좋지만, 이미 왔다면 절망에서 그칠 것이 아니라 우리는 합병증을 잘 관리해야 한다. 그래서 1형당뇨와 함께, 합병증과 함께, 자신에게 주어진 조건에서 적응적인 삶을 사는 것, 주어진 삶에 감사하고 자신의 꿈을 향해 나아가는 것, 그것이 우리가 할 수 있는 최선이다.

혈당 조절이 잘되어도 합병증이 올 수 있나

당뇨 합병증은 매우 다양한 원인으로 발병하지만, 많은 합병증의 시작은 혈당 이상이다. 대개는 급성 합병증과 만성 합병증, 또는 혈관 합병증, 신경 합병증 등으로 구분하여 합병증을 얘기하지만, 혈당을 기준으로 합병증 발병 원인을 다음과 같이 크게 두 가지로 나누어서 생각해 볼 수도 있다.

하나는 혈당 조절이 안 돼서, 또 하나는 혈당만 조절해서이다. 혈당이 조절되지 않아 합병증이 발병하는 것은 이해하겠는데, 혈당이 조절되어도 합병증이 발병할 수 있다고 한다면, 도대체 어찌하란 소리냐고 반문할지 모른다.

이 두 가지 가운데, 하나는 혈당이 직접적인 원인이고, 다른 하나는 혈당 외의 다른 요인이다.

하루에도 열두 번 혈당이 고혈당과 저혈당을 오가는 등 조절이 안 된다면 당뇨가 발병한 지 몇 년 안 됐어도 신경과 혈관이 모두 망가질 수 있다. 신경과 혈관이 망가지면 우리 몸의 온갖 장기도 망가지는 것이다. 이런 얘기는 수도 없이 들었을 것이다.

혈당이 조절되는데도 합병증이 오는 것은 어떤 경우일까? 혈당이 정상인 당뇨 아닌 사람들이 심근경색이나 고혈압, 동맥경화, 뇌졸중 등으로 고생하는 얘기는 주변에서 흔히 듣는다. 1형당뇨인들이 혈당을 조절하는데도 방법이 잘못되면 이들처럼, 아니 이들보다 더 빨리 이런 합병증을 얼마든지 겪을 수 있다. 합병증에 대해서, 혈당과 합병증에 대해서, 정상 혈당인데도 합병증이 생기는 메커니즘에 대해서《인슐린 건강학》에 상세히 설명해 놓았으니 참고하기 바란다.

1형당뇨인이 혈당을 아무리 잘 조절한다 해도 당뇨 아닌 사람들의 혈당보다 안정된 혈당을 유지할 수는 없다. 혈당을 조절하더라도 한계가 있으므로 몸에 가장 이로운 방법을 찾아야 하는 것이다. 고르지 못한 혈당을 상쇄할 수 있는 다른 방법을 말이다. 혈당만 잡으면 된다는 생각은 정말 근시안적인 생각이다. 그러나 우리 인생에 지름길이 있었던가?

혈당이 조금만 높아도 합병증 발병율이 높다는데

공복 혈당이 110mg/dl 이상, 126mg/dl 미만인 경우를 공복혈당장애, 식후 2시간 혈당이 140mg/dl 이상, 200mg/dl 미만인 경우를 내당능장애로 진단한다. 당뇨 전 단계로 분류되는 이 상태만으로도 정상인에 비해 각종 심혈관 질환이 발생할 위험이 크다고 의학계는 보고 있다.

1형당뇨인에게 아무 때나 수시로 나타나는 이런 혈당 수치들은 1형당뇨인에게는 그저 좋아만 보인다. 1형당뇨인에게 공복혈당장애나 내당능장애로 판명하는 기준 수치 정도의 혈당이 나오면 이보다 높거나 낮을 때보다 안심할 수 있다. 그렇다면 1형당뇨인에게 각종 심혈관 질환 발생 위험이 클까? 국내 1형당뇨에 대한 연구가 미진해 정확한 통계는 나와 있지 않지만, 1형당뇨인들의 혈당 조절 상황으로 미루어보면 정상인에 비해서는 합병증 발병 가능성이 클 것이라는 것만큼은 받아들여야 할 것 같다.

그러나 조절되지 않는 혈당은 분명히 합병증을 빨리 불러올 수 있는 요소지만, 1형당뇨인에게 나타날 수 있는 합병증들이 혈당 한 가지만 원인이 되어 나타나는 것은 아니다. 2형당뇨인의 혈당에 비해서 심하게 오르내리는 혈당, 순식간에 저혈당이 되고 순식간에 올라가는 혈당을 1형당뇨인은 완벽하게 피할 도리가 없다. 혈당을 조절하는 데 최선을 다해야겠지만, 그럼에도 불구하고 혈당을 완벽하게 조절할 수 없다면, 혈당을 조절하고 합병증을 막기 위한 방법들을 총동원해야만 한다.

그것이 바로 음식 조절이고 꾸준한 운동이고 평화로운 마음이다. 심리적으로 안정된 상태와 규칙적인 생활은 온몸의 혈관과 기관들을 건강하게 해서 다소 불안한 혈당으로 인해 정상인보다 높은 합병증 발병율을, 오히려 정상인보다 낮출 수 있을 것이다.

우리를 지켜주는 좋은 습관

1형당뇨인이 혈당을 조절하기 위해 가장 쉽게 많이 의지하는 것이 인슐린 주사다. 물론 인슐린 주사는 1형당뇨인에게 없어서는 안 될 필수 도구지만, 인슐린 주사만으로 혈당을 유지하려다 보면 혈당 외의 다른 문제들이 많이 발생한다. 또 인슐린 주사만으로는 혈당을 완만하게 조절하기도 힘들다.

1형당뇨의 치료 및 관리에 있어서 인슐린 주사와 다른 방법을 병행한다는 말은 좋은 습관을 갖는다는 말과 같다. 다른 방법이란 올바른 식이요법과 지속적인 운동, 마음의 평화 등을 기본으로 하는 규칙적인 생활을 뜻하기 때문이다.

인슐린 주사에만 의존한다는 것은, 인슐린 주사와 병행할 수 있는 올바른 방법들을 포기하고 나쁜 습관을 갖는다는 뜻이다. 1형당뇨인이 해로운 습관을 가지고 있으면 합병증은 쉽게 발병한다. 운동을 멀리 하고, 육식 위주의 식사와 인스턴트 식품과 중식 같은 고열량 식품 등을 섭취하며, 흡연을 하고, 감정을 다스리지 못해 스트레스 상황에 빈번하게 노출되는 것 등은 자기 몸을 학대하는 것이나 다름이 없다. 이런 생활은 합병증에게 어서 오라고 재촉하는 것과 같다.

운동을 하지 않고, 불량식품을 먹으며, 흡연을 하고, 스트레스를 받아도 물론 인슐린으로 어느 정도까지는 혈당을 조절할 수 있다. 그러나 인슐린은 당을 이용하는 데만 쓰일 뿐이지, 당신의 혈관에 가득한 중성지방, 저밀도 콜레스테롤, 호모시스테인, 니코틴 등을 없애주지 못한다.

인슐린이 이런 것들의 수치까지 내려준다는 소리를 단 한 번이라도 들어본 적이 있는가? 그리고 수많은 합병증들은 혈당뿐만 아니라 이런 다른 요인들 때문에 더 많이 발생한다. 그래서 내가 처음부터 끝까지 목표 혈당 유지뿐 아니라 목표 혈당을 유지하기 위한 방법이 더 중요하다고 강조하는 것이다.

수단과 방법을 가리지 않고 세상에서 성공하려는 태도는 이제 더 이상 통하지 않는다. 짧은 시간 안에 목표를 이룰 수 있을지는 몰라도 잘못된 방법으로 목표를 이루려 한다면 성취 결과가 튼튼하지 못해 오래가지도 못하고 주위로부터 인정받기도 힘들다. 우리는 정도를 벗어나 하루아침에 부를 이루거나 성공한 사람들이 결국 어떻게 되었는지 숱하게 보아오지 않았는가. 혈당을 성공적으로 관리하는 것 또한 이와 하나도 다르지 않다.

혈관 합병증과의 전쟁

만성 합병증, 너무 오래 조절을 미뤄온 결과

앞서 얘기한 고혈당으로 인한 케톤산혈증이나 저혈당 등의 급성 합병증으로 사망하는 일은 과거에 비해 많이 줄었다고 한다. 당뇨와 합병증에 대한 정보가 많이 알려져 있고, 사람들도 급성 합병증의 위험에 대해서 어느 정도 인식하고 있기 때문인 듯하다.

순간 나타나는 저혈당이나 고혈당은 일시적으로 대처하는 것이 어렵지 않다. 그리고 대처하면 금방 아무렇지 않은 듯이 회복된다. 그러나 안정된 상태의 혈당을 지속적으로 관리한다는 것은 결코 쉬운 일이 아니다. 오랜 기간 혈당 조절이 되지 않은 채로 지내다가 생기는 만성 합병증은 급성 합병증처럼 금방 회복되지 않는다. 건강을 되돌릴 수 없는 경우도 있다. 만성 합병증은 주로 혈관성 합병증이다. 혈관에 합병증이 한 번 생기면 이른 봄날 살얼음판 위를 걸어 건너가듯이 평생 관리하며 살아가야 한다.

만성 합병증에 해당하는 혈관 합병증은 크게 대혈관 합병증과 미세 혈관 합병증으로 나뉜다. 대혈관 합병증은 일차적으로 동맥경화증에서 기인한다. 동맥경화증의 주요 위험 인자로는 고지혈증, 고혈압, 흡연이 대표적이다. 동맥경화증의 위험 인자로 앞의 세 가지와 함께 고혈당을 들기도 하고, 고지혈증의 원인으로 고혈당을 꼽기도 한다. 대혈관 합병 증으로는 뇌졸중, 관상동맥 질환, 말초혈관 질환 등이 있다.

뇌졸중은 뇌혈관들 가운데 하나, 또는 그 이상의 혈관이 막히거나 파 열되어 그 혈관으로부터 혈액 공급을 받던 뇌조직이 괴사되어 그 부위 에 관련되는 신경 증상이 발생되는 뇌혈관 질환이다. 뇌혈관이 막혔으 면 뇌경색, 파열된 경우는 뇌출혈이라고 한다. 뇌경색은 뇌혈전과 뇌색 전으로 구분된다. 뇌혈전은 주로 심한 뇌동맥의 죽상경화증으로 혈관 이 막히는 경우고, 뇌색전은 뇌 이외의 다른 부위에서 혈전이 떨어져 나와 혈류를 타고 이동하여 뇌혈관에 도달한 후 그 혈관을 막은 경우 로, 주로 심장 질환이나 부정맥이 있는 사람에게서 잘 발생한다. 뇌졸중 이 있으면 어지러움증이나 일시적인 언어 장애, 편측부전마비가 나타 날 수도 있고, 영구적인 전신마비나 편측마비로 신체장애를 갖거나 사 망할 수도 있다.

관상동맥 질환으로는 협심증, 심근경색증이 있다. 협심증은 가슴이 조여오는 듯한 느낌이나 통증을 수반한다. 심하면 급성 심근경색증으 로 심부전증, 또는 부정맥으로 갑자기 사망하는 일도 있다.

말초혈관 질환은 초기에는 별다른 증상을 못 느끼다가 심해지면 걸 을 때 다리에 통증이 나타나고 말초혈관 질환이 계속 진행되면 혈관이 막혀 조직에 괴사가 일어난다. 만약 여기에 감염이 일어나면 당뇨병성 족부괴저로 다리를 절단해야 한다.

당뇨병성 망막증, 당뇨병성 신증, 당뇨병성 신경병증 등은 미세혈관 합병증에 해당된다. 당뇨병성 망막증은 당뇨인이 실명하는 가장 큰 이유다. 망막 출혈이 있거나 망막박리, 초자체 출혈이 일어나 시력 장애나 실명이 될 수 있다.

당뇨병성 신증은 처음에는 미세단백뇨가 검출되다가 혈당 조절이 계속 안 되고 음식에 주의하지 않으면 병이 진행되어 나중에는 만성 신부전증으로 이행된다. 이렇게 되면 혈액투석이나 복막투석, 또는 신장 이식이 필요하다.

당뇨병성 신경병증은 포도당 대사 장애와 미세혈관 장애 모두에 관련된다. 당뇨병성 신경병증으로는 말초신경병증과 자율신경병증이 있다. 말초신경병증이 시작되면 손발과 팔다리 저림, 이상 감각, 심한 통증, 감각 마비, 혹은 뇌신경장애가 나타나고, 자율신경병증으로 기립성 저혈압, 빈맥, 부정맥, 발한 이상, 배뇨 장애, 발기 장애, 위장관 장애, 구역, 구토, 변비 등이 나타날 수 있다.

동맥경화, 고혈압, 뇌혈관 경색증, 당뇨병성 신증, 당뇨병성 망막증 같은 혈관 합병증은 짧은 시간 안에 생기는 병이 아니다. 장기간 혈당 조절을 하지 못한 채로 지내다가 어느 날 덜컥 생겼다는 것을 알게 된다. 동맥경화, 고혈압이나 당뇨병성 신증, 당뇨망막증 모두 병이 진행되고 있어도 자각하지 못한다. 미세단백뇨는 당뇨병성 신증이 시작되었다는 신호인데, 검사를 하지 않으면 미세단백뇨 수준을 넘을 때까지 신장이 망가졌는지 알기 어렵다. 미세단백뇨가 나오는 초기에 적절히 대처하면 건강을 회복할 가능성이 있지만, 이때를 넘기면 만성 신부전으로 진행되어 돌이킬 수 없게 된다. 혈관 합병증은 심각한 지경에 이르러서야 알 수 있기 때문에 평소 혈당 관리와 함께 정기적인 합병증 검사가 꼭 필요하다.

기름지고 달콤한 음식, 안락한 소파, 담배 한 모금, 술 한 잔으로 시작한 순간의 유혹을 떨치지 못하고, 지금 유혹에 넘어간다고 해도 인슐린 주사로 해결할 수 있다거나 당장 어떻게 되지 않을 거라는 생각으로 지내다 보면, 하루가 이틀 되고, 이틀이 열흘 되고, 열흘이 한 달 되고, 한 달이 일 년이 된다. 돌이키기 힘든 합병증은 오랜 기간 조절을 미뤄서 생기는 결과다.

혈관을 다치게 하는 것들

뇌졸중이나 심근경색이나 말초혈관 질환이나 당뇨병성 망막증이나 신부전이나 혈관을 통해 나타난다는 점에서 다 같은 병이다. 병이 뇌에 가서 나타났느냐, 심장에서 나타났느냐, 발에서 나타났느냐, 눈에서 나타났느냐, 신장에서 나타났느냐 하는 발생 부위만 다를 뿐이다.

우리 온몸에 뻗쳐 있는 혈관 전체의 길이는 10만 킬로미터 정도에 달한다. 혈관은 피가 운반되는 단순한 통로가 아니라 우리 몸의 장기 가운데 온몸 구석구석까지 산소와 양분을 공급하는 가장 큰 장기다. 10만 킬로미터에 달하는 혈관 가운데 어느 한곳에서 사고가 나지 않으리라는 보장은 아무도 하지 못한다.

우리 몸은 면역 시스템을 갖추고 있기 때문에 작고 경미한 사고에 대해서는 면역 기능을 통해 자연치유한다. 그러나 포화지방산이나 트랜스지방산, 설탕, 고단백질 등이 쉴새없이 밀려들어 오면 혈관 안에서는 정체되는 곳이 많아지고 사고가 생기는 곳도 생기게 된다. 우리가 가진 면역 시스템은 작은 사고는 즉각 처리할 수 있지만, 대형 사고를 처리하는 데는 긴 시간이 걸린다. 게다가 내분비계의 호르몬 작용과 면역 시스템은 상호작용을 통해 건강을 유지하는데, 호르몬 분비에 이상이 생기면 내분비계와 면역계의 조화가 깨져서 면역력도 떨어지게 된다.

면역력이 심하게 저하되었을 때는 경미한 사고에도 아무런 손을 쓰지 못한다. 그래서 혈당 조절이 되지 않는 당뇨인의 발에 작은 상처라도 나면 스스로 치유하지 못해서 썩게 되고 결국 잘라내는 것이다.

1형당뇨인에게는 췌장 베타세포에서의 인슐린 분비 기능이 상실된 것이 첫 번째로 호르몬 분비 이상이지만, 인슐린 주사와 음식과 운동과 심리와 바른 생활이 모두 고려된 당뇨 관리를 하지 않으면 인슐린 호르몬 한 가지만의 문제에서 그치지 않고 다른 호르몬들의 작용에도 이상이 나타난다. 면역계와 내분기계와 신경계가 서로 영향을 주고받듯이 모든 호르몬들이 서로 유기적으로 연결되어 영향을 주고받기 때문이다.

예를 들면, 뇌졸중 가운데 뇌혈전의 원인인 동맥경화증은 콜레스테롤이나 중성지방이 혈액 중에 많은 상태인 고지혈증이나 고혈압, 비만, 혈당 이상, 흡연, 음주 등과 밀접한 관련이 있는 것으로 알려져 있다. 1형당뇨인 입장에서는 눈앞의 혈당을 잡는 것이 시급하겠지만, 그러기 위해 인슐린만으로 혈당을 유지하는 것으로는 혈관 합병증을 피할 수 없다. 합병증을 예방하려면 트랜스지방산이나 포화지방산이 많이 든 음식을 피하고, 규칙적인 운동을 하고, 담배를 피우지 않고, 술을 즐기지 않으면서 이와 함께 인슐린을 혈당이 유지되는 선에서 최소한으로 적절하게 사용해야 하는 것이다. 혈관을 직접 상하게 하는 스트레스에도 잘 대처해야 한다. 스트레스는 혈압 상승, LDL 콜레스테롤 증가, 심박동수 감소, 혈전 형성 촉진 등 뇌와 심혈관 질환 위험을 직접적으로 높인다.

혈압이 높거나 혈관 속에 떠다니는 당이 많거나 니코틴이나 호모시스테인이 있으면 혈관 내벽에 상처가 날 수 있다. 이 상처에 LDL 콜레스테롤이 달라붙으면 염증 반응이 일어난다. 혈관 내벽에 염증이 생기거나 콜레스테롤이 쌓이면 순식간에 혈소판을 끌어당기고 혈관을 막을 수 있는 혈전을 만든다. 그러나 HDL 콜레스테롤이 많으면 상처 난 혈관에 달라붙은 LDL 콜레스테롤을 제거할 수 있다.

《춤추는 혈당을 잡아라》5장 가운데 혈당을 조절하고 합병증을 막는 균형잡힌 식사에서 얘기한 내용을 다시 한번 상기해보자.

탄수화물 섭취가 지나치면 글루코스(당) 수치가 높아지고, 지방 섭취가 지나치면 콜레스테롤 수치가 높아지며, 단백질 섭취가 지나치면 호모시스테인 수치가 높아진다. 이 세 영양소의 과다 섭취는 혈당 문제를 일으킬 뿐 아니라 혈관을 망가뜨리는 주된 요인으로 알려져 있다. 다량의 글루코스와 호모시스테인은 혈관 안을 떠다니며 혈액의 점성을 높이고 날카로운 유리조각처럼 혈관벽에 상처를 낸다. 이렇게 난 상처를 치료하는 과정에서 콜레스테롤이 달라붙어 혈전이 쌓이면 혈관이 점점 막힌다.

탄수화물 성분이 많은 음식을 섭취하면 혈당 수치가 높아지고, 단백질 섭취가 많아지면 호모시스테인 수치가 높아지지만, 콜레스테롤 수치는 사정이 약간 다르다. 지방 섭취가 많다고 콜레스테롤 수치가 무조건 올라가지는 않는다. 어떤 지방을 섭취하느냐에 따라 혈관 건강에 이로운 HDL 콜레스테롤이 많아질 수도 있고, 혈관을 망가뜨리는 LDL 콜레스테롤이 많아질 수도 있다.

올리브유, 견과류, 정어리 같은 등 푸른 생선 등 불포화지방산이 풍부한 음식을 먹으면 HDL 콜레스테롤이 증가하고 LDL 콜레스테롤이 감소해서 혈관 건강에 이롭다. 단, 고등어가 좋다고 자반 고등어를 먹는 것은 해롭다. 불포화지방산이 많더라도 소금에 절여 놓은 저장 식품은 산화되기 때문이다. 반대로 과자, 빵류, 육류에 많이 든 포화지방산이나 마가린 쇼트닝유 등에 든 트랜스지방산을 섭취하면 LDL 콜레스테롤이 증가해서 혈관 합병증이 쉽게 나타난다.

새우나 오징어, 문어, 굴, 계란 등 콜레스테롤이 많이 든 음식이라고 피하는 것도 현명한 생각이 아니다. 새우에 콜레스테롤이 많이 들었다고 하지만, 콜레스테롤 한 가지 성분만 들어 있는 것이 아니다. 타우린, 레시틴 등의 성분도 함께 들어 있어 영양이 한쪽으로 치우쳤을 때 나타날 수 있는 문제를 막아준다. 자연에서 난 음식은 대체로 영양의 균형이 갖춰져 있다.

콜레스테롤 수치가 높다고 할 때 그것이 HDL 콜레스테롤을 두고 하는 말인지 LDL 콜레스테롤을 의미하는지 구분해야 한다. 만약 LDL 콜레스테롤 수치가 높다면 그만큼 혈관에 문제가 생길 수 있다는 뜻이다.

그러나 콜레스테롤 수치에 문제가 없어도 동맥경화증 같은 혈관 문제가 일어날 수 있다. 바로 중성지방 때문이다. 보건복지부에서 발표한 국민건강영양조사에 따르면 심장, 뇌혈관 질환을 일으키는 주요 원인인 고지혈증의 형태 중 중성지방에 의한 것이 17%로 콜레스테롤(8.2%)에 의한 경우보다 유병률이 현저히 높게 나타났다.

지방세포는 사용 가능한 에너지를 트리글리세리드의 형태로 저장한다. 트리글리세리드는 한 개의 글리세롤에 세 개의 지방산이 결합되어 있는 형태로, 중성지방이라고 한다. 중성지방은 주로 고기, 생선, 기름, 탄수화물, 알코올 등의 음식을 통해 체내에 공급되는데, 혈당을 에너지원으로 사용하는 뇌를 제외하고 모든 기관의 중요한 동력이 된다. 하지만 너무 많이 섭취하면 주로 배에 있는 지방세포에 축적되며, 양이 많아질수록 심장과 혈관에 부담을 준다. 중성지방 수치가 높으면 혈관에 좋은 HDL 콜레스테롤이 줄어들고 혈압은 높아지고 인슐린 민감성이 떨어진다. 다음으로 혈관에 해로운 LDL 콜레스테롤을 많이 만들어낸다. 당뇨인 사망 원인의 75%가 심근경색인데, 이 병을 일으키는 2대 위험 요소가 바로 중성지방과 콜레스테롤이다.

중성지방 수치를 줄이려면 먼저 음식에 주의해야 한다. 트랜스지방산과 포화지방산이 많은 음식을 피하는 것이 좋다. 술을 마시는 사람은 줄이거나 될수록 마시지 않는 게 좋다. 모든 술이 중성지방 수치를 높이기 때문이다. 삼겹살, 닭튀김, 순대, 곱창 등의 기름진 안주는 중성지방 수치를 크게 올린다. 운동을 통해 체지방량을 줄여야 한다. 특히 중성지방이 주로 저장되어 있는 복부 지방을 줄여야 한다.

음식 조절을 하는데도 중성지방 수치가 높다면 의사의 처방을 받아 약을 복용해야 한다.

콜레스테롤 수치가 높아요

평소 인슐린 치료와 꾸준한 운동, 식사요법을 실천하는 1형당뇨인은 걱정할 것이 없겠지만, 1형당뇨를 갖고 있으면서 알코올 섭취를 많이 하거나, 고혈당을 많이 겪거나 운동을 하지 않아 비만하고 콜레스테롤 수치가 높은 경우에는 각별한 주의가 필요하다. 콜레스테롤 수치가 높을 때는 식사와 운동으로 어느 정도 해결이 가능하다. 특히 초기 증상이 있을 때 운동과 식이를 하면 거의 빠른 시간 내에 좋아진다.

식사와 운동만으로 콜레스테롤 수치를 낮추는 것이 어려운 경우도 있다. 이럴 때는 약을 복용해야 하지만, 약을 복용하는 중에도 꾸준하게 혈당을 조절하고 규칙적으로 운동하고 과도한 지방 섭취와 포화지방, 트랜스지방이 많은 가공식품 섭취를 줄이고 자연에서 난 음식을 먹는다면 나중에는 약 없이도 건강한 혈관 상태를 유지할 수 있다.

그러나 약에만 의존한다면 증세만 가리고 일정한 수치만 유지할 수 있을 뿐 건강해질 가능성은 멀어진다. 게다가 대부분의 콜레스테롤 약들은 간을 상하게 한다. 콜레스테롤 약으로 콜레스테롤 수치는 낮출 수 있을지 몰라도 간이 상한다면 상황은 매우 복잡해진다. 콜레스테롤은 음식으로도 섭취가 되지만, 많은 양의 콜레스테롤이 간에서 만들어지고, 또 간에서 처리가 된다. 그런데 간에 이상이 생겼을 때조차도 한편에서는 간이 상하는데도 불구하고 콜레스테롤 수치를 낮추기 위해 콜레스테롤 약을 먹어야 하는 이러지도 저러지도 못하는 상황이 일어날 수도 있다. 이러다 간 기능에 문제가 생겨 간에 지방이 쌓이면 약에 의존하지 않으면 안 될 수도 있다.

콜레스테롤 약의 부작용 가운데는 어떤 것은 근육세포들이 망가지는 횡문근융해증이라는 병을 유발하는 것도 있다. 횡문근융해증에 걸리면 골격근이 부서지면서 팔다리가 쑤시거나 심한 근육통을 앓거나 팔을 움직이지 못하거나 서 있기 힘들 수도 있다. 근육의 구성 성분인 마이오글로불린이 혈중으로 돌아다니다가 신장으로 배출되면서 신기능의 악화를 가져오기도 하고 사망할 수도 있다. 또 콜레스테롤 약의 부작용으로 심근경색의 지표가 되는 CPK 근육 효소가 엄청나게 증가되기도 한다.

미세단백뇨와 같은 신장 합병증이 있으면 콜레스테롤 수치가 높아지기 때문에 의사의 처방에 따라 콜레스테롤 약을 복용해야만 한다. 그러나 신장 합병증이 없으면서 1형당뇨인의 콜레스테롤 수치가 높다면, 약보다는 안전하게 수용성 식이섬유가 풍부한 음식과 지방을 제한한 식이요법을 실시하고 더불어 꾸준하게 운동을 해서 콜레스테롤과 중성지방 수치를 내리도록 해야 한다. 이렇게 하고도 콜레스테롤 수치에 변화가 없다면 그때 약을 복용해도 늦지 않다.

이미 신장 합병증이 진행되어 혈중 콜레스테롤 수치와 혈압이 높은 1형당뇨인이라면 콜레스테롤 약을 복용해야 한다. 콜레스테롤 약을 장기간 복용한 사람들은 혈당 관리를 열심히 하고도 간의 회복 능력이 떨어져 쉽게 피로를 느낄 수 있다. 몸을 유리 다루듯이 아껴서 다뤄야 한다. 욕심 내지 말고 쉬어야 할 때 충분한 휴식이 필요하다. 특히 충분한 숙면은 필수다. 숙면은 다음 하루 동안의 혈당 안정을 위해서도 필요하고, 활기찬 에너지를 얻기 위해서도 반드시 필요하다. 몸의 회복을 위해서는 일찍 잠자리에 드는 것도 중요하다. 밤 11시부터 분비가 늘어나는 성장호르몬은 새로운 세포들을 만들고 세포를 수선하는 역할을 하므로 일찍 잠자리에 드는 것이 필요하다. 인슐린을 적절하게 사용하고, 자연식을 하고 규칙적으로 운동해서 혈당을 안정시키면 몸의 피로를 덜 느낀다. 혈당이 안정된다는 것은 몸에서 스트레스를 덜 받는다는 뜻이기도 하다. 적절한 인슐린 요법으로 인슐린을 올바로 사용해서 특히 자는 동안의 혈당을 안정시키면 몸의 회복은 빨라진다.

혈압이 높거나 콜레스테롤 수치가 높다고 하면 일단 지방 섭취부터 줄이고 보는 사람들이 있는데, 혈관 건강을 위해서라면 생각을 바꾸는 게 좋다. 지방 섭취를 무조건 줄이기보다 질 나쁜 지방과 질 좋은 지방을 가려먹는다면 콜레스테롤 수치도 낮추고 혈관 건강도 회복할 수 있다.

인슐린만으로는 혈관에 생긴 문제를 해결할 수 없다

당뇨 합병증을 생각하면 혈당 문제는 비교적 간단한 문제라고 볼 수 있다. 특히 인슐린 주사 한 가지를 사용해 혈당을 조절하려고 하면 매우 간단해 보인다. 그러나 장기적으로 건강상의 문제를 일으키는 것은 혈당 자체가 아니라 합병증이다. 음식, 운동, 심리 등의 요인을 평소 혈당을 관리하는 방법으로 적극적으로 활용했다면 합병증 발병 가능성은 낮다. 혈관 건강에 영향을 주는 것이 혈당만은 아니기 때문이다.

혈관 합병증은 평소 예방이 최선이지만, 혈관에 이상이 나타나기 시작했다면 인슐린 사용만으로는 해결할 수 없으므로 음식과 운동, 심리 등의 요인들에 신경 써야 한다. 혈관 합병증의 정도에 따라 약물을 사용해야 하는 경우도 있다.

혈당 조절을 제외하고, 혈관 건강을 위해 할 수 있는 첫 번째가 좋은 음식을 많이 먹는 일이다. 좋은 음식을 배부르도록 많이 먹으면 해로운 음식을 먹을 일이 없어진다. 칼로리를 규제하고 해로운 음식을 먹지 말아야 한다는 강박관념은 욕구 불만으로 남아 결국 해로운 음식을 찾게 만든다. 그러나 좋은 음식을 배부르게 먹는 것을 먼저 실행하면 해로운 음식을 먹을 기회가 없어져 혈당 조절에도 유리하고 합병증 걱정도 덜 수 있다.

문제는 해로운 음식에 대해 잘 모르고 음식을 먹는다는 점이다. 당뇨와 단 음식은 상극이라고 알고 있어서인지 단 음식에 대해서는 대부분 주의하는 듯하다. 그러나 1형당뇨인에게 단 음식이 필요할 때가 많다는 점도 알고 있는 게 좋겠다. 운동량이 많거나 혈당이 낮아질 때 필요한 단 음식은 자연식이어야 할 필요가 있음은 앞서 많이 강조했다.

단 음식과는 달리, 달지 않은 음식에 대해서는 괜찮다고 생각하는 1형당뇨인과 보호자가 많다. 그러나 달지 않은 음식 가운데 어떤 것들은 혈당을 올릴 뿐만 아니라 혈관을 쉽게 망가뜨린다. 그 가운데 하나가 바로 질 나쁜 지방이 든 음식들이다.

질 나쁜 지방이란, 우리가 흔히 접하는 가공식품에 존재하는 트랜스지방산과 포화지방산이다. 과자에도 잔뜩 들었고, 인스턴트 식품에도 많고, 패스트푸드에도 많이 들었다. 밖에서 파는 튀김류는 쇼트닝유로 잔뜩 절어 있는데, 수없이 가열한 쇼트닝유 같은 것이 바로 우리 몸에 들어와 호르몬 교란을 일으키는 트랜스지방산이다. 식빵 같은 제과제빵에도 사용되고, 아이스크림에도 많다. 흔히 좋다고 알고 있는 식물성 지방이라고 좋은 것은 아니다. 우리가 흔히 먹는 식물성 지방 가운데는 트랜스지방산이 많다. 불포화지방산의 분자 구조는 불안정한 상태에 있기 때문에 오랜 기간 보존하기 어렵다. 불포화지방산의 분자 구조를 안정시키기 위해 수소 첨가반응을 거쳐 분자 구조가 안정된 형태로 만든 것이 트랜스지방산이다. 식물성 지방이나 동물성 지방에 수소를 첨가한 것이 마가린, 쇼트닝이다.

포화지방산은 주로 도너츠, 케이크, 머핀 같은 기름기 많은 빵, 버터, 갈비, 삼겹살 등 육류 지방, 그리고 가공된 식물성 기름, 팜유 등에 많이 들었다.

많은 부모들이 일부 크래커 같은 과자가 착해 보이고 달지 않다고 아이에게 먹이고 있다. 달지 않다고 1형당뇨인이 먹어도 되겠다고 생각하는 식품들은 도처에 있다. 팝콘, 프라이드 치킨, 감자튀김, 라면 등은 달지 않은 대신에 혈관에 독이 되는 식품들이다. 일부 사람들이 저혈당일 때 먹는다는 초콜릿에도 포화지방이 들어 있다.

혈당이야 금방 잡으면 문제없지만, 당뇨 합병증은 돌이킬 수 없기 때문에 무섭다고 하는 것이다. 트랜스지방산과 포화지방산이 든 음식을 섭취하면 중성지방과 LDL 콜레스테롤 수치를 올려 심근경색, 뇌졸중, 동맥경화 등을 일으킬 수 있다. 반대로 불포화지방산 함유량이 많은 음식을 섭취하면 HDL 콜레스테롤 수치를 올려서 혈관을 깨끗하게 청소해준다. 채소를 많이 섭취하는 것도 LDL 콜레스테롤을 줄이고 HDL 콜레스테롤을 늘려준다. 불포화지방산은 압착 방식으로 추출한 올리브유, 참기름, 들기름, 카놀라유, 포도씨유 등의 식물성 지방과 대구간유 등의 생선 기름, 고등어, 정어리, 참치, 꽁치 등 신선한 등 푸른 생선에 풍부하게 들어 있다.

지방에 대한 주의 못지 않게 단백질 섭취에 대해서도 다시 생각해봐야 한다. 신장에 이상이 있는 사람만 단백질 제한을 하는 것이 아니다. 사람들은 주로 콜레스테롤과 지방에 대해서만 신경 쓰지만, 단백질 또한 과잉 섭취하면 혈관을 망가뜨릴 수 있기 때문이다. 혈당이 불규칙한 1형당뇨인들의 단백질 섭취는 혈관 합병증 예방을 위해 제한할 필요가 있다. 혈당이 높으면 당 때문에 혈관이 상하는데, 거기에 단백질 섭취까지 많아지면 혈관 손상이 더 쉽게 일어난다.

단백질을 지나치게 많이 섭취하면 단백질 대사 과정에서 생기는 부산물인 호모시스테인 수치가 높아진다. 호모시스테인은 혈관 벽에 상처를 내고 염증을 일으킨다. 호모시스테인이 혈관을 망가뜨리는 것뿐만 아니라 인슐린 저항성과 관계가 있다는 연구 결과도 있다. 〈정상 성인 여성에서 혈장 호모시스테인 농도와 말초혈액 미토콘드리아 DNA 양과의 상관관계〉(대한내분비학회지 제15권 제2호. 2000)에서는 심혈관계 질환의 독립적인 위험 인자인 호모시스테인 농도가 인슐린 저항성 인자의 하나로 대두되고 있는 미토콘드리아 DNA 양과 관련이 있다는 것을 밝히고 있다.

혈관을 깨끗이 하는 좋은 방법 중에 운동도 빼놓을 수 없다. 운동은 혈압을 낮춤으로써 혈관이 노화되는 것을 줄여준다. 또 LDL 콜레스테롤을 줄이고 HDL 콜레스테롤을 증가시키며 혈관 내 염증을 줄여준다. 규칙적으로 운동을 하면 심장은 더 튼튼해지고 혈관은 이완되고 탄력을 갖게 된다.

인슐린이 혈관에 떠다니는 니코틴이나 콜레스테롤, 호모시스테인까지 감소시켜주지는 못한다. 우리가 혈당 100mg/dl이라는 숫자를 위해 사는 것은 아닐 터, 오늘도 생활이나 자신은 바뀌지 않은 채 완치를 바라거나 음식과 운동과 생활의 조화 없이 편하게 혈당 100mg/dl을 맞추겠다고 인슐린 용량만 찾으려는 사람은 기본으로 돌아와 중심을 잡기 바란다.

혈당 측정기와 함께 갖추어야 할 또 한 가지

혈당 조절이 잘 이루어지지 않고 있거나 유병 기간이 길어지면 혈당 측정과 함께 혈압도 측정해봐야 한다. 원인을 알 수 없는 고혈압이 90%를 차지할 정도로 고혈압이 어떤 원인으로 나타나는지 정확히 밝혀져 있지 않다. 당뇨 아닌 사람에 비해 당뇨인에게 고혈압이 나타나는 빈도는 두 배나 높다고 한다. 혈압이 높으면 동맥경화의 위험이 높고 대혈관 합병증이 발병할 수 있으며, 눈과 신장에 무리를 준다. 고혈압은 당뇨병성 신증 진행에 가장 중요한 단독 인자로 확인되고 있다. 그래서

1형당뇨인은 혈당 측정기와 함께 혈압계를 마련해서 정기적으로 혈압을 체크할 필요가 있다.

고혈압이 신장에 무리를 주는 것과 마찬가지로 신장에 이상이 생겨도 혈압이 높을 수 있다. 신장에 이상이 생기면 아무리 지방을 제한한 식사를 하고 운동을 많이 해도 혈압이 높을 수 있다. 특히 유병 기간이 길거나 혈당 조절이 장기간 이루어지지 않았을 때, 미세혈관들이 많이 모여 있는 신장의 상태가 나빠졌을 때, 고혈압이 잘 발생한다. 신장은 우리 몸에서 노폐물을 걸러내 소변으로 내보내는 역할을 하지만, 혈압이 직접 전달되는 위치에 있어서 몸 안의 혈압을 직접 조절하는 역할도 한다. 그래서 신장으로 연결된 동맥이 좁아지거나 막히면 고혈압이 발생한다.

혈압은 정상인데 신장 기능에 이상이 생기기 시작할 때 혈압약을 쓰는 경우도 있다. 신장에 전해지는 압력으로부터 신장을 보호하기 위해서다. 신장을 지킬 수 있으면 고혈압도 예방할 수 있다.

120/80mmHg 이하로 혈압을 유지할 수 있으면 심장과 동맥, 신장을 보호할 수 있다. 역시 혈당 조절, 운동, 착한 음식, 마음의 평화가 답이다. 130/85mmHg 이상이면 운동이나 음식 조절, 금연, 금주 등과 상관없이 처음부터 약물 치료를 할 수 있다고 인정되고 있다.

그러나 신장 기능에 이상이 없고 혈압도 그리 높지 않을 때는 음식 조절과 운동이 도움이 된다. 대신 약 복용에 주의하는 것이 좋다. 참고로 혈압약은 크게 세 가지 종류가 있다. 하나는 심장을 약하게 해서 혈압을 낮추는 약, 또 하나는 혈관을 확장시켜서 혈압을 낮추는 약, 나머지 하나는 이뇨작용을 하게 해서 혈압을 낮추는 약이다. 혈압이 심하게 높은 게 아니고, 아직 신장에 합병증이 온 게 아니라면 혈압약을 먹기보다 저지방, 저염식을 하고, 꾸준히 운동하는 게 더 좋을 것 같다. 왜냐하면, 우리가 간에 좋다고 간에 좋은 약을 먹고, 신장에 좋다고 신장에 좋은 약을 먹으면 단기간 내에 어떤 증상은 완화되겠지만, 약이 우리 몸에 장기간 투여되는 한, 간과 신장은 무리가 되어 오히려 점차 기능을 잃어가기 때문이다. 결국 간장약이 간을 망가뜨리고, 신장약이 신장을 망가뜨리게 되는 것이다. 그러므로 합병증이 있지 않는 한 운동과 식사 조절로 혈압을 낮춘다면 약 먹는 것보다 훨씬 건강한 상태를 오래 유지할 수 있다.

미세단백뇨,
신장 합병증의 시작

한 번 망가지면 돌이키기 힘들다

거미줄보다 가는 혈관들이 모여 있는 신장은 고혈당과 저혈당, 그리고 혈압의 영향을 매우 크게 받는 기관이다. 그래서 1형당뇨인은 특히 신장의 문제가 빨리 찾아온다. 지금까지 알려진 바로는 2형당뇨인의 10~30%에서 신부전이 발생하는 것에 비해 1형당뇨인은 30%에서 신부전이 발생한다고 한다. 국내 만성 신부전증 원인의 40% 이상이 당뇨병성 신증이다. 당뇨병성 신장 질환은 말기 신부전증으로 진행이 빠르고 대부분 당뇨망막증, 허혈성 심장 질환, 신장의 관상동맥 질환을 동반한다.

신장의 기능이 망가지고 있어도 웬만큼 진행될 때까지는 자각할 수 없기 때문에 정기적으로 검진을 받아야만 한다. 신장 이상을 자각할 정도면 이미 그 기능의 80%를 잃고 난 뒤다. 만성신부전으로 투석까지 받게 되면 기대 수명은 같은 나이의 조기 대장암 환자의 기대 수명보다 짧아 7~11년 정도밖에 되지 않아, 대장암으로 죽는 속도보다 더 빨리 사망에 이르게 된다.

혈당 조절이 잘 안 되면 신장으로 가는 동맥에 동맥경화가 나타나고 신장에 정밀하게 얽혀 있는 모세혈관이 손상되어 신장의 중요한 기능들에 문제가 생기게 된다. 합병증으로 신경이 손상된 경우, 요의를 느끼지 못해 방광의 압력이 신장에 손상을 줄 수도 있다. 초기에는 소변으로 미세단백뇨가 검출되고, 혈관 사정이 좀 더 나쁘면 혈압이 조절되지 않는다.

미세단백뇨일 때 신장을 지킬 수 있는 혈압약과 콜레스테롤 수치에 따라 콜레스테롤 수치를 내려줄 수 있는 약을 복용하면서 관리해야 한다. 신장은 혈당의 영향뿐 아니라 혈압과 심리의 영향을 크게 받기 때문에 평소 운동과 음식 조절, 마음의 안정이 1형당뇨인에게는 더욱더 필요하다. 미세단백뇨가 나오는 초기에 관리하면 진행을 지연시키거나 호전시킬 수 있다. 그렇지 않으면 신부전까지 가서 투석이나 신장 이식을 해야 한다. 현재까지의 의학으로는 신부전으로 진행되면 신장이 좋아질 수 없다. 투석을 받는다고 해도 안심하기 힘들다. 불편하지만 그런대로 살 수 있을 거라고 생각한다면 착각이다. 투석을 받아도 여러 가지 합병증이 점점 심해져 매년 투석 환자의 12~15%가 사망한다.

그런데 어떤 의사들이 신장 상태를 나타내는 검사 수치에 분명히 문제가 있는데도 괜찮다고 말하는 일이 많다. 미세단백뇨가 나오는 것을 보고도 괜찮다고 한다. 일반인은 오래 서 있거나 심한 운동이나 과로를 한 후에 일시적으로 신장 기능이 떨어져 단백질이 소변에서 검출될 수 있다. 이런 경우에는 신장에 이상이 없는 일과성 단백뇨로 볼 수 있으나 1형당뇨인에게서 단백뇨가 나온다면 누구도 괜찮다고 말할 수 없다. 신부전으로의 진행이 빨리 되기 때문이다. 일부 의사들은 당장 응급 상황이 아니거나 눈에 띄는 증상이 나타나지 않으면 괜찮다고 말한다. 또 자기 분야가 아니면, 크게 관심을 갖지 않는다. 당뇨가 내분비내과의 소관이라면, 신장은 신장내과의 소관이라고 생각하는 듯하다. 아니면 정말 환자의 상태에 관심이 없다는 말이 진실에 더 가까울지도 모른다. 이런 현실에 대해 신장내과 의사는 많은 의사들이 신장 질환의 심각성을 과소평가하고 환자에게 적극적으로 검사와 치료를 권하지 않는 점에 대해 크게 우려한다.

1형당뇨인 입장에서 이상 수치를 알게 되면, 의사가 괜찮다고 말하더라도 신장 전문의에게 가서 다시 확인하고 스스로 혈당 조절을 더욱 엄격하게 해야 한다. 신장은 한 번 망가지면 되돌리기 힘들다. 그러므로 1형당뇨인에게 신장 합병증은 치료보다 예방이 더욱 중요한 것이다.

미세단백뇨 발견, 다음엔 어떻게 해야 하나

양쪽 신장 제일 바깥쪽에 있는 피질에는 한쪽에 100만 개씩, 양쪽에 200만 개의 네프론이 있다. 이 안에는 거미줄보다 가는 모세혈관이 실타래처럼 엉켜 있어서 이것을 사구체라고 한다. 신장으로 들어간 혈액이 사구체를 통과하면서 노폐물이 걸러져 소변으로 배출된다. 혈당 이상이나 단백질 과잉 섭취, 높은 저밀도 콜레스테롤 수치, 고혈압 등으로 사구체의 혈관에 염증이 생기거나 파괴되면 몸속의 독소가 배출되지 못하고 쌓여서 생명에 위협을 받게 된다.

신장 기능에 이상이 생기면 몸이 부을 수 있지만, 몸이 붓는다고 다 신장에 이상이 있는 것은 아니다. 체내 수분이 혈관 안에서 밖으로 새어나와 피부 밑에 고이는 것이 부종이다. 부종이 신장 기능에 이상이 생겼을 때 나타나기도 하지만, 감기약이나 진통제, 혈압 강하제, 호르몬제 등을 복용한 후에도 나타날 수도 있고, 생리 주기에 나타나기도 한다. 몸이 붓는다고 신장에 이상이 있을까 걱정하기보다 다른 원인들을 찾아보고 정기적인 검사를 통해서 신장 상태를 확인하는 것이 필요하다.

신장 질환의 발생을 조기에 발견하기 위해서는 24시간 소변 검사와 혈액으로 신장 기능을 알 수 있는 크레아티닌 검사를 정기적으로 해야 한다.

일반 소변 검사에서 단백질이 검출되지 않았더라도 24시간 모은 소변에서 30~300mg(분당 20~200ug)의 단백질이 발견되면 미세단백뇨라고 진단한다. 이때를 신장합병증의 시작으로 본다. 병원 검사 항목에서 분당 계산한 미세단백뇨 수치가 나온다면 이를 하루 검출량으로 계산하려면 다음과 같은 공식에 따르면 된다. 1ug=0.001mg다. 만약 검사 수치가 200ug/min이라면, 60(분)×24(시간)×200(ug/min)÷1,000=288mg/24h가 하루에 검출되는 단백질 수치다.

당뇨인에게서 하루에 0.35g(350mg) 정도의 단백질이 나오면 대부분 신장이 손상되는 속도가 매우 빨라 몇 년 안에 신장 투석이 필요하게 된다. 거대단백뇨가 나타난 환자의 약 70%가 말기 신부전으로 진행하고 특히 1형당뇨에서 더 많이 발생한다.

미세단백뇨가 나오면 의사가 검사 항목에서 빼놓더라도 반드시 요구하여 정기 검사를 할 때마다 24시간 미세단백뇨 배출 검사와 혈중 크레아티닌 수치를 추적 관찰해야 한다. 신장 기능에 이상이 생기고 나면 초기에는 좋아질 수도 있지만, 대개는 더디거나 빠르거나 진행이 계속되기 때문이다. 혈중 크레아티닌 농도는 신장 기능을 평가하는 척도다. 크레아티닌은 근육에서 만들어지는데, 정상인이 신장 사구체는 이걸 모두 걸러 소변으로 내보낸다. 그러나 사구체가 망가지면 크레아티닌이 소변으로 빠져나가지 못하고 혈액 속에 머물게 되어서 혈중 농도가 높아지는 것이다. 혈중 크레아티닌 수치는 정상인의 경우 0.5~1.3mg/dl 정도다. 혈중 크레아티닌 수치가 2.0~3.0mg/dl 정도를 넘으면 넓은 의미에서 신부전으로 간주한다.

미세단백뇨가 나온다고 해도 1형당뇨인의 생활이 크게 달라지는 것은 없다. 다만, 혈당 조절을 좀 더 철저하게 해야 한다. 무리한 운동은 신장에 부담을 주지만, 가벼운 운동을 규칙적으로 꾸준히 하는 것은 혈당 조절뿐 아니라 혈압도 조절할 수 있어 신장에 도움이 된다. 의사의 처방에 따라 약을 복용해야 한다.

미세단백뇨가 나온다고 해서 신장이 망가질까 봐 절망할 필요는 없다. 철저한 혈당 조절과 음식에 주의하는 데 따라서 신장 상태가 좋아질 수 있다.

신장이 나빠져 신부전으로 진행하면 음식 조절이 매우 힘들어진다. 혈당 조절하기에 좋은 음식은 신장에 해롭고, 신장에 해를 덜 끼치는 음식들만으로는 혈당 조절을 하기가 어렵기 때문이다. 신부전으로 진행하면 식사 때 단백질을 엄격하게 제한해야 하고, 각종 곡식과 채소, 나물, 과일, 견과류 등을 마음껏 먹을 수 없다. 그 안에 들어 있는 칼륨이 신장에 부담이 되기 때문이다. 신장 기능에 이상이 생기면 칼륨과 인을 걸러낼 수 없어서 혈중 칼륨과 인의 농도가 높아진다. 그러면 뼈가 약해지거나 심장 부정맥이 생기거나 근육이 쇠약해진다. 채소나 나물을 먹더라도 채소의 10배 정도 되는 양의 물에 2시간 정도 담가서 칼륨을 녹여 뺀 다음에 먹거나 재료의 5배 정도 되는 양의 물에 데쳐서 삶은 물은 버리고 먹어야 한다. 신부전이 심할 경우에는 수분도 제한해야 한다.

그러나 미세단백뇨 시기라면 채소, 나물 섭취를 제한할 필요가 없다. 단, 단백질과 나트륨 섭취에는 주의를 해야 한다. 단백질 섭취를 줄이면 질소 노폐물의 축적을 줄일 수 있다. 그러므로 저단백 식사는 신부전을 예방하거나 신부전일 때의 진행 속도를 줄일 수 있다. 단백질이 줄어드는 만큼 열량을 높여서 영양실조를 예방해야 한다. 신장에 이상이 있을 때부터는 단백질을 하루에 몸무게 1kg당 0.8~1g 정도로 제한해야 한다.

신장 기능이 약해지면 염분에 대한 적응력이 약해진다. 나트륨을 과다 섭취하면 고혈압, 부종을 일으키고, 나트륨이 너무 부족하면 탈수와 고질소혈증을 초래하기 때문에 반드시 적정 수준의 염분 섭취가 필요하다. 일반적으로 미세단백뇨가 나오기 시작할 때는 하루에 차 숟가락 하나(3~5g) 정도를 섭취하면 된다. 소금을 따로 쓰지 않더라도 식품 속에 이미 염분이 들어 있는 경우가 많다. 이를테면 칼국수를 집에서 만들어 먹을 때, 따로 소금을 첨가하지 않아도 면 속에 이미 소금이 들어 있어서 만들어놓고 보면 간이 맞는다.

소금이 혈압과 신장에 안 좋다고 소금 대신 저나트륨 소금을 섭취하는 것은 신장에 더 큰 해를 입힐 수 있다. 저나트륨 소금은 신장 질환이 있거나 혈압이 높은 사람에게는 치명적이다. 저나트륨 소금에는 나트륨 대신 소금과 비슷한 맛을 내는 칼륨이 첨가되어 있다. 정상인들은 칼륨을 섭취해도 대부분 신장을 통해 소변으로 배설되기 때문에 혈중 농도가 일정하게 유지되는 편이다. 정상인이 일정한 양의 칼륨을 섭취하는 것은 혈압을 조절하는 데도 도움이 된다. 그러나 고혈압이나 신부전이 있으면 신장의 칼륨 배설 능력이 떨어지기 때문에 칼륨 섭취가 지나치면 혈중 칼륨 농도가 증가한다. 이러한 고칼륨혈증은 사지를 마비시키고 심장의 부정맥을 유발한다. 그러므로 짠맛을 흉내낸 저나트륨 소금을 먹는 것보다 싱거운 맛에 입맛을 길들이는 편이 훨씬 중요하다.

당뇨망막증의 진행을 막으려면

1형당뇨인에게 찾아오기 쉬운 당뇨망막증

1형당뇨인에게 합병증은 크든 작든 거의 한 번씩 찾아온다. 당뇨 관리가 잘되어 합병증이 사라지는 경우도 있지만, 재발하는 경우도 흔하다. 합병증 중에서도 제발 오지 않았으면 하는 합병증 중에 하나가 바로 당뇨망막증이다. 걸리면 쉽게 실명하거나, 또는 실명에 대한 불안에서 벗어나기 힘들기 때문이다.

당뇨망막증은 당뇨 유병 기간과도 비례하고, 당뇨 관리 상태와도 밀접한 관계가 있다. 당뇨 관리가 잘 되지 않은 채로 유병 기간이 10년 내지 20년 정도 되면 많이 발생한다. 그렇지만 아무리 유병 기간이 길어도 관리가 잘 되면 당뇨망막증이 생기지 않고, 유병 기간이 짧은 경우에도 당뇨 관리가 제대로 되지 않으면 10년도 안 되어 올 수 있다.

당뇨망막증, 어떻게 생기는가

1형당뇨인을 가장 괴롭히는 것은 혈당 말고도 혈관합병증이다. 뇌경색, 심근경색, 심장마비, 신부전, 당뇨망막증 등 모두 무시무시한 이 합병증들은 대혈관이든 미세혈관이든 혈관 질환들이고, 특히 신부전이나 당뇨망막증 같은 미세혈관 합병증은 매우 빨리 찾아오고 쉽게 망가진다는 점에서 심각하다.

그러나 합병증의 원인을 알면 거기서 해결책도 찾을 수 있다. 당뇨망막증은 망막 주변부에서 눈에 영양을 공급하는 혈관들이 제 기능을 못할 때 새로운 혈관들이 생겨나는데, 이 혈관들이 불량해 쉽게 터지면서 문제가 생기는 질환이다.

출혈이 많아 흡수되지 않아도 시력을 잃을 수 있고, 출혈된 피가 불완전하게 흡수되어 남아 있다가 굳은 피가 망막의 시세포를 끌고 떨어져도 시력을 잃을 수 있다. 초자체가 떨어지면서 망막박리가 일어나도 시력을 잃을 수 있다.

왜 새로운 혈관들이 생겨날까? 우리 몸에서 혈액순환이 잘 되지 않는 혈류 장애가 생기거나 혈관이 막히면 우리 몸은 혈관 원래의 기능을 회복하려는 시도를 하는데, 그 시도 가운데 하나가 기존 혈관을 대신하여 임시로 혈관을 만들어내는 것이다. 임시로 만들어진 신생 혈관은 거의 불량 혈관일 가능성이 크다. 기존 혈관에 문제가 생겨 불량 혈관이 자랄 때는 누구도 그것을 지각할 수 없고, 불량 혈관이 자랄 만큼의 생활을 해왔다면 새로운 불량 혈관이 자라고 있어도 똑같은 생활을 하고 있을 것이기 때문에 마찬가지로 약한 상태인 것이다.

그렇다면 혈류 장애가 생기거나 혈관이 막히는 이유는 무엇일까? 혈관이 손상되었기 때문이다. 혈관이 손상되는 이유는 무엇일까? 혈당이 높거나, 혈압이 높거나, 흡연 때문에 니코틴이 혈관 속을 떠다니거나, 단백질을 너무 많이 섭취해서 호모시스테인homocysteine 수치가 높기 때문이다.

흡연은 말할 것도 없고, 잘못된 방법으로 다이어트를 하는 것 또한 당뇨망막증을 단시간 내에 일으키는 원인이 된다. 흔히 잘못 알고 있는 다이어트 방법 중에 하나가 저탄수화물, 고단백질 섭취다. 당뇨가 있으면서 이런 잘못된 방법의 다이어트를 하다가 당뇨망막증이 온 경우도 있다. 단백질 섭취를 지나치게 많이 하면 호모시스테인의 수치가 높아진다. 호모시스테인은 단백질이 소화되는 과정, 즉 필수아미노산의 하나인 메티오닌의 대사과정에서 생기는 부산물로, 혈관 벽에 상처를 내고 염증을 일으킨다. 어린이와 청소년의 경우에는 성장과 완만한 혈당 수준을 유지하기 위해 단백질 섭취를 비교적 자유롭게 할 수 있으나, 혈당 조절이 불량하거나 혈관 합병증이 있는 경우라면 엄격하게 제한해야 한다.

고혈압이나 당뇨가 있는 사람에게서는 고호모시스테인혈증이 많이 나타나기 때문에 당뇨가 있는 사람이 다이어트를 한다고 저탄수화물 고단백식을 하면 영양 불균형 문제와 더불어 당뇨망막증이 쉽게 일어나는 것이다.

고혈압은 압력으로 혈관 벽에 손상을 입히고, 당, 니코틴, 호모시스테인 등은 모두 날카로운 유리조각과도 같아서 혈관 벽에 수많은 상처들을 낸다. 혈관에 상처가 생기면, 우리 몸은 상처를 치료하기 위해 콜레스테롤을 이용하여 상처에 땜질을 하려 한다. 땜질 재료가 HDL 콜레스테롤이라면 다행이지만, 몸 안에 LDL 콜레스테롤이 많다면 문제가 발생한다.

혈관에 난 상처, 즉 염증과 콜레스테롤 반응으로 혈관에는 혈전 형성을 좋아하는 끈적한 혈소판들이 모인다. 상처에 콜레스테롤이, 콜레스테롤에 혈전이 달라붙는 것이다. 상처가 몸 밖에서 나면 상처 회복을 위해 혈전이 필요하고 피딱지가 생겨 회복을 돕지만, 그것이 혈관 안에서 생기면 혈관을 막거나 혈행을 아주 나쁘게 한다.

이러한 현상들이 미세한 혈관들이 모여 있는 망막에서 생기면 당뇨망막증으로 나타나고, 신장에 생기면 신부전으로 진행되고, 심해져서 더 큰 혈관 쪽으로 옮겨가 심장에서 생기면 심근경색이 오고, 뇌에서 진행되면 뇌경색, 뇌졸중이 오는 것이다.

당뇨망막증의 진행을 막으려면

당뇨망막증도 증식성이 있고, 비증식성이 있다. 신생 혈관이 계속 자라나는 증식성 당뇨망막증은 주로 1형당뇨인에게서 많이 나타난다. 증식성 당뇨망막증은 진행 속도가 빨라 젊고 어릴수록 더 잘 나타난다.

그래서 젊은 1형당뇨인에게 증식성 당뇨망막증이 발병하면 의사들은 쉽게 실명을 예언하지만, 이 예언은 반은 맞고 반은 틀린 얘기다. 증식성 당뇨망막증이 생길 정도의 환경에서 살아왔고, 삶의 태도를 바꾸지 않고 계속 똑같이 살아간다면 실명한다는 의사의 예언은 맞아떨어질 수밖에 없다.

그러나 지금까지 해오던 방식을 버리고 당뇨 관리를 새롭게 시작한다면 실명을 막을 수 있다. 당뇨망막증의 진행을 막고 실명을 예방하려면 당뇨 관리 대상의 하나인 혈당을 정상 수준으로 유지해야 한다. 그러나 혈당 유지만으로는 당뇨망막증의 진행을 막기에 역부족이다. 핵심은 정상 혈당 유지가 아니라 '정상 혈당을 유지하는 방법'이다. 카페에서 늘 얘기하는 대로, 다음과 같은 적절한 인슐린 치료가 우선되어야 하고, 음식 관리와 운동, 마음의 안정 등이 꼭 필요하다.

당뇨망막증이 진행된 1형당뇨인에게 꼭 필요한 인슐린 요법

당뇨망막증이 이미 진행되었다면, 혈당 조절을 더욱 철저하게 해야 한다. 흔히 사용하는 인슐린 요법들은 고혈당을 어느 정도 막아주지만, 혈당의 오르내림을 심하게 하여 결과적으로 철저한 혈당 조절에 도움이 되지 못한다. 인슐린 주사로 혈당을 조절하기 위해 들이는 노력만큼 결과가 나지 않는 것이다.

노력한 만큼의 결실을 볼 수 있으려면 생체리듬에 가장 잘 맞는 인슐린 요법을 선택하는 것이 최선이다. 현재까지 나와 있는 생체리듬에 잘 맞는 인슐린 요법으로는 인슐린 펌프와 지속형 인슐린이나 장기 지속형 인슐린을 기저 인슐린으로 사용하는 다회용법이 있다. 란투스가 나오기 전까지는 인슐린 펌프가 그나마 좋다고 했으나, 현재의 사정은 그렇지 않다. 인슐린 펌프에 사용하는 초속효성 인슐린의 지속적인 미세 주입은 란투스의 약효 작용보다 불안정하여 인슐린 펌프 사용은 란투스 사용 때보다 저혈당 발현율이 높다. 이 점은 펌프 기계의 문제라기보다 초속효성 인슐린이 갖고 있는 한계에서 비롯되는 문제다.

게다가 인슐린 펌프는 과다 주입이나 라인 막힘으로 인해 인슐린이 주입되지 않는 상황이 종종 발생하는 치명적인 문제점이 있다. 이런 문제들은 합병증이 없는 경우에 일상에서 빠르게 대처하는 것으로 피해를 줄일 수 있으나, 당뇨망막증과 같은 심각한 합병증을 가진 경우에 이런 상황들이 발생하는 것은 당뇨망막증 진행을 막는 데 결코 도움이 되지 않는다.

혈당 조절에 가장 안정적인 지속형 인슐린과 초속효성 인슐린의 사용은 혈당 조절 차원에서 노력한 만큼의 결과를 보장해준다. 물론 다른 인슐린 요법으로는 노력한 만큼의 결과를 볼 수 없다. 다른 인슐린들이 갖고 있는 문제와 한계는 분명하다.

노력한 만큼의 혈당 조절을 보장해준다는 것은 합병증이 진행된 사람들에게는 무엇보다도 중요한 사항이다. 당뇨망막증으로 실명의 위기로부터 벗어나고 빠른 차도를 보이는 데에 혈당의 안정은 무엇보다 중요하고 우선하기 때문이다.

당, 염분, 지방과 단백질의 제한

혈관을 더 이상 상하지 않도록 하기 위해 혈당을 조절해야 하고, 그러려면 당연히 당분 섭취는 혈당을 유지하는 선에서만 이루어져야 한다. 음식 관리에 대해서는 《춤추는 혈당을 잡아라》를 참고하되 간단히 말하자면, 우리가 먹는 음식, 자연식에 당분은 충분히 들어 있으므로, 비록 저혈당이 되었을 때라도 자연에서 난 음식으로 대처하는 것이 좋고, 어쩔 수 없는 경우만 아니라면 과자, 인스턴트 식품 등은 삼가는 것이 좋다.

염분은 체내에 수분을 축적시켜 혈압을 올리는 역할을 한다. 그러므로 혈압이 높아지지 않도록 짠 음식을 삼가고 저염식을 해야 한다. 고혈압도 혈관을 상하게 하는 요인이다.

음식 관리에서 중요한 것은 LDL 콜레스테롤이 많아지지 않도록 육류와 가공식품 등에 많은 포화지방산과 트랜스지방산의 섭취를 삼가야 한다는 점이다. 대신 혈관을 청소해서 건강하게 해주는 올리브유나 카놀라유를 충분히 섭취하고, 약간의 견과류 등으로 지방 섭취를 하는 것이 바람직하다.

음식 관리에서 콜레스테롤에 신경 쓰는 것 이상으로 중요한 것은 합병증이 발병한 사람이라면 단백질도 제한해야 한다는 점이다. 이것은 당뇨망막증뿐만 아니라 당뇨망막증과 비슷한 시기에 찾아오는 신장 질환을 예방하거나 악화를 막기 위해서도 꼭 필요하다. 콜레스테롤 수치가 아무리 정상이라고 하더라도 단백질 섭취가 많다면 혈관은 계속 상하게 된다. 단백질 섭취를 지나치게 많이 하면 호모시스테인 수치가 높아진다. 호모시스테인 수치가 높아지면 혈관이 쉽게 망가진다. 그래서 호모시스테인은 심장 질환과 뇌졸중, 동맥경화 등 심각한 혈관 질환을 일으키는 주된 원인 물질로, 콜레스테롤에 필적할 만한 주목을 받고 있다.

문제는 호모시스테인 수치가 높은 고호모시스테인혈증이 일반인보다 당뇨병을 가진 사람에게서 더 많이 나타난다는 점이다. 일반인의 경우 5%에서, 고혈압이나 당뇨 환자에게서는 50%가 고호모시스테인혈증이 나타나기 때문에 당뇨인은 단백질 섭취에 주의해야 하고, 당뇨망막증이나 단백뇨와 같은 혈관 합병증이 진행된 경우에는 더욱 신경 써야 한다.

그렇다고 단백질을 먹지 말아야 하거나 못 먹는 것은 아니다. 육류나 생선을 섭취하는 경우에는 반드시 야채를 매우 많이, 과일을 적당히 먹음으로써 호모시스테인 수치를 어느 정도 낮출 수 있다.

우리가 혈당 안정을 위해 식이섬유 섭취를 많이 하듯이 혈관 건강을 위해서는 호모시스테인 수치를 낮춰야 하는데 엽산, 비타민 B_{12}, B_6를 많이 섭취하는 것은 호모시스테인 수치를 낮추는 데 도움이 된다. 이 중에 특히 엽산이 호모시스테인 수치를 낮추는 데 중요한 역할을 하는 것으로 알려져 있다.

엽산은 시금치, 무, 근대 같은 채소류와 아스파라거스, 아보카도에 많이 들어 있고 바나나, 오렌지, 딸기 등의 과일류와 콩 종류에도 많이 들어 있다. 엽산은 열에 약하기 때문에 익히지 말고 신선한 채소와 과일을 날 것으로 먹는 게 좋다. 비타민 B_{12}와 B_6는 주로 육류나 유제품에 많으므로 오히려 피하는 것이 좋고, B_{12}와 B_6가 많이 들어 있는 것 중에서 고구마와 감자 등으로부터 B_{12}와 B_6를 섭취하면 좋다.

꾸준한 운동

운동의 미덕이야 너무 많지만, 혈관 합병증이 있는 경우에는 더욱 유용하다. 적절한 운동은 혈당 조절뿐 아니라 혈행을 좋게 한다. 또 스트레스에 대해 쉽게 대처할 수 있게 해준다. 스트레스에 잘 대처하지 못하고 짓눌리면 혈전이 더 쌓여 혈관 상태가 더 나빠진다.

만약 혈액 순환을 좋게 하겠다고 운동 대신 약을 먹는다면 근본적인 치유책을 버리는 것과 마찬가지기 때문에 가능하면 약보다는 운동을 하는 것이 좋다. 운동을 하지 않고 생활 습관을 예전 그대로 유지한 채 약에 의존한다면 바라지 않는 일들이 또다시 되풀이될 것이다.

당뇨망막증의 치료 초기는 이미 혈관이 터질 만큼 불안정한 상태여서 과격한 움직임이나 심한 운동은 금해야 한다. 레이저 치료를 받는 중에는 운동을 금하고 무조건 조심해야 한다. 레이저 치료가 끝나는 시점에서는 가벼운 산책, 자전거 타기 정도가 좋다. 치료 후 6개월 정도 지난 다음에는 과격한 것만 빼고 자신이 좋아하는 운동을 할 수 있다.

그밖의 방법들

마음의 안정이 필요하다. 스트레스는 만병의 근원이다. 적절히 대처하지 못한 스트레스는 혈당을 올릴 뿐만 아니라 혈관을 축소시키고 혈압을 올려 혈관 질환에는 치명적이다. 그러므로 스트레스 관리는 음식 관리나 운동 못지않게 중요하다.

요가도 도움이 된다. 요가는 몸과 마음 모두를 이완하게 해주는 매우 좋은 방법이다. 특히 요가에서 가르치는 호흡은 혈관 건강에 큰 도움이 된다. 깊이 호흡을 하면 할수록 혈관이 확장되어 혈행을 좋게 하기 때문이다.

다만, 요가에서 주의할 점은 특히 치료 초기에는 삼가고 할 수 있다면 치료 후에 하되 쟁기자세나 전신자세, 물구나무서기와 같이 머리가 아래로 향해 압력이 가해지는 동작은 하지 말아야 한다. 1년 이상 혈관 건강에 신경 써서 혈관이 안정되고 건강해진 뒤라면 가능할 수도 있다.

족욕도 혈액순환을 돕는 데 유용하다. 단, 말초신경에 이상이 있어서 뜨거운 것을 잘 못 느끼는 경우라면 데지 않도록 주의해야 한다.

호모시스테인 수치는 남자보다 여자가 높고, 나이가 많을수록 증가하며, 흡연, 음주, 커피를 즐기는 사람들에게서 높게 나타나므로 될수록 이런 것들은 삼가는 게 좋다. 특히 담배는 무조건 끊어야 한다.

혈관을 튼튼하게 해주는 음식들을 늘 식단에 올리는 것도 매우 좋은 방법이다. 혈관을 깨끗하게 하고 혈관을 튼튼하게 해주는 음식으로는, 연근, 메밀, 뽕잎, 콩, 마늘, 양파, 톳, 김, 미역, 다시마 등이 있고 이밖에도 많다. 연근이나 뽕잎이나 다시마 같은 것들은 밥을 지어먹을 때 넣어 먹을 수도 있다. 뽕잎 같은 것은 가루 형태로 밥물로 써도 되고, 연근이나 다시마 같은 것들은 그대로 넣어 밥을 지을 수도 있고, 그것을 우린 물로 밥을 할 수도 있다.

당뇨망막증 치료 후의 관리

당뇨망막증은 조기 발견해서 심하지 않은 경우는 괜찮지만, 대부분 통증 같은 것이 없기 때문에 늦게 발견되는 경우가 많다. 당뇨망막증은 수개월 걸리는 장기간의 치료가 필요하고 치료 후에도 3개월에 한 번 정도 경과를 관찰하는 진료가 필수다.

당뇨망막증을 치료하기 위해서는 1차로 레이저 시술을 한다. 레이저로 망막 주변의 터진 혈관들을 제거하는데, 정도에 따라 여러 차례 나누어서 하기도 한다. 대부분 한 번에 끝나는 경우는 거의 없다.

의사들은 망막에는 통증을 느끼는 감각세포가 없어서 아프지 않다고 하지만, 레이저 치료가 끝나고 나면 심한 통증을 느낄 수 있다. 바로 각막에 상처가 생기기 때문이다. 레이저 치료를 하지 않더라도 렌즈를 대고 망막을 검사할 때 각막에 상처가 생길 수도 있다.

망막이 중요하다고 해서 각막 상태에 유의하지 않으면 분명히 각막이 찢기고 만다. 망막을 검사하거나 망막에 레이저를 쏘려면 눈 표면인 각막에 렌즈를 딱 붙이고 이리저리 자리를 옮겨가면서 안을 샅샅이 들여다보아야 하는데, 그러다 보면 렌즈와 각막의 마찰에 의해서, 또는 치료 후 렌즈를 눈에서 떼어내면서 각막과 밀착, 압축되었던 공기가 폭발하면서 생기는 갑작스러운 압력 변화 때문에 각막이 찢겨지는 것이다.

특히 망막에 문제가 있을 정도거나 유병 기간이 긴 경우에는 상피세포가 잘 벗겨진다. 각막 상피세포는 여러 층으로 되어 있는데, 각 층끼리 서로 붙어 있도록 하는 교량 역할을 하는 구조가 당뇨 상태에 따라 느슨해지고 약해져서 바깥 층이 안쪽 층으로부터 쉽게 분리된다. 그냥 놔두면 시력에 문제가 생길 수 있다.

망막 치료를 하는 중에는 검사나 치료 후 수시로 인공 눈물을 넣어서 윤활 작용을 도와 벗겨진 각막 표피층에 자극이 덜 가도록 해야 한다. 특히, 밤에 자기 전에 인공 눈물 점안액을 넣거나 아픈 증세가 심할 때는 인공 눈물 젤이나 연고를 넣고 자면 도움이 된다. 혈당 조절이 잘 되고 시간이 지나면 아물게 된다. 안구가 건조해서 상처가 잘 낫지 않는다면 물을 자주 마시는 것도 도움이 되고, 가습기를 사용하는 것도 좋다. 한의학에서는 몸에 열이 많이 나는 사람에게 안구건조증이 많다고 한다. 다이어트를 한다고 고추같이 매운 음식을 지나치게 많이, 장기간 먹으면 열이 많아져 안구건조증이 생기기 쉽다고 한다. 매운 음식, 열이 나는 음식 섭취를 줄이는 것도 위장을 보호하고 안구건조 증상을 완화시키는 데 도움이 될 것이다. 색이 살짝 들어간 보안경을 쓰는 것도 눈부심 방지와 함께 각막 보호에 도움이 된다.

각막의 손상 정도가 심할 때는 눈물을 자주 넣어 부드럽게 윤활 작용을 도와 마찰을 줄이고, 나을 때까지 단단하게 패치를 해야 한다. 패치를 할 때는 약국에서 파는 멸균 거즈를 접어서 눈에 대고 종이반창고를 좌우 위아래로 힘껏 당겨서 거즈가 눈을 꽉 누르는 상태가 될 때까지 단단히 붙여야 한다. 두 눈을 깜박거려도 패치한 쪽의 눈동자는 움직이지 않을 정도가 돼야 한다.

대부분의 의사들이 각막보다 망막에 더 신경 쓰느라 각막 상태에는 별다른 주의를 기울이지 않는다. 망막이 각막보다 훨씬 중요하다고 하지만, 각막이 손상되었을 때의 통증은 비교할 수 없으리만치 대단하다. 또 각막이 손상되면 눈을 뜰 수 없을 만큼 눈부심이 심해진다. 잘못 되면 망막으로 시력을 잃는 것보다 각막 손상으로 더 빨리 시력을 잃을 수 있다. 망막은 이식이 되지 않고, 각막은 이식이 된다는 차이만 있을 뿐이다.

치료 도중 발생하는 각막 상처는 의료사고일 수도 있는 미묘한 문제다. 사실 매우 조심스럽게 다루면 각막에 상처가 날 확률이 줄어드는 것은 사실이다. 그렇다면 각막 상처가 의료 사고인가? 이것은 그렇다고 할 수도 있고, 아니라고 할 수도 있다. 의사의 부주의라면 의료사고이고, 환자의 각막 상태가 나빠서 그렇다고 주장하면 의료사고가 아닌 것이 될 수도 있는 것이다. 그러므로 망막 검사를 하거나 레이저 치료를 할 때는 의사에게 미리 각막 상태를 알리고 렌즈에 윤활제를 듬뿍 바를 것과 최대한 조심해서 다루어줄 것을 당부해야 한다.

처음 레이저 치료를 하러 가게 된다면 보호자를 동반하도록 하고, 자가 운전은 삼가야 하며, 미리 선글라스를 준비하면 치료 후 눈부심 때문에 눈을 못 뜨는 것을 막을 수 있다. 그렇지 않으면 각막 상태가 안 좋은 경우에는 눈도 못 뜨고 집에도 못 가고 길에서 울 수도 있다. 레이저 치료를 하려거든 가능하면 예약 시간을 늦은 오후 시간이나 저녁으로 잡아서 해가 기운 다음에 돌아올 수 있도록 하는 것도 눈부심을 줄이는 방법이다. 이날에는 인공 눈물도 준비해서 치료 후에 상처나기 쉬운 각막을 보호하도록 한다.

장기간의 레이저 치료 후에 생기는 현상에 대해서도 미리 알아두는 게 좋다. 레이저 치료 후에는 레이저로 불량 혈관들을 없애는 과정에서 망막 주변부의 시신경이 파괴되어 시야가 좁아진다. 레이저 치료를 하게 되면 망막 중심부 시신경만을 남기고 거의 모두 제거하게 된다. 레이저 치료를 다 마치고 나면 살아 있는 시신경은 30~50% 정도밖에 되지 않는다. 그래도 일상생활에 크게 불편하지는 않지만 정상일 때보다 시야가 좁아지게 된다. 그래서 계단을 헛딛는다거나 길을 가다가 발밑의 장애물에 걸리는 경우가 많아질 수 있다. 또 망막 중심부의 시신경만 남아 있고 주변부의 시신경은 죽어 있기 때문에 밤눈이 어두워진다. 그래서 날이 어둑어둑해지기 시작하면 공이 날아와도 바로 눈앞까지 오기 전까지 알아채지 못해 피하지 못하는 경우도 생긴다. 날이 어두워질수록 동공이 넓게 확장되듯이 망막 주변부의 시신경을 더 활용해야 하는데 주변부 시신경이 작용하지 못하기 때문에 어둠 속에서 사물을 더 잘 못 보는 것이다.

고통스럽거나
기능이 멈추거나

말초신경병증, 고통스럽거나 감각을 잃거나

말초신경병증은 고혈당으로 인한 신경의 손상이 주원인으로 알려져 있다. 고혈당 상태에서는 체내 소르비톨이 증가한다. 소르비톨은 수분을 끌어당기는 성질이 강해서, 소르비톨이 만약 신경조직 속에 많이 축적되면 신경조직 속으로 수분이 흡수되어 신경조직이 붓고 통증을 느끼게 된다.

고혈당이 주원인이라고 하지만, 이는 여태까지 2형당뇨를 주 대상으로 연구한 결과이고, 1형당뇨인의 경우에는 고혈당뿐만 아니라 저혈당도 한 원인이 될 것으로 생각한다. 1형당뇨인이 만약 고혈당과 저혈당을 동시에 많이 겪었다면 신경 합병증이 나타날 가능성이 커진다. 잦은 저혈당으로 신경세포가 파괴되어 부실한 상태에서 고혈당이 지속되면 신경 합병증이 가속될 것이다.

그리고 말초신경 합병증의 원인이 혈당 때문만은 아니다. 술을 너무 많이 먹어서 신경이 손상되었거나 비타민이 결핍되었을 수도 있고, 갑상선 기능이 저하되어 나타날 수도 있다.

발병 후 나타나는 합병증 가운데 비교적 이른 시기에 나타나는 말초신경병증은 대개 통증을 동반한다. 당뇨 합병증 가운데 가장 먼저 나타난다는 점에서 말초신경병증을 다른 합병증들이 나타날 수 있는 신호로 생각할 수 있다. 처음에는 손발이 저리는 증상이 나타나다가 점차 통증이 나타나고, 통증이 심할 때는 죽고 싶을 만큼 심하다고 한다. 손발이 저릴 때 단순히 혈액 순환이 잘 안 되나보다고 생각하지 말고 말초신경병증을 의심해봐야 한다.

손발 저림이 혈액 순환 때문이라면 걷거나 움직일 때 증상이 더 심해지고 가만히 있으면 증상이 가라앉는다. 그러나 말초신경병증 때문이라면 움직일 때는 괜찮다가 가만히 있을 때 증상이 더 심해진다. 특히 밤에 자면서 통증이 심해지기 때문에 잠을 제대로 잘 수 없다.

반대로 신경이 손상되었거나 마비되었으면 아프거나 뜨겁거나 하는 등의 감각을 못 느낄 수도 있다. 그래서 발 감각이 둔해져서 다쳐도 모르고 있다가 상처가 커져 나중에 발을 자르는 일도 생긴다.

말초신경병증이 있으면 의사의 처방을 받아 진통제 등의 약을 복용한다고는 하지만, 아직까지 특별히 효과적인 치료약은 없는 것으로 알려져 있다. 그러나 몇 개월 동안 식사 관리와 꾸준한 운동, 적절한 인슐린으로 혈당 조절을 철저히 하면 증상이 사라질 뿐만 아니라 다른 합병증도 조기에 예방할 수 있다. 단, 말초신경병증으로 발 감각이 둔해져 있다면 반복적인 움직임이 필요한 운동과 발에 손상을 줄 수 있는 운동은 피하는 것이 좋다. 말초신경병증이 있을 때 필요한 운동에 대해서는 《춤추는 혈당을 잡아라》 6장 즐거운 운동에서 '운동을 쉬어야 할 때, 주의해야 할 때'를 참고하라.

자율신경병증, 장기 기능의 이상 또는 정지

우리 몸 모든 곳에 퍼져 있는 자율신경은 주로 내부 장기의 기능을 조절하는 역할을 한다. 자율신경은 우리의 의지와 상관없이 움직인다. 심장의 박동, 위에서의 소화, 혈관의 수축과 이완 등이 자율신경에 의해 일어나는 신체 현상이다. 그러니 자율신경에 문제가 생겼다고 상상해보라. 심장이 멈출 수도 있고, 눈동자를 움직이지 못할 수도 있고, 혈관이 수축되지 않을 수도 있다. 혈관이 수축되어야 할 때 수축되지 못하면 저혈압이 되는데, 흔하게 나타나는 자율신경병증 가운데는 누웠거나 앉았다가 일어날 때 어지러움을 느끼고, 심한 경우에는 빈혈, 두통, 실신까지 일어나는 기립성 저혈압이란 것도 있다. 호흡이 멎을 수도 있고, 남자의 성기가 고개를 들지 못할 수도 있고, 소화가 안 될 수도 있고, 변이 줄줄 샐 수도 있다. 생각만 해도 끔찍하지 않은가? 그러나 이것은 상상 속의 얘기만이 아니라 모두 실제로 일어나고 있는 일들이다.

자율신경이 우리 온몸에 분포되어 있는 만큼 여기에 이상이 생기면 피부, 위장관계, 비뇨생식계, 심혈관계 등 모든 부위에서 발생한다. 자율신경병증이 발생하는 원인은 아직 확실하게 밝혀진 것은 없다. 신경섬유에 산소와 양분을 공급하는 모세혈관이 망가져서 발생한다는 견해도 있고, 고혈당으로 인해 신경 세포에 해로운 물질이 비정상적으로 축적되어서 생긴다고도 한다. 최근에는 유해산소가 신경에 직접 손상을 준다는 보고도 있고, 특정한 지방산이 결핍되어 자율신경병증이 발생한다는 보고도 있다.

당뇨인의 경우에는 오랜 기간 혈당 조절이 불량할 때 나타날 수 있다. 여기서 저혈당에 의한 신경세포의 손상도 무시할 수 없다. 1형당뇨인이 저혈당에 노출되는 빈도는 매우 높다. 거의 하루에 한 번씩 겪는 경우도 있다. 저혈당일 때 바로 대처하고 우리 몸의 회복 능력에 의해 세포 수선이 이루어진다고 해도, 15분 이상 저혈당에 노출되는 횟수가 1형당뇨인 평생에 걸쳐 어느 정도나 될까. 1형당뇨인은 그래서 고혈당뿐만 아니라 저혈당까지 예방하여 철저하게 혈당을 조절하는 것이 자율신경병증을 예방하거나 진행을 늦출 수 있는 가장 중요한 요소다.

1형당뇨인들은 저혈당을 미리 막아야 하는 입장에 있기 때문에, 혈당을 최대한 정상 범위에 들도록 노력해야 하면서도 정상 범위보다 약간 높게 유지할 필요가 있다. 이렇게 혈당을 유지하는 것은 매우 어려운 과정이다. 실제로 혈당은 더 불규칙하여 100mg/dl 내외에서 머무르기보다 저혈당이거나 고혈당인 경우가 더 많다. 그러나 합병증이 나타나기 전에 마음껏 활동할 수 있을 때 좋은 음식을 푸짐하게 먹고 꾸준히 운동을 하면서 혈당을 조절하면 약간 높은 혈당이더라도 혈관과 신경의 건강을 지킬 수 있어 약간 높은 혈당에 대한 상쇄가 가능하고 합병증에 대한 걱정도 덜 수 있다.

당뇨와 관련된
여러 증상들

상처와 감염

혈당 조절 기능은 우리 몸이 건강할 수 있는 가장 중요한 토대인데, 인슐린 분비 능력이 상실되었다면 건강의 균형을 잃은 셈이다. 호르몬의 역할을 관장하는 내분기계와 신경계, 그리고 면역체계가 서로 완벽하게 조화하면서 균형을 이루고 있을 때가 가장 건강한 상태다. 1형당뇨인에게는 이 균형 상실의 출발이 인슐린 분비 능력 상실인 것이다. 완벽하지는 않지만 자연 상태의 인슐린을 모방한 인슐린 주사로 정교하고 복잡한 생명 현상 유지 과정에 참여하고 있는 것이다.

내분비계에서 내보내는 호르몬은 신경과 마찬가지로 신호 전달자로서의 역할을 한다. 인슐린이 신호 전달자로서의 역할을 제대로 수행하려면 우리 몸의 세포들과 뇌 사이를 오가며 매우 정교한 피드백 과정을 거쳐야 하는데, 사실상 일정한 인슐린 주사로는 이 역할을 수행하기가 어렵다. 더구나 이 과정에는 내분비계의 호르몬만 혼자서 뛰어다니는 것이 아니라, 신경계와 면역체계가 상호 연락을 취하면서 긴밀하게 움직이고 있는 것이다.

따라서 1형당뇨인의 혈당이 불안정하면 그만큼 면역력이 약해질 수밖에 없다. 불안정한 혈당으로 스트레스 상태가 되면, 특히 저혈당 상태를 많이 겪으면 코티졸 분비가 늘어난다. 만성적으로 코티졸이 많이 분비되면 면역력이 약해져 감염에 취약해진다. 장기 이식을 한 사람들이 먹는 면역 억제제의 하나가 바로 코티졸이다. 1형당뇨인은 매일같이 저혈당을 겪으면서 이런 코티졸이 분비되어 면역력이 약해질 수 있는 것이다. 그래서 면역력이 약해지면서 1형당뇨인에게 나타날 수 있는 증상들은 모두 직접적으로나 간접적으로 합병증이 될 수 있는 것이다.

상처가 나서 치료하는 과정에도 면역력이 필요하고, 여드름이나 다래끼와 같은 피부 질환이 생기는 것도 세균에 대응하는 면역력이 약할 때 생긴다. 원인은 알기 힘드나 손가락을 움직일 때마다 마디가 딱딱 걸리면서 통증 때문에 마음대로 손가락을 구부리거나 펴지 못하는 방아쇠수지도 당뇨가 있는 사람에게 잘 나타나는 증상이다. 탈모의 원인은 많지만, 당뇨인의 입장에서는 혈당과의 관계를 생각하지 않을 수 없다. 탈모의 원인 가운데 하나가 스트레스라면, 혈당의 이상 자체가 스트레스고, 또 하나의 원인이 영양 부족이라면, 혈당의 이상 자체가 영양 부족을 불러오는 것이기 때문이다.

면역력이 약하면 감기 같은 가벼운 질병이나 상처가 생겨도 회복이 더디다. 또 감염이나 상처가 생겼을 때 우리 몸은 그것에 대항하기 위해 혈당을 올려서 혈당 조절을 어렵게 하기도 한다.

카페에서나 책 곳곳에서 운동에 대해 강조하는 것은 운동이 1형당뇨인에게 모자라기 쉬운 면역력을 증강하는 방법이기 때문이다. 물론 면역력을 키우는 또 하나의 방법이 자연식을 푸짐하게 먹는 일이다.

1형당뇨인에게 치명적인 복병, 치주 질환

누구나 입 안에는 일정한 세균들이 모여 살고 있는 데 이것은 정상이다. 다만, 당뇨인은 혈당 조절이 제대로 이루어지지 않을 경우 세균에 대한 면역력이 감소되어 입 안에서 각종 감염과 치주 질환이 발생하게 된다. 혈당이 높으면 입 안에서 세균이 번식하기에 좋은 조건이 되어 충치나 잇몸 염증이 잘 생긴다. 그리고 혈당이 높으면 침의 분비가 줄어들어 입 안이 심하게 건조해지고 치주 질환에 노출되기 쉬워진다.

입 안에 사는 수많은 세균 가운데 충치와 잇몸 염증의 원흉이 되는 것은 연쇄상구균이다. 음식 찌꺼기와 연쇄상구균이 작용해서 플라크를 만든다. 플라크는 세균, 침, 점액물 등이 쌓여서 이루어진다. 치태라고도 한다. 이렇게 만들어진 플라크는 세균의 보금자리가 된다. 세균은 당분을 먹이로 해서 증식하고 세균이 만들어내는 산에 의해 이의 가장 바깥층인 법랑질이 파괴된다. 법랑질은 수정에 가까운 구조를 가지고 있어 매우 단단하다. 충치 치료를 위해 이를 깎아내는 데 사용하는 드릴 끝에는 지구상에서 가장 단단한 물질인 다이아몬드 가루가 붙어 있다. 그만큼 단단한 법랑질도 세균이 내뿜는 산에는 녹는 것이다. 법랑질은 한 번 파괴되면 재생되지 않는다. 이를 감싸고 있는 법랑질 바로 안쪽 부분이 상아질인데, 이곳으로는 신경섬유가 지나고 있다. 또 상아질의 중심부에는 턱에서 나온 신경과 혈관이 지나고 있다. 충치 때문에 법랑질이 파괴되면 충치균은 상아질에 이르고, 법랑질과 상아질의 경계에서 주위로 퍼진다. 그러다 신경과 혈관이 연결되어 있는 상아질의 중심부에 이르면 심한 통증이 나타난다. 충치가 생기는 것과 마찬가지로 잇몸도 이런 과정에서 염증이 일어난다.

그런데 문제는 입 안에서 벌어지는 염증 반응이 입 안의 질환으로 끝나지 않는다는 데 있다. 입 안에 염증을 일으킨 세균, 염증 물질과 독소들이 혈관을 타고 뇌와 심장 등으로 가서 혈관에 염증을 일으키거나 막아 뇌졸중과 심장병을 일으킬 수 있고, 눈으로 가서 망막동맥을 막아 시신경을 파괴하기도 한다.

미국 치과협회 전 회장인 빈센트 라코노 박사는 잇몸을 '강으로 나있는 하수구'에 비유한다. 하수구로 쓰레기를 버리기 시작하면 강 하류까지 오염되는 것처럼, 치주염을 일으킨 세균 등이 우리 몸의 강인 혈류를 타고 전신으로 퍼지는 것을 설명한 것이다. 심장병이나 뇌졸중처럼 혈관이 막혀서 생기는 심혈관 질환이, 혈관에 해로운 콜레스테롤이 달라붙고 여기에 염증이 생기면서 동맥경화로 인해 나타난다는 것이 최근의 이론이다. 이 이론과 마찬가지로 만성적인 염증 질환인 치주염이 있으면 잇몸 질환을 일으킨 세균이 잇몸 아래의 혈관을 타고 염증을 유발하는 엔도톡신이라는 독소를 생성한다. 이 독소가 혈류를 타고 떠돌다가 혈관에 염증을 일으키고 동맥경화를 일으키거나 뇌, 심장의 혈관을 막는다.

미국의 국민건강 및 영양조사를 바탕으로 한 연구 결과에 따르면, 치주염이 있는 사람은 심장병에 걸릴 위험이 1.6배, 심장마비를 일으킬 위험은 2.1배, 뇌졸중에 걸릴 위험은 2.8배 높아진다고 한다. 또 다른 연구 결과에 따르면, 손실된 치아 수가 10~19개인 노인은 이보다 이가 덜 빠진 노인에 비해 뇌졸중 발생 위험이 2배가 높다고 한다.

치주 질환이 임산부에게 있을 때는 조산할 확률도 높아진다. 미국 펜실베이니아 치대 제프코트 박사가 2년 동안 임산부 3천 명을 대상으로 치주염과 조산의 관계를 연구했다. 그 결과 4주 이상 일찍 조산한 비율이 보통의 치주염이 있었던 산모에게서 4배, 아주 심한 치주염을 앓고 있던 산모에게서 7배가 더 높은 것으로 나타났다. 반대로 치주염 치료를 받은 산모에게서는 조산 비율이 8분의 1로 줄어들었다. 치주염이 있으면 프로스타글란딘이라는 염증 유발 물질의 혈중 농도가 증가한다. 프로스타글란딘은 임신 말기에 많이 분비돼서 혈관을 수축해 분만하게 하는 일종의 호르몬인데, 잇몸에 염증 때문에 농도가 높아지면 분만 신호로 받아들여 조산할 수 있다. 많은 임산부들이 임신 전에 치과 치료를 받아야 한다고 생각하면서도, 임신을 하고 나면 치과 치료를 안 받는 게 좋다고 생각하고 있다. 그러나 이미 학계에는 임신 중에 치주 질환을 치료해도 안전하다고 인정되었다. 충치나 잇몸 질환이 있다면 더 큰 병을 만들지 말고 임신 초기를 지나 치과 치료를 꼭 받도록 해야 한다.

일반적으로 당뇨인은 잇몸 질환의 발생 위험이 당뇨 아닌 사람에 비해 3배가량 높다. 특히 당뇨가 있으면서 담배까지 피울 경우, 잇몸 질환 발생 위험이 정상인의 20배에 달한다. 특별히 혈당이 높지 않아도 대체로 약간 높은 정도를 유지하고 있는 1형당뇨인은 침과 잇몸 분비액에

포도당 농도가 높아 세균이 영양소를 더욱 쉽게 구할 수 있어 번식하기 좋은 조건이다. 그러므로 1형당뇨인이 온몸에 영향을 끼칠 수 있는 입안의 건강을 지키기 위해서는 철저한 혈당 조절과 함께 다음과 같은 내용의 실천이 필요하다. 잇몸병 발생 원인의 50%가 흡연 때문이라고 한다. 꼭 금연해야 한다. 식후 양치질을 잊지 말고, 설탕이나 탄산음료, 가공식품을 멀리 하고, 대신 과일과 채소, 칼슘을 충분히 섭취한다. 충분한 영양 섭취와 함께 규칙적으로 운동을 해서 면역력을 기르고, 정상 혈압을 유지해 혈액 순환이 잘 되도록 해야 한다.

염증에 의해 손상된 구강 내 조직의 치료에 필요한 교원질 대사가 당뇨인에게는 저하되어 있어 당뇨 아닌 사람들에 비해 회복이 느리다. 그래서 상처가 나을 때까지 주의가 필요하고 철저하게 혈당을 조절해야 한다. 치주 치료나 치석 제거 등을 할 때는 담당의사에게 1형당뇨가 있다는 사실을 꼭 알리고, 치료 전에 혈당을 안정된 상태로 조절해야 한다. 상태가 좋지 않으나 급히 치료를 해야만 할 때는 치료 전후에 항생제를 사용해 감염을 예방하는 경우도 있다. 그러나 혈당 조절이 잘 되고 있는 경우에는 항생제가 필요한 일은 드물다.

충치가 많고 잇몸에 염증이 잘 나타나거나 당뇨 유병 기간이 길어 혈관 상태가 걱정된다면 치과를 통해 CT 촬영을 하는 것도 혈관 합병증 여부를 알아보는 데 도움이 된다. 플라크 때문에 신체 다른 부위의 혈관에서 출혈, 석회화, 궤양, 협착증, 폐쇄가 일어날 수 있는데, CT 촬영으로 그것을 확인할 수 있기 때문이다.

혈당과 알레르기

알레르기 물질에 접하면 세포에서 항체가 생겨 항원항체반응으로 히스타민이라는 물질이 세포에서 분비된다. 히스타민이 세포벽을 상하게 하면 몸에서 이것을 치료하는 과정에서 두드러기가 일어나거나 재채기, 콧물, 피부 발진 등의 알레르기 현상이 일어난다. 알레르기 현상은 부위에 따라 아토피, 습진, 알레르기성 비염, 알레르기성 결막염, 기관지 천식 등으로 나타난다.

1형당뇨인의 혈당이 조절되지 않을 때 이런 알레르기 증상을 겪을 수 있다. 저혈당일 때는 알레르기를 일으키는 히스타민이 많이 분비된다. 스트레스 상태에서도 히스타민이 분비된다. 저혈당 상태가 곧 스트레스 상태임을 안다면 쉽게 이해할 수 있을 것이다. 그런데 간 기능이 떨어져 있으면 히스타민을 분해하는 능력도 떨어져 알레르기 증상이 많이 일어난다. 간염이 있거나 지방간이 있거나 약을 과다 복용하는 사람들은 간 기능이 약해 알레르기 증상을 많이 겪는다.

단것을 많이 먹거나 혈당이 높은 상태에서 인슐린을 많이 사용하면 지방간이 생기기 쉽다. 저혈당도 비슷한 상태이기 때문에 마찬가지로 지방간이 되기 쉽다. 과잉 섭취한 당과 그것을 해결하려는 인슐린의 과다 투여는 지방을 너무 많이 만들기 때문에 간에서 지방을 제대로 내보내지 못하고 간에 축적한다. 술을 많이 마시는 사람도 알코올이 간에 축적되어 지방간이 되기 쉽다. 지방간으로 간 기능이 떨어져 히스타민을 분해하는 능력이 약한 것이다.

인슐린 과다 투여로 저혈당이 잦으면 간에 글리코겐이 많이 저장되어 히스타민을 분해하는 효소를 생산하는 능력이 떨어진다. 히스타민을 분해하지 못하면 알레르기 증상이 심해진다. 특히 운동으로 당을 소비하기보다 인슐린으로 혈당을 잡는 것을 우선으로 삼으면 간에 글리코겐 저장이 늘어나서 알레르기에 취약해진다.

알레르기를 치료하기 위한 약은 대개 항히스타민제나 코티졸 약이다. 알레르기가 있다고 약으로 치료하려고 하면 오히려 간이 더 상할 수 있다. 알레르기에도 역시 답은 바람직한 음식 섭취, 운동, 최소한의 인슐린을 사용한 혈당 조절이다.

시력이 나빠졌어요

내가 고등학생이었을 때 눈이 침침해서 시력이 나빠진 것 같아 안경을 맞춘 적이 있다. 처음에는 책을 너무 많이 들여다봐서 그런 줄로만 알았다. 실제로는 눈을 혹사할 만큼 책을 본 것도 아니다. 어머니와 안과에 찾아갔다. 의사가 안경을 맞추란다. 바로 안경을 맞췄다. 처음에는 남들 다 쓰는, 부러워하던 안경이 생겨서 얼마나 좋았는지 모른다. 그런데 며칠 써보니 어지럽고 거추장스러워 매우 불편했다. 적응하는 데 시간이 좀 걸리려나 보다 생각했다. 그러다 결국 불편해서 안경을 벗어놓고 생활했다. 그런데 어느 날 보니 사물이 깨끗하게 잘 보였다.

안과에서 시력이 떨어지는 원인을 찾지 못한다면 혈당 관리에 문제가 있을 때가 많다. 시력 이상의 원인은 다양하지만, 단순한 혈당 이상이 나타나는 가벼운 시력 이상으로는 '일과성 원시'나 '조절 이상'이 있다. 정상 상태에서는 수정체 안의 포도당이 수정체막을 자유롭게 이동하고 안구방수로 빠져나가지만, 혈당이 높으면 포도당이 소르비톨, 프락토즈로 변해 수정체 안에 남아 삼투압에 의해 안구방수에서 수정체로 급격하게 수분이 유입되어 수정체가 두꺼워진다. 수정체가 두꺼워지면 보통은 근시가 될 수 있지만, 수정체의 굴절력이 떨어져 원시가 된다. 고혈당으로 인해 이런 일과성 원시가 나타난다. 고혈당으로 수정체가 두꺼워지면 수정체의 탄성도 떨어져서 초점을 맞추는 기능 조절에도 이상이 나타난다. 수정체 탄성이 떨어지면 수정체 두께를 변화시키는 모양체의 조절 기능에 문제가 생기기 때문이다. 혈당 조절이 일시적으로 안 된다고 바로 안경을 맞춰 쓰면, 원래의 시력을 회복하지 못하고 시력이 나빠질 수 있다. 이때는 우선 혈당을 정상 범위로 유지하는 것이 중요하다. 혈당 조절이 제대로 이루어지면 1주일 내지 2개월가량 지나서 다시 원래의 시력을 회복할 수 있다.

혈당 조절 때문에 단순히 시력만 나빠졌다면 일시적인 현상이므로 다행이지만, 만약 망막에 문제가 생겼다면 나중에 결과가 나쁠 수도 있기 때문에 눈에 작은 문제라도 생기면 바로 안과로 가서서 진료를 받는 게 순서다. 문제가 없더라도 6개월 내지 1년에 한 번씩 안과 정기 검진을 받도록 해서 눈에 다른 문제가 생기는 것을 예방해야 한다.

변비가 심해요

혈당 조절이 안 돼서 고혈당 상태를 오래 유지하면 변비가 생기기 쉽다. 그래서 특히 고혈당 상태를 자주 겪는 십 대 때 변비가 나타나는 일이 많다. 초경이 지나 에스트로겐 분비가 주기적으로 이루어지는 경우엔 더 심해진다. 혈당이 정상 범위보다 높은 상태가 지속되면 소변을 자주 보게 되어 몸에서 수분이 빠져나가게 된다. 음식물이 장을 거쳐 나올 때 적당한 수분이 있어야 쉽게 변을 볼 수 있는데, 소변으로 수분이 다 빠져나가므로 변비가 생기는 것이다.

혈당 관리가 잘 되고 운동도 열심히 하고 먹기도 잘 먹을 때는 변비가 생길 일이 별로 없다. 고등학교 다닐 때 일시적으로 변비가 있었는데, 지금 생각해보면 스트레스를 많이 받고 혈당 조절이 잘 되지 않을 때였다. 스트레스를 많이 받아도 변비가 생긴다. 스트레스로 아드레날린이 분비되면 장 운동이 억제되기 때문이다.

요즘엔 매일 아침마다 변을 너무너무 잘 봐서 입꼬리가 저절로 귀에 걸리는 날들의 연속이다. 물론 일을 보고 변기를 보면 스스로 민망하기도 하지만, 일을 잘 본 날에는 몸이 날아갈 듯 가볍고 하루가 상쾌해진다. 더구나 가스와 변에서 냄새가 거의 없다. 이런 쾌변은 매일 다량의 식이섬유를 섭취하고 운동을 하기 때문에 가능하다. 매 끼니마다 나물이며 채소를 많이 먹는다. 간식으로는 과일을 먹고, 하루종일 물을 조금씩 수시로 마신다. 식후에는 산책을 빠뜨리지 않는다. 이것이 나의 행복한 배변 비법이다. 너무 평범하다고? 그렇지만 평범한 것을 벗어나서는 답을 찾기 힘든 것 같다. 다량의 식이섬유 섭취는 혈당이 급격하게 상승하는 것을 막아주고, 배변을 도우며 건강까지 챙겨주니 일석삼조다.

변비가 너무 심하다면 병원에서 차전자피 같은 생약 성분의 변비약을 처방받는 것이 좋다. 병원 처방으로 일단 변비 증상이 완화되면 생활 속에서 채소와 고구마와 같이 식이섬유가 풍부한 음식을 섭취할 수 있도록 식습관을 바꿔야 한다. 늘 약에만 의존할 수는 없다. 그밖의 변비약들은 생약 처방이라고 광고하면서도 실은 거의 설사약에 가까워 몸에 무리가 간다. 설사는 탈진을 불러오고 탈진은 영양의 흡수를 방해해 저혈당을 일으킬 수 있다.

세상과의 조화

1형당뇨가 완치된다해도,
완치되지 않는다 해도

세상에는 당뇨 말고도 수많은 병이 있다

요즘 들리는 반가운 소식들을 들어 보면 조만간 1형당뇨가 완치될 것만 같다. 나는 1형당뇨인들이 희망을 잃지 않기를 바란다. 그러나 1형당뇨가 완치된다면 나 역시 치료를 받고 더 이상 주사를 맞지 않겠지만, 그럼에도 불구하고 나는 먹는 것과 운동하는 것, 그밖의 생활들을 유지하며 지금과 똑같이 그대로 살 것이다.

내가 어릴 적부터, 의학 기술의 눈부신 발달로 조만간 병을 치료할 수 있을 거라는 얘기를 많이 들어왔다. 그때는 반신반의했지만, 요즘 진행되어가는 걸 보면 어쩌면 정말 곧 당뇨 완치의 날이 올 것만 같다.

예전 같았으면, 나는 1형당뇨 치료에 관한 기사들을 보고 흥분하고 기대하고 완치에 대한 희망을 가졌을 것이다. 그리고 또 이런 생각을

했을 것이다. '병이 치료되면 그동안 먹지 못했던 것, 마음껏 먹을 수 있 겠지. 아니 먹어야지!'

그런데 요즘 반가울 만한 기사를 보아도 나는 흥분하지 않는다. 나이 가 들어서인 것 같지만은 않다. 예전에 먹고 싶었으나 먹지 못했던 것 들이 이제는 더 이상 먹고 싶은 게 아니기 때문일 것이다.

그러나 그것만이 다가 아니다.

생로병사는 자연의 이치라고 하지 않는가. 사람이 나고, 나이 들고, 병들고, 세상을 떠나는 것은 자연스러워 보인다. 과학의 진보에 따라 사 라지는 병들도 있지만, 문명의 발달로 생겨나는 병들도 많다. 1형당뇨 를 가진 우리는 혈당 측정기에 나타난 숫자로 많은 것들을 파악하고 생 활의 중심에 항상 당뇨가 있지만, 사실 병이라는 게 어디 당뇨뿐이겠는 가? 우리가 아는 병, 모르는 병 다 합쳐도 어마어마하다.

그런데 당뇨 때문에 먹지 못했던 것들, 또는 몰래 먹는 것들이 사실 은 당뇨에만 영향을 미치는 게 아니라 다른 심각한 질병에도 영향을 미 친다. 만약 당뇨가 완치되어 내가 먹고 싶은 걸 몽땅 다 먹는다면? 아마 또 다른 병에 걸리고 말 것이다.

식탁, 변화가 시작되는 곳

부모 입장에서도 우리 아이의 당뇨가 치료된다면 무엇이라도 사주고 싶어지지 않을까? 그렇지만, 이런 마음이 어떤 마음일지 한번 눈감고 그려보라. 내가 다른 누군가에게 맛있는 과자며 사탕이며 초콜릿이며 패스트푸드 같은 것을 사줄 때 내 마음에 어떤 생각이 들까. 그것으로 그만인 것 같다.

한편, 내가 다른 누군가에게 내 손으로 건강에 이로운 음식을 만들어 준다면, 또는 아이와 함께 그런 요리를 해서 나누어 먹는다면? 내가 겪 어보니 차이가 난다. 음식을 만들고 차리는 데는 내 손으로 음식을 만든다는 행위와 이로운 것을 나눔으로써 다른 이의 건강을 챙겨준다는 기쁨과 공감이 있다.

마음만 있다면, 식탁의 변화는 사실, 건강뿐만 아니라 사람의 인생까지도 바꿀 수 있다. 작은 예로, 인스턴트 식품을 먹던 때와 인스턴트 식품을 먹지 않게 된 후, 나는 조금 더 착해진 것 같다. 나는 그것을 겪었고, 세계적으로도 같은 사례가 발표되고 있으며, 가깝게는 주위에서도 많이 보았다. 음식의 변화로 심성을 더 곱게 가다듬을 수 있게 되는 것이다. 그뿐 아니라 자연식은 그 사람의 건강을 가장 좋은 상태로 유지시켜준다. 몸과 마음은 항상 따라다녀서 몸 상태가 좋으면 마음 상태도 덩달아 좋아진다. 반대도 마찬가지다.

식탁이 집안에서 중심이 되려면, 부모의 관심과 본보기가 없으면 불가능하다. 그렇게 해서 풍성한 식탁 문화가 집안에 자리잡으면 가족 관계 또한 근사해진다. 개인과 가족, 나아가서는 사회 생활에까지 식탁은 영향을 미친다.

사람답게 사는 길, 건강하게 사는 길

당뇨 관리를 오래 해오면서 음식과 운동, 그리고 마음가짐과 됨됨이, 그리고 세상살이에 대해 되돌아보니, 처음엔 당뇨 관리를 위한 것이었지만, 이것들이 결국 사람답게, 그리고 건강하게 사는 길이라는 것을 확인하게 된다.

나는 당뇨 관리를 줄타기에서 하는 중심 잡기라고 말한다. 마찬가지로 내가 생각하는 건강은 균형과 조화다. 육체노동을 하는 사람에게는 몸의 휴식도 중요하지만 정신노동을 해주는 편이 건강에 이롭다. 정신노동을 하는 사람은 쉰다고 될 일이 아니라 육체노동을 해야 정말 쉴 수 있다. 이렇게 세상에는 균형 잡아야 할 일도 참 많다.

조화는 한 개인에게도 필요하지만, 타인과 세상과 나의 관계를 온전히 유지하는 힘이다.

그런데 개인의 내면에서든 세상과의 관계에서든 균형과 조화가 깨질 때 바로 건강에 위협이 된다. 수많은 병을 다 치료할 수 있다손 치더라도 이 세상에 의학으로 치료할 수 없는 유일한 병이 하나 있다면 마음의 병이다. 내면에 균형과 조화를 이루지 못한 것이 바로 마음의 병이다. 마음에 병이 있으면 삶의 균형을 이룰 수 없고, 세상과 조화할 수도 없다. 이것은 결국 또다시 몸에 병을 부른다.

그래서 나는 1형당뇨가 완치된다고 하더라도, 주사를 더 이상 맞지 않더라도 사는 것은 지금까지 살던 것처럼 그대로 살겠다고 말하는 것이다. 그리고 희망은 내 살이 닿는 더 가까운 곳에, 내 상상이 닿는 더 원대한 곳에 두겠다.

그리고 1형당뇨가 완치되지 않는다고 해도, 나는 1형당뇨와 함께 잘 살 것이다. 1형당뇨가 완치되지 않는 것은 내 통제 밖의 것이다. 나는 내 통제 밖의 것에 내 힘을 쏟기보다 함께 잘 살 수 있는 길을 찾겠다. 여태까지 그래왔던 것처럼. 존재하지 않는 미래에 살기보다 현재를 살기 위해 노력할 것이다. 1형당뇨는 내게 삶을 잘 살 수 있는 기회를 주었다. 나는 내게 1형당뇨가 찾아와준 것에 감사한다. 1형당뇨 덕분에 나는 내 삶을 돌아보며 잘 살 수 있었다. 1형당뇨 덕분에 1형당뇨에 대해서 나는 조금이나마 알게 되었고, 1형당뇨에 대해 황무지였던 세상에서 다른 1형당뇨인과 가족, 일부 의료인들에게 1형당뇨에 대해서, 그리고 1형당뇨에서 정말 무엇이 중요한지를 알려주고 말할 수 있었다. 세상에 와서 적어도 한 가지는 기여해서 기쁘다.

세상 속으로

세상과 조화하기 위해 필요한 것

한 사람의 몸에서 균형과 조화가 구현된다고 건강이 완벽하게 보장되지는 않는다. 우리에게 마음이 없다면 몰라도 모든 것에 반응하는 마음이 있는 한, 나와 타인, 세상과의 조화 속에서 평화와 행복이 함께 해야 비로소 건강해질 수 있다. 그러므로 이기적인 사람들은 결코 건강하기가 힘들다. 자신의 이익만을 챙기는 가운데 다툼이 있고 불화가 있고 주위로부터 고립되기 때문이다.

내가 좋아하는 《맹자》에 이런 얘기가 나온다. 맹자가 양나라 혜왕을 찾아갔을 때 혜왕이 자기 나라를 이롭게 하는 방법을 묻자, 맹자는 "하필 이利를 말하십니까. 오직 인의仁義가 있을 뿐입니다" 하고 말했다. 맹자의 이 이야기는 본래 정치에 관련된 이야기지만, 건강과 관련한 우리 생활에 끌어써도 손색이 없다. 《춤추는 혈당을 잡아라》와 이 책 일부에서 나는 우리 건강에 이로운 것과 해로운 것에 대해 이야기했다. 매일 매순간 절실한 1형당뇨인은 근본인 자기 자신부터 추스를 수 있어야 하므로 우선 자신의 건강을 챙기기 위해 이로운 것들을 실천할 것을 말했는데, 이것을 실천할 수 있다면 다음 단계로 나아가야 한다. 혈당의 세계와 당뇨에 대해 알고 아는 대로 실천하는 것은 중요하다. 그렇다고 혈당을 잡는 데만 얽매여 있다면 삶에서 찾을 수 있는 그보다 더 중요한 것을 놓칠 수 있다. 맹자의 이야기는 다음과 같이 이어진다.

"만약 왕께서 이익만을 생각하신다면 모든 신하들도 따라서 어떻게 하면 내 집에 이익이 될까를 생각할 것이며, 선비나 백성들은 또 그들대로 어떻게 하면 내 한 몸을 이롭게 할 수 있을까를 생각할 것입니다. 이렇게 윗사람이나 아랫사람 모두가 서로의 이익만을 취하게 되면 결국 나라는 위태로워질 것입니다. 수레 만 대 규모의 나라에서 그 임금을 죽이는 자는 반드시 수레 천 대를 가진 대신이고, 수레 천 대 규모의 나라에서 왕을 죽이는 자는 반드시 수레 백 대를 가진 대신입니다.

수레 만 대 규모의 나라에서 수레 천 대를 소유하고, 수레 천 대 규모의 나라에서 수레 백 대를 소유하고 있다는 것은 결코 적은 것이 아닙니다. 그런데도 욕심에 눈이 어두워지면 그 임금을 죽여서라도 다 빼앗지 않고서는 결코 만족할 수가 없는 것입니다. 이체라는 것은 참으로 위험한 요소입니다. 한 개인이 이익 추구에 몰두하여 온갖 불의를 서슴지 않다가 몸을 망치게 마련이며, 한 가정에서도 가족들이 저마다 이익에만 급급하다 보면 부모와 자식 사이에 불화가 생기고, 형제가 서로 다투어 그 집안은 결국 무너지게 됩니다. 듣건대 어진 사람이 그 부모를 버린 적이 없고, 의리가 있는 사람이 임금에게 등을 돌린 사람이 없다고 했듯이 왕께서는 오직 인의仁義만을 말씀하셔야지 어찌 이익에 대해 말씀하십니까?”

우리가 세상 속으로 들어가 확고한 자신의 자리를 잡으려면 이체만 가지고서는 어렵다. 자기 자리는 혼자서 만드는 것이 아니다. 많은 사람들과의 관계 속에서 자신의 자리가 만들어진다. 관계 속에서 튼튼한 자신의 자리를 만들기 위해서는 다른 사람을 먼저 생각하고 자신을 양보해야 할 때도 있고, 때로는 자신의 이익보다 다른 사람들을 위해, 옳다고 믿는 신념을 지키기 위해 싸워야 할 때도 있다.

부모가 자기 자식을 생각하듯이 남의 자식을 내 자식처럼 생각하는 것만으로도 세상은 바뀔 수 있다. 내가 하고 싶은 것을 다른 사람도 하고 싶어하며, 내가 하기 싫어하는 것은 다른 사람도 하기 싫어한다. 내 마음을 미루어 다른 사람의 마음을 헤아리는 것이 의사 소통의 기본이다. 마음을 헤아리고 의사 소통을 하면 사람들 사이의 관계는 좋아진다. 같은 맥락으로, 자신과 부모와의 관계는 모든 관계의 출발이다. 자기 부모와 관계를 회복할 수 있는 사람은 다른 사람과 원만한 관계를 만들어 가는 것이 어렵지 않다.

아무리 좋은 휴대폰이 있으면 뭐하나, 통화를 할 수 있는 친구가 없다면. 아무리 좋은 차가 있으면 뭐하나, 함께 탈 가족이 없다면. 아무리 좋은 집이 있으면 뭐하나, 이웃과 왕래하지 않는다면. 아무리 혈당이 좋으면 뭐하나, 건강한 몸으로 기쁨을 나눌 친구가 없다면. 모든 것을 다 갖추었어도 그것을 나눌 가족과 친구와 이웃이 없다면 가진 것은 아무것도 아니다. 소유가 편리를 보장할지는 몰라도 행복을 보장하지는 않는다. 행복은 나눔에서 나온다. 홀로는 행복할 수 없다. 행복은 '함께 있음'의 다른 이름이다.

몸만 함께 있다고 해서 행복이 보장되지는 않는다. 오래 함께 있기 위해서 필요한 것은 감사할 줄 아는 마음이다. 다른 사람의 도움을 받고도 감사할 줄 모르는 사람에게 사람들은 더 이상 아무것도 기대하지 않는다. 남의 도움만이 감사의 대상은 아니다. 사람들은 무엇인가를 이루고 나면 그것을 자기가 다한 것처럼 느끼지만, 혼자만의 힘으로 할 수 있는 것은 없다. 사소한 하나라도 이루어지기 위해서는 타인이든 사물이든 환경이든, 심지어 자신의 건강이든, 모든 것이 밀접하게 연관되어 있다. 따지고 보면 살아있는 것만으로도 감사할 일이다. 감사할 줄 모르면 불만이 쌓이지만, 감사하는 마음으로 살아가는 사람은 기쁨으로 충만하다.

그러므로 1형당뇨인이 행복하게 살기 위해서는 오로지 자신의 건강을 위해 완벽한 혈당을 바라기보다 조화로운 삶을 위해 혈당을 조절하는 것이 더 중요하다. 혈당을 잡는다고 삶이 잡히는 것은 아니다. 혈당과 삶은 별개다. 혈당이 정상인 당뇨 아닌 사람들이 모두 삶을 잡았다고 생각하는가? 그들은 모두 행복할까? 모두 성공했을까? 건강은 행복한 삶의 밑거름이 될 수 있지만, 그것만이 다가 아니므로 삶은 다른 차원으로 이동해야 한다.

자신만이 가진 열쇠

세상과 조화하기 위해서 가장 기본적으로 필요한 것은 참여다. 참여 없이 세상과 조화한다는 것은 불가능하다. 참여의 주인공은 당연히 자기 자신이다. 아무도 대신 살아주지 않는다. 그런데 자기 삶을 남이 대신 살아주는 것처럼 자신의 삶을 살지 못하는 사람들이 있다.

1형당뇨인뿐 아니라 환자의 입장에서 병원을 찾는 많은 사람들이 겪는 현실을 예로 들어보자. 적지 않은 비용을 병원에 지불하고도 환자가 의사에게 들을 수 있는 이야기는 거의 없고, 현실적인 치료는 받지 못한다. 특히 당뇨처럼 평생 지속적인 관리가 필요한 경우에는 정기적으로 병원에 가서 매번 의료비를 지불하면서도 그에 상응하는 의료서비스는 전혀 받지 못한다. 국내 의료 현실에 익숙해진 사람들은 마치 이것이 당연하다는 듯이 받아들이고 있다는 것은 더 큰 문제다.

1형당뇨인의 경우에는 적절한 인슐린 처방이 이루지는 일이 드물고, 의사와 음식과 운동과 심리에 대해 상담하는 일은 꿈조차 꾸지 못한다. 선진국에서는 병원에서 환자가 인간으로서의 존엄을 인정받는다. 1형당뇨인이 병원에 가면 의사와 영양사와 운동치료사와 심리치료사가 한 팀이 되어 환자 상태를 완벽하게 파악하고 3시간 동안 진료를 한다. 1형당뇨인의 혈당이 불안정하고, 혈당이 인슐린 주사 한 가지만으로 조절될 수 없다는 점을 감안한다면 당연한 진료다.

한국 사람의 눈으로 보면 선진국의 의료 시스템은 당연한 것인데도 매우 이상적으로 보이고, 인상적이다. 물론 속사정을 들여다보면 좋지만은 않다. 미국 같은 나라에서는 비싼 개인 보험료로 인해, 빈부의 차에 따라 진료를 제대로 받을 수 있는 사람들도 있고 그렇지 못한 사람들도 있다는 한계가 있다. 반면, 한국은 국민건강보험이 잘 구축되어 있는 편이지만, 1형당뇨인이 병원에서 체계적인 관리를 받을 수 없을 뿐만 아니라 인간으로서의 존엄을 인정받지 못하는 경우도 있다. 국내 의료 현실은 환자로서는 도저히 만족할 수 없으면서도 워낙 만연한 문제여서인지 당연하게 받아들이는 경향이 있다.

아이가 처음 1형당뇨라는 진단을 받았을 때는 부모가 충격을 받고, 절망하고, 무엇이라도 하려 하면서도 의사 앞에만 가면 3분도 채 안 되는 시간 동안 온몸으로 송구함을 표현하면서 제대로 설명도 못 듣고 인사만 하고 나온다. 심지어 부당한 대우를 받고 나와도 아무 소리도 하지 못한다. 그러나 이런 태도로는 결코 아이의 건강을 지킬 수 없다. 적어도 궁금한 것은 묻고, 듣지 못한 대답은 꼭 듣고 나와야 한다. 완전히 이해할 수 있을 때까지 묻고 대답을 들어야 한다. 의사에게서 제대로 된 처방을 받지 못하고, 병에 대해 알지 못하고, 아이의 상태에 대해 모르면서 어떻게 아이의 건강을 지켜줄 수 있는가. 환자의 상태에 대해 묻고 대답을 듣는 것은 환자가 할 수 있는 최소한의 권리다. 의사에게 질문하고 필요한 것을 요구하고 아닌 것을 아니라고 말한다고 해서 자식에게 피해가 갈 것이라고 생각하는가? 그렇게 해서 아이에게 피해를 줄 의사가 있다면 의사로서 자격 상실이다. 그러나 자기 자식의 건강을 지켜줄 수 있는데도 그것을 하지 않는다면 그것은 부모로서 자격 상실이다.

누구에게나 인상 좋게 보이려 하고, 친절하게 보이려 하고, 순하게 보이려 하는 것은 매우 이기적인 행동이 될 수 있다. 자식 교육에 온화함과 엄한 것이 모두 필요하듯이, 세상일을 대하는 데도 관용과 엄격함이 모두 필요하다. 다른 사람에게 좋게 보이는 것도 좋지만, 아닌 경우에는 아니라고 할 줄 아는 용기도 필요하다. 누군가 자기 자녀에게 해를 끼치려고 할 때 웃고만 있을 부모가 있을까?

사람들과 평화롭게 지내는 것은 중요한 덕목이지만, 때로는 싸워야 할 때도 있다. 싸워야 할 때 싸우지 못하고, 화해해야 할 때 화해하지 못하고, 적극적으로 나서야 할 때 나서지 못하면 결국 후회할 일만 생긴다. 싸우기를 좋아하는 사람은 별로 없을 듯하다. 싸움이 싫다고 부당한 것을 보고도 싸우지 않으면 다른 사람이 피해를 볼 수 있다. 특히 책임이 주어진 사람은 더욱 그렇다. 타부서나 타사로부터의 공격에 부하 직원들을 위해 나서 싸우지 않으면 부하 직원들이 고스란히 피해를 입는다. 조직에서 일어나는 일이지만 사람들은 자신들을 지켜주지 못한 상사를 원망하며 마음의 상처를 입고 조직은 와해된다. 부당함으로 인해 자식에게 피해가 갈 상황에서 부모가 나서서 싸우지 않으면 자식이 고스란히 피해를 입는다. 자식은 더 이상 방관하는 부모를 믿지 않게 되고 신뢰는 무너진다.

자기 삶을 침식당하지 않고 행복을 보장받으며 세상을 살아가기 위해서는 평화와 함께 잘 싸우는 것도 필요하다. 나는 과격한 시위를 좋아하지 않지만, 과거에 있었던 민주화 운동은 반드시 필요했던 과정이다. 그러나 민주화 운동에는 커다란 희생이 따랐다. 이런 희생이 없었더라면 끔찍한 세상이 좀 더 오래갔을 것이다. 큰 일을 이루려면 자기 희생을 감수하지 않고서는 이룰 수 없다. 나는 여성운동을 반대하지 않는다. 그렇다고 적극적으로 찬성하지는 않지만, 여권 신장을 위해 반드시 필요하다. 아직도 사회에서 여성은 공공연하게 차별받기 때문이다. 드센 것을 좋아하지 않지만, 이렇게 목소리를 높이지 않으면 여성 차별의 문제가 해결되지 않기 때문이다. 피해를 받고, 차별을 느끼는 여성 당사자가 아니면 기득권을 쥔 남성들이 알아서 자리를 내주지 않기 때문이다. 이 모든 움직임들은 세상이 더 나아지기 위해 균형을 이루는 과정이다.

1형당뇨에 대해 세상 사람들은 잘 모른다. 모르기 때문에 1형당뇨에 대해 편견을 갖고 1형당뇨인에 대해 차별도 한다. 모르는 사람들에게 필요한 것은 1형당뇨에 대해 이해할 수 있는 기회다. 세상에 그만큼 알려져 있지 않기 때문이다.

1형당뇨인들은 세상의 차별에 대해 부당함을 느낀다. 부당함을 느끼는 것은 인권 차원에서 정당하지만, 해결하기 위해서는 적극적인 노력이 필요하다. 이해시키려 노력하지도 않고 상대방이 이해해주기를 바라는 것은 순서에 맞지 않는다. 부당하다고 느껴지더라도 불평하지 말라. 불만이 있다면 자신이 적극적으로 나서서 바꿔가야지 불평만 해서는 나아지는 것이 하나도 없다. 다른 사람들이 1형당뇨에 대해 알지도 못하는데 이해를 바라는 것은 무리다. 이해를 바란다면 이해할 수 있도록 노력하라. 이해시키려는 노력이 불필요하다고 느끼면서 오해가 없기를 바란다면 아예 처음부터 얘기를 꺼내지 않는 게 좋다.

남들이 이해해주지 않고 편견을 가지고 있다고 생각한다면 불평만 하지 말고 현실이 나아지도록 행동하면 그만이다. 행동하지 않는 사람만이 불평을 한다. 불평하는 사람은 현실을 극복하기 위한 일에 참여하지 않는다.

1형당뇨인이 겪는 현실은 가장 일차적으로 1형당뇨인의 문제다. 타인이 1형당뇨인의 현실을 위해 대신 나서줄 수 있을 거라고 생각하는가? 그래야 할 이유가 있는가? 다른 사람이 도울 수 있다. 그러나 그 전에 가장 먼저 나서서 현실 극복을 위해 노력해야 하는 것은 1형당뇨인 당사자다. 당사자가 가만 있는데, 다른 사람이 나설 이유는 없는 것이다. 스스로 돕는 것이 순서다.

스스로 돕는 것의 기본이자 가장 능동적인 모습은 자기 삶에 충실한 것이다. 공부하고 알면 알수록 자기 삶에 더욱 충실할 수 있다. 아이들에게, 부모들에게 필요한 것은 삶에 대한 공부다. 당뇨에 대한 지식은 삶에 있어서 그저 하나의 파편에 지나지 않는다. 우리가 알아야 할 것들은 삶을 살아가는 데 기본적인 것들로부터 행복하게 살아가기 위해 필요한, 당뇨 이외의 무수한 것들이다. 삶을 배우고 나면 당뇨는 아무것도 아니다. 아무런 장애가 되지 않는다. 강한 자기 자신만 있다면 아이들에게 무엇이 더 필요한가.

병과 자신과 사회의 굴레로부터 자유롭기 위해 필요한 것은 행동하는 삶이다. 물에 들어가지 않고는 수영을 배울 수 없듯이, 문제가 생겨 해결하기를 바란다면 문제에 뛰어들어야 한다. 더 이상 변두리에서 서성이지 말고 문제의 중심으로 뛰어들어라. 인생이 풀리지 않는가? 그렇다면 그것은 아직 삶의 중심에 뛰어들지 못했기 때문이다. 온몸을 던져 전체적으로 살고 현재 속에서 삶을 불사르는 것, 그것이 삶의 중심에서 죽고 사는 법이다.

진 철

2011년 7월 1일, 그날을 잊을 수 없습니다. 장염 증상으로 응급실에 갔다가 알게 된 1형당뇨. 벌 받을 만한 일을 했는지 아무리 생각해봐도 없는데 … 급한 마음에 운동을 하겠다며 링거대를 끌고 좁을 병원을 돌며 울고 또 울었던 기억이 납니다. 그러할 때에 알게 된 작은손 카페와 작은손 님의 책은 지금껏 읽었던 어느 책보다 마음에 콕 박혔고, 바닥에 내동댕이쳐진 절 일으켜주었습니다.

의학 지식이 없더라도 이해할 수 있는 쉬운 설명과 의학적인 부분 못지않게 중요한 일상생활 팁까지. 2년 뒤 의대에 진학하여 내분비내과 수업을 들었을 때, 전공수업보다 책의 내용이 더 자세하고 이해하기 쉬웠기에 다시 한 번 감탄했던 기억이 납니다.

물론, 이 책을 읽으면 '당화혈색소는 7% 미만! 합병증 예방이 가능합니다'라고 단언하지는 못합니다. 당뇨란 결국 자기와의 싸움이니까요. 이놈을 얼마나 나랑 친한 친구로 만들 수 있는지 그게 중요한 포인트라고 생각합니다. 이를 위해선 의사선생님의 처방과 지도 못지않게 당뇨란 친구에 대해 우리 스스로 더 잘 알아야 하며, 이 친구와 붙어 다닐 인슐린도 잘 알아야 하지요. 이 책이 이 과정을 좀 더 쉽게 도와줄 수 있다고 장담합니다.

어느새 당뇨라는 녀석과 친구가 된 지 4년이 훌쩍 지났습니다. 그동안 당연히(?) 고혈당을 넘나들면서 방황도 했지요. 하지만 당뇨가 어떤 녀석인지 알고 있기에, 그리고 나 혼자가 아닌 작은손 카페 친구들과 함께이기에 이젠 방황하지 않고 지낼 수 있게 되었습니다. 물론 지금도 가끔은 요 녀석 때문에 울기도 하고, 짜증을 내며 무한 걷기 운동을 하기도 하지만요.

개인적으로는 처음 당뇨를 진단받으신 분들, 아직도 이 녀석과 친구가 되지 못한 분들 외에 의학 전공자들에게도 이 책이 유익할 것이라 생각합니다. 당뇨가 인슐린만 가지고 조절되는 단순한 녀석이 아니니까요. 우리 모두 파이팅입니다! – 아릭스

올해로 1형당뇨와 함께한 지 10년이 되어갑니다. 20년 지기 단짝 친구가 올해 여름, 무심하게 말하더라고요. "내 옆에 이렇게 있어줘서 고맙다…."

무슨 뜻인지 몰라 눈을 똥그랗게 뜨고 쳐다보니 친구는 제가 잘못된 길을 선택하지 않을까 많이 걱정했다고 하더라고요. 그리고 언제부턴가 예전처럼 밝고 씩씩해진 모습에 마음을 놓았고, 지금은 결혼까지 해서 잘 살고 있으니 더 이상은 걱정하지 않는다고 말입니다. 그때 마음 졸인 것을 이제는 갚아도 되겠냐며 등에 강 스매시를 날렸습니다.

1형당뇨가 찾아온 후 스스로 마음을 닫고, 합병증에 대한 두려움으로 잔뜩 움츠려 있던 모습이 기억납니다. 눈을 감아도 의료진이 보여준 절단된 다리 사진이 보이고, 기형아를 갖게 될 것이라는 말이 귀에서 떠나질 않았습니다. 극도의 두려움에 음식을 꺼리다가 참았던 식욕이 폭발하기도 하고, 혈당 측정도 거의 안 하고, 인슐린도 아무 때나 맞으며 살았습니다. 꿈은 아예 잊은 채 살았지요.

그러다가 용기를 내어 참가한 작은손 카페 캠프를 통해 수십 년을 건강하게 지내온 선배들과 누구보다 밝게 뛰어노는 아이들을 만나면서 조금씩 마음이 열렸습니다. 결정적으로 캠프에서 진행한 세미나에서 처음으로 덮어두기만 했던 상처받은 내 모습을 보았고, 깊은 곳에서 울고 있는 나 자신을 안아주었습니다. 편안하게 다가온 작은손 님의 목소리를 듣고 흘렸던 눈물이 지금도 생생하게 떠오릅니다. 그날 이후 나는 참 많이도 변했습니다. 혈당 측정 횟수를 늘리고 인슐린도 규칙적으로 맞자 허기가 없어지고, 체중도 정상으로 돌아왔습니다.

작은손 님의 책을 처음 읽었을 때, 혈당 관리의 유용한 방법을 제시해주는 교과서 같다고 생각했습니다. 몸에 맞는 인슐린을 적정량 잘 사용하고, 올바른 식습관과 규칙적인 운동을 유지한다면 혈당을 관리할 수 있음을 쉽게 설명해주는

책이라고요. 그런데 책을 두 번째 읽으니 오히려 이 책들이 '1형당뇨가 없는 사람이 읽어도 유익할 정도로 1형당뇨 관리가 특별하지 않으며, 호르몬과 건강에 대한 지식이 일목요연하게 정리되어 있다는 점을 알게 되었습니다. 그리고 세 번째 책을 읽었을 때는 거의 모든 챕터마다 1형당뇨 당사자의 마음을 다독여주고 있음을 알게 되었습니다. 1형당뇨를 두려움과 원망의 존재가 아닌 친구가 될 수 있도록 도와주고 싶은 작은손 님의 마음이 느껴졌습니다.

주변을 보면 인슐린 처방과 민간요법으로 발병한 지 얼마 안 되었는데 합병증이 왔다는 안타까운 이야기를 듣습니다. 또 예전의 저처럼 반복된 입원과 교육으로 많은 지식을 알고 있지만, 혈당 측정도 꺼려하고 인슐린 주사도 잘 안 맞는 경우를 봅니다. 그런 분들께서는 꼭 '작은손의 당뇨관리 프로젝트'의 책들을 읽어보길 권합니다. 1형당뇨인의 혈당 관리 방법을 상세하게 설명해줄 뿐 아니라, 어쩌면 몸보다 더 많이 상처받았을 마음을 뜨겁게 안아주기 때문입니다. 이 책을 통해 다시 꿈꾸고 사랑하는 존재가 될 수 있으리라 생각됩니다.

끊임없는 열정과 깊은 통찰력으로 공부하고 경험한 것들을 아낌없이 나누어주시고, 저 스스로를 바라볼 수 있도록 손 잡아주신 작은손 님께 진심으로 감사드립니다. 작은손 님 덕분에 1형당뇨와 친구가 된 저는 한의사로 일하면서 한의원에 오시는 환자분들에게 혈당 검사를 자주 해드립니다. 수시로 쥐가 나는데 그 이유를 모르겠다고 오신 할아버지의 혈당을 측정해보니 400mg/dl가 넘는 혈당이 나와 치료를 해드리지 않고 바로 병원으로 보내드렸습니다. 그랬더니 나중에 따님이 오셔서 고맙다는 인사를 전했습니다. 어제는 3달간 10kg이 넘게 빠져서 보약을 지어달라고 오신 할머니의 혈당을 측정해보니 280mg/dl가 나와 보약 대신 내과에 당화혈색소를 측정해달라는 소견서를 써서 보내드렸습니다.

처음 1형당뇨가 찾아왔을 때, 그 의미를 알지 못했습니다. 브레이크를 모른 채 달려오기만 한 나를 돌아보게 하는 계기판으로만 여겼는데, 지금 생각해보니 다른 사람들은 발견하지 못했을 사소한 힌트도 더 잘 발견하는 시각을 선물받았구나 생각됩니다.

최근에 책을 다시 읽어보며 작은손 님께서 얼마나 1형당뇨인의 심리를 중요하게 생각하시는지 알게 되었습니다. 그리고 이런 생각을 바탕으로 지금까지 제가 참여한 캠프와 세미나를 이끌어오셨기에 제가 그곳에서 무한한 감동을 느끼게 되었음을 알게 되었습니다. 더 오래 헤매고 방황하지 않도록 손 잡아주신 작은손 님, 그 손을 더 많은 사람들이 이 책을 통해서 잡았으면 좋겠습니다.

당뇨 판정을 받은 후 1형당뇨에 대해서 전혀 아는 것이 없었기에 무작정 인터넷을 뒤졌습니다. 그곳에는 무수한 병원의 전화번호, 인슐린 외의 다른 치료법에 대한 글, 그리고 상상만 해도 무서운 합병증에 대한 이야기들뿐, 1형당뇨와 2형당뇨의 차이점에 대해서도 제대로 나와 있지 않았습니다.

그렇다면 제가 아는 건 의사에게 들은 게 전부인데, 병원에서는 언제 쓰러질지 모르며, 관리가 안 되면 발이 썩어 들어갈 수도 있고, 다리를 절단해야 할 수도 있고, 눈이 멀 수도 있다는 말이었습니다. 이게 제가 아는 전부였고 그때부터 저는 '더 이상 내가 할 수 있는 건 없나 보다' 하며 점점 제가 당뇨라는 사실을 부정하기 시작했습니다. 시간이 지나면 자연스레 받아들여질 줄 알았던 당뇨는 제 예상과는 완전히 달랐습니다. 몸에 주사바늘을 꽂을 때마다 혈당 측정을 할 때마다 더욱더 우울해져갔습니다.

그때 정말 다행스럽게도 작은손 님의 책과 작은손 카페를 접하게 되었습니다. 작은손 님의 경험으로 가득 채운 두꺼운 책은 일반 도서라기 보다는 사전 같았습니다. 이때까지 보아왔던 병원에서 준 책자나 자료와는 차원이 다른 내용을 담고 있었습니다. 책을 읽고 카페를 보면서 병원에서 해준 말이 다는 아니며 관리만 잘하면 충분히 건강하게 살 수 있고, 또 지금의 방법은 잘못되었다는 걸 깨달았습니다.

책에서 본 대로 혈당 측정 횟수도 늘리고 인슐린도 바꿨습니다. 분명히 저는 바늘을 몸에 꽂고 손가락을 찌를 때마다 우울했는데 혈당 측정 횟수, 인슐린을 맞는 횟수가 늘어났음에도 불구하고 전혀 우울하지 않았고 몸이 가벼워진 듯한 느낌과 어쩌면 저도 다른 사람들과 크게 다르지 않은 삶을 살 수 있을 거란 생각에 너무나도 기뻤습니다.

사실 5년이라는 시간이 지난 지금도 완전히 당뇨를 받아들이는 단계까지 갔다고는 자신 있게 말할 수 없습니다. 받아들이는 과정까지의 시간은 각자 다르겠지만 처음 발병했을 때의 그 간절함과 막막함은 다 같을 거라 생각합니다. 그런 분들에게 그리고 인슐린 사용자들에게 이 책은 어떤 책보다 실생활에 꼭 필요한 정보들이 담겨 있습니다. 많은 분들이 하루빨리 이 책을 읽고 올바른 방법으로 혈당 관리를 하게 되길 바랍니다. 끝으로 막막했던 저의 앞길에 환한 불을 비춰주신 작은손 님과 경험을 아낌없이 나누어주신 작은손 카페 회원님들께 감사하다고 꼭 전하고 싶습니다. -도연

작은손 님의 책을 만나기 전에 저는 1형당뇨라는 질병에 함몰되어 있었습니다. 그도 그럴 것이 주변에서 2형당뇨를 앓고 있는 사람은 종종 접했지만, 1형당뇨인을 만난 경험은 거의 전무했기 때문입니다. 대중 매체와 인터넷 등에서 흔히 접하는 자극적이고 근거 없는 당뇨에 관한 잘못된 정보들은 물론이거니와 병원에서 의사에게 들은 조언조차 1형당뇨인 제 몸에 적용하기에는 맹점이 많았습니다. 그 당시에는 한치 앞이 보이지 않는 밤처럼 어둡고 캄캄했습니다.

그 당혹스럽던 때에 작은손 님의 책을 만난 순간, 1형당뇨인으로 살아가야 할 앞으로의 날들에 숨통이 틔워지는 느낌이었습니다. 생생하고 폭넓은 의학적인 안내는 물론이고, 1형당뇨인의 마음까지도 따스하게 어루만져 주는 이 책은 1형당뇨인의 살아있는 지침서가 되어주었습니다. 환자로서 질병이라는 무게에 짓눌린 채, 무력감에 빠져 허우적거릴 뻔했던 저에게 삶에 대한 균형 잡힌 시선을 갖게 한 소중한 책입니다.

일생을 살면서 매 순간마다 누구나 수많은 '진짜'와 '가짜'를 만나게 되고, 많은 사람들이 그 속에서 커다란 혼동을 겪을 수 있습니다. 그러한 막막함 속에서 1형당뇨와의 만남을 무서운 질병이 아닌 다정한 벗과의 특별한 만남으로 탈바꿈시켜준 새로운 관점의 책을 접하게 된 것은 제 인생의 큰 행운입니다. 정확한 논거에 의거한 친절하면서도 상세한 조언이 담겨 있는 이 책 덕분에 제가 소중하고 가치 있는 사람으로 다시 태어날 수 있었습니다. 이 책은 당뇨가 제 삶에 또 하나의 빛깔로 덧대어져 자연스럽게 찬란한 빛을 발할 수 있도록 도움을 주

었습니다.

외부의 영향에 흔들리지 않은 채, 오직 1형당뇨인들을 위하여 맑고 선한 마음으로 모든 정성을 다하는 작은손 님께 심심한 감사와 존경의 마음을 전하고 싶습니다. 더 많은 1형당뇨인들이 이 책을 읽고 당뇨로부터의 자유를 누리길 진심으로 바랍니다. -나는나

제게 작은손 님의 책은 막막했던 혈당 관리 방법을 명쾌하게 짚어준 한 줄기 빛 같은 책입니다. 퇴원하기 전 병원에서 받았던 교육들은 대부분 실제 생활과 밀접하게 연관되어 있지 못했기에 유용한 도구가 될 수 없었고, 실용성이 굉장히 떨어졌는데, 작은손 님이 쓰신 책들이 주는 정보는 유용한 도구가 되어줄 뿐만 아니라 실용적이었기 때문입니다.

이를테면 퇴원 전에 받는 교육 가운데 한 끼에 섭취해야 할 영양소들을 탄수화물, 단백질, 지방과 같은 각 식품군에 따라서 분류한 다음 섭취해야 할 총 양에 맞추어 매 끼니마다 이를 일정 g수대로 분배해서 먹어야 한다고 일러주는 교육이 있었습니다. 이는 물론 영양학적 관점에서 볼 땐 훌륭할 수 있으나 늘 집에서만 생활하는 것이 아닌 학생의 입장에서, 또한 매 끼니를 집에서 챙겨 먹을 수 없는 직장인에게는 현실적으로 실천하기 어려운 교육이었습니다.

그러나 작은손 님이 쓰신 책에는 이런 기초적인 정보들뿐만 아니라 병원에서 지도해주지 못한 진짜 필요한 정보들이 존재했습니다. 예를 들어, 식사 시 식전 혈당의 흐름을 보고, 식사에서 단백질이 차지하는 비중이 어느 정도 되는지를 살펴야 한다는 내용 등은 병원에서 듣지 못한 정보였을 뿐만 아니라, 실제로 혈당을 관리함에 있어서 정말 도움이 되는 실용적이고 꼭 필요한 정보들이었습니다.

어떤 사람들은 굳이 이 책을 읽지 않아도 병원에서 알려주는 정보를 통해 혈당을 관리할 수 있다고 주장할지도 모릅니다. 하지만 이는 혈당과 함께하는 삶이 아니라 혈당에게 끌려다니는 삶이 될 것입니다. 이 책을 통해 혈당이 먼저가 아닌 내가 우선이 되는 삶을 찾으셨으면 좋겠습니다. -KM

수빈이가 초등학교 6학년 5월에 1형당뇨 확진 판정을 받고 병원에서 퇴원하던 날부터, 저의 가족은 작은손의 카페를 들락거리며 작은손 님이 쓰신 책들을 정독하기 시작했습니다. 퇴원 당시 병원에서 1형당뇨에 대한 책자와 기본적인 교육은 받았지만, 우리 가족에게 당장 필요한 것은 실제 1형당뇨인의 오랜 경험을 통해 얻은 실제적이고 현실적인 이론서였습니다.

작은손 님의 책에는 자가 혈당 측청과 관리, 인슐린 용량 조절, 음식에 따른 혈당 관리와 운동, 심리적 요인에 의한 이상혈당 등 당뇨에 관해 속속들이 잘 알 수 있고 대처할 수 있는 정보들로 가득 차 있습니다. 수빈이에게 예상 밖의 혈당이 나올 때마다 책에 나와 있는 이상혈당의 원인과 해결 방법 등을 참고하여 수빈이의 생활을 기록하고 분석해 나갔습니다. 두렵고 불안했던 이상혈당들이 정상적으로 관리되면서 아이의 패턴에 맞는 혈당 관리도 할 수 있었습니다. 그동안 수빈이는 당화혈색소 수치를 안정적으로 유지해왔고 운동이나 음식에 따른 혈당 수치를 예상하고 자신의 혈당 수치에 따른 인슐린 용량을 결정할 만큼 혈당 관리를 잘하고 있습니다.

우리 가족은 당뇨의 시작을 작은손 님의 이론서들과 함께했기 때문에 이상혈당의 원인들을 점검하고 적절하게 대처해가면서 큰 어려움 없이 생활할 수 있었습니다. 의학이 많이 발전했다고는 하지만 1형당뇨 관리의 중심은 환자와 가족들이기 때문에 당뇨병에 관해 잘 알고 대처해가는 것이 정말 중요하다고 생각합니다. 그런 의미에서 작은손 님의 책은 저뿐만 아니라 많은 당뇨 환자와 가족에게 길잡이 역할을 했다고 확신합니다. – 수빈대디

《춤추는 혈당을 잡아라》은 1형당뇨 관리의 바이블 같은 책이다. 1형당뇨란 무엇이며, 2형당뇨와 어떻게 다른지에 대해 명확하게 설명해준다. 또한 1형당뇨를 관리하는 데 영향을 주는 여러 측면들에 대해 알기 쉽게 설명함으로써 당뇨와 우리 몸에 대한 통합적인 이해를 도와준다. 그 결과 1형당뇨 관리에 대한 기준과 철학이 생기고, 이는 지속적인 1형당뇨 관리에 있어 나침반 역할을 한다. 나 역시 이 책을 통해 많은 변화가 있었다. 혈당 관리에 효과적인 인슐린 사용법이 무엇인지 알게 되어 혈당 관리에 큰 안정을 찾았다. 그리고 '혈당 100'에

대해 온전히 이해하게 되어 눈에 보이지 않지만 우리 몸을 위해서 아주 중요한 것을 볼 수 있게 되었다.

1형당뇨 관리는 공식을 만들 수 없는 것이다. 그렇기에 이 책은 1형당뇨 관리의 원리에 대해 이야기한다. 그 원리를 이해하고 있으면 당뇨 관리를 하면서 맞이할 수 있는 수많은 상황들에 효과적으로 대처가 가능하다. 스스로 수많은 상황에 대처할 수 있다는 자신감이 생긴 후에는 1형당뇨 관리에 더욱 주도적이고 적극적이게 되었고, 이것이 실제 혈당 수치와 몸의 컨디션 유지에 도움이 되었다. 두렵고 혼란스러울 1형당뇨인들이 이 책에서 이야기하는 원리를 이해하고 몸과 마음의 안정 그리고 혈당 관리에 있어 자신감을 얻길 바란다.

《춤추는 혈당을 잡아라》가 1형당뇨 관리에 있어 교과서 같은 책이라면,《당뇨로부터의 자유》는 나를 세상으로 나오게 해준 책이다. 내가 스스로를 1형당뇨에 가두어 제한된 삶을 살게 할 수도 있는데, 이 책을 만났기에 나는 '1형당뇨를 가지고 있지만 내 꿈을 좇아가는 데 무리가 없는' 온전한 내가 될 수 있었다. 그렇기에 나의 삶에 가장 큰 영향을 준 책으로 꼽는다. 이 책은 우리가 1형당뇨와 혈당을 어떻게 이해하고 받아들일지에 대해 생각하게 해준다. 그리고 1형당뇨인으로 가지고 있는 불안과 걱정들로부터 자유로울 수 있도록 도와준다.

혈당 관리가 목적이 되면 그 자체로 아주 큰 스트레스며 불행이다. 하지만 온전히 스스로의 삶을 살아갈 수 있다면 혈당 관리는 내 삶을 살기 위해 당연히 챙겨야 하는 부분이 되고, 더 이상 스트레스가 아니다. 자신의 삶을 살아가는 사람들은 혈당 관리에 더 적극적이고 주도적일 수 있다.

1형당뇨인들이 병에 매몰되지 않고, 혈당 관리가 자신의 삶을 살아가기 위한 하나의 수단이 될 수 있다면 좋을 것이다. 자신의 삶을 사는 이들은 혈당 관리를 소홀히 할 수 없고, 혈당 관리를 통해 몸을 돌보는 일을 기쁘게 여기기 때문이다. 그들에게는 1형당뇨가 더 이상 우울감을 느끼게 하는 대상이 아닌 것이다. — 미소

살아오면서 가장 힘들었던 순간은 건강하기만 하던 딸아이가 만 세 살에 1형당뇨 진단을 받던 날이다. 가족이나 가까운 주변에 당뇨인 사람이 없던 터라 모

든 게 낯설었고, 특히 의사들끼리 주고받는 대화를 알아들을 수 없고, 아이가 어떤 상태이며 어떻게 돌봐야 하는지를 모른다는 것이 불안했다. 특히 이 과정에서 내가 흔들리고 실수해서 아이의 마음에 상처가 남는 것이 질병만큼이나 두려웠다.

그래서 스위스 의사들이 추천하는 책을 모두 주문했고, 한국의 가족에게도 1형당뇨에 관한 책을 전부 보내 달라고 부탁했다. 아이를 가까이에서 살피면서 시간이 나는 대로 1형당뇨에 관해서라면 영어로, 불어로, 한국어로 된 수많은 책들을 입시생이 공부하듯이 읽었다.

단언하건대 수많은 책들 가운데 진철 님이 쓰신 책에서 적어도 90% 이상의 지식을 얻었다. 1형당뇨라는 질병과 증상, 의학적으로 어디까지 왔는지, 인슐린의 종류와 사용방법, 운동과 심리의 중요성까지 1형당뇨 당사자이자 전문가이기에 가능했을 깊은 지식과 지혜가 가득해서, 수없이 읽었음에도 불구하고 읽을 때마다 새로 배우는 것이 있었다. 당뇨를 관리하는 요령과 이해가 늘어날수록 책에서 새로운 것들이 보였다. 우리가 다니던 스위스 제네바 대학병원에서도 우리의 지식과 요령에 놀라곤 했고, 우리 아이는 걱정할 게 없다고 말하곤 했다. 그 책들 덕분이었다.

1형당뇨를 관리하며 힘든 순간들도 있었지만, 이제 중학생이 된 딸아이는 하나 아쉬울 것 없이 건강하고 자신감 넘치게 자라고 있다. 아이를 볼 때면 애틋하고 염려되기보다는 늘 고맙고 기대하는 마음이다. 아이는 현재 여러 캠프와 야외 활동, 각종 운동 등 원하는 것이라면 무엇이든 하고 있다. 아이도 자라면서 진철 님의 글을 스스로 읽으며 필요한 요령들을 터득한지라 대부분의 관리는 스스로 하고 있다.

발병 초기에 이 책들을 만나지 않았다면, 얼마나 헤매었을까. 해외 어디서도 쉽게 찾아볼 수 없는, 오랜 시간 쌓아온 수많은 경험과 연구, 그리고 1형당뇨 당사자들과 그 가족을 진심으로 위하는 마음을 담은 진철 님의 책들 하나하나가 내게, 우리 아이에게 더없이 소중하고 감사할 따름이다. – 나르니아

2011년 1월 어느 날, 저는 동네 의원에서 아이가 소아당뇨가 의심된다며 큰

병원에 가보라고 작성해준 소견서 한 장을 받아들고 집으로 돌아왔습니다. 제가 슬픔에 잠겨 있던 그 시간에 아이의 아빠는 인터넷을 검색하기 시작했습니다. 그리고 "혹시, 정말 아이가 당뇨라면 1형당뇨만 아니었으면 좋겠다"라고 말했는데, 그때는 그 소리가 잘 들어오지 않았습니다. 아이는 다음날 아침 일찍 병원에 입원했습니다. 아이를 입원시키고 여러 검사를 하고, 그제야 정신없이 병원 컴퓨터 앞에서 당뇨에 대해 검색하기 시작했습니다. 그리고 남편이 왜 1형당뇨만 아니었으면 좋겠다고 했는지 알 수 있었습니다. 저 또한 제발 1형만 아니기를 간절히 기도했지만 현실은 1형당뇨 확진 판정이었습니다.

또 미친 듯이 1형당뇨에 대해 검색하던 중 작은손 카페를 알게 되었고, 지푸라기라도 잡는 심정으로 카페에 가입했습니다. 그러나 카페 활동을 하고 작은손 님이 쓰신 책을 모두 읽으며, 많은 것이 달라지기 시작했습니다. 음식의 종류나 양에서 자유로워졌고, 아이의 건강 상태를 혈당기 숫자로만 판단하던 마음도, 혈당기 숫자 너머의 것까지 볼 수 있는 마음으로 바뀌었습니다.

아는 만큼 보인다는 말이 있지요. 작은손 님의 책을 읽다 보면, 정말 보이는 게 많아집니다. 부끄럽게도 1년에 책 한 권 읽지 않던 제가 작은손 님의 책만큼은 손에 쥐었다 하면 그 자리에서 한 권의 책을 다 읽곤 합니다.

《춤추는 혈당을 잡아라》를 통해서 당뇨에 대해 좀 더 가깝게 이해할 수 있었고, 당뇨 당사자가 아니면 절대 알 수 없고 이해할 수 없을 것 같은 부분까지 생각하게 되었습니다. 완벽하진 않지만, 아이의 마음을 좀 더 생각하게 된 것입니다.

작은손 님이 유년시절부터 실제로 겪은 내용들이 많아서, 이 책을 읽는 내내 작은손 님의 유년시절을 함께하는 듯하기도 합니다. 이 책을 읽다 보면 저는 어느새 한 사람의 독자가 아니라, 제 딸아이의 부모 입장에서 아이의 마음속 이야기를 듣는 것 같습니다. 그런 의미에서 제게는 너무 귀한 책입니다.

《당뇨로부터의 자유》,《혈당 관리 1개월 프로젝트》,《인슐린 건강학》이 세 권의 책들도 제가 초심을 잃는다고 느낄 때마다 머리맡에 두고 읽는 책들입니다. 이 책들은 발병초기 너무나도 두렵고 도망가고 싶을 때, 저희에게 큰 힘과 용기를 주었습니다. 인슐린에서부터 호르몬까지 혈당에 영향을 주는 많은 것들을 일깨워준 참 든든한 조력자 같은 책들입니다.

작은손 카페와 작은손 님께서 쓰신 책들은 저에게 너무나 고맙고 귀한 존재입니다. 저는 운좋게 《춤추는 혈당을 잡아라》를 구해서 읽고 소장하고 있지만, 많은 분들이 구하지 못해서 애태우던 중 너무나 반가운 소식을 들었습니다.《춤추는 혈당을 잡아라》에 좀 더 새로운 내용들을 추가해서 책이 발간된다는 것이었습니다. 바쁘신 와중에도 작은손 카페와 1형당뇨인들을 위해 애써주시는 작은손 님께 늘 감사드리며, 작은손 카페는 세상에서 가장 따뜻하고 사람 향기가 나는 카페임을 믿어 의심치 않습니다. 작은손 님을 비롯한 모든 카페 회원님의 가정에 늘 평화가 함께하길 바랍니다. – 엘리사벳

건강하게 자라던 아이가 처음 1형당뇨란 생소한 병을 진단받았을 때, 앞으로 아이에게 펼쳐질 삶이 고통과 어두움뿐 일거라는 생각에 그저 먹먹할 뿐이었습니다. 많은 분들이 경험하였듯이 우리나라에서 1형당뇨란 너무나 생소한 단어입니다. 조금씩 나아지고는 있지만 현재도 여전히 편견에 갇혀 있고 의료사각지대에 놓여 있습니다. 마치 끝이 보이지 않는 어두운 터널 안에 갇힌 기분이었습니다.

그런 절망의 시기에 작은손 카페를 알게 되고, 카페를 통해 접하게 된 작은손 님의 저서들은, 막연했던 두려움과 절망을 용기와 희망으로 바꿔주었습니다. 여러 방면으로 노력하고 찾아보았지만 국내에 출판된 당뇨 관련 서적 중에서 1형당뇨에 대해 체계적으로 연구되고 기술된 책은 작은손 님의 저서가 거의 유일무이했습니다. 만약 제가 작은손 님의 저서들을 읽지 못했다면, 저 또한 지금까지 올바르지 못한 인슐린 처방과 혈당 관리를 해왔겠구나 생각하니 가끔은 가슴이 철렁하기도 합니다. 이토록 방대한 양의 내용을 보편화하기 위해 얼마나 많은 시간을 연구했을지 또 우리사회의 편견과 아집을 대상으로 얼마나 힘들게 싸웠을지 생각하면, 그 수고스러움에 그저 감사하다는 말밖에는 드릴 말씀이 없습니다.

1형당뇨관리의 기본서라고 할 수 있는 《춤추는 혈당을 잡아라》와 《당뇨로부터의 자유》의 경우, 일련의 사정으로 인해 오래전 절판되어 근래에 구입을 원하

시는 분들을 애타게 하였는데, 최근 다시 출판된다는 소식을 접하고 너무나 기뻤습니다. 아마도 많은 분들이 기다리셨던 반가운 소식일 겁니다. 아울러 새로운 인슐린 등 추가적인 내용들이 포함되어 있어 환우 당사자와 보호자에게 큰 도움이 되리라 생각됩니다. 특히 병원에서 알려주지 않는 심리에 대한 내용들이 대폭 늘어난 부분은 개인적으로 가장 기대가 됩니다. 병원에서는 알려주지 않는, 그러나 어쩌면 가장 중요한 심리와 정서 부분을 체계적으로 기술하였다는 자체만으로도 작은손 님 저서들의 오롯한 가치를 찾을 수 있습니다.

우리는 작은손 님이 책을 통해 "인슐린과 혈당 수치의 노예가 아닌, 삶의 중심에 놓여 있는 사람을 먼저 보라"고 말씀하시는 큰울림을 느낄 수가 있습니다. 항상 큰 그림을 보여주고자 올곧은 신념으로 오랜 시간 고생하신 작은손 님께 무한한 감사의 말씀을 드립니다. **– 공간지기**

책을 읽는데 신기하게 소리가 들립니다. 바로 옆에서 속삭이며 코칭해주는 소리가 말입니다. 삶의 순간마다 어떻게 문제를 풀어야 할지 작은손 님이 쓰신 책이 알려줍니다.

이 책이 없었더라면 어떻게 살았을까 하는 생각이 듭니다. 아마도, 병원에서 들은 충격적인 이야기와 무시무시한 합병증 사진이 삶의 순간마다 떠올라 괴로워했겠지요. 그리고 애써 부정하면서 하루하루 불안 가운데 살고 있겠지요. 미래에 대한 두려움 때문에 삶이 행복하지 않았을 것 같습니다.

하지만 책을 단숨에 읽어 버리고는 진정 자유했습니다. 두려워하지 않으려고 힘써 애쓸 필요 없이 자연스럽게 평안해졌습니다. 괜찮은 척할 필요가 없었습니다. 진정 괜찮아졌으니까요. 내면에서 흘러넘치는 진정한 자유를 얻었습니다. 당뇨라는 친구를 어떻게 받아들여야 하는지, 당뇨와 친구하면서 예상되는 문제들이 무엇이며 어떠한 해결책 등이 있는지를 미리 선행 학습하여 실전에서 현명하게 대처할 수 있었습니다. 기출문제를 풀고 시험에 임한 수험생의 마음과 같다고나 할까요? 책은 삶의 매순간을 코칭해주었습니다.

내용의 너비나 깊이가 감탄할 만합니다. 제가 간호학도 출신으로서 학교에서 배웠던 것이나 또 병원에서 경험했던 것이 전부가 아니었습니다. 그 어느 책을 봐도 또 훌륭하다는 외국의 서적을 뒤적여도 이처럼 주옥같은 이야기는 없었습니다. 미래의 간호학도를 배출할 때 꼭 학교에서 교과서로 쓰고 싶을 정도로 어느 책보다도 훌륭합니다.

이 책은 누구도 흉내낼 수 없는 리얼 스토리입니다. 판에 박힌 원리원칙에 대한 이야기가 아니라 삶으로 살아낸 사람의 살아있는 역사서이자, 1형당뇨의 흐름을 바꾼 '당뇨의 정석'이라고 할 수 있겠습니다. 1형당뇨 당사자와 가족에게 빛을 보여주고 길을 제시해주신 작은손 님께 존경의 마음을 담아 보냅니다.

– 밤토리

큰아들이 1형당뇨 진단을 받고 절망과 힘든 나날을 보내던 시기에 작은손 님이 저술한 네 권의 책이 저희에게는 힘과 용기를 주었습니다.

1형당뇨라는 생소한 병명을 듣고 아이를 위해 공부해보려고 노력했지만 좀처럼 1형당뇨에 대한 전문서적을 찾기란 쉽지 않았습니다. 또한 겨우 찾은 서적과 자료들에는 일반적인 식이요법과 운동요법만을 강조했습니다. 그러다가 카페 추천으로 알게 된 작은손 님이 저술한 네 권의 책을 보면서 여태껏 보아온 책이나 자료들과는 달리 1형당뇨인이 정상적인 혈당 관리를 위해 필요한 게 무엇인지를 정확하게 설명해놓은 혈당 관리 지침서 같다는 생각이 들었습니다.

책을 정독하면서 인슐린에 대해 알게 되었고, 음식 조절만이 해법이 아니라는 것도 배웠으며, 아이가 친구들과 함께 군것질도 할 수 있다는 사실도 배우게 되었습니다. 나아가 대학병원 교수님과 인슐린에 대해 이야기를 나누며 당당하게 인슐린 교체나 다회 요법으로 교체를 요청할 수 있게 되었습니다.

왜 다회 요법을 해야 하는지, 왜 혈당을 여러 번 측정을 해야 하는지, 주사는 언제 맞아야 하는지, 운동을 어느 때 해야 하고, 왜 오후에 이유 없이 혈당이 떨어지는지, 왜 새벽에는 혈당이 춤을 추는지 등 초보자인 저희가 알 수 없는 지식을 자신의 경험과 지식으로 서술해 놓은 이 책들이 얼마나 큰 도움이 되었는지 잊을 수가 없네요.

돌이켜보면 지난 7년간 책을 수시로 읽다보니 어느 순간에 책에 있는 내용들이 고스란히 제 경험이 되고 있다는 사실을 깨닫게 되었습니다. 그러면서 처음 마음속으로 맹세했던 '완치할 수 있는 치료법이 나올 때까지 우리 아이의 건강을 잘 유지해줄 수 있게 노력하자'라는 약속을 지켜나가고 있음을 상기하게 됩니다.

여러 인슐린이 새로 나오게 되고 편리한 혈당 관리 용품들이 개발되고는 있지만 정작 아이의 혈당은 누가 대신해줄 수 없고 우리 스스로가 관리를 해야만 한다는 사실을 한시도 잊어서는 안 되기에 나태해질 수 없는 게 1형당뇨를 가진 가족들이 아닐까 합니다. 그러기에 이 책이 더더욱 빛을 발하는 게 아닌가 생각됩니다.

이러한 책을 펴내주신 작은손 님께 지금에야 비로소 감사드립니다. - 병아리

서점에서 조금 읽어보고 샀는데 정말 대단합니다. 읽으면서 계속 감탄하고 있어요. 지금까지는 당뇨병학회에서 나온《당뇨병학》과《슈거블루스》같은 책만 읽고 그것에만 매달려 있었는데 진철 님 책을 읽으면서 생각이 많이 바뀌었습니다. 읽을수록 감탄사가 절로 나오네요. 처음 발병했을 때 내게 이런 책이 있었더라면 2년 여의 시간을 ri와 nph조합으로 고생하지 않을 수 있었을 텐데… 물론 그땐 란투스랑 휴말로그가 국내에 들어오기 전이긴 했지만요. 고3 생활한다는 핑계로 운동도 내팽개치고 음식하고 주사만으로 당화혈색소를 6.7~6.8 유지했는데, 지금 생각해보니 저혈당에 의한 것이었던 것 같아요. 앞으로는 시간 나면 운동하는 게 아니라 시간 내서 운동해야겠습니다! 의사들이 쓴 책들은 찍어낸 것처럼 하나같이 똑같은 내용인데 작은손 님이 쓰신 책들은 1형당뇨 환자가 어떻게 생활해야 하는지, 어떤 마음가짐으로 사는 게 더 몸과 정신에 이로운 건지 깨닫게 해주는 것 같아요. 개인적으로 1형당뇨 환자들 모두 이 책들을 필독했으면 하는 바람입니다. 이 세상의 모든 1형당뇨 환자들과 다른 아픈 모든 사람들이 모두 건강하고 행복해지길 바랍니다. - 범

당뇨로부터의
자유

1판 1쇄 인쇄 2016년 3월 3일
1판 1쇄 발행 2016년 3월 10일

지은이 진철

발행인 양원석
편집장 김건희
책임편집 박민희
디자인 RHK 디자인연구소 남미현, 김미선, 여치(http://srladu.blog.me)
해외저작권 황지현
제작 문태일
영업마케팅 이영인, 양근모, 이주형, 김민수, 장현기, 이선미, 김수연, 김온유

펴낸 곳 ㈜알에이치코리아
주소 서울시 금천구 가산디지털2로 53, 20층(가산동, 한라시그마밸리)
편집문의 02-6443-8859　　**구입문의** 02-6443-8838
홈페이지 http://rhk.co.kr
등록 2004년 1월 15일 제2-3726호

ⓒ진철, 2016
Printed in Seoul, Korea

ISBN 978-89-255-5864-6 (13510)